高等学校食品营养与健康专业教材  中国轻工业"十四五"规划教材

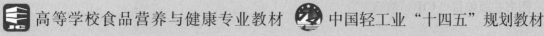

食品免疫学

彭晓丽　赵光辉　主　编

中国轻工业出版社

图书在版编目（CIP）数据

食品免疫学/彭晓丽，赵光辉主编 . —北京：中国轻工业出
版社，2025.2

高等学校食品营养与健康专业教材　中国轻工业"十四五"
规划教材

ISBN 978 - 7 - 5184 - 3827 - 3

Ⅰ.①食…　Ⅱ.①彭…　②赵…　Ⅲ.①食品卫生学—免疫
学—高等学校—教材　Ⅳ.①R15

中国版本图书馆 CIP 数据核字（2021）第 266357 号

策划编辑：钟　雨　　责任终审：李建华　　整体设计：锋尚设计
责任编辑：钟　雨　　责任校对：吴大朋　　责任监印：张　可

出版发行：中国轻工业出版社（北京鲁谷东街 5 号，邮编：100040）
印　　　刷：三河市万龙印装有限公司
经　　　销：各地新华书店
版　　　次：2025 年 2 月第 1 版第 2 次印刷
开　　　本：787×1092　1/16　印张：24.25
字　　　数：514 千字
书　　　号：ISBN 978-7-5184-3827-3　定价：59.00 元
邮购电话：010-85119873
发行电话：010-85119832　010 - 85119912
网　　　址：http://www.chlip.com.cn
Email：club@ chlip.com.cn

高等学校食品营养与健康专业教材编委会

主　　任　孙宝国　　　北京工商大学

　　　　　　陈　卫　　　江南大学

副 主 任　金征宇　　　江南大学

　　　　　　王　敏　　　西北农林科技大学

委　　员（按姓氏笔划顺序排列）

　　　　　　王子荣　　　新疆农业大学

　　　　　　王　静　　　北京工商大学

　　　　　　艾连中　　　上海理工大学

　　　　　　刘元法　　　江南大学

　　　　　　刘书成　　　广东海洋大学

　　　　　　刘东红　　　浙江大学

　　　　　　刘学波　　　西北农林科技大学

　　　　　　孙庆杰　　　青岛农业大学

　　　　　　杜欣军　　　天津科技大学

　　　　　　杨月欣　　　中国营养学会

　　　　　　杨兴斌　　　陕西师范大学

　　　　　　李永才　　　甘肃农业大学

　　　　　　李国梁　　　陕西科技大学

　　　　　　李学鹏　　　渤海大学

李春保	南京农业大学
李 斌	沈阳农业大学
邹小波	江苏大学
张宇昊	西南大学
张军翔	宁夏大学
张 建	石河子大学
张铁华	吉林大学
岳田利	西北大学
周大勇	大连工业大学
庞 杰	福建农林大学
施洪飞	南京中医药大学
姜毓君	东北农业大学
聂少平	南昌大学
顾 青	浙江工商大学
徐宝才	合肥工业大学
徐晓云	华中农业大学
桑亚新	河北农业大学
黄现青	河南农业大学
曹崇江	中国药科大学
董同力嘎	内蒙古农业大学
曾新安	华南理工大学
雷红涛	华南农业大学
廖小军	中国农业大学
薛长湖	中国海洋大学

秘 书 吕 欣　西北农林科技大学

本书编写人员

_____

主　　编　彭晓丽　　　　西北农林科技大学

　　　　　赵光辉　　　　西北农林科技大学

副 主 编　李　伟　　　　南京农业大学

　　　　　贺晓云　　　　中国农业大学

　　　　　季艳伟　　　　西北农林科技大学

编写人员（按姓氏笔划顺序排列）

　　　　　卢　静　　　　吉林大学

　　　　　刘　星　　　　海南大学

　　　　　刘爱平　　　　四川农业大学

　　　　　关　爽　　　　吉林大学

　　　　　孙黎明　　　　大连工业大学

　　　　　芮　昕　　　　南京农业大学

　　　　　李莉蓉　　　　昆明理工大学

　　　　　余　强　　　　南昌大学

　　　　　余秋颖　　　　河南农业大学

　　　　　张丹凤　　　　合肥工业大学

　　　　　郝云鹏　　　　河南农业大学

　　　　　常　徽　　　　西南大学

前 言

免疫学是现代医学与生命科学的支柱学科、前沿学科与核心学科，具有理论性和实践性都很强的学科特点。食品科学作为典型的交叉学科，与医学、生命科学等领域密切相关，随着食品科学的发展与"健康中国"战略的提出与实施，有关食品营养素及食品功能成分的开发、食品安全检测技术研发与应用、食品中有害物质的毒理机制、食源性致病微生物的致病机制与预防等方面的研究已成为食品科学研究热点。

食品免疫学是应用免疫学的基本原理和方法，研究食品中天然存在的或人工加入的有益成分增强人体免疫力的作用和机制、食品中有害微生物或有毒化学污染物造成免疫功能损伤、食物过敏以及食品免疫检测方法的一门学科。免疫学发展日新月异，理论与技术博大精深且在食品科学研究领域应用越发深入，而从食品科学角度编写一本以食品营养与健康、食品质量与安全为主要方向，反映免疫学进展的食品免疫学教材是十分有必要的。

本教材作为高等学校食品营养与健康专业系列教材之一，本着系统性、完整性、科学性、前沿性和实用性的原则，广泛参考国内外有关专著、教材和文献，从食品专业学生的知识背景出发，将庞杂的免疫学知识进行归纳总结，将免疫学基础理论与应用两个方面并重，构建学生关于免疫学系统知识体系。

本教材的 17 位编写人员来自全国 12 所高校，均是多年从事免疫学的教学和营养学、毒理学、微生物学、食品安全检测相关方向的科研人员。

第一章由彭晓丽编写，第二章由芮昕编写，第三章由余强编写，第四章由常徽编写，第五章由卢静和关爽编写，第六章由赵光辉编写，第七章由彭晓丽和刘星编写，第八章由刘爱平编写，第九章由李伟编写，第十章由郝云鹏编写，第十一章由贺晓云编写，第十二章由李莉蓉编写，第十三章由余秋颖编写，第十四章由孙黎明编写，第十五章和第十六章由季艳伟、张丹凤编写。全书由彭晓丽、赵光辉统稿。

由于编者水平和能力有限，本教材难免存在不当和不足之处，恳请广大师生和同行专家批评指正，以便后续改进完善。

主编
2022 年 6 月

目 录

第一章

绪　论

　　免疫学（immunology）是研究机体免疫系统结构与功能的一门学科，是人类在与传染病的斗争过程中，从抗微生物感染的认识中发展而来。免疫学理论与技术的发展日新月异，现今人们对于免疫学的认识已经进入细胞水平和分子水平，取得令人瞩目的辉煌成就。食品科学作为典型的交叉学科，与医学、生命科学等领域密切相关。随着食品科学的发展，食品营养素、食品功能性成分、食品毒理、食源性微生物及食品安全检测等方面内容成为食品科学的研究热点。因此，国内外许多食品院校日益重视基础医学和生命科学知识的教学，其中，免疫学是最受重视的学科之一。

第一节　免疫与免疫学

一、基本概念

　　免疫（immune）一词是由拉丁语中的"immunis"衍生而来，原意是免除劳役及课税，后引申为免除疫病（传染病、流行性疾病）。人类对于机体免疫功能的认识是在与病原微生物感染的长期斗争中产生的。传统意义上，免疫就是机体抵御病原微生物感染的能力。随着免疫学研究的深入，人们又发现许多现象如药物或食物过敏、移植排斥反应、输血反应等属于典型的免疫学反应，但均与病原微生物感染无关。因此，现代免疫已不再局限于抗微生物感染范畴。

　　现代免疫的概念指机体识别"己（self）"和"非己（non-self）"物质，清除异物以维持机体生理平衡的功能。执行这一功能的是机体的免疫系统，免疫系统是机体在长期适应内、外环境过程中进化形成的，其能对非经口途径进入体内的非自身大分子物质产生免疫应答，使机体获得免疫力，同时又能对内部的异己物质（如肿瘤细胞等）产生免疫反应加以清除，从而维持自身稳定。病原微生物作为传染因子，仅为众多异物中的一大类，许多非传染性的异己分子也属于抗原物质。

免疫学发展日新月异，涉及的领域越来越广，产生了许多免疫学分支学科和交叉学科。免疫学纵向由单一层次发展到多层次，包括群体免疫学、个体免疫学、细胞免疫学、分子免疫学等。免疫学由单一学科横向发展成多分支学科如免疫化学、免疫生理学、免疫病理学、免疫毒理学、食品免疫学等。

食品免疫学（food immunology）是应用免疫学的基本原理和方法，研究食品中天然存在的或人工加入的有益成分增强免疫力的作用和机制、食品中有害微生物或有毒化学污染物造成免疫功能损伤、食物过敏以及食品免疫检测方法的一门学科。食品免疫学是免疫学的重要分支学科之一，也是食品营养与安全的重要组成部分。

二、免疫的基本功能

免疫的基本功能是机体识别和清除非己的抗原性物质并维持机体内生理平衡的功能总称。机体的免疫功能可以概况为以下几个方面。

1. 免疫防御

免疫防御（immune defense）是指机体防止外来抗原性异物入侵并予以清除的一种免疫保护功能，这是免疫系统承担的最重要的功能。该功能正常时，机体能抵御病原微生物的入侵，通过非特异性及特异性免疫反应，清除入侵的病原微生物及有害的生物性分子。但若免疫性反应过强或持续时间过长也会导致自身的功能异常或组织损伤，如超敏反应；而免疫功能低下或免疫缺陷，则可引起机体的反复感染或免疫缺陷病。

2. 免疫监视

免疫监视（immune surveillance）是指机体随时发现和清除体内出现的复制错误的细胞、突变的肿瘤细胞、病毒感染细胞、衰老和死亡细胞等"非己"成分的功能。DNA复制尽管精确，但仍有十亿分之一的错误率，此外，机体内的细胞常在物理、化学及生物（如病毒感染）的致癌因素作用下突变为肿瘤细胞。生物体最基本的特征是新陈代谢，每天不断有新的细胞产生，也不断有细胞衰老和死亡。机体免疫功能正常时可对这些复制错误细胞、肿瘤细胞以及衰老、死亡细胞加以识别，产生免疫应答将其清除。如免疫功能低下或失调，则可能导致肿瘤的发生和机体的持续性病毒感染。

3. 免疫自稳

免疫自稳（immune homeostasis）是指机体通过免疫耐受和免疫调节两种主要的机制来达到免疫系统内环境稳定的功能。正常情况下，免疫系统对自身的组织和细胞不产生免疫应答，即免疫耐受，这赋予了免疫系统具有区别"己"和"非己"的能力。此外，免疫系统还与神经系统、内分泌系统组成神经－内分泌－免疫调节网络，共同维持体内内环境的稳定。一旦免疫耐受被打破，免疫调节失控，则会导致自身免疫性疾病和过敏性疾病的发生。

三、免疫系统

免疫系统是人类和脊椎动物在长期适应外界环境过程中形成的防御系统，由免疫器官、免疫细胞和免疫分子组成，是承担免疫功能的物质基础。各种免疫器官、免疫细胞和免疫分子之间相互作用、相互协调，并与其他系统相互配合、相互制约，共同维持生命过程中的生理平衡。

免疫器官（immune organ）是指机体执行免疫功能的器官或组织。按照发生的时间及功能不同可分为中枢免疫器官和外周免疫器官，两者通过血液循环和淋巴循环系统相互联系。中枢免疫器官是免疫细胞发生、分化、发育和成熟的场所，还对外周免疫器官的发育和全身免疫功能起调节作用，包括骨髓、胸腺和法氏囊（鸟类）。外周免疫器官是免疫细胞定居和发生免疫应答的场所，包括淋巴结、脾脏和黏膜相关淋巴组织。

免疫细胞（immune cell）是指参与免疫应答或与免疫应答相关的细胞。免疫细胞是由骨髓中的多能干细胞分化而来的，主要包括淋巴细胞（T 细胞、B 细胞）、单核/巨噬细胞、树突状细胞、自然杀伤细胞、粒细胞（嗜酸性粒细胞、嗜碱性粒细胞、中性粒细胞）和肥大细胞等。免疫细胞是免疫系统的重要组分，参与固有免疫应答和适应性免疫应答。

免疫分子是指由免疫细胞或相关细胞分泌的参与机体免疫反应或免疫调节的蛋白质或多肽类物质。免疫分子根据其存在状态可以分为分泌型免疫分子和膜型免疫分子。分泌型免疫分子是合成细胞分泌于胞外体液中的免疫应答效应分子，包括抗体、补体和细胞因子等。膜型免疫分子存在于细胞膜表面，是免疫细胞间或免疫系统与其他系统进行信息交流、相互作用的活性介质，包括 T 细胞抗原受体（TCR）、B 细胞抗原受体（BCR）、补体受体、细胞因子受体等。

四、免疫应答

免疫系统将入侵的病原微生物以及机体内突变的细胞和衰老、死亡的细胞认为是"非己"成分。免疫应答（immune response）指的是免疫系统识别和清除"非己"成分的整个过程。根据免疫应答识别的特点、获得形式以及效应机制，可分为固有免疫（innate immunity）和适应性免疫（adaptive immunity）两大类（图 1－1）。

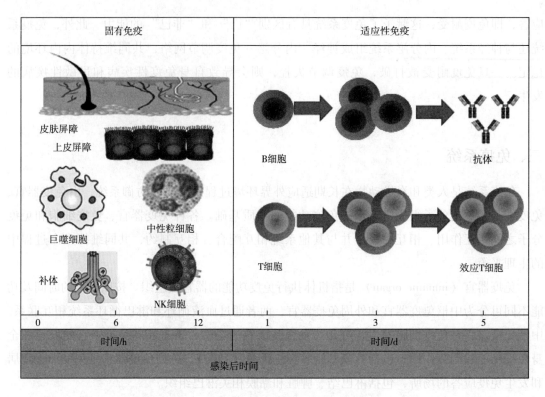

图1-1　固有免疫与特异性免疫的关系

固有免疫又称先天性免疫（innate immunity），非特异性免疫（non-specific immunity）或天然免疫（natural immunity）。固有免疫是生物在长期进化中逐渐形成的，是机体抵御病原微生物入侵的第一道防线，机体出生后就已具备固有免疫功能。固有免疫应答的途径主要有：①皮肤、黏膜的物理屏障作用，皮肤和黏膜分泌物中的杀菌、抑菌物质形成的化学屏障，寄居在皮肤和黏膜表面存在的、大量共生的正常菌群形成的生物学屏障作用；②血-脑屏障、血-胸腺屏障和胎盘屏障；③固有免疫细胞如单核/巨噬细胞、中性粒细胞、NK细胞等非特异性效应细胞发挥免疫效应；④体液中的固有免疫分子主要包括补体系统、急性期蛋白、细胞因子、抗菌肽和具有抗菌作用的酶类物质等也发挥固有免疫效应。固有免疫应答产生速度快，是机体的第一道防线，作用广泛，是非特异性的，且不依赖抗原，可以遗传，个体差异不大，出生时已经具备，可以快速地鉴别并消除外来的威胁。

适应性免疫又称获得性免疫（acquired immunity），是个体接触特定抗原而产生的，仅针对特定抗原发生反应，故又称为特异性免疫（specific immunity）。适应性免疫是个体出生后受抗原刺激产生的，具有特异性，一般是不能遗传的，个体差异较大。适应性免疫包括T淋巴细胞（T细胞）介导的细胞免疫和B淋巴细胞（B细胞）介导的体液免疫。

固有免疫和适应性免疫互相补充、紧密相关，共同构成了机体防御网络。当外源病原微生物等抗原入侵时，非特异性的固有免疫发挥首先作用。但若入侵抗原物质众多，固有免疫不足以清除时，将启动更有针对性、功能更加强大的适应性免疫。固有免疫是适应性免疫的先决条件，如巨噬细胞等固有免疫细胞发挥吞噬作用过程实际上也是抗原加工和提呈过程，为 T 细胞激活提呈抗原和提供协同刺激信号。没有固有免疫细胞和分子的介入，就不会出现有效的适应性免疫应答。适应性免疫的效应分子与细胞也可促进固有免疫应答，如抗体可通过与巨噬细胞等吞噬细胞结合，促进吞噬细胞吞噬细菌等颗粒性抗原。

第二节　免疫学发展简史

一般认为，免疫学发展经历了四个时期，分别是经验免疫学时期、经典免疫学时期、近代免疫学时期和现代免疫学时期。也有人将经典免疫学时期和近代免疫学时期统称为科学免疫学时期。免疫学发展的各个阶段，有所重叠，难以截然分开。

一、经验免疫学时期

11 世纪到 18 世纪末为经验免疫学时期。历史上，人类长期饱受各种传染病的困扰，如鼠疫、霍乱、天花等。千百年来，可怕的瘟疫迫使人类与之作不懈的斗争，在长期实践和斗争过程中，人类积累了大量的、朴素的免疫学知识。人类观察到传染病患者（如麻疹、天花等）在痊愈后可以抵抗该种传染病的再次侵袭，由此开始尝试通过人工轻度感染某种传染病以获得对该种传染病的抵抗力。

免疫学起源于中国，典型的例子是天花的防治。天花是一种烈性传染病，是由天花病毒引起的，这种病毒繁殖快，能在空气中以惊人的速度传播，致死率高。我国医学家在对天花病长期临床实践过程中，积累了丰富的天花预防经验，并创造性地发明了用人痘苗预防天花的方法。

在医学科学尚未发展之时，用人痘预防天花实是一项伟大创举，也是人类认识机体免疫性的开端。

继人痘苗之后，免疫学的一个重要发展首推牛痘苗的发明。18 世纪后叶，爱德华·琴纳（Edward Jenner）观察到，感染牛痘的挤乳女工症状轻微，很快便可痊愈，却不会再得天花，由此琴纳发明了牛痘预防天花的方法。他于 1798 年发表了"vaccination"的论文（vacca 在拉丁文中是牛的意思，意为接种牛痘），"预防接种"一词即源于此，并将疫苗称为 vaccine。牛痘疫苗效果好，安全性高，不良反应轻微，迅速被公众所接受，很快传到世界各地。1980 年 5 月 8 日，世界卫生组织（WHO）在日内瓦召开的第 33 届世界卫生大会上庄严宣布，全球已经消灭天花。这是人类医学历史上具有划时代意义的伟大事件，是有史以来人类在公共卫生领域最大的成功，彰显了免疫学对于人类健康的巨大贡献。

二、经典免疫学时期

18世纪末到20世纪中叶为经典免疫学时期。这段时间内，多种病原菌被发现，提出了"病原菌致病"的概念，发明了疫苗，发现了细胞吞噬作用（细胞免疫），并发现免疫血清具有抵御病原菌的作用（体液免疫），免疫化学也取得重大进展，初步认识到免疫现象的本质。

1. 病原菌的发现及疫苗使用的推广

自琴纳发明牛痘以后，免疫学的发展停滞了将近一个世纪。进入19世纪后微生物学在法国科学家巴斯德（Louis Pasteur）和德国细菌学家郭霍（Robert Koch）等的努力下得到了迅速发展。

巴斯德是19世纪法国最负盛名的有机化学家、微生物学家和免疫学家。1860年，巴斯德便以其精巧设计的曲颈瓶实验成功否定了微生物自然发生学说。1880年，巴斯德偶然发现接种陈旧的鸡霍乱杆菌培养物可使鸡免受毒性株的感染，进而成功研制出鸡霍乱疫苗。1881年，他将炭疽杆菌培养在较高温度 [（42±1）℃] 条件下，这样，此病菌不形成芽孢，从而可选择出没有毒性的菌株进行接种，成功研制出了炭疽病减毒疫苗。1885年，巴斯德将分离得到的狂犬病病原微生物连续接种到家兔的脑中使之传代，由此制备了狂犬病疫苗。此后，随着越来越多的致病菌被确定，多种多样的疫苗相继问世。

19世纪中叶，显微镜的改进使放大倍数得以提高，可直接观察到细菌，导致病原菌被发现。19世纪70年代郭霍发现结核杆菌是肺结核的致病因素，并由此提出"病原菌致病"概念，大大深化了先前人类对"瘟疫"的认识。

2. 细胞免疫和体液免疫学派的形成

（1）细胞免疫学派形成　19世纪后叶，俄国微生物学家与免疫学家梅契尼可夫（Elie Metchnikoff）在研究海星幼体的发育时，发现其能吞噬外来的异物，并观察到水蚤的血液细胞能杀灭霉菌孢子。后来他又在兔及人体的各种细胞实验中发现，白细胞有吞噬各种细菌的作用，并于1883年提出了"细胞免疫"的假说，即吞噬细胞理论。梅契尼可夫的伟大发现开创了固有免疫理论，并为细胞免疫奠定了基础。

（2）体液免疫学派形成　1890年，德国医学家贝林（Emil von Bering）和日本科学家北里（Kitasato Shibasaburo）在发现白喉杆菌因其分泌的白喉外毒素致病。他们用白喉杆菌脱毒外毒素注射马，经一定时间后用体外实验证明马血清中存在了一种能特异性中和外毒素毒性的组分（称为抗毒素）。将马的免疫血清转移给其他动物，同样也具有中和外毒素的作用。次年，他们用白喉抗毒素血清成功救治了一名濒临死亡的白喉患儿，这是第一个被动免疫治疗的病例。白喉抗毒素的问世开创了免疫血清疗法及人工被动免疫的先河，也兴起了体液免疫的研究。在抗毒素发现以后的10年中，相继有人从动物免疫血清中或传染病患者血清中发现了溶菌素、凝集素、沉淀素等特异性组分，这些特异性组分能与相应细胞、微生物及其产物发生结合反应。其后将血清中多种不同的特异性反应物质统称为抗体，而将能诱导抗体产生的物质统称为抗原，建立了抗原和抗体概念。

19 世纪末，比利时血清学家博尔代（Jules Bordet）将新鲜的免疫血清在 60℃ 加热 30min 后，再加入相应细菌，发现只出现了细菌凝集现象，血清丧失了溶菌能力。据此他认为在新鲜免疫血清内存在两种不同物质与溶菌作用有关：一种对热稳定的物质称为溶菌素即抗体，有特异性；另一种为对热不稳定的物质，可存在于正常血清中，为非特异性成分，它具有溶菌或溶细胞作用，但这种作用必须有抗体存在才能实现，这种非特异性、能补充和加强抗体溶菌、溶细胞的物质称之为补体。

3. 免疫化学取得重要进展

免疫化学研究是首先从奥地利医学家兰德斯坦纳（Karl Landsteiner）等于 1910 年应用偶氮蛋白（azoprotein）的人工结合抗原研究抗原 – 抗体反应特异性的物质基础开始的。他们以芳香族有机化学分子偶联到蛋白质分子（载体）上形成的抗原免疫动物，发现抗原特异性是由抗原分子表面特定的化学基团所决定，这开启了抗体与半抗原关系的研究领域。兰德斯坦纳在用 22 位同事的正常血液交叉混合，发现某些血浆能使另一些人的红细胞发生凝集现象，但也有的不发生凝集，由此进一步发现人红细胞表面糖蛋白所连接的糖链末端寡糖结构的差异决定了 ABO 血型，并将此成果应用于临床，避免了不同血型间的输血反应，极大地推动了临床医学的发展。

1937 年，蒂塞利乌斯（Arne Tiselius）和卡博特（Elvin Kabat）建立了血清蛋白电泳技术，并于 1939 年发现证明了抗体活性存在于血清 γ 球蛋白部分，其后建立了分离纯化抗体球蛋白的方法，为抗体理化性质的进一步研究奠定了基础。

三、近代免疫学时期

这一时期自 20 世纪 50—60 年代，主要有以下重要发现。

1. 特异性细胞免疫功能的证明

郭霍在发现结核杆菌之后，试图用结核杆菌给患者皮下再感染以期达到免疫治疗的目的，结果相反，却引起局部组织坏死，称之为 Koch 现象。直到 1942 年，英国科学家 Chase 等对 Koch 现象进行了深入研究，证明用致敏豚鼠血清转移给正常动物不能引起结核菌素反应，而用细胞转移则能引起阳性反应。这一发现首先证明了结核菌素反应不是由抗体引起的，而是由致敏细胞引起的，从而证实了机体免疫性除能产生体液免疫外还能形成细胞免疫。

2. 免疫耐受现象的发现

1945 年，由遗传学家欧文（Ray Owen）领导的研究小组在对异卵双生小牛研究时发现，大部分异卵双生牛的红细胞都以嵌合体的形式存在，换句话说就是它们身体内都带有对方的红细胞，个体两种血型红细胞共存，称之为血型细胞镶嵌现象。这种不同血型细胞，在彼此体内互不引起免疫反应的现象称之为天然耐受。这是一个重要的发现，同时也提出一个耐人深思的问题，为什么在胚胎期接受异种抗原刺激，不引起免疫反应而形成免疫耐受现象？对此，澳大利亚免疫学家伯内特（Frank Burnet）从生物学角度提出了一种假说解释这一现象。他认为宿主淋巴细胞有识别"自己"与"非己"的能力。如在机体免疫功能成熟之前引入异物，机体可将其作为"自己"成分加以识别，故在成体后不对该异物引起免疫反应。其后来自英国牛津大学的科学家彼得·梅达瓦（Peter Medawar）等在小鼠体内成功地进行了人工诱导耐受实验，给予伯内特学说以有力支持。自此经典免疫学的观点受到严重挑战，人们开始注意研究免疫生物学问题了。

3. 抗体生成的克隆（或细胞系）选择学说的提出

伯内特以生物学及分子遗传学的发展为基础，于1958年提出了关于抗体生成的克隆选择学说（图1-2）。这一学说的基本观点是把机体的免疫现象建立在生物学的基础上，他的基本观点如下：①机体内存在有识别多种抗原的细胞克隆，在其细胞表面有识别相应抗原的受体；②抗原进入体内后，选择性地与具有相应受体的免疫细胞作用，使之活化、增殖最后成为效应细胞；③若胎生期免疫细胞与自身抗原相接触则可被破坏、排除或处于抑制状态，因之成体动物失去对"自己"抗原的反应性，形成天然自身耐受状态；④免疫细胞系可突变产生与自己抗原发生反应的细胞系，导致自身免疫疾病。

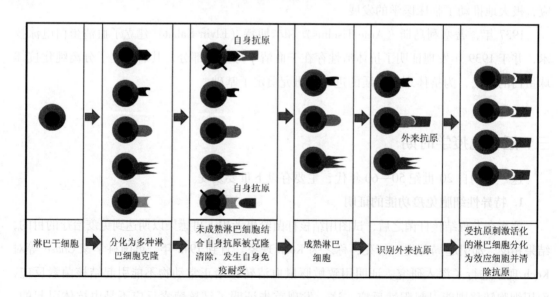

图1-2　淋巴细胞克隆选择学说示意图

4. 免疫学技术的发展

抗体在体外可与抗原结合并引起众多免疫反应，基于这一现象的发现，人们建立了血清学技术，如血清凝集试验、补体结合试验，并用于疾病的诊断、病原物的鉴定和血清型的鉴定等。

随着技术的进步，血清学技术与一些物理、化学技术相结合，新的血清学技术不断出现，如琼脂免疫扩散试验、免疫电泳技术、间接凝集试验、免疫荧光/酶/放射标记分析等。

四、现代免疫学时期

现代免疫学发展时期自 20 世纪 60 年代迄今，免疫学研究发展飞速，取得一系列激动人心的巨大成就，主要有以下四方面的成就。

1. 免疫系统的建立

1957 年，美国密西西比州立大学动物学系教授格里克（Bruce Glick）发现摘除鸡的法氏囊导致抗体产生缺陷，于是将鸡法氏囊内发现的淋巴细胞称为法氏囊衍生细胞，简称 B 细胞。1961 年，英国切斯特 - 贝蒂研究所的米勒（Miller）和明尼苏达大学的著名儿科学和免疫学教授古德（Robert Good）分别在哺乳类动物体内进行早期胸腺摘除实验，都致使动物产生严重的细胞免疫和体液免疫功能障碍，证明了胸腺具有免疫功能，由此认为胸腺衍生的免疫细胞是执行细胞免疫功能的主要细胞成分，将其称之为胸腺衍生细胞，简称 T 细胞（T 为胸腺 thymus 的第一个字母）。1969 年，生物学家 Claman、Mitchell 等提出了 T 细胞和 B 细胞亚群的概念。此后，人们进一步证明了免疫淋巴细胞在周围淋巴组织中的分布，以及 T 细胞、B 细胞在产生抗体过程中的协同作用，自此建立了在高等动物体内免疫系统的组织学和细胞学基础。

2. 抗体的结构和功能研究

现代免疫学时期抗体分子的结构研究取得了突破性进展。自 20 世纪 40 年代确定了抗体的血清球蛋白性质后，20 世纪 60 年代，英国生物化学家波特（Rodney Porter）用木瓜蛋白酶水解抗体球蛋白分子，获得了具有抗体活性的片段（Fab）和易结晶段（Fc）。其后美国生物化学家埃德尔曼（Gerald Edelman）用化学还原法证明抗体球蛋白是由多肽链组成的，用抗原分析法证明了抗体分子的不均一性。1964 年，世界卫生组织统一了免疫球蛋白的名称，并建立了免疫球蛋白的分类，即 IgG、IgM 和 IgA 三类。1965 年，Rowe 和 Fahey 自骨髓瘤患者的血清内发现了 IgD，1966 年，日本学者 Ishizaka 自枯草热患者的血清中发现了 IgE。1969 年，Edelman 完成了人类免疫球蛋白全部一级结构的测定，并于 1972 年获得了诺贝尔生理学或医学奖。

3. 细胞因子、免疫膜分子和信号转导

免疫应答过程涉及多种免疫细胞间的相互作用，而这些作用是由可溶性分子和细胞膜分子所介导的。介导免疫细胞间信息交流的可溶性分子主要是细胞因子。介导免疫细胞间相互接触、相互作用的膜分子包括 MHC 分子、BCR、TCR、白细胞分化抗原（CD）等。

1971 年，第一届国际免疫学大会在美国华盛顿举行，免疫学研究进入了一个前所未有的繁荣时期，这一时期的主要成果是阐明了免疫细胞及其相互作用在免疫调节中的作用。自第一种细胞因子 TNF－β1 于 1980 年被克隆后，细胞因子成为了免疫学研究的热点。许多具有重要生物学功能的细胞因子先后被克隆表达，人们对发现的白细胞介素（IL）、干扰素（INF）、肿瘤坏死因子（TNF）、集落刺激因子（CSF）等细胞因子有了进一步了解。

20 世纪初，人们发现不同种属或同种不同个体间进行正常组织或肿瘤移植出现的免疫排斥反应是由细胞表面主要组织相容性分子（MHC 分子）决定的。此后经历半个多世纪的研究，MHC 分子的基因结构、编码的蛋白分子结构和功能得以阐明。Pernis 用荧光免疫法证明 B 细胞表面抗原受体（BCR）只能特异性识别一种抗原表位，产生的抗体只针对单一的抗原表位。1983 年，Meur 和 Reinherz 用基于 T 细胞的单克隆抗体的免疫组化法证明了 T 细胞受体（TCR）的存在。

20 世纪 90 年代以后，免疫学的主要任务是研究各种与免疫应答有关的分子。应用"基因敲除"技术，可以认识某一特定基因或分子在体内的生理功能。

免疫细胞通过细胞膜表面的免疫受体，感知来自胞外或胞内的各种信号刺激。不同免疫分子介导的信号途径各不相同，不同信号途径之间还存在着交互作用，形成信号转导网络，从而调控免疫应答和免疫调节。生物体巧妙地应用有限的基因和分子，完成了极其复杂的生物学功能。进入 21 世纪后，免疫信号转导机制研究成为了生物医学领域的一个前沿热点。

4. 免疫学技术的发展

现代免疫学时期开创了许多新的生物学技术应用于免疫学研究，大大地促进了免疫学的发展。

（1）杂交瘤技术　1975 年，德国免疫学家科勒（Georges Kohler）和英国免疫学家米尔斯坦（Cesar Milstein）首先报道，应用小鼠骨髓瘤细胞和经绵羊红细胞致敏的小鼠脾细胞融合，结果发现一部分融合的杂交细胞既能继续生长，又能分泌抗羊红细胞抗体，遂将这种杂交细胞系统称为杂交瘤。应用杂交瘤技术可生成均一、只针对单一抗原决定簇的抗体，称为单克隆抗体（monoclonal antibody，McAb）。

单克隆抗体纯度高，特异性强，被广泛应用于免疫诊断、免疫治疗，对生物科学、医学等学科发展起到重要的推动作用。

（2）T 细胞克隆技术　1976 年，Morgan 及 Gallo 等发现 T 细胞经植物凝血素（PHA）刺激后可以释放一种在试管内刺激人正常 T 细胞增长的物质，这种物质后来证明是一种淋巴因子。目前，应用 T 细胞克隆技术建立了一系列抗原特异性 T 细胞克隆用以 T 细胞受体、淋巴因子的分泌以及细胞间协同作用等方面的研究。

（3）转基因技术　转基因技术的基本原理是将外源基因导入哺乳类动物的受精卵或其早期胚胎，然后分析胚胎或其后代组织中的基因表达。它的建立使动物不必通过有性杂交即能获得新的基因，开创了一条新途径。转基因技术已广泛应用于医药、工业、农业等领域。

第三节 免疫学的应用

随着生物与医学研究体系的建立与交叉融合，免疫学正以前所未有的态势全面发展，将在揭示基因功能，解码生命活动机制，攻克传染病、遗传病、心脑血管病、肿瘤等重大疾病，延缓衰老，提高人体健康水平等诸多方面发挥更加巨大、无法估量的作用。

一、基础免疫学

基础免疫学以生物科学基础为核心，主要研究免疫系统、抗原物质、免疫应答等免疫学基本问题。在基础理论方面的分支学科有细胞免疫学、分子免疫学、免疫遗传学、免疫化学、免疫生物学等。这些分支学科的研究极大地促进了现代生命科学和医学的理论和应用。随着分子生物学、生物信息学、结构生物学在免疫学中的应用，基础免疫学研究更加深入和广泛，免疫学理论体系日趋完善。

二、临床免疫学

免疫学在疾病研究中具有特殊地位，它是连接基础生物学科与临床学科的桥梁学科。临床免疫学是利用免疫学理论与技术研究疾病的机制、诊断、治疗和预防的多个分支学科的总称。免疫学与临床医学学科相互交叉渗透，已形成诸多分支学科，例如感染免疫学、移植免疫学、肿瘤免疫学、预防免疫学等。利用免疫学理论和技术对疾病进行诊断、预防和治疗，已是现代医学的重要手段。

1. 免疫诊断

免疫诊断是应用免疫学的理论、技术和方法诊断各种疾病和测定免疫状态的过程。在医学上，免疫诊断是确定疾病病因和病变部位，或是确定机体免疫状态是否正常的重要方法和手段。免疫诊断手段主要包括有放射免疫、酶联免疫、胶体金免疫、荧光免疫、及化学发光免疫等技术与方法。

2. 免疫预防

免疫预防是指通过人工免疫增强或获得对某些病原微生物或细胞（如肿瘤细胞）特异性抵抗力的方法。通过疫苗进行人工主动免疫是预防和控制传染病的最重要手段。采用牛痘疫苗已经消灭了天花，现今许多重大的流行性疾病，如肺结核、乙型肝炎、麻疹、新型冠状病毒肺炎等还在使用疫苗进行积极有效的预防，但仍有许多传染病如艾滋病等无有效的疫苗来预防。近年来，非传染性疫苗如预防肿瘤的疫苗受到重视和发展。

3. 免疫治疗

免疫治疗是指针对机体低下或亢进的免疫状态，人为地增强或抑制机体的免疫功能以达到治疗疾病目的的治疗方法。采用含有特异性抗体的血清或纯化的免疫球蛋白抗体等免疫制剂进行人工被动免疫，使机体即刻获得特异性抗感染免疫能力是用于紧急治疗的重要手段，目前仅限于毒素性疾病，如抗蛇毒血清、破伤风抗毒素、肉毒抗毒素等。现今一些慢性感染如人类免疫缺陷病毒（human immunodeficiency virus, HIV）、乙型肝炎病毒（hepatitis B virus, HBV）感染，仅靠药物治疗已无法满足需求，以及一些肿瘤耐药性的增强，使得科学家们积极考虑如何调动机体自身的力量进行多元化、多功能化、个性化的免疫治疗。近年来，免疫治疗已经在恶性肿瘤治疗中取得了重要突破，已有多种免疫相关制剂如 PD – 1 或 PD – L1 抗体、嵌合抗原受体 T 细胞（CAR – T 细胞）等用于各类恶性肿瘤的治疗，造血干细胞移植等治疗手段已有效地挽救了许多白血病等血液病系统疾病患者的生命，基因工程细胞因子在一些疾病治疗中也显示出独特的疗效。

三、食品免疫学

免疫学主要研究目标是机体如何防御"非己"物质，维持机体生理平衡，从医学角度采取相应措施维持人体健康水平。食品是人类生存最为重要的物质基础，从宏观上讲，医学、免疫学和食品科学在保障人类健康这一目标上是一致的。

1. 食品营养与免疫

人体免疫力的高低受多种因素影响，其中营养因素至关重要。人自饮食摄入营养物质来维持生存生长。当营养不良时，可能会导致机体免疫器官发生功能性或器质性损伤与退化，使免疫细胞功能低下，机体对病原菌和内部非己成分抵抗力下降；而营养失衡或营养过剩也会使免疫力受影响，导致心血管疾病等多种慢性病。

"养重于防，防重于治"是我国传统医学和现代医学最精辟的哲学论断。现在新兴的营养免疫学（nutritional immunology）就是研究营养与免疫系统功能之间关系的学科。营养免疫学着重研究：食品成分调节固有免疫和适应性免疫反应的作用机制；食品及食品成分在炎症性疾病、糖尿病、肥胖、癌症等疾病中的防治作用；功能食品、特殊医学用途配方食品和营养补充剂调节免疫反应；营养免疫学在个性化医学上的应用等。营养搭配、合理膳食、开发功能食品，增进免疫力，全面提升人体的各项机能是食品营养学的永恒主题。

2. 食源性病原微生物与免疫

食源性病原微生物常以食物为载体，通过摄食进入人体消化道，是否致病是由病原微生物的致病性和机体的免疫防御能力两者的竞争与平衡所决定的。食源性病原微生物的致病机制、预防、控制及治疗是食源性抗感染免疫的研究重点。

人体携带着数以万亿计的细菌和其他微生物，它们主要分布在口腔、皮肤、泌尿生殖、胃肠道、肺部，其中肠道微生物总量占人体微生物总量的 80%。肠道微生物除了物质消化、合成和代谢功能外，其复杂的微生态系统与机体免疫系统关系极为密切。因此，肠道微生物尤其是有益微生物（益生菌）研究作为生物科学研究的新领域，对人类健康具有重要意义。

3. 食物过敏

食物过敏主要指人体对食物中的抗原物质产生的由免疫介导的不良反应。过去几十年，过敏性疾病呈明显上升趋势。食物过敏作为重要的食品安全问题已引起人们的注意，对新食品原料（如转基因食品）等要求进行过敏性评价，食物致敏性标签是避免食用食物致敏原引起食物过敏的重要办法。食物过敏机制、治疗与预防是食物过敏研究内容，开发抗过敏天然活性物质防御食物过敏反应正成为研究热点。

4. 食品毒理与免疫

除食源性病原微生物及食物过敏外，与免疫学有关的食品安全问题还包括食物中有害化学成分、各种食品污染物对免疫系统的毒害作用。免疫毒性损伤非常灵敏，往往在机体其他器官和系统还未受到影响的剂量水平下，免疫系统已表现出异常。在免疫学与毒理学基础上发展起来的免疫毒理学主要研究外源性化学因素对人体和实验动物免疫系统的毒害作用及机制。

5. 食品相关免疫学技术

与食品相关的免疫学技术主要研究：①食品及食品安全相关的抗原及抗体的制备；②食品中有害物质（包括农药残留、兽药残留、真菌毒素污染、食品加工污染物、食物过敏原等）、病原微生物及食源性感染性疾病的检测；③食品中各种营养素、益生菌、功能因子、代谢产物的检测；④功能成分及功能食品增强免疫力评价，食物过敏性评价，存在于食品中的有害化学成分的免疫毒理学评价。免疫学技术具有特异性强、灵敏性高、方便快捷等优势，已广泛应用于食品科学研究。

📖 本章小结

免疫学是研究免疫系统结构与功能的科学。现代免疫的概念指机体识别"己（self）"和"非己（non-self）"物质，清除异物以维持机体生理平衡的功能，免疫的三大功能包括：免疫防御、免疫监视和免疫自稳。承担免疫功能的物质基础是免疫系统，免疫系统由免疫器官、免疫细胞和免疫分子组成。免疫系统识别和清除"非己"成分的整个过程即为免疫应答，可分为固有免疫和适应性免疫两大类。固有免疫是生物体在长期进化中逐渐形成的，是机体抵御病原微生物入侵的第一道防线，机体出生后即已具备固有免疫功能。适应性免疫是个体接触特定抗原而产生的，仅针对特定抗原发生反应。

免疫学是人类在与传染病斗争过程中发展起来的，从我国 16 世纪用人痘苗预防天花开始，免疫学的发展经历了经验免疫学时期、经典免疫学时期、近代免疫学时期和现代免疫学时期四个发展阶段。目前，免疫学正以前所未有的态势全面发展，在解码生命活动机制、攻克重大疾病、延缓衰老、提高人体健康水平等方面发挥作用。随着食品科学的发展，免疫学相关理论与技术在食品安全检测、食品营养评价、食品毒理与食源性病原微生物研究方面应用越发深入。

思考题

1. 免疫、免疫学、食品免疫学的概念是什么？
2. 免疫的基本功能是什么？
3. 免疫应答的种类及各自特点是什么？
4. 免疫学发展的四个阶段各有哪些主要成就？
5. 免疫学在食品科学中有哪些应用？

第二章
免疫系统的免疫器官和免疫细胞

免疫系统（immune system）由免疫器官或组织、免疫细胞和免疫分子组成，具有识别和排除抗原性异物、维持机体内环境稳定和生理平衡的功能，是执行免疫功能的物质基础。免疫系统是伴随着生物种系发生和发展过程逐步进化而建立起来的。无脊椎动物仅存在吞噬作用和炎症反应，到了脊椎动物才开始有腔上囊（法氏囊），出现特异性抗体，至哺乳动物才逐渐产生较多种类的免疫球蛋白。

免疫系统类似"神经系统"，虽彼此分离，但它们通过细胞接触和由它们分泌的分子保持通讯。各层次不同类型组织与细胞的作用不同，通过淋巴细胞再循环和各种免疫分子将各部分的功能协调统一起来，形成免疫系统完整网络。免疫系统不是完全独立运行的，通过与其他系统互相协调，尤其是受神经体液调节，又可通过反馈机制相互影响，共同维持机体生理平衡的。

第一节　免疫器官

免疫器官（immune organ）是机体实现免疫功能的器官或组织，主要是以淋巴器官（组织）为主的，因此又称为淋巴器官（lymphoid organ）。根据发生的时间顺序和功能差异，可分为中枢免疫器官（central immune organ）和外周免疫器官（peripheral immune organ），二者通过血液循环及淋巴循环互相联系并构成免疫系统的完整网络（图 2 - 1）。

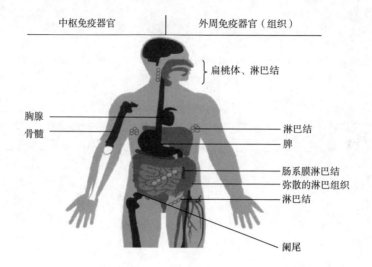

图2-1　人体免疫器官和组织分布

一、中枢免疫器官

中枢免疫器官是各类免疫细胞发生、分化、发育和成熟的场所，对外周淋巴器官的发育起主导作用，又称初级或一级免疫器官。人类和哺乳类动物的中枢免疫器官主要包括骨髓和胸腺，鸟类还包括腔上囊（或称法氏囊）。某些情况下（如再次抗原刺激或自身抗原刺激）中枢免疫器官也是产生免疫应答的场所。

（一）骨髓

骨髓（bone marrow）是造血器官，是成年人和动物所有血细胞的唯一来源，也是各种免疫细胞产生的场所，也是B淋巴细胞分化和成熟的场所。

1. 骨髓的组织结构

骨髓位于骨松质腔隙和长骨骨髓腔中，由多种类型的细胞和网状结缔组织构成，根据其结构不同可分为红髓和黄髓。红髓具有活跃的造血功能，由血窦和造血组织构成。造血组织主要由基质细胞和造血细胞组成。基质细胞包括网状细胞、成纤维细胞、血管内皮细胞、巨噬细胞等，由基质细胞及其所分泌的多种细胞因子（包括集落刺激因子、白介素等）、细胞外基质（纤维连接蛋白、层黏蛋白、胶原蛋白等）共同构成造血细胞赖以分化发育的骨髓微环境，称为造血诱导微环境（hemopoietic inductive microenvironment，HIM）。

2. 骨髓的功能

（1）各类血细胞和免疫细胞发生的场所　骨髓中的造血干细胞（hematopoietic stem cells，HSC）是具有高度自我更新能力和多能分化潜能的造血前体细胞，在发育过程中进一步分化为成髓样干细胞和淋巴样干细胞，前者再分化成红细胞系、粒细胞系、单核细胞系和巨核细胞系；后者发育为各种淋巴细胞（T细胞、B细胞和NK细胞）的前体细胞。

（2）B细胞分化成熟的场所　人和哺乳动物的骨髓受各种激素的调节，一部分前体细胞可发育成熟为骨髓依赖性淋巴细胞（bone marrow dependent lymphocyte，B细胞）。

（3）体液免疫应答发生的场所　骨髓是发生再次体液免疫应答后产生抗体的主要部位。记忆性B细胞在外周免疫器官受抗原刺激后被活化，可经淋巴液和血液返回骨髓，在骨髓中分化成熟为浆细胞，产生大量抗体（IgG为主），并释放至血液循环。在脾脏和淋巴结等外周免疫器官所发生的再次免疫应答，其抗体产生速度快，但持续时间相对较短，而骨髓中的再次免疫应答，可较持久地产生大量抗体，称为血清抗体的主要来源。从此意义上讲，骨髓既是中枢免疫器官，又是外周免疫器官。骨髓功能缺陷不仅严重损害机体的造血功能，还会导致严重的细胞免疫和体液免疫功能缺陷。

（二）胸腺

1. 胸腺的组织结构

胸腺（thymus）是T细胞分化、发育、成熟的场所，位于前纵隔、胸骨后。胸腺分为左右两叶，外包裹结缔组织被膜，被膜伸入胸腺实质内形成小梁，将胸腺分成许多不完全分隔的小叶。胸腺小叶是胸腺的基本结构单位。胸腺小叶的外周部分称为皮质，中央部分称为髓质。皮质不完全包围髓质，相邻小叶髓质彼此衔接。胸腺的结构示意图见图2-2。

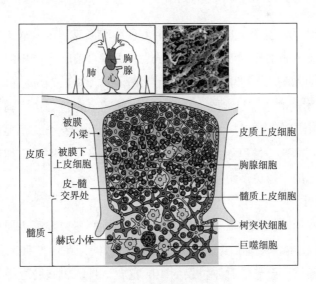

图2-2　胸腺的结构示意图

胸腺的细胞分为淋巴细胞和非淋巴细胞两类。胸腺中的淋巴细胞主要是胸腺细胞（thymocyte），包括原始T淋巴细胞向成熟T淋巴细胞分化过程中处于各种不同阶段的细胞；胸腺细胞是胸腺内占主体的细胞，其分布从皮质向髓质逐渐减少。非淋巴细胞，又称基质细胞（thymic stromal cell，TSC），包括上皮细胞、巨噬细胞、树突状细胞、抚育细胞

（nurse cell）、皮纤维细胞和网状细胞等。这些细胞一方面构成胸腺组织的支架，另一方面构成胸腺细胞营养和分化的微环境。皮质主要由淋巴细胞和上皮性网状细胞构成，胞质中有颗粒及泡状结构。网状细胞间有密集的淋巴细胞。

胸腺皮质的毛细血管内皮细胞连接紧密，与网状细胞共同形成血－胸腺屏障，使循环中的抗原物质不能进入胸腺。血－胸腺屏障是体内重要的生理屏障之一。

2. 胸腺的免疫功能

20 世纪 60 年代初，Miller 和 Good 分别用切除新生小鼠和家兔胸腺的试验证明了胸腺的免疫功能。新生小鼠胸腺切除后，成年后小鼠外周血和淋巴组织中淋巴细胞显著减少，异体皮肤移植不出现排斥反应；同时，其抗体的生成也受到严重影响。目前的研究发现胸腺的免疫功能主要体现在以下几个方面。

（1）T 细胞分化成熟的场所　胸腺是 T 细胞发育的主要场所。在骨髓初步发育的 T 细胞前体经血液循环迁移至胸腺，进入胸腺的皮质外层；这些形体较大的细胞为双阴性（$CD4^-/CD8^-$）细胞，约占胸腺细胞总数的 10%。外层细胞在胸腺微环境中迅速增殖，并推动细胞不断向髓质迁移，使个体形态逐渐变小。内层细胞为双阳性（$CD4^+/CD8^+$）细胞，约占胸腺细胞总数的 75%。双阳性细胞为过渡态细胞，其中 90% 以上在皮质内凋亡或被巨噬细胞吞噬。少数胸腺细胞继续发育并迁移至髓质，成为单阳性（$CD4^+$ 或 $CD8^+$）细胞，约占胸腺细胞总数的 15%。分化成熟的为初始 T 细胞（naive T cell）通过髓质小静脉进入血循环。

（2）免疫调节作用　胸腺上皮细胞能产生多种胸腺激素，如胸腺素、胸腺生成素和胸腺体液因子等。胸腺激素的作用没有种属特异性，所以目前临床应用的胸腺素均提取于动物胸腺。新生动物摘除胸腺，可引起严重的免疫缺陷和总体免疫功能降低。

（3）自身免疫耐受的建立与维持　T 细胞在胸腺的发育过程中，胸腺基质细胞表面表达的自身抗原肽－MHC 复合物与自身反应性 T 细胞高亲和力结合，诱导自身反应性 T 细胞启动细胞程序性死亡，这一过程称为阴性选择。通过自身反应性的 T 细胞克隆消除或被抑制，形成对自身抗原的中枢免疫耐受。

3. 胸腺的发育过程

胸腺于胚胎第 6 周时就在第三对咽囊的腹侧面形成胚基，至第 7 周形成胸腺雏形，至第 20 周时便已发育成熟。人体出生时胸腺质量仅约为 20g，在青春期达顶峰，约 40g。以后随年龄增长而逐渐萎缩，至老年时质量仅为 10g 左右，且多由脂肪组织替代。机体的免疫功能与胸腺的生长周期相关。

（三）法氏囊

法氏囊（bursa of Fabricius），又称腔上囊，是鸟类动物特有的淋巴器官。位于胃肠道末端泄殖腔的后上方，其结构与胸腺相似，分为皮质与髓质两部分，具有被膜。但其功能与胸腺不同，法氏囊是诱导鸟类 B 细胞分化和成熟的场所，主导机体的体液免疫功能。近年研究发现，法氏囊除了担负中枢免疫器官功能外，还具有外周免疫器官的功能，且随着法氏囊中淋巴细胞群的成熟及转移，其功能越发重要和明显。

人类和哺乳动物没有法氏囊，人们曾一度认为哺乳动物的法氏囊同功器官是阑尾、扁桃体和肠集结淋巴结，现已证明骨髓兼有法氏囊的功能。

二、外周免疫器官和组织

外周免疫器官又称次级或二级免疫器官，是淋巴细胞和其他免疫细胞定居、增殖以及对抗原刺激产生免疫应答的场所，包括淋巴结、脾脏和黏膜相关淋巴组织等。

（一）淋巴结

1. 淋巴结的组织结构

淋巴结（lymph nodes，LN）主要位于非黏膜部，大小类似大豆，为近乎圆形的网状结构，表面被一层结缔组织被膜覆盖，淋巴管和血管出入于其略凹陷的部位。被膜向外延伸有许多输入淋巴管，向内伸入实质形成许多小梁，将淋巴结分为许多小叶。淋巴结的外周部分为皮质，中央部分为髓质。淋巴结的结构示意图见图 2 - 3（1）。

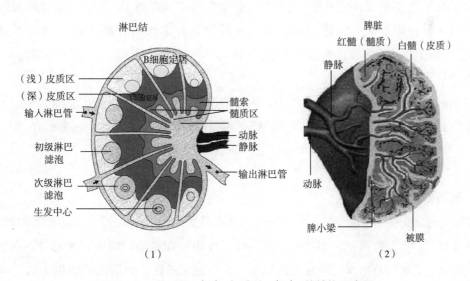

图 2 - 3　淋巴结（1）与脾脏（2）的结构示意图

靠近被膜的皮质为浅皮质区，此区内富含 B 细胞和滤泡树突状细胞（follicle dendritic cells，FDCs），所以又称非胸腺依赖区（thymus independent area）。浅皮质区含有 B 细胞聚集而成的淋巴小结，又称淋巴滤泡，受抗原刺激后淋巴小结中的 B 细胞分裂、增殖出现生发中心。皮质深层和滤泡间隙为深皮质区，又称副皮质区，因富含 T 细胞又称胸腺依赖区

（thymus dependent area）。此区是淋巴细胞再循环的门户，大量 T 细胞和巨噬细胞分布在滤泡周围，是传递免疫信息的场所。淋巴结的中心部位为髓质，该区内的 B 细胞、浆细胞和网状细胞集结成索状，称髓索，在髓索中间为髓窦，髓窦与输出淋巴管相通，此区是滤过淋巴液的场所，窦内的淋巴液中汇集着免疫应答中生成的致敏 T 细胞和特异性抗体，也含有吞噬细胞、网状细胞及树突状细胞等。

2. 淋巴结的功能

淋巴结是机体重要的防御器官，在机体免疫应答中发挥重要作用。

（1）T 细胞和 B 细胞定居的场所　淋巴结是成熟 T 细胞和 B 细胞的主要定居部位。其中，T 细胞约占淋巴结内淋巴细胞总数的 75%，B 细胞约占 25%。

（2）滤过和净化作用　淋巴结位于全身的淋巴管相互连结的交点上，病原微生物、毒素、异物等可随淋巴液进入局部引流区，通过淋巴窦内吞噬细胞的吞噬作用以及抗体等免疫分子的作用，可将其有效杀伤、清除，从而起到净化淋巴液、防止病原微生物扩散的作用。因此，淋巴结是淋巴液的有效滤器。

（3）免疫应答场所　淋巴结中富含各种类型的免疫细胞，利于捕捉抗原、传递抗原信息和细胞活化增殖。淋巴结中的巨噬细胞和树突状细胞等抗原提呈细胞可摄取、处理外源抗原，并将抗原提呈给 T 细胞，使其在淋巴结内分化增殖为致敏淋巴细胞。B 细胞可识别和结合游离的或被树突状细胞捕获的抗原，受刺激活化后，高速分化增殖，生成大量的浆细胞形成生发中心。同时，滤泡表面有丰富的 Fc 受体，具有很强的捕获抗原 - 抗体复合物的能力，通过这种方式可将抗原长期保留在滤泡内，这对形成和维持记忆性 B 细胞、诱导再次免疫应答很有意义。不管发生哪类免疫应答，都会引起局部淋巴结肿大。

（4）淋巴细胞再循环基地　血液中的淋巴细胞通过毛细血管后静脉进入淋巴结副皮质，后经淋巴窦汇入输出淋巴管。众多的淋巴结是再循环淋巴细胞的重要补充来源。

（二）脾脏

1. 脾脏的组织结构

脾脏（spleen）位于腹腔左上方，是体内体积最大的外周免疫器官，结构类似淋巴结。脾脏的表面有结缔组织被膜，实质可分为白髓（皮质）和红髓（髓质）两部分。白髓内沿中央小动脉呈鞘状分布的淋巴鞘富含 T 细胞，为胸腺依赖区。白髓内的淋巴小结是 B 细胞居留之处，为非胸腺依赖区，受抗原刺激后可出现生发中心。红髓位于白髓周围，可分为脾索和血窦。脾索为网状结缔组织形成的条索状分支结构，内含大量的巨噬细胞和树突状细胞等。血窦为迂回的血管，其分支吻合成网。红髓与白髓之间的区域称为边缘区，中央小动脉分支由此进入，是再循环淋巴细胞入脾之处。与淋巴结不同，脾没有输入淋巴管，只有一条平时关闭的输出淋巴管与中央动脉并行，发生免疫应答时淋巴细胞由此进入再循环池。脾脏的结构示意图见图 2 - 3 （2）。

2. 脾脏的功能

脾脏在胚胎时期是重要的造血器官，出生后造血功能停止，但仍然是血细胞尤其是淋巴细胞再循环池的最大储库和强有力的过滤器。脾脏所具有的多种免疫细胞及免疫因子间相互作用、相互制约，既可以通过吞噬作用完成机体的非特异性免疫功能，又可以通过 T 细胞、B 细胞介导的细胞免疫和体液免疫发挥特异性免疫功能。

（1）T 细胞和 B 细胞定居的场所　脾脏是成熟淋巴细胞定居的场所。其中，B 细胞约占脾淋巴细胞总数的 60%，T 细胞约占 40%。

（2）血液滤过　体内约 90% 的循环血液流经脾脏，脾脏中的巨噬细胞和树突状细胞可吞噬和清除血流中的病原微生物、衰老死亡的细胞、免疫复合物等异物或废物，发挥过滤作用，净化血液。

（3）免疫应答发生的场所　与淋巴结相似，脾是发生免疫应答的重要基地。血液中的抗原进入脾脏后，能引起 T 细胞、B 细胞活化、增殖，产生致敏 T 细胞和浆细胞。脾脏是血源性抗原产生免疫应答的主要场所，在机体的防御、免疫应答过程中具有重要地位。

（4）合成活性物质　脾富含 B 细胞和浆细胞，是机体主要的抗体产生器官，尤其是产生 IgM 和 IgG，其数量对调节血清抗体水平起很大作用。脾脏还可以合成补体（如 C5 和 C8 等）和备解素（properdin）等重要的免疫效应分子，还能产生一种四肽激素——特夫素（tuftsin），增加巨噬细胞和中性粒细胞的吞噬功能。

（三）黏膜相关淋巴组织

黏膜相关淋巴组织（mucosa associated lymphoid tissue，MALT）指的是各种腔道黏膜下大量聚集的淋巴组织。其中最重要的是胃肠道黏膜相关淋巴组织（gut associated lymphoid tissue，GALT）和呼吸道黏膜相关淋巴组织（bronchial associated lymphoid tissue，BALT）。GALT 包括阑尾、肠集合淋巴结和大量的弥散淋巴组织；BALT 包括咽部的扁桃体和弥散的淋巴组织，构成呼吸道和消化道入口处的防御机构，称为咽淋巴环（waldeyer）。除了消化道和呼吸道外，乳腺、泪腺、唾液腺以及泌尿生殖道等黏膜也存在弥散的 MALT。

与淋巴结和脾脏不同，黏膜相关淋巴组织没有包膜，不构成独立的器官，通过广泛的直接表面接触和体液因子与外界联系。MALT 中的 B 细胞多为 IgA 产生细胞，受抗原刺激后直接产生分泌型免疫球蛋白 A（secretory immunoglobulin A，SIgA）至附近黏膜，发挥局部免疫作用。黏膜靠一种特殊的机制吸引循环中的淋巴细胞，MALT 中的淋巴细胞也可输入至淋巴细胞再循环池，使某一局部的免疫应答效果普及到全身的黏膜。

第二节 免疫细胞

免疫细胞（immunocytes）指参与免疫应答或与免疫应答相关的细胞，包括各种淋巴细胞、单核/巨噬细胞系统、树突状细胞、粒细胞等。这些细胞均来源于骨髓多能造血干细胞（图2-4）。种类多样的免疫细胞是哺乳动物中重要的组成部分，其遍布于免疫器官乃至全身各处，发挥着维持各组织器官稳态、抵御病原微生物入侵等重要作用。

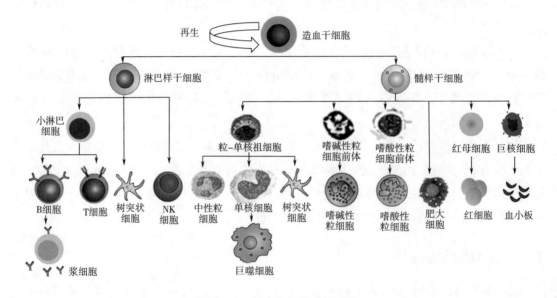

图2-4 造血干细胞分化过程

一、淋巴细胞

淋巴细胞（lymphocyte）是构成机体免疫系统的主要细胞群体，具有特异性免疫识别功能，人和哺乳类动物的淋巴细胞系是由形态相似、功能各异的不均一细胞群组成。按其个体发生、表面分子和功能的不同，可将淋巴细胞系分为T细胞、B细胞和NK细胞等亚群，每个亚群又可分为不同的亚类。

（一）T淋巴细胞

T淋巴细胞简称T细胞，来源于骨髓中的淋巴样干细胞，因在胸腺中发育成熟，又称胸腺依赖性淋巴细胞（thymus-dependent lymphocyte），T细胞的"T"就源自胸腺的首字母。T 细胞是血液和再循环中的主要淋巴细胞，占外周血淋巴细胞总数的 75% ~ 80%。成熟 T 细胞由胸腺迁出，移居于外周淋巴组织中淋巴结的副皮质区和脾脏白髓沿中央小动脉分布的淋巴鞘的周围。T 细胞具有高度的异质性，根据其表面的标志和功能特征，可分为不同的亚群，不同功能的成熟 T 细胞均属小淋巴细胞，在形态学上不能区分，但可借助其细胞膜表面分子不同来加以鉴别。

1. T 细胞的膜表面分子

T 细胞的表面具有多种膜表面分子，其中大部分为 CD 分子（表 2-1）。CD 分子也称白细胞分化抗原（cluster of differentiation，CD），是不同谱系的白细胞在正常分化成熟的阶段及活化过程中，出现或消失的细胞表面标记分子，它们是细胞膜上的一类蛋白（或糖蛋白）。CD 分子通常作为细胞的重要受体或配体，不仅可作为表面标志用于细胞的鉴定和分离，还广泛参与细胞的生长、成熟、分化、发育、迁移及激活。

表 2-1　T 淋巴细胞的主要膜表面分子

表面分子类别	膜表面分子	功能
抗原受体复合体	TCR	抗原特异性受体（大多数 T 细胞为 αβ 异二聚体；少数为 γδ 异二聚体）
	CD3	传导抗原信息；介导 T 细胞活化
	ζ 蛋白分子	传导抗原信息；介导 T 细胞活化
亚型标志	CD4	TCR 的协同受体，具有 MHC 分子的限制性。CD4 为 MHC Ⅱ类分子受体；CD8 为 MHC Ⅰ类分子受体
	CD8	
共同刺激分子	CD28	与 APC 的 CD80/CD86 结合激发 T 细胞活化
	CTLA4	与 APC 的 CD80/CD86 结合并下调 T 细胞活化
	CD154（CD40L，位于活化的 T 细胞）	与 APC 的 CD40 结合；激发 APC 与 B 细胞的活化及抗体类别转换
黏附分子	LFA-1	与 ICAM-1 结合并促进与其他细胞相互作用，如 B 细胞、APC 和靶细胞
	CD2（LFA2）	与 LFA-3 结合并促进与其他细胞相互作用，如 B 细胞、APC 和靶细胞
	CD45RA（位于初始 T 细胞）	参与信号转导
	CD45RO（位于活化/记忆 T 细胞）	参与信号传导

T 细胞的膜表面分子在 T 细胞的不同发育阶段以及在成熟 T 细胞的静止期和活化期所表达的种类和数量均不相同。它们可以是受体、表面抗原或其他功能分子，与 T 细胞对抗

原的识别、细胞的活化、信息的传递、细胞的增殖和分化以及 T 细胞的功能表达相关，可用以分离、鉴定不同功能的 T 细胞。

（1）抗原受体复合体 T 细胞抗原受体（T cell antigen receptor，TCR）是 T 细胞特异性识别抗原的受体，是所有 T 细胞的特征性表面标志。成熟 T 细胞的 TCR 与细胞膜上的 CD3 分子和 ζ（zeta）蛋白分子以非共价键结合形成 TCR – CD3 – ζ 分子复合体，又称 TCR 复合体。完整的 TCR 复合体可将 TCR 结合抗原的信息传递到细胞浆内使 T 细胞活化（图 2 – 5）。

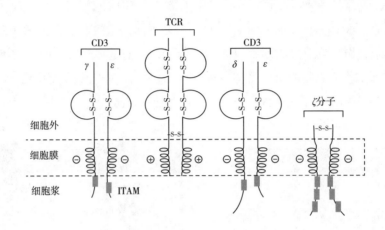

图 2 – 5 T 细胞的抗原受体和 TCR 复合体

①TCR：成熟 T 细胞的 TCR 是由 α、β 链或 γ、δ 链经二硫键连接组成的异二聚体。人外周血成熟 T 细胞绝大多数（＞90%）为 αβ T 细胞（即具有 α、β 链 TCR 的 T 细胞）。构成 TCR 的两条肽链均为跨膜蛋白，由二硫键相连，每条肽链的胞外区各含 1 个可变区（V区）和 1 个恒定区（C 区）。两条肽链的 V 区构成 TCR 识别抗原肽 – MHC 分子复合物的功能区。构成 TCR 两条肽链的胞质区很短，不具备传导 T 细胞活化信号的功能。TCR 识别抗原所产生的活化信号需由 CD3 分子进行传导。

T 细胞成熟后，每个 T 细胞克隆内的所有细胞均具有相同的 TCR，能够识别同一种特异性抗原。体内有多少种 T 细胞克隆，就可能存在着相应种类的特异性 TCR，可对各种特异性抗原进行识别。

②CD3：CD3 是一种重要的白细胞分化抗原，几乎存在于所有的 T 细胞表面。它是由 γ、δ 和 ε 三种肽链组成的两对异二聚体（γε 和 δε），是 T 细胞特有的膜表面分子。其分子中均有胞外区、跨膜区和胞内区，跨膜区通过盐桥与 TCR 两条肽链的跨膜区连接，形成TCR – CD3 复合体，胞内区均含有氨基酸序列相同的特定构型，称为免疫受体酪氨酸活化基序（immunoreceptor tyrosine – based activatory motif，ITAM），与传导 TCR 结合抗原的信息有关。ITAM 含有酪氨酸，能与蛋白酪氨酸激酶（PTK）结合，当抗原与 TCR 结合后，激酶迅速作用于酪氨酸使其磷酸化，从而启动细胞活化过程。因此，CD3 分子的功能是转导

TCR 识别抗原所产生的活化信号。

③ζ 蛋白分子：由两条 ζ 肽链组成同二聚体（少数由 ζ 链与 η 链组成）。ζ 肽链也有胞外区、跨膜区和胞内区，胞内区含有三个重复的 ITAM。ζ 分子中的 ITAM 也含有酪氨酸，也可按照 CD3 的机制启动细胞内的活化过程，传导抗原信息。

（2）亚型标志　T 细胞亚型的标志为 CD4、CD8 两类膜分子，又称 TCR 辅助受体。成熟 T 细胞一般只表达 CD4 或 CD8 分子，因此 CD4 与 CD8 是成熟 T 细胞不同亚群的表面标志。CD4$^+$T 细胞具有辅助性 T 细胞的功能，CD8$^+$T 淋巴细胞具有细胞毒性 T 细胞的活性。CD4 和 CD8 分子能与 MHC 分子黏附结合，协同 TCR 与抗原多肽 – MHC 分子复合物的形成。当 TCR 与抗原结合后，CD4 和 CD8 分子的胞内区迅速发生磷酸化，与 PTK 以非共价形式结合，在 T 细胞的活化过程中传导抗原信号。

（3）共同刺激分子

①CD28：CD28 分子是由双硫键连接两条肽链组成的二聚体，可表达于全部 CD4$^+$T 淋巴细胞及 50% 的 CD8$^+$T 淋巴细胞表面。T 细胞的活化需要双信号，即由 TCR – CD3 复合分子可提供起始信号或第 1 信号，还必须有协同刺激信号（costimulatory signal）或第 2 信号才能使 T 细胞活化。在 T 细胞膜上已发现有多种分子与协同刺激信号产生有关，如 CD2、LFA – 1、VLA – 4 及 CD28 分子等，这种分子被称为辅助分子或协同刺激受体分子（costimulatory receptor），其中以 CD28 分子最为重要，已证明它的配体分子是存在于 B 细胞或其他抗原提呈细胞上的 B7 分子。

②CD40L：CD40L 表达于活化的 CD4$^+$T 淋巴细胞及部分 CD8$^+$T 淋巴细胞，是 B 淋巴细胞表面 CD40 分子（B 淋巴细胞的协同刺激受体）的配体，能促使 B 淋巴细胞充分活化。

（4）黏附分子

①LFA – 1：LFA – 1 广泛分布于成熟 T 细胞表面，与 ICAM – 1 结合并促进与其他细胞如 B 细胞、APC 和靶细胞的相互作用。LFA – 1 可参与细胞毒性 T 细胞（cytotoxic T lymphocyte，CTL）与淋巴因子激活的杀伤细胞（lymphokine activated kill cell，LAK）的杀伤效应，增强辅助性 T 细胞对外来抗原和丝裂原的增生反应。近年的研究发现，LFA – 1 在骨髓造血、干细胞归巢和移植免疫过程中也具有重要作用。

②CD2：又称为 LFA – 2、Len – 5 或羊红细胞受体，为跨膜糖蛋白分子。CD2 分子可存在于成熟 T 细胞及胸腺细胞，少量见于 NK 细胞。CD2 分子是细胞间黏附分子，其配体分子称为白细胞功能相关抗原 – 3（LFA – 3，CD58），为 55 ~ 70ku 的糖蛋白分子，可广泛表达于造血细胞和非造血细胞。人成熟 T 细胞的 CD2 分子能与绵羊红细胞（SRBC）上的 LFA – 3 结合形成玫瑰花状花环，称为 E 玫瑰花环试验（E rosette test），可用鉴定和分离人 T 细胞。

③CD45：CD45 为单链糖蛋白，存在于包括 T 细胞在内的所有白细胞表面，是白细胞的共同抗原。CD45 至少包括五种异型体，各异型体的胞外区长度不等，胞内区氨基酸个数相同，且具有蛋白酪氨酸磷酸酶的活性，能与胞浆内蛋白激酶相互作用，参与并调节 T 细

胞的活化过程。

（5）其他表面分子　包括细胞因子受体（如 IL-1 受体和 IL-2 受体）、丝裂原受体、MHC 分子、激素和介质受体等。

2. T 细胞的分化成熟

骨髓多能造血干细胞（hematopoietic stem cells，HSC）在骨髓中分化成淋巴样祖细胞（lymphoid progenitor cells），淋巴样祖细胞可经血液循环进入胸腺，在胸腺中完成 T 细胞的分化发育，成为成熟 T 细胞。T 细胞在胸腺分化发育的过程是 T 细胞成熟过程中至关重要的环节。T 细胞在胸腺中发育的最核心的事件是功能性 TCR 的形成、自身 MHC 限制性（阳性选择）以及自身免疫耐受（阴性选择）的获得（图 2-6）。

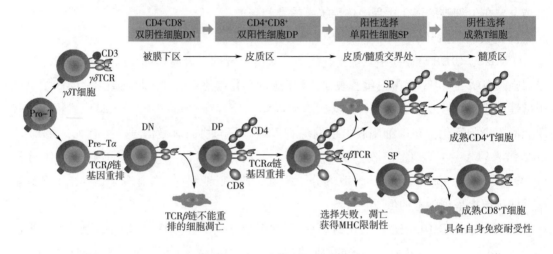

图 2-6　T 细胞的分化成熟

（1）功能性 TCR 的形成　从骨髓进入胸腺浅皮质区的胸腺细胞，只表达 CD2 和 CD5 分子，不表达 CD4 和 CD8 分子，称为双阴性细胞（double negative，DN）。由浅皮质区迁移至深皮质区后，绝大部分胸腺细胞经过发育分化，可同时表达 CD4 和 CD8 分子，称为双阳性细胞（double positive，DP），同时也开始表达 CD3。在此过程中，TCR α 链和 β 链基因进行重新排列，形成功能性 TCR。在基因重排过程中，通过基因的组合多样性与连接多样性可形成多样性的 TCR，TCR 多样性可达 10^{16} 种。功能性的 TCR 表达使 T 细胞具有识别抗原多肽片段/MHC 复合物的功能，并形成能识别 T 细胞抗原克隆分布的受体库。

（2）阳性选择与阴性选择　阳性选择与阴性选择又称胸腺选择，胸腺选择的过程主要发生于双阳性（DP）阶段，此时 TCRαβ 基因重排、转录及表达，形成 TCRαβ-CD3 复合分子，并具有识别配基（MHC 分子及抗原分子）的功能。DP 细胞与不同胸腺基质细胞相互作用，可导致不同的结果。阳性选择过程可使 T 细胞获得 MHC 限制性；而阴性选择过程可使对自身抗原反应性 T 细胞克隆被排除或不应答，形成自身免疫耐受。

①阳性选择：阳性选择（positive selection）指在胸腺皮质中，未成熟的双阳性 T 细胞表

达的随机多样特异性的 TCR 与胸腺上皮细胞表面的抗原肽 – MHC Ⅰ类分子复合物或抗原肽 – MHC Ⅱ类分子相互作用，能以适当亲和力结合抗原肽 – MHC Ⅰ/Ⅱ类分子（阳性反应）的 DP 细胞即成活，并进一步获得 MHC 限制性；不能结合或结合亲和力过高的 DP 细胞发生凋亡。在此过程中大部分 DP 细胞死亡（95%），只有小部分 DP 细胞存活并增殖，分化为单阳性细胞（single positive，SP）。阳性选择可获得 MHC 的限制性：与 MHC Ⅰ类分子结合的 DP 细胞 CD8 表达水平升高，CD4 表达水平下降直至丢失；而与 MHC Ⅱ类分子结合的 DP 细胞 CD4 表达水平升高，CD8 表达水平下降直至丢失。阳性选择的意义是：获得 MHC 限制性；DP 细胞分化成为 SP 细胞。

②阴性选择：阴性选择（negative selection）指经过阳性选择的 SP 细胞在皮质髓质交界处及髓质区，与胸腺巨噬细胞、树突状细胞等表面的自身抗原肽 – MHC Ⅰ类分子复合物或自身抗原肽 – MHC Ⅱ类分子复合物相互作用，高亲和力结合的 SP 细胞为自身反应性 T 细胞，即发生凋亡，少部分分化为调节性 T 细胞。无高亲和力结合（阴性反应）的 SP 细胞继续存活成为成熟 T 细胞并进入外周免疫器官。经胸腺阴性选择作用后，排除了自身反应性 T 细胞克隆，只有识别非已抗原与自身 MHC 分子结合的 T 细胞克隆存活，并最终形成成熟 T 细胞（CD4+T 细胞或 CD8+T 细胞）。阴性选择的意义是清除自身反应性 T 细胞，保留多样性的抗原反应性 T 细胞，维持 T 细胞的中枢免疫耐受。因此，成熟 T 细胞库表现为自身 MHC 限制性和自身免疫耐受两种特征。

3. T 细胞亚群

T 细胞是具有非均一性的复杂群体，根据表面标志和功能特征，可将 T 细胞分为不同的亚群（subset）。按 TCR 的类型可将 T 细胞分为两大类，即 $\alpha\beta$ T 细胞与 $\gamma\delta$ T 细胞。根据细胞表面 CD 分子的表达情况可将其分为 CD4+T 细胞亚群与 CD8+T 细胞亚群。根据免疫活性与功能，T 细胞可分为辅助性 T 细胞（helper T lymphocyte，Th）、细胞毒性 T 细胞（cytotoxic T cells，CTL 或 Tc）和调节性 T 细胞（regulatory T cells，Treg）。

（1）根据 TCR 分类　T 细胞根据 TCR 分类可分为 $\alpha\beta$ T 细胞与 $\gamma\delta$ T 细胞。$\alpha\beta$ T 细胞在外周血中占 T 细胞的 90%～95%，是参与免疫应答的主要细胞，也是通常所述的各类 T 细胞的类型。$\gamma\delta$ T 细胞占成熟 T 细胞的 5%～10%。两类 T 细胞表型分子均呈 CD2+、CD3+阳性，但 $\alpha\beta$ T 细胞为 CD4+或 CD8+单阳性细胞，而 $\gamma\delta$ T 细胞大多为 CD4-、CD8-双阴性细胞，少数为 CD8+，极少数为 CD4+。$\gamma\delta$ T 细胞对抗原的识别和结合可不受 MHC 分子的限制，能识别非多肽类的抗原，具有抗感染和抗肿瘤作用，可杀伤病毒或细胞内细胞感染的靶细胞，表达热休克蛋白和异常表达 CD1 分子的靶细胞，以及杀伤某些肿瘤细胞。活化的 $\gamma\delta$ T 细胞通过分泌多种细胞因子发挥免疫调节作用和介导炎症反应。

（2）根据 CD 分子表达情况分亚群　根据 T 细胞表面 CD 分子的表达情况可将其分为 CD4+T 细胞亚群与 CD8+T 细胞亚群。

①CD4+T 细胞亚群：CD4 表达于 60%～65% T 细胞及部分 NK T 细胞，巨噬细胞和树

突状细胞也可表达 CD4，但表达水平较低。CD4$^+$T 细胞识别由 13~17 个氨基酸残基组成的抗原肽，其 TCR 识别抗原受 MHC Ⅱ类分子限制。CD4$^+$T 细胞活化后，主要分化为 Th 细胞，但也有少数 CD4$^+$效应 T 细胞具有细胞毒作用和免疫抑制作用。

②CD8$^+$T 细胞亚群：CD8 表达于 30%~35% T 细胞。CD8$^+$T 细胞识别由 8~10 个氨基酸残基组成的抗原肽，其 TCR 识别抗原受 MHC Ⅰ类分子限制。CD8$^+$T 细胞活化后，分化为 CTL，具有细胞毒作用，可特异性杀伤靶细胞。

（3）根据功能特征分亚群　根据功能特征 T 细胞可分为 Th 细胞、CTL 细胞与 Treg 细胞。

①辅助性 T 细胞（Th 细胞）：Th 细胞均表达 CD4，能促进 B 细胞、T 细胞和其他免疫细胞的增殖与分化，协助 B 淋巴细胞产生抗体，协调免疫细胞间的相互作用。未受抗原刺激的初始 CD4$^+$T 细胞为 Th0。受抗原的性质与细胞因子等因素的调控，Th0 细胞向不同谱系分化，主要分化的类型有 Th1、Th2、Th9、Th17、Th22 及 Tfh 等亚群。Th 细胞在静止状态不产生细胞因子，活化后产生。分化后形成的各亚群 Th 细胞产生的细胞因子种类不同，功能也存在差异。值得注意的是，各亚群 Th 细胞的分化状态并非恒定不变，在一定条件下可以相互转变。

Th1 细胞的主要功能是通过分泌细胞因子增强细胞介导的抗感染免疫，特别是抗胞内病原微生物的感染。Th1 细胞主要分泌的细胞因子包括 IFN－γ、TNF－α、IL－2 等。它们能活化和增强巨噬细胞（IFN－γ）、NK 细胞（IL－2、IFN－γ、IL－12）的杀伤能力。IL－2 与 IFN－γ 还可协同刺激 CTL 的增殖和分化。另外，Th1 也是迟发型超敏反应中的效应 T 细胞，故也称迟发型超敏反应 T 细胞（delayed type hypersensitivity T lymphocyte，T_{DTH}）。

Th2 细胞的主要功能是通过分泌细胞因子辅助 B 细胞活化，发挥体液免疫的作用，同时抑制 Th1 增殖。Th2 细胞主要分泌的细胞因子包括 IL－4、IL－5、IL－6、IL－10 及 IL－13 等。它们能促进 B 细胞的增殖、分化与抗体的形成。另外，Th2 在超敏反应和抗寄生虫感染中也发挥重要的作用。

Th9 细胞主要分泌的细胞因子为 IL－9，在抗过敏、抗寄生虫感染和抗自身免疫病中发挥重要作用。

Th17 细胞主要分泌的细胞因子有 IL17、IL21、IL22、IL26、TNF－α 等，参与固有免疫和某些炎症的发生，特别在自身免疫病的发生和发展中起着重要的作用。

Th22 细胞主要分泌的细胞因子有 IL22、IL13、TNF－α 等，参与上皮细胞的生理功能和炎性病理过程。

Tfh 细胞为滤泡辅助 T 细胞（follicular helper T cells，Tfh），存在于外周免疫器官淋巴滤泡中，产生 IL-21，对 B 细胞分化为浆细胞、抗体产生以及在抗体类别转换中发挥重要的作用。

②细胞毒性 T（淋巴）细胞（CTL 细胞或 TC 细胞）：CTL 细胞均表达 CD8，其 TCR 识别的抗原是靶细胞表面的内源性抗原多肽与 MHC Ⅰ类分子的复合体，是 MHC Ⅰ类分子限制性 T 细胞。CTL 主要识别被病毒感染的靶细胞或肿瘤细胞等，并对其产生杀伤作用。CTL

杀伤机制主要有两种：一是通过分泌穿孔素（perforin）、颗粒酶（granzyme）、颗粒溶素（granulysin）等物质直接杀伤靶细胞；二是通过表达 FasL 或分泌 $TNF-\alpha$，分别与靶细胞表面的 Fas 或 TNF 受体（TNFR）结合，通过 Fas-FasL 途径或 TNF-TNFR 诱导靶细胞凋亡。因此，CTL 效应细胞与抗病毒免疫与抗肿瘤免疫有关。

③调节性 T 细胞（Treg 细胞）：Treg 细胞的表型为 $CD4^+CD25^+Foxp3^+$。$Foxp3^+$ 是一种转录因子，是 Treg 的重要标志，也参与 Treg 细胞的分化和功能。Treg 主要通过两种方式负调控免疫应答：一是直接接触抑制靶细胞活化；二是通过分泌 $TGF-\beta$、IL-10 等细胞因子抑制免疫应答。Treg 在免疫耐受、自身免疫病、感染性疾病、器官移植及肿瘤等多种疾病中发挥重要的作用。

（二）B 淋巴细胞

B 淋巴细胞（B lymphocyte）简称 B 细胞，哺乳动物 B 细胞在骨髓中由淋巴干细胞分化发育而来，即为骨髓依赖型淋巴细胞（bone marrow dependent lymphocyte）；鸟类 B 细胞在法氏囊中的淋巴干细胞发育而成，即为囊依赖型淋巴细胞（bursa dependent lymphocyte）。成熟 B 细胞可定居于周围淋巴组织，如淋巴结的皮质区和脾的红髓及白髓的淋巴小结内。

B 细胞是体内唯一能产生抗体（或免疫球蛋白分子）的细胞，主要负责抗体介导的体液免疫功能。B 细胞还能作为抗原提呈细胞将识别、处理的抗原提呈给 T 细胞，并提供协同刺激因子使 T 细胞充分活化。在外周血中，B 细胞约占淋巴细胞总数的 10%～15%。

1. B 细胞的膜表面分子

B 细胞的表面具有多种膜表面分子，和 T 细胞的膜表面分子类似，它们在 B 细胞表面相当稳定，可视为 B 细胞的表面标志（surface marker），包括抗原受体复合体、膜辅助分子以及其它各种受体等。这些膜表面分子参与抗原识别、免疫细胞间以及免疫细胞与免疫分子间的相互作用。B 细胞是不均一的群体，其表面分子不全相同，这些表面分子是分离和鉴别 B 淋巴细胞的重要依据。B 细胞的主要膜表面分子见表 2-2。

表 2-2　B 细胞的主要膜表面分子

表面分子类别	膜表面分子	功能
抗原受体	BCR	抗原特异性受体
复合体	$Ig\alpha/Ig\beta$ 异二聚体	在 BCR 与抗原结合时，介导细胞的活化
膜辅助分子	CD19～CD21	加强 BCR 与抗原结合、具有信号传导的作用
	CD20	Ca^{2+} 通道
	CD32	$Fc\gamma R\ II$，IgG 的 Fc 受体，与抗原复合的 IgG 结合
	CD40	在与活化的 T 淋巴细胞的 CD40 配体（CD40L）接合后，发送 B 淋巴细胞活化和抗体类别转换的信号
	CD45	具有蛋白酪氨酸磷酸酶活力，参与及调节信号传导

续表

表面分子类别	膜表面分子	功能
T 淋巴细胞活化 所需分子	MHC Ⅱ类分子	抗原提呈的关键分子
	CD80/86	与 T 淋巴细胞的 CD28 结合，引发 T 淋巴细胞的活化
黏附分子	ICAM－1	与 LFA－1 结合并促进与 T 淋巴细胞相互作用
	LFA－3	与 CD2 结合并促进与 T 淋巴细胞相互作用

（1）B 细胞抗原受体复合体　B 细胞抗原受体（B cell antigen receptor，BCR）是存在于 B 淋巴细胞表面的膜免疫球蛋白（surface membrane immunoglobulin，smIg 或 mIg）。与 T 细胞类似，B 细胞的 BCR 也与另外的膜分子 Igα 和 Igβ（分别命名为 CD79a 和 CD79b）结合形成复合体，称为 BCR 复合体（图 2－7）。

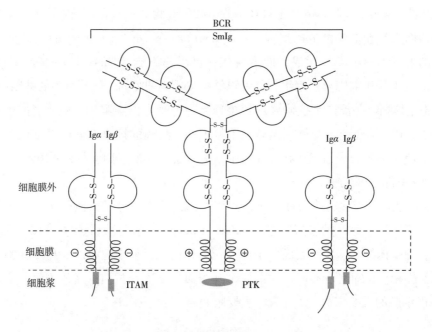

图 2－7　B 淋巴细胞抗原受体和 BCR 复合体

①SmIg：SmIg 是 B 细胞的特征性标志。外周血中大多数 B 细胞同时携带有 SmIgM 和 SmIgD，少数携带 SmIgG、SmIgA 或 SmIgE。SmIg 均为单体，其 Fab 段可与抗原结合。通过 SmIgM，BCR 能识别可溶性蛋白抗原分子，识别表位为构象决定簇，与 TCR 明显不同。SmIgM 与 SmIgD 胞内区的氨基酸残基与蛋白酪氨酸激酶相连，通过蛋白酪氨酸激酶启动细胞活化过程的信号传导。

②Igα/Igβ：Igα 和 Igβ 的功能与信号传导有关，与 TCR 中的 CD3 作用相似。Igα 和 Igβ 浆外区均有一个 Ig 的功能区，胞浆内末端区较长，分别有 61 个和 48 个氨基酸，均有免疫受体酪氨酸激活基序（immune receptor tyrosine activation motif，ITAM），含有酪氨酸，当

BCR 与相应抗原结合形成交联时，其酪氨酸残基磷酸化，即启动 B 细胞活化过程的信号传导。B 细胞经 BCR 对抗原进行摄取、加工和提呈，通过信号转导可引起胞浆内一系列生化变化及核内基因的活化、增殖、分化、不应答或诱导细胞程序性死亡。

（2）膜辅助分子 B 细胞的膜辅助分子在 B 细胞结合抗原后的活化过程中能传导抗原刺激的信号，参与 B 细胞与 T 细胞的相互作用。

①CD19 与 CD21 协同受体复合体：CD19 与 CD21 形成的复合体称为 B 细胞受体复合体，能加强 BCR 与抗原的结合，具有信号传导的作用。CD19 胞内含酪氨酸残基，有信号传导的作用。CD21 胞外区的氨基酸残基能与结合在 BCR 的抗原表面的 C3b 结合，增强 BCR 与抗原的结合，同时，将结合信号传递给 CD19，为 B 细胞活化提供辅助刺激信号。

②CD40 协同刺激受体：CD40 协同刺激受体是表达于 B 细胞、单核细胞和树突状细胞表面的糖蛋白，由两条肽链形成异二聚体。T 细胞表面的 CD40L 是 CD40 的配体。CD40L 与 CD40 发生结合，为 B 细胞提供协同刺激信号，促使 B 细胞充分活化、增殖、产生抗体。

（3）B 淋巴细胞活化所需分子。

①MHC Ⅱ类分子：B 细胞不仅表达 MHC Ⅰ类抗原，而且高密度表达 MHC Ⅱ类抗原。除了浆细胞外，从前 B 细胞至活化 B 细胞均表达 MHC Ⅱ类抗原。MHC Ⅱ类分子是参与 B 细胞处理和抗原提呈的关键成分，在 B 细胞与 T 细胞相互协作时起重要作用。

②CD80/86（B7.1/B7.2）：表达于活化的 B 细胞和其他 APC 表面。CD80/86 是 T 细胞表面 CD28 分子的配体，具有协同刺激因子作用。

（4）其他膜表面分子 包括 Fc 受体、补体受体、有丝分裂原受体、细胞因子受体等。

2. B 细胞的分化成熟

B 细胞的分化过程可分为两个阶段，即抗原非依赖期和抗原依赖期。在抗原非依赖期，B 细胞分化与抗原刺激无关，主要在中枢免疫器官内进行。抗原依赖期是指成熟 B 细胞受抗原刺激后，可继续分化为合成和分泌抗体的浆细胞的阶段，主要在外周免疫器官内进行（图 2 - 8）。

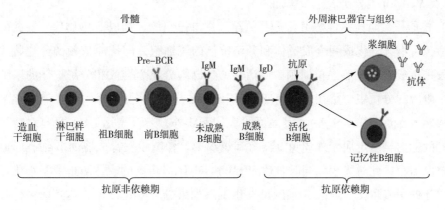

图 2 - 8 B 细胞的分化成熟

(1) 骨髓微环境　早期 B 淋巴细胞的增殖与分化与骨髓造血微环境（hemopoietic inductive microenviroment，HIM）密切相关。HIM 的作用主要是通过细胞因子调节造血细胞的增殖与分化，通过黏附分子使造血细胞与间质细胞相互直接接触，有利于造血细胞的定位和成熟细胞的迁出。

(2) 骨髓内发育　B 细胞的祖细胞存在于胎肝的造血细胞岛（islands of cells）中，此后 B 细胞的产生和分化场所逐渐被骨髓所代替。B 细胞在骨髓内的发育，可经过祖 B 细胞（pro－B cell）、前 B 细胞（pre－B cell）、未成熟 B 细胞（immature B cell）及成熟 B 细胞（mature B cell）几个阶段。其中前 B 细胞和不成熟 B 细胞的分化是抗原非依赖的，分化过程在骨髓中进行。B 细胞在骨髓内分化各阶段的主要变化为免疫球蛋白基因的重排和膜表面标志的表达。B 细胞在发育分化过程中，同样也经历选择作用，以除去非功能性基因重排 B 细胞和自身反应性 B 细胞，形成周围成熟的 B 细胞库。

①祖 B 细胞（pro－B）：pro－B 细胞是由骨髓淋巴系干细胞分化而来的发育早期 B 细胞，其形态较大、尚未表达 B 细胞系的特异表面标志，也未发生免疫球蛋白基因重排，仍处于胚系基因阶段。

②前 B 细胞（pre－B）：是由祖 B 细胞分化而来，存在于骨髓和胎肝等造血组织。pre－B 细胞约占成人骨髓有核细胞的 5%，其已完成重链基因重排，但轻链基因重排尚未开始，形态较大，不表达膜免疫球蛋白，可表达 CD19 分子。前 B 细胞对抗原无应答能力，不表现免疫功能。

③未成熟 B 细胞（immature B）：处于前 B 细胞和成熟 B 细胞间一个阶段的 B 细胞，已完成轻、重链可变区基因重排，细胞膜表达 IgM，但尚未表达 IgD。此阶段发生 L 链基因重排，故可组成完整的 IgM 分子，并表达于膜表面（IgM），可称为 Bμ 细胞。此种细胞如与抗原结合，易使膜受体交联，产生负信号，使 B 细胞处于受抑状态，不能继续分化为成熟 B 细胞。这种作用可能是使自身反应 B 细胞克隆发生流产，是形成 B 细胞自身耐受的机制之一。不成熟 B 细胞开始丧失 TdT 和 CD10，但可表达 CD22、CD21 及 FcR。同时，CD19、CD20 以及 MHC Ⅱ类分子表达量增加。

(3) 抗原依赖阶段　成熟 B 细胞释放至外周淋巴组织，构成 B 细胞库，在此阶段经抗原刺激后，可继续分化成为合成抗体和分泌抗体的浆细胞，即抗原依赖的分化阶段。抗原依赖阶段是指成熟 B 细胞在抗原刺激后活化，并继续分化为合成和分泌抗体的浆细胞的阶段，这个阶段的分化主要是在外周免疫器官中进行。

①成熟 B 细胞（mature B）：其表面除表达 IgM 外，还可表达 IgD，具有对特异性抗原产生应答的能力，多定居于外周免疫器官和组织中。骨髓中发育成熟的 B 细胞经血液迁移至外周淋巴器官，此时膜表面同时表达 mIgM 和 mIgD，mIgD 的表达防止了 B 细胞与抗原结合后所引起的免疫耐受。成熟 B 细胞可发生一系列膜分子变化，可表达其他多种膜标志分子，如丝裂原受体、补体受体、Fc 受体、细胞因子受体、病毒受体以及一些其他分化抗

原等。

②浆细胞（plasma cell）：能够合成和分泌免疫球蛋白的终末分化阶段的 B 细胞。成熟 B 细胞接受抗原刺激后，在抗原提呈细胞和 Th 细胞的辅助下成为活化 B 细胞，进而分化为浆细胞，合成和分泌各类免疫球蛋白，同时获得了 PC‑1（plasma cell antigen‑1）等浆细胞特异性标志，而 smIg、MHC Ⅱ类抗原、CD19、CD20、CD21 等标记消失。

3. B 细胞亚群

根据 B 细胞表型的不同，目前可将 B 细胞分为 B1 和 B2 两个亚群。最初认为 Ly‑l（CD5）抗原是小鼠 T 细胞的表面标志，后发现在一部分 B 细胞群中其表面也可表达 Ly‑l 抗原，即 Ly‑1$^+$（CD5$^+$）B 细胞，这种细胞群被称为 B1 细胞。而另一亚群 B 细胞为 Ly‑1$^-$（CD5$^-$）B 细胞，称为 B2 细胞。人 B 细胞亚群与小鼠类似，即 CD5$^+$（Leu‑1$^+$）B 细胞（B1）和 CD5$^-$（Lun‑1$^+$）B 细胞（B2）。B2 细胞是普通的外周成熟 B 细胞；B1 细胞在个体发育、表型、分布和自我更新能力上均与 B2 细胞不同。

（1）B1 细胞　B1 细胞亚群不在骨髓中发育。其前体细胞在胚胎肝中发生和分化后迁移到腹腔等部位。在外周血和淋巴器官中数量很少，只占 B 细胞的 5% ~ 10%。B1 细胞的 BCR 主要为 smIgM，因表达 T 细胞的 CD5 分子，也称 CD5$^+$ B 细胞。B1 或 CD5$^+$ B 细胞为 T 细胞非依赖性细胞，识别和结合胸腺非依赖性抗原（TI 抗原）后即可活化和增殖，不需 T 细胞辅助，产生 IgM 类抗体。B1 细胞的功能目前不十分清楚，可能包括产生抗菌性抗体、发挥抗感染作用；产生多种针对自身抗原的抗体，可能参与自身免疫病的发生。另外，研究发现绝大多数的慢性淋巴细胞白血病细胞均属于 B1 或 CD5$^+$ B 细胞。

（2）B2 细胞　B2 细胞是通常所说的 B 细胞。它的前体也起源于胚胎肝，但分化和发育在骨髓，产生时间上晚于 B1 细胞。成熟后输送到外周淋巴器官，占外周淋巴组织 B 细胞的绝大部分。在成年期仍由骨髓中的 B 细胞不断补充更新。B2 细胞表面同时有 SmIgM 和 SmIgD，无 CD5 分子表达。B2 细胞为 T 细胞依赖性细胞，与胸腺依赖性抗原（TD 抗原）结合而发生免疫应答，需要 T 细胞辅助，能产生针对外来抗原的 IgG 等抗体，负责机体体液免疫的主要功能。

（三）NK 细胞及其他淋巴细胞

1. 自然杀伤细胞（natural killer，NK）

（1）NK 细胞的特性　NK 细胞来源于骨髓淋巴样干细胞，其发育成熟依赖于骨髓和胸腺微环境。NK 细胞又称为第三类淋巴细胞，因其表面缺少 T 细胞和 B 细胞的特异性标志如 TCR 和 smIg，曾被称为裸细胞（null cells）。这类细胞不依赖于抗原刺激，能自发地溶解多种肿瘤细胞和被病毒感染的细胞，称为自然杀伤细胞。NK 细胞主要存在于外周血和脾脏中，在人外周血中占淋巴细胞的 5% ~ 10%。

由于其胞浆内含有较大颗粒，又称大颗粒淋巴细胞（large granular lymphocyte，LGL）。

NK 细胞可表达多种表面标志，其中多数也可表达于其他免疫细胞表面。目前将 TCR⁻、smIg⁻、CD56⁺、CD16⁺淋巴样细胞鉴定为 NK 细胞。此外，NK 细胞表面还有多种与其杀伤作用的活化或抑制有关的受体。

（2）NK 细胞的表面标志　NK 细胞没有 Ig 或 TCR 基因重排，也不表达 CD3 分子。但 NK 细胞可表达 CD2 分子和低亲和性的 IgG Fc 受体 FcRⅢ（CD16）。如使 CD2 或 CD16 交联可促进 NK 细胞增殖和分泌细胞因子。值得注意的是，尽管 NK 细胞缺乏 CD3 分子，但它能表达 CD3 的同二聚体 ζ 链分子，并与 CD16 关联在一起。IgG 与 CD16 结合在信号传递中也发挥重要作用。

（3）NK 细胞的杀伤作用　NK 细胞杀伤靶细胞既不需要抗体参加，也不需抗原预先致敏，故称自然杀伤细胞。NK 细胞除能直接杀伤肿瘤和病毒感染的靶细胞外，也可通过 ADCC 效应发挥杀伤作用。

①自然杀伤：NK 细胞上有两种受体，一种是能够激发其杀伤作用的受体，又称激活型受体（killer cell activating receptor，KAR），另一种是抑制杀伤作用的受体，又称抑制型受体（killer cell inhibitory receptor，KIR）。这两种受体可对 NK 细胞的杀伤作用进行调节。激活型受体与靶细胞表面相应配体结合后，可经活化信号传导途径产生杀伤作用。抑制型受体与细胞表面 MHC Ⅰ类分子结合后产生抑制信号，阻断杀伤激活的传递。对于机体自身组织细胞来说，表面 MHC Ⅰ类分子表达正常，使抑制信号占主导地位，此时 NK 细胞未被激活。反之，当靶细胞被感染或出现变异情况时，由于表面 MHC Ⅰ类分子表达出现变化或出现缺失，激活信号产生主导作用，NK 细胞被激活，产生杀伤作用。

②ADCC：NK 细胞具有 FcRⅢ（CD16），当 IgG 与靶细胞结合并与 NK 细胞的 CD16 结合时，即可引起 NK 细胞对靶细胞的杀伤作用，这种作用被称为抗体依赖的细胞介导的细胞毒性作用（antibody - dependent cell - mediated cytotoxicity，ADCC）。NK 细胞是 ADCC 重要的介导细胞。NK 细胞的胞浆中含有许多嗜天青颗粒，这些颗粒内含有可溶解细胞的穿孔素（perforin）和具有丝氨酸蛋白酶活力的颗粒酶（granzymes）。NK 细胞的杀伤机制与颗粒释放有关，颗粒中的穿孔素可直接在靶细胞膜上形成跨膜通道，使其通透性改变而发生渗透性裂解，靶细胞通透性增强后，成为颗粒酶进入细胞的通道，可进一步杀伤靶细胞。NK 细胞在一定条件下也可合成和分泌 IFN - γ，可活化巨噬细胞，能杀伤感染的病原微生物。

NK 细胞通过自然杀伤和 ADCC 发挥的细胞毒作用在机体抗病毒感染、免疫监视过程中起重要作用。

2. 淋巴因子活化的杀伤细胞

1982 年 Grimm 等首先报道外周血单核细胞（PBMC）中加入 IL - 2 体外培养 4～6d 能诱导出一种非特异性的杀伤细胞，这种细胞称为淋巴因子活化的杀伤细胞（lymphokine activated killer cells，LAK），简称 LAK 细胞。

LAK 细胞与 NK 细胞和 Tc（CTL）不是同一细胞群，现已有研究表明 LAK 细胞的前身是 NK 细胞和 T 细胞，在 IL－2 的作用下，可被诱导成为具有广谱的抗瘤活性的细胞，杀伤多种肿瘤细胞。LAK 细胞不仅能杀伤对 NK 细胞敏感的肿瘤细胞，而且对 NK 细胞不敏感的各种自体和同种异体的新鲜实体瘤细胞也有杀伤作用，对正常细胞却没有杀伤作用。因此，LAK 细胞具有 NK 细胞和细胞毒性 T 淋巴细胞无可比拟的杀伤效应，在肿瘤免疫治疗中具有重要地位。

3. 肿瘤浸润淋巴细胞

肿瘤浸润淋巴细胞（tumor infiltrating lymphocyte，TIL）是 1986 年由 Rosenberg 研究组报道出来的一类淋巴细胞，其细胞表型存在异质性。一般而言，TIL 中绝大多数细胞呈 CD3 阳性。不同肿瘤来源的 TIL 细胞中，CD4$^+$T 细胞、CD8$^+$T 淋巴细胞的比例有差异，大多数情况下以 CD8$^+$T 淋巴细胞为主。美国学者 Rosenberg 把从动物肿瘤组织中分离出的淋巴细胞，加入 IL－2 进行体外培养，实验证明这种活化增殖的肿瘤浸润淋巴细胞具有比 LAK 细胞更强的杀伤肿瘤细胞能力。LAK 细胞具有广谱杀瘤作用，而 TIL 细胞有特异杀瘤作用。TIL 前体细胞为 Lyt$^-$2$^+$，与杀伤 T 淋巴细胞的表面标记相同。TIL 细胞对肿瘤的过继免疫治疗更具有应用前景。

（四）淋巴细胞的归巢与再循环

成熟淋巴细胞离开中枢免疫器官后，经血液循环趋向性迁移并定居于外周免疫器官或组织的特定区域，称为淋巴细胞归巢（lymphocyte homing）。淋巴细胞再循环（lymphocyte recirculation）是指淋巴细胞在血液与淋巴组织之间反复的、周期循环的过程。通过再循环，可以增加淋巴细胞与抗原接触的机会，更有效地激发免疫应答；并不断更新和补充循环池中的淋巴细胞。

1. 再循环的细胞

淋巴细胞再循环是指成熟淋巴细胞通过循环途径实现淋巴细胞不断重新分布的过程。再循环中的细胞多是静止期细胞和记忆细胞，其中 T 细胞占主要部分，为 70%～75%；B 细胞占 25%～30%。这些细胞最初来源于胸腺和骨髓；成年以后，再循环池的细胞主要靠外周免疫器官进行补充。受抗原刺激而活化的淋巴细胞很快定居于外周免疫器官，不再参加再循环。

2. 再循环的途径

淋巴细胞再循环途径如图 2－9 所示。以淋巴结为例，淋巴细胞通过淋巴结髓窦迁移至输出淋巴管，再进入高一级淋巴结；所有外周免疫器官输出的淋巴细胞最后汇集于淋巴导管：身体下部和左上部的汇集到胸导管，从左锁骨下静脉进入血液循环；右侧上部的汇集到右淋巴管，从右锁骨下静脉进入血液循环。淋巴细胞进入血液循环后随着血液循环运至全身，再通过高内皮毛细血管后静脉（high walled endothelium of the postcapilary venues，

HEV）返回淋巴结。

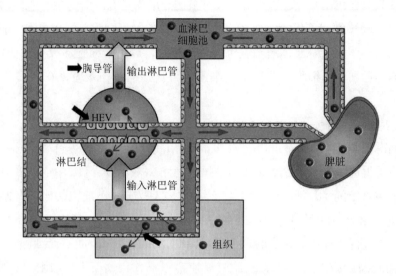

图2-9　淋巴细胞的再循环

值得注意的是，淋巴细胞在循环过程中的"归巢"具有选择性，这种选择性是由淋巴细胞表达的特异性黏附分子与 HEV 特化的识别分子决定的。不同的淋巴细胞表达不同特异性的黏附分子，这些黏附分子引导淋巴细胞与特定的 HEV 特化的内皮细胞的识别分子进行结合。这一机制可让不同功能的淋巴细胞亚群定向分布于不同的淋巴组织。如表达与淋巴结 HEV 识别分子相结合的黏附分子的淋巴细胞，将归巢至淋巴结；而表达与 MALT 的 HEV 识别分子相结合的黏附分子的淋巴细胞，将归巢至 MALT（如产生 sIgA 的 B 细胞）。淋巴细胞再循环一周所需时间为 24~48h。

3. 再循环的意义

①参与再循环的淋巴细胞主要是 T 细胞，占 80% 以上，通过淋巴细胞再循环，可使体内淋巴细胞（主要是 T 细胞）在外周免疫器官和组织的分布更趋合理；②淋巴组织也可不断地从循环池中得到新的淋巴细胞作为补充，有助于增强整个机体的免疫功能；③带有各种特异性抗原受体的 T 细胞和 B 细胞，包括记忆细胞，通过再循环，增加了与抗原和 APC 接触的机会，这些细胞接触相应抗原后，即进入淋巴组织，发生活化、增殖和分化，从而产生初次或再次免疫应答，有些部位（如肠黏膜）的淋巴细胞接受抗原刺激后，通过淋巴细胞再循环后仍可返回到原来部位，在那里发挥效应淋巴细胞的作用；④通过淋巴细胞再循环，可使机体所有免疫器官和组织联系成为一个有机的整体，并将免疫信息传递给全身各处的淋巴细胞和其他免疫细胞，有利于动员各种免疫细胞和效应细胞迁移至病原微生物、肿瘤或其他抗原性异物的所在部位，从而发挥免疫效应。

二、单核/巨噬细胞

单核/巨噬细胞是同一发育谱系细胞的两个不同发育阶段的合称，也称为单核/吞噬细胞系统（mononuclear phagocyte system，MPS），包括骨髓前单核细胞（pre‑monocyte）、外周血中的单核细胞（monocyte）和各器官组织中的巨噬细胞（macrophage，Mφ）。它们具有很强的吞噬能力，且细胞核不分叶。单核/巨噬细胞在体内承担着防御和清除代谢产物的功能，是一类主要的抗原提呈细胞（antigen presenting cell，APC），在特异性免疫应答的诱导与调节中起关键作用。

（一）来源与分化发育

单核/巨噬细胞起源于骨髓，其分化与更新受细胞因子复杂网络的调控。在某些细胞因子，如多集落刺激因子（multi‑colony stimulating factor，multi‑CSF）、巨噬细胞集落刺激因子（macrophage‑CSF，M‑CSF）等的刺激下，骨髓中的髓样干细胞经原单核细胞（mono‑blast）、前单核细胞分化发育为单核细胞并进入血流。外周血单核细胞占白细胞总数的1%~3%，它在血流中仅存留几小时至数十小时，然后黏附至毛细血管内皮，穿过内皮细胞接合处，移行至全身各组织并发育成熟为巨噬细胞（Mφ）。组织损伤和炎症可加速单核细胞向组织移行。巨噬细胞在组织中寿命可达数月至数年。在不同组织中存留的巨噬细胞由于局部微环境的差异，其形态及生物学特征均有所不同，名称也各异，如肝组织中的库普弗细胞（Kupffer cells）、肺组织中的尘细胞（肺组织中的Mφ吞噬灰尘后）、神经组织中的小胶质细胞、骨骼中的破骨细胞等。一般认为除少数单核细胞或低分化的巨噬细胞外，成熟的巨噬细胞很少有或没有增殖能力，并不断被骨髓前体细胞分化的细胞所补充。另外，单核/巨噬细胞系统细胞的分化发育还可受各种细胞因子如IL‑2、IL‑4以及干扰素等的影响。

（二）形态结构及表面分子

1. 形态结构

单核细胞是血液白细胞中体积最大的细胞，直径10~20μm，呈圆形或椭圆形，细胞表面有皱褶和伪足。细胞核形态多样，呈椭圆形、肾形、马蹄形或不规则形态。巨噬细胞的体积是单核细胞的数倍，直径50~80μm，有圆形或椭圆形的核，皱褶和伪足更多，胞浆中含有大量的深酶体及其他各种细胞器。

2. 表面分子

单核/巨噬细胞表面表达有多种受体及表面抗原，这些表面分子在细胞的生长、分化、激活、迁移、黏附、识别、吞噬及分泌等过程中发挥着重要的作用。

（1）表面受体　单核/巨噬细胞表面有多达80种以上的受体分子，它们与相应的配体结合，分别具有感应功能与效应功能，包括捕获病原异物，加强调理、趋化、免疫粘连、吞噬，介导细胞毒作用等。例如，细胞表面的免疫球蛋白 Fc 受体和补体受体可分别与 IgG 的 Fc 段及补体 C3b 片段结合，从而促进单核/巨噬细胞的活化和调理吞噬功能。

（2）表面抗原   单核/巨噬细胞表面具有多种抗原分子，它们对细胞的鉴定与功能有重要意义。例如，单核/巨噬细胞表达 MHC 抗原，尤其 MHCⅡ类抗原是巨噬细胞发挥抗原提呈作用的关键性效应分子。另外，成熟的单核细胞可表达高密度的 CD14，这是一种相对特异的单核细胞的表面标志。

（三）激活过程与生物学功能

1. 激活过程

巨噬细胞的激活分为以下 3 个阶段。

（1）触发应答阶段   当病原微生物等异物与静止状态的巨噬细胞表面受体接触，巨噬细胞活化、增生、趋化并吞噬异物。此阶段无 MHCⅡ类分子表达，无提呈抗原和杀伤肿瘤细胞的功能。

（2）启动兴奋阶段   应答的巨噬细胞受淋巴因子等第一类信号启动成为兴奋或启动的 MPS，此时具备提呈抗原功能。

（3）激活发展阶段   兴奋的巨噬细胞在受到 LPS、IFN – α、分枝杆菌等第二类信号刺激后，成为活化巨噬细胞，产生 TNF 及溶细胞蛋白酶等物质，具有杀伤活性。

2. 功能活性

（1）系统细胞的分泌活性   巨噬细胞是一类重要的分泌细胞。在许多组织和器官中，巨噬细胞是分泌性蛋白的主要来源，其分泌物种类众多。通常活化的巨噬细胞才有活跃的分泌能力。现已知巨噬细胞可分泌多达 100 种以上的酶类和其他生物活性物质。

（2）生物学功能   巨噬细胞具有重要的生物学功能，不仅参与非特异性免疫防御，而且是特异性免疫应答中一类关键细胞，广泛参与免疫应答、免疫效应与免疫调节。

①吞噬和杀伤功能：单核/巨噬细胞是机体非特异性免疫防御作用的重要免疫细胞之一，有极强的吞噬和杀伤能力，对多种较大的病原微生物有吞噬、杀伤作用，尤其是已经被抗体和补体结合的细菌等抗原性异物，更易被吞噬，这个作用称为抗体或补体的调理作用（opsonization）。同时，巨噬细胞能吞噬和清除自身损伤或衰老的细胞。当单核/巨噬细胞吞噬细菌后，通过呼吸爆发，激活分子氧，生成超氧阴离子（$\cdot O_2^-$）、游离羟基（$\cdot OH$）、过氧化氢（H_2O_2）和单态氧（$^1O_2$）等具有强氧化作用和细胞毒作用的杀菌系统（氧依赖性杀菌系统），可有效地杀伤病原微生物。同时，当吞噬体形成后，糖酵解作用增强乳酸堆积，在酸性条件下，溶菌酶的杀菌作用大大增强；巨噬细胞也可通过 Fc 受体与被抗体覆盖的靶细胞结合，发挥 ADCC 作用而杀伤靶细胞。干扰素可激活和增强巨噬杀伤细胞内寄生菌和肿瘤细胞的活性。

②抗原处理及传递：巨噬细胞属于专职 APC，可通过吞噬、胞饮及受体介导的胞饮作用等 3 种方式摄取抗原。在免疫应答过程中巨噬细胞首先吞噬、摄取含有蛋白大分子的抗原异物，经吞噬体内的蛋白水解酶降解处理，产生许多具有抗原决定簇的多肽片段，这些多肽片段与 MHC Ⅱ类分子结合形成抗原多肽 - MHC Ⅱ类分子复合体并移至细胞表面，与具有相应抗体受体的 T 细胞识别和结合。分布在淋巴结包膜下边缘区的巨噬细胞可通过其表面的补体受体和 Fc 受体捕获抗原并将完整抗原分子滞留在细胞表面提供给 B 细胞识别。因此巨噬细胞也是 B 细胞的抗原提呈细胞。

③免疫调节功能：巨噬细胞在免疫调节中发挥重要作用。由于激活程度及分泌产物的不同，巨噬细胞的免疫调节作用具有双向性；另一方面，体内各种因素也可通过影响单核/巨噬细胞的膜表面分子表达等途径调节巨噬细胞的功能。

④其他功能：巨噬细胞还广泛参与炎症、止血、组织修复、再生等过程。

三、树突状细胞

树突状细胞（dendritic cells，DC）是由 Steinman 及 Cohn 于 1973 年发现的，因其成熟时伸出许多树突样或伪足样突起而得名。DC 是目前所知的抗原提呈能力最强的专职抗原提呈细胞（APC），其最大的特点是能够刺激初始 T 淋巴细胞（naive T cell）进行增殖，与此相比，Mφ、B 细胞仅能刺激已活化的或记忆性 T 细胞。因此，DC 是机体免疫应答的始动者，在免疫应答的诱导中具有独特的地位。

（一）来源与分化发育

DC 主要起源于骨髓中 CD34⁺ 多潜能造血干细胞（hematopoietic progenitor cell，HPC），它经过 4 个阶段分化为成熟的 DC：①骨髓和血液中的前体 DC；②外周非淋巴组织中的不成熟 DC；③流出淋巴液和血液中成熟过程中的 DC；④次级淋巴组织中的成熟 DC。

正常情况下，绝大多数体内 DC 处于非成熟状态，其表达低水平的辅助刺激分子和黏附分子，但具有极强的抗原内吞和加工处理能力。DC 在摄取抗原或接受到某些刺激因素（主要是炎性信号如 LPS、IL-1、TNF-α）后开始分化成熟，其 MHC 分子、辅助刺激分子、黏附分子的表达显著提高，但其抗原摄取加工能力大大降低。DC 在成熟过程中，同时发生迁移，由外周组织（获取抗原信号）通过淋巴管和（或）血循环进入次级淋巴器官，然后激发 T 细胞免疫应答。

（二）分布及分类

DC 分布于外周血和各类淋巴组织中，由于所居留的组织部位不同或处于不同的发育阶段，因此 DC 可有不同的名称，并表现出特有的生物学特征。

1. 滤泡树突状细胞

滤泡树突状细胞（follicular dendritic cell，FDC）定居于淋巴结浅皮质区淋巴滤泡生发中心内。FDC 与抗原－抗体复合物有高度亲和力，能够捕获和滞留抗原，并在记忆 B 细胞发育中起重要作用，是参与再次免疫应答的抗原提呈细胞（APC）。

2. 淋巴样树突状细胞

淋巴样树突状细胞（lymphoid dendritic cell，LDC）主要分布在淋巴结和脾内，在移植排斥反应中起重要作用。

3. 朗格汉斯细胞

朗格汉斯细胞（langerhans cells，LC）位于表皮和胃肠上皮中，其特征性胞内结构是胞浆中的柱状 Birbeck 颗粒，该颗粒参与 LC 抗原提呈作用的各个环节。LC 是定居在皮肤中的 APC，占皮肤细胞总数的 5%～10%，在介导接触性皮肤超敏反应中起关键作用。

4. 并指状细胞

并指状树突状细胞（interdigitating dendritic cell，IDC）主要定位于淋巴组织胸腺依赖区，可能由皮肤朗格汉斯细胞移行而来。在淋巴组织中，IDC 的星状突起插入到其他细胞之间，故命名为并指状细胞。它可能是淋巴结中主要的 APC，并对抗原特异性 T 细胞具有很强的刺激作用。

（三）生物学功能

1. 捕获抗原

DC 可以通过多种方式捕获抗原，并可长期存储抗原以维持记忆性 B 淋巴细胞克隆和抗体水平。未成熟 DC 具有极强的内吞能力，其内吞作用主要通过吞噬、液相吞饮和受体介导的内吞作用来实现，其中液相吞饮功能最为强大。通过吞噬作用摄入大颗粒或微生物是未成熟 DC 生理状态下最为有利的抗原摄取形式。但因 DC 细胞表面缺乏特异性抗原受体，所以，以此方式进入细胞的抗原种类和数量受到限制，液相吞饮作用能弥补这一缺陷。

2. 处理抗原

被捕获的抗原进入细胞浆，降解为小分子肽，形成 MHC－抗原肽复合物转运至 DC 细胞表面，供 T 细胞识别。在不成熟 DC 内，由于 DC 中的溶酶体酶系的活性受 DC 自身调控抑制，因此被送入溶酶体或内吞体的抗原将长时间被保留而不被降解且保持形成 MHC Ⅱ 复合物的能力。这个过程有利于 TCR 配体的形成。

3. 提呈抗原

DC 细胞在机体针对外来抗原产生免疫应答的过程中是最有效的抗原提呈细胞（APC），对其他类型的抗原也具有强大的提呈作用。对自身抗原的提呈能力也远大于其他 APC。

4. 其他功能

DC 细胞表面表达有多种共刺激分子，通过与 T 细胞表面的配体结合，提供激活 T 细胞的共刺激信号，还参与淋巴细胞的生长、分化以及机体的免疫监视功能。

四、其他免疫细胞

（一）血管内皮细胞

血管内皮细胞（endothelial cells，E 细胞）是分布于心血管内腔表面的单层扁平细胞。免疫应答发生时，局部血管的 E 细胞形态与功能发生改变，细胞丰满肥大，胞内颗粒增多，细胞表面分子的表达也发生变化。E 细胞的表面标志有 ABO 血型抗原、HLA 分子、CD 分子和血管内皮细胞抗原（VEC‑Ag）系统。这些表面分子对介导内皮细胞的免疫学功能具有重要的意义。

（二）中性粒细胞

中性粒细胞（neutrophil）是构成大多数血液白细胞的可游走吞噬细胞。其主要功能为经过血流巡查机体、搜寻侵入机体的微生物。中性粒细胞的胞浆细胞内有颗粒，颗粒中含有能杀伤微生物的酶类及蛋白质。其中，特殊颗粒（specific granules）含有各种酶类，如溶菌酶、胶原酶、弹性蛋白酶等。嗜天青颗粒（azurophilic granules）含有各种杀菌物质，如防卫素、抗菌肽等。中性粒细胞胞浆内的两种颗粒均能与吞噬体融合，消化和清除吞噬体内的细菌等异物。

中性粒细胞进入组织后不断移行，捕捉吞噬组织内的异物。局部组织发生炎症时，在趋化因子的作用下，组织和毛细血管内的中性粒细胞能迅速移向炎症部位。局部组织发生急性炎症时，中性粒细胞常常首先到达炎症部位，对异物和抗原－抗体复合物进行吞噬。在某些情况下，中性粒细胞释放的各种水解酶、阳离子蛋白等物质也可能对局部组织造成损伤，加重炎症损伤，在第Ⅲ型超敏反应的炎症过程中起重要作用。

中性粒细胞表面具有 IgG Fc 段受体、补体 C3b 和 C5a 的受体，通过调理作用易于捕捉和吞噬被抗体和补体结合的细菌等微生物。中性粒细胞也可通过其表面的 IgG Fc 受体发挥 ADCC 作用，杀伤较大的靶细胞。

（三）嗜酸性粒细胞

嗜酸性粒细胞（eosinophil）是可用伊红染色的颗粒性白细胞。它们以很低的水平存在于循环中（占血液白细胞的 2% ～5%）。嗜酸性粒细胞主要负责不能被吞噬的大寄生虫（如血吸虫、蠕虫）的细胞外杀伤。嗜酸性粒细胞表面具有 IgG 和 IgE Fc 受体，以及补体（C4、C3b、C3d）受体。它们通常通过表面 Fc 受体与抗体包被的寄生虫结合，并释放其颗粒内容物（脱颗粒）到寄生虫表面。颗粒含有杀伤寄生虫的过氧化物和毒素（主要为碱性蛋白）。颗粒中也存在组胺酶，这种抗炎症的物质有在应答早期阻抑肥大细胞释放组胺的作用。

（四）嗜碱性粒细胞与肥大细胞

在外周血白细胞中，嗜碱性粒细胞数量最少，仅占 0.5% ~ 1.0%，一般没有吞噬能力。该细胞的胞浆内含有嗜碱性颗粒，其中含有大量肝素、组胺以及各种酶类。嗜碱性粒细胞表面具有高亲和力的 IgE 的受体（FcεR I），能够结合游离的 IgE。当嗜碱性粒细胞表面的 IgE 与相应抗原结合时，可导致嗜碱性粒细胞脱颗粒，释放组胺等活性介质，引发 I 型超敏反应。

肥大细胞遍及周身，主要分布在皮肤组织、呼吸道和消化道等黏膜组织，以及各种器官结缔组织的小血管周围。肥大细胞的形态结构与嗜碱性粒细胞相似。胞浆内嗜碱性颗粒也含有肝素、组胺等。细胞表面的高亲和力的 FcεR I 也能结合游离的 IgE，发生脱颗粒，释放活性介质，引发 I 型超敏反应。

（五）血小板

血小板表面存在 IgG 的受体（FcγR II）、低亲和力的 IgE 的受体（FcεR II）和 C3b 受体。受到趋化因子和某些黏附分子等刺激时，血小板活化，发生黏附和聚集，释放血管活性介质，与 III 型超敏反应的炎症反应相关。此外，血小板通过免疫黏附作用，可以清除血液循环中的免疫复合物。

（六）红细胞

红细胞在清除血液循环中的免疫复合物方面有一定的作用。红细胞膜表面有 C3b 受体（CR I），能够吸附抗原 – 抗体复合物，再通过免疫黏附作用被吞噬细胞清除，因此红细胞在持续感染和患某些自身免疫病时从循环中清除免疫复合物方面起重要的免疫学作用。

本章小结

机体执行免疫功能的组织系统是免疫系统，由免疫器官或组织、免疫细胞和免疫分子共同组成。免疫器官主要包括中枢免疫器官（骨髓、胸腺、法氏囊）与外周免疫器官与组织（淋巴结、脾脏、黏膜相关淋巴组织）。中枢免疫器官是免疫细胞产生、分化、发育和成熟的场所，外周免疫器官是成熟 T 细胞、B 细胞和其他免疫细胞定居、增殖以及产生免疫应答的场所。免疫系统种类较多，其中执行特异性免疫应答的细胞为 T 细胞和 B 细胞。成熟淋巴细胞可通过淋巴细胞再循环运行于全身，以增强机体的免疫应答和免疫效应。其余免疫细胞如 NK 细胞、单核/巨噬细胞系统、树突状细胞及其他免疫细胞也参与固有免疫应答，为非特异性免疫细胞。免疫细胞（亚群）可通过其细胞形态以及细胞表面表达的不同膜表面分子进行区别。不同细胞之间能够通过膜表面分子及分泌型分子相互协调与调节。总体而言，免疫器官与免疫细胞是免疫系统中行使免疫功能的重要物质基础。

思考题

1. 中枢免疫器官及外周免疫器官在组成、结构、功能上有何区别？
2. 淋巴细胞分哪几类？各自有哪些重要的功能？
3. 比较 T 细胞与 B 细胞膜表面分子的差异。
4. 简述 T 细胞在胸腺中的发育过程。
5. 如何对 T 细胞进行分类？
6. 淋巴细胞再循环的途径及意义是什么？
7. 单核/巨噬细胞系统的免疫功能是什么？

第三章

抗 原

抗原（antigen，Ag）是一类能刺激机体免疫系统产生特异性的免疫应答，能产生抗体或致敏淋巴细胞，并能与产物在体内或体外发生特异性反应的物质。

第一节　抗原的基本特性

抗原具有免疫原性、反应原性、异物性和特异性等特性。

一、抗原的免疫原性与免疫反应性

机体对抗原的识别、特异性应答和生物学效应清除是免疫学的核心问题。

（一）免疫原性

抗原的免疫原性（immunogenicity）是指抗原刺激机体免疫系统产生免疫应答，诱导产生抗体和致敏淋巴细胞的特性。同一种抗原的免疫原性是由其化学性质和宿主因素决定的。具有免疫原性的物质称为免疫原（immunogen）。

（二）免疫反应性

抗原的免疫反应性（immunoreactivity）是指抗原与其所诱导产生的免疫应答效应产物发生特异性结合的特性同时具备免疫原性和免疫反应性这两个必备特性的物质称为完全抗原（complete antigen）。大多数常见的抗原都是完全抗原，如大多数蛋白质、细菌、病毒等病原和异种动物血清等。

仅具有免疫反应性，而不具有免疫原性的物质称为不完全抗原（incomplete antigen）又称半抗原（hapten）。一些简单的小分子物质，如小分子药物、大多数多糖、脂类、核酸及其降解物，并无免疫原性，不能刺激机体产生免疫应答，均属于半抗原。

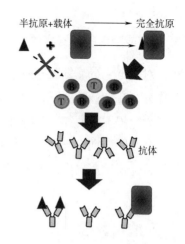

图 3-1 半抗原诱导机体产生
抗体的作用方式

在某些特殊情况下，半抗原与大分子蛋白或非抗原性的多聚赖氨酸载体偶联或结合（通常是以共价键的形式结合）后，就具有完全抗原的特性了，获得免疫原性，成为完全抗原。能与半抗原结合，赋予半抗原以免疫原性的物质称为载体（carrier）。半抗原诱导机体产生抗体的作用方式如图 3-1所示。

二、抗原的异物性

抗原免疫原性的本质是异物性（foreignness），异物性是一种物质成为抗原的首要条件，通常只有被机体识别为"非己"的物质才能引发免疫系统对其产生免疫应答。抗原进入机体后，引发免疫应答的强弱取决于其异物程度。具备异物性的物质可分为3 类。

（一）异种物质

不同物种之间的物质均具有免疫原性。一般而言，抗原与机体间亲缘关系越远，组织结构差异越大，其异物性越强，免疫原性就越强。如细菌、病毒等各种病原微生物及其代谢产物对高等动物属于异种物质，具有很强的抗原性；鸭血清白蛋白对鸭不具有免疫原性，对鸡是弱抗原，而对家兔则是强抗原。

（二）同种异型物质

同一种属，不同个体之间由于遗传基因不同，其组织细胞成分也存在着不同程度的差异，这种差别表现为抗原性的不同。因此，同种异体间的有些物质也有免疫原性，此类抗原称为同种异型抗原，最好的例子就是人类红细胞表面的 ABO 血型抗原和器官移植排斥反应中的组织相容性抗原系统等。

（三） 改变或隐蔽的自身物质

机体对自身成分或细胞一般不发生免疫应答。但是凡在胚胎时期未与免疫细胞接触过的自身成分，在特殊情况下，如与免疫系统接触，也具有免疫原性。如当机体自身成分在外伤、感染、辐射或药物等影响下，理化性质发生改变，也可被机体视为异物而成为自身抗原。一些在胚胎期未与免疫系统接触过的物质，如晶状体球蛋白、精子、脑组织等，当因外伤等特殊情况溢出而接触免疫系统时，会被免疫系统视为异物。

三、抗原的特异性

（一） 抗原的特异性

抗原的特异性（specificity）是指抗原诱导机体产生适应性免疫应答及其与免疫反应产物（抗体和效应 T 细胞）发生反应所显示的高度专一性或针对性。抗原特异性是免疫应答中最重要的特性，也是免疫学检测、诊断及防治的理论基础。抗原的特异性表现在抗原的免疫原性和免疫反应性两方面。

1. 免疫原性方面

某一特定抗原只能与具有相应 BCR、TCR 的 B 细胞、T 细胞发生特异性结合，刺激机体产生特异的免疫应答，产生针对该抗原的特异性抗体和（或）效应 T 细胞；

2. 反应原性方面

抗原仅能与相应的特异性抗体和（或）效应 T 细胞结合进行特异性结合并产生免疫效应。

（二） 抗原表位

抗原表位（epitope），又称抗原决定簇（antigenic determinant），是指抗原表面上决定该抗原特异性的特殊化学基团，是抗原与 T/B 细胞抗原受体（TCR/BCB）或抗体特异性结合的最小结构与功能单位。抗原表位的性质、种类、数量和空间构象决定了抗原的特异性。表位很小，与相应抗体的结合部分相当，通常仅有 5~15 个氨基酸残基或 5~7 个单糖或 6~8 个核苷酸大小。

1. 表位的数量

一个抗原分子中能与抗体结合的抗原表位总数称为抗原结合价（antigenic valence）。每种半抗原可被理解为单一的抗原表位，大分子的天然抗原如蛋白质通常是多价抗原，兼具多个抗原表位，能刺激机体产生多种非均一的多克隆抗体。

抗原表位的数量可以通过测定饱和情况下能够结合多少个抗体分子来衡量，一般情况下表位数目与抗原的分子质量呈正相关。虽然一个抗原分子上可以具备多个表位，但可能只有一种或一个表位起关键作用，刺激机体产生以该抗原特异性为主免疫应答，这种现象称为免疫显性或免疫优势（immunodominance），起关键作用的表位称为显性表位。

2. 抗原表位的分类

（1）线性表位和构象表位　根据抗原表位中氨基酸残基的空间结构特点，抗原表位可分为线性表位（linear epitope）和构象表位（conformational epitope）（图3－2）。

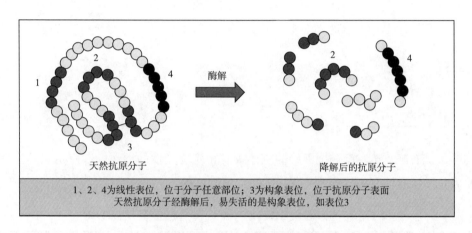

图3－2　抗原的线性表位与构象表位

①线性表位：由连续的线性排列的氨基酸残基构成的表位称为线性表位。线性表位是蛋白质分子的一级结构，性质比较稳定，不受蛋白质加热变性和空间构型改变的影响。

②构象表位：由不连续排列、但在空间上彼此接近形成特定构象的若干氨基酸组成的表位称为构象表位。

（2）T细胞表位与B细胞表位　根据T、B细胞所识别的抗原表位的不同，抗原表位可分为T细胞表位和B细胞表位。

①T细胞表位：供T细胞识别诱导产生免疫反应，而B细胞不能识别的表位称为T细胞表位。该类表位一般是存在于抗原分子内部的线性表位。

②B细胞表位：能被B细胞识别诱导产生抗体，特异性抗体能与之结合的抗原表位统称为B细胞表位。B细胞识别的表位往往是处于抗原分子的表面或者弯曲折叠处的构象表位，该部位具有可动性，有利于表位和抗体结合部位呈现最佳的结构互补状态。

3. 影响抗原特异性的因素

抗原表位的性质、数目和空间构象决定着抗原表位的特异性。例如不同的酸根，同种基团的不同连接位置，如苯胺的羧基的邻位、间位、对位的结构，均影响抗原的特异性（表3－1）。

表 3 –1　不同化学基团、化学基团位置对抗原特异性的影响

抗体	小分子抗原					
	苯胺	邻氨基苯甲酸	间氨基苯甲酸	对氨基苯甲酸	对氨基苯磺酸	对氨基苯胂酸
苯胺抗体	+++	—	—	—	—	—
邻本氨酸抗体	—	+++	—	—	—	—
间苯氨酸抗体	—	—	+++	—	—	—
苯胺酸抗体	—	—	—	+++	—	—
对氨基苯磺酸抗体	—	—	—	—	+++	—
对氨基苯砷酸抗体	—	—	—	—	—	+++

　　同样，抗右旋、抗左旋和抗消旋的抗体仅对相应旋光性的酒石酸起反应，即空间构象与抗原表位的特异性有关（表 3 –2）。

表 3 –2　化学基团立体构象对抗原 –抗体反应特异性的影响

抗体	小分子抗原		
	右旋酒石酸	左旋酒石酸	消旋酒石酸
右旋酒石酸抗体	+++	—	+ / –
左旋酒石酸抗体	—	+++	+ / –
消旋酒石酸抗体	—	—	+++

4. 共同表位与交叉反应

　　天然抗原一般含有多个抗原表位，不同抗原间可能具有相同或相似的抗原表位，称为共同抗原表位（common epitope）。由于共同抗原表位的存在，某些抗原诱生的特异性抗体或效应细胞不仅可与其自身抗原表位特异性结合，还可与其他抗原中相同或相似的抗原表位结合，这种现象称为交叉反应（cross – action）。

　　具有共同抗原表位的两种抗原互称共同抗原（common antigen），又称交叉抗原（cross antigen）。拥有共同抗原表位在自然界，尤其在微生物中是很常见的一种现象，存在于同一

种属或近缘种属中称为类属抗原，存在于不同物种间的交叉抗原称为异嗜性抗原（heterophil antigen）。如链球菌胞壁和人类心肌瓣膜有抗原表位相似的交叉抗原，机体感染链球菌，产生的免疫效应产物可攻击心肌瓣膜细胞，从而导致心肌炎的发生。共同抗原的存在和交叉反应的发生并非否定抗原的特异性，而是由抗原的异质性和共同表位所致。由交叉抗原引起的某些免疫病理现象实际上只是抗原表位相似，由于两种并不完全吻合，故一般结合力较弱，亲和力较低。

第二节 影响抗原免疫原性的因素

抗原免疫原性受多种因素的影响，但主要取决于抗原物质本身的异物性、理化性质以及宿主特性，同时也受进入机体方式的影响。

一、抗原因素

1. 异物性

机体对"非己"物质的识别是免疫的基础，因此异物性是决定免疫原性的首要性质。具备异物性的物质可分为四类。

（1）异种物质，不同物种之间一般具有免疫原性。抗原与机体间亲缘关系越远，免疫原性越强。

（2）同种异体物质，由于遗传基因不同、组织细胞分化程度的差异、生存环境的改变等因素均会导致同种异体间存在免疫原性。如不同人体之间的器官移植物具有很强的免疫原性（由 MHC 介导）。

（3）自身变异成分可被机体视为异物，成为自身抗原。如在外伤、感染、电离辐射或药物的影响下，也会成为异己物质而具有免疫原性。

（4）未发生变异的自身成分也可能具有免疫原性。如在胚胎期未建立与淋巴细胞接触所诱导特异性免疫耐受，也具有免疫原性。

2. 分子大小

抗原的免疫原性与抗原分子大小有密切关系。一般分子质量大、结构复杂的抗原含有较多的抗原表位，其免疫原性也强。通常分子质量大于 100ku 的抗原为强抗原，分子质量小于 10ku 的抗原为弱抗原，或无免疫原性。

3. 物理性质

免疫原性的形成一般与蛋白质的物理状态有着密切的关系。一般来讲，聚合状态的蛋白质较其单体有更强的免疫原性；颗粒抗原的免疫原性强于可溶性抗原；球形的抗原免疫原性强于直链的抗原。因此将免疫原性弱的物质吸附在某些大颗粒物质表面或与其组装为大颗粒性物质，可显著增强其免疫原性。

4. 化学性质

总体而言，化学结构越复杂，免疫原性越强。一般来说，蛋白质都有免疫原性，在蛋白质分子中，凡含有大量芳香族氨基酸，其免疫原性强；而以非芳香族氨基酸为主的蛋白质，其免疫原性较弱。多糖具有一定的免疫原性。脂类和哺乳动物的细胞和成分如 DNA 一般不具有免疫原性，难以诱导免疫应答。

另外，分子结构中有侧链的抗原比类似但侧链较少或无侧链的抗原具有较强的免疫原性。如明胶分子，虽然分子质量大于100ku，但其由直链氨基酸组成，在体内易于降解，免疫原性很弱。

5. 分子构象与易接近性

分子构象（conformation）是指抗原分子中一些特殊化学基团即抗原表位的三维结构，能够决定淋巴细胞的免疫应答。抗原物质若变性而改变分子构象，可导致其免疫原性发生改变。

易接近性（accessibility）指抗原表位在空间上与免疫细胞表面的对应抗原受体相互接触的难易程度。易接近性常和抗原表位在抗原分布的位置有关。氨基酸残基若位于侧链分子表面时，免疫原性强。如以多聚赖氨酸为骨架、以多聚丙氨酸加酪氨酸和谷氨酸为侧链，组成抗原分子。当酪氨酸和谷氨残基在侧链的外侧时该抗原具有较强的免疫原性（图3-3A）；而当酪氨酸和谷氨酸残基位于侧链内侧时，其免疫原性则丧失或很弱（图3-3B）；而当各侧链的间距拉大，位于内侧的酪氨酸和谷氨酸残基的可接近性增大，尽管酪氨酸和谷氨酸残基位于侧链内侧，但其免疫原性仍较强（图3-3C）。

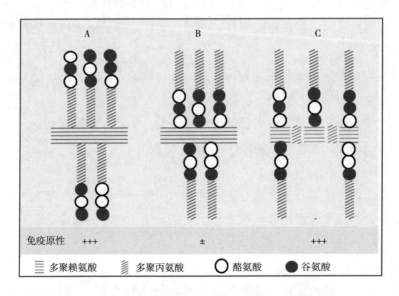

图3-3   抗原表位的易接近性影响抗原的免疫原性

二、宿主因素

抗原分子免疫原性的强弱还与宿主因素包括遗传、健康状态、年龄、性别、生理状态、个体差异等诸多方面有关。

1. 遗传因素

机体对抗原的应答是受遗传（基因）控制的，如多糖抗原对人和小鼠具有免疫原性，但对豚鼠则不引起免疫应答。同一种属不同个体遗传基因不同，对同一抗原的免疫应答与否及应答的程度也不同。在诸多遗传因素中，MHC 是控制个体免疫应答质和量的关键因素。MHC 是一组编码动物主要组织相容性抗原的基因群的统称。MHC 分子通过结合抗原表位提呈给 TCR，辅助 T 细胞对抗原表位进行识别而发挥重要免疫调控功能。受不同遗传背景以及 MHC 基因高度多样性的影响，MHC 分子对抗原分子中抗原表位的结合呈现出多样性的特点，进而导致 T/B 细胞免疫应答有差异，显示出不同个体对同一抗原的免疫应答的差异。

2. 宿主健康状态、年龄、性别和生理状态等

除遗传因素外，免疫应答反应还与宿主健康状态、年龄、性别和生理状态有关。健康个体通常比疾病个体免疫应答强；青壮年个体通常比幼年和老年个体对抗原的免疫应答强；雌性个体通常比雄性个体免疫应答的能力强，但怀孕个体例外，怀孕个体易受外界病原微生物的感染，免疫应答较弱；疾病状态下的个体免疫应答反应通常受到抑制。

三、抗原进入机体方式

抗原的免疫原性还与抗原进入机体的方式有关。抗原进入机体的剂量、频率、途径及免疫佐剂的剂量和类型等均可显著影响机体对抗原的免疫原性。适中的抗原剂量可诱导免疫应答，而过低和过高抗原量可抑制免疫应答反应；适中的间隔可诱导免疫应答，而过低和过高频率的刺激可抑制免疫应答反应；皮内注射和皮下免疫途径容易诱导免疫应答，肌内注射次之，而静脉注射效果较差，口服免疫则易诱导耐受；适量的免疫佐剂可显著提升免疫应答的反应，剂量太高或太低易造成耐受；弗氏佐剂与氢氧化铝佐剂主要诱导 IgG 产生，明矾佐剂易诱导 IgE 产生。

第三节　抗原的分类

自然界存在的抗原种类繁多，根据不同的分类原则可将其分为不同类别。

一、根据抗原与机体的亲缘关系分类

1. 异种抗原

异种抗原（xenogenic antigen）指来自于不同物种的抗原物质。对人体而言常见的异种抗原包括病原微生物及其代谢产物、植物花粉、植物蛋白与动物蛋白、各种动物血清及异种器官移植物等。

2. 同种异型抗原

同种异型抗原（allogenic antigen）指在同一种属不同个体间，由于遗传基因的不同，存在的不同抗原成分，也称为同种异体抗原。人体常见的同种异型抗原有红细胞血型抗原和组织相容性抗原。目前已知的人类红细胞抗原系统有40余种，其中ABO血型抗原系统具有重要意义，此外还存在Rh抗原系统。人组织相容性抗原（HLA抗原）又称白细胞抗原，具有高度遗传多态性，在机体的免疫应答启动和免疫调节中发挥重要作用，是人体中最为复杂的同种异型抗原。

3. 自身抗原

自身抗原（autoantigen）指能引起自身免疫应答的自身组织成分。正常情况下，机体对自身组织细胞表达的抗原不会产生免疫应答，但是在某些理化因素、感染、药物的作用下，自身组织细胞成分发生改变，或外伤、手术等因素导致的免疫隔离抗原的释放等特定情况下，可使自身组织成分成为自身抗原，引起自身免疫病。常见的自身免疫抗原有在胚胎期从未与自身淋巴细胞接触过的隔绝成分如晶状体蛋白，或在其他因素作用下构象发生改变的非隔绝成分。

4. 异嗜性抗原

异嗜性抗原（heterophilic antigen）是一种与种属特异性无关，是存在于人、动物、微生物组织之间的共同抗原，它们之间有广泛的交叉反应性。异嗜性抗最初由Forssman在1911年发现，他以豚鼠组织免疫家兔，所得的血清在补体的作用下，能溶解绵羊红细胞，豚鼠组织表面含有与绵羊红细胞相同的抗原成分，后来又称他发现的这种抗原为Forssman抗原。目前已发现许多异嗜性抗原，如大肠杆菌O14型脂多糖与人结肠黏膜有共同抗原存在，有可能导致溃疡性结肠炎的发生异嗜性抗原之间的交叉反应可以作为临床上的辅助诊断方法，如可以通过MG株链球菌异嗜性抗原的交叉凝集反应来协助诊断支原体肺炎。

5. 独特型抗原

某种抗原刺激机体B细胞产生的抗体，也可能刺激机体内其他B细胞产生抗体，即具备免疫原性。简单而言，就是一些抗体，自己也可能是其他免疫细胞的"抗原"。

二、根据诱导抗体生成是否需要 Th 细胞辅助分类

1. 胸腺依赖性抗原

胸腺依赖性抗原（thymus – dependent antigen，TD – Ag）：是在刺激 B 细胞产生抗体时，需要依赖于 T 细胞辅助的抗原，又称 T 细胞依赖型抗原。自然界中的多数抗原，如红细胞、病原微生物等均属于此类抗原，其刺激机体所产生的抗体多为 IgG。此类抗原的共同特点是：多由蛋白质组成，分子质量大，表面决定簇种类多，但每一种决定簇的数量不多且分布不均匀。

2. 非胸腺依赖性抗原

非胸腺依赖性抗原（thymus – independent antigen，TI – Ag）是可直接激活 B 细胞分化增殖产生抗体，不需要 T 细胞辅助的抗原。天然 TI – Ag 主要有细菌脂多糖（LPS）、肺炎球菌荚膜多糖等。TI – Ag 的分子结构比较简单，分子中没有供 T 细胞识别的免疫原性抗原决定簇，只有多个种类简单、往往是单一表位规律而密集地重复排列的抗原决定簇，能直接使 B 细胞活化。TD 与 TI 抗原的特点比较见表 3 – 3。

表 3 –3　TD –Ag 与 TI –Ag 特点比较

类型	TD – Ag	TI – Ag
结构特点	复杂，含多种表位	含单一表位
表位组成	B 细胞和 T 细胞表位	重复 B 细胞表位
T 细胞辅助	需要	不需要
MHC 限制性	有	无
激活的 B 细胞	B2	B1
免疫类型	体液免疫和细胞免疫	体液免疫
产生的抗体类型	IgG 为主，其他类别也可	IgM
是否引起免疫记忆	免疫记忆	无免疫记忆

三、根据抗原是否在抗原提呈细胞内合成分类

1. 内源性抗原

内源性抗原（endogenous antigen）是指在抗原提呈细胞内新合成的抗原，如病毒感染细胞合成的病毒蛋白、肿瘤细胞内合成的肿瘤抗原和细胞内感染细菌的产物等。内源性抗原在细胞内经加工处理后，与 MHC I 类分子结合形成抗原肽 – MHC I 类分子复合物，提呈于 APC 表面，可被 CD8$^+$T 细胞的 TCR 所识别。

2. 外源性抗原

外源性抗原（exogenous antigen）是指抗原提呈细胞通过胞吞、胞饮和受体介导的内吞等作用从细胞外摄入的抗原，如细胞外寄生细菌及其产物、细胞抗原、可溶性蛋白抗原等。这类抗原在内体溶酶体中被降解为抗原肽并与 MHC Ⅱ 类分子结合为复合物，提呈于 APC 表面，可被 CD4$^+$T 细胞的 TCR 所识别。

四、根据抗原获得方式分类

根据来源和制备方法分类可将抗原分为天然抗原和人工抗原。

1. 天然抗原

天然抗原指天然存在而非人工合成的抗原物质，是天然的生物细胞、细胞内成分及天然生物的产物，主要来自于植物、动物及微生物。天然抗原又可具体分为组织抗原、蛋白质抗原、多糖类抗原、脂类抗原、核酸抗原、细胞抗原、细菌和病毒抗原、螨类昆虫尸体等。

2. 人工抗原

人工抗原指经人工合成或加工的已知结构的抗原，它主要包括人工结合抗原、人工合成抗原和基因重组抗原。

（1）人工结合抗原　人工结合抗原主要是小分子半抗原与一定载体蛋白连接后形成的完全抗原，半抗原是指只具有反应原性而无免疫原性的物质，一般为多糖类、脂类等非蛋白物质。由于食品安全性检测中的一些分子属于半抗原，必须对其改造后形成适合的完全抗原才可制备获得检测的抗体。

（2）人工合成抗原　人工合成抗原是指通过化学合成的具有抗原性质的物质，主要为人工合成的直链或具有支链的氨基酸多聚体，常用的合成抗原有聚 L - Pro 的同聚物，聚 Glu - Lys - Tyr 的直链多肽等。

（3）基因重组抗原　基因重组抗原是能编码免疫原性氨基酸序列的基因克隆化并与载体结合，引入受体细胞使之表达，经纯化后可获得基因重组纯化抗原。

五、其他分类

除上述常见的抗原分类外，根据抗原的物理性质不同，可分为颗粒抗原和可溶性抗原；根据其化学性质，可分为蛋白质抗原、多糖抗原及核酸抗原等；根据抗原的免疫原性与反应原性性能，可分为完全抗原和半抗原；根据抗原的来源、疾病的相关性及诱导不同的免疫应答，可分为移植抗原、肿瘤抗原、自身抗原、过敏原及耐受原等。

第四节　超抗原与佐剂

一、超抗原

通常情况下，普通蛋白质抗原只激活机体总 T 细胞库中万分之一至百万分之一的 T 细胞。然而，某些物质具有强大的活化作用，在极低浓度（1～10ng/mL）下就能非特异性地激活人体总 T 细胞库中 2%～20% 的 T 细胞克隆，诱发极强的免疫应答效应，这类抗原被称为超抗原（superantigen，SAg）。超抗原常是一些细菌的外毒素或逆转录的产物，是一类强大的免疫激活因子。它们与普通蛋白质抗原不同，其主要特性如表 3-4 所示。

表 3-4　超抗原与普通抗原的比较

特点	超抗原	普通抗原
化学性质	细菌外毒素、反转录病毒蛋白等	普通蛋白质、多糖等
MHC 结合部位	α 螺旋外侧	抗原肽结合槽内部（其氨基酸序列具高度多态性）
TCR 结合部位	$V\beta$ 链	$V\alpha$、$J\alpha$ 及 $V\beta$、$D\beta$、$J\beta$
MHC 限制性	无	有
应答特点	直接激活大量 T 细胞	APC 处理后激活特异性 T 细胞
反应细胞	$CD4^+T$	T 细胞、B 细胞
T 细胞库反应频率	$1/20\sim1/5$	$1/10^6\sim1/10^4$

SAg 激活 T 细胞不需要抗原提呈细胞的作用，直接以蛋白质形式在不同抗原的外侧与 APC 的主要组织相容性复合物 MHC Ⅱ类分子结合，再与 T 细胞受体（TCR）的 $V\alpha$ 结合，与 TCR 的其他区域没有关系，所以作用广泛，可致大量 T 细胞增殖，诱导产生多种细胞因子并释放细胞因子产生作用，能刺激 $CD4^+$ T 细胞，它不需要吞噬过程，能直接与 MHC Ⅱ 的多肽沟槽以外的部位结合，以蛋白质的形式提呈给 T 细胞。它激活 T 细胞不涉及抗原表位与 MHC 及 TCR 的识别，它只与 TCRβ 链的 V 区结合，而且这种激活作用无 MHC 限制。

超抗原由某些细菌、病毒、支原体寄生虫产生，主要分为外源性和内源性两类（图 3-4）。外源性超抗原主要是某些细菌或病毒的毒素，均是水溶性的蛋白质，多半由革兰阳性菌产

生，对靶细胞无直接伤害作用，与 MHC Ⅱ类分子特异性结合，能活化 CD4⁺T 细胞和 CD8⁺
T 细胞，可刺激或抑制机体发生免疫应答。如金黄色葡萄球菌肠毒素（stephytococcal
enterotoxin，SE）A - E，A 族溶血性链球菌 M 蛋白质和致热外毒素 A - C 等内源性超抗原是
由感染机体的病毒所产生的抗原，主要是逆转录病毒。病毒感染机体后整合至宿主 DNA
中，从而不断表达产生内源性超抗原，如小鼠乳腺肿瘤病毒等。

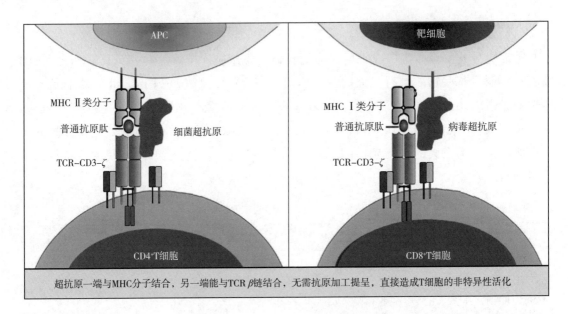

图 3 -4　细菌超抗原和病毒超抗原对 T 细胞的非特异性活化

超抗原的生物学作用：①刺激激活大量 T 细胞并产生大量细胞因子，促使巨噬细胞激
活；②超抗原可能激活正常机体中存在的少量自身反应性 T 细胞或多克隆激活 B 细胞，产
生自身抗体，引发或加剧自身免疫病；③超抗原大量释放，刺激 T 细胞被大量清除，诱导
免疫抑制；剩下的低亲和力 T 细胞，再次免疫时会因无应答而产生免疫耐受；④被超抗原
激活的 T 细胞分泌大量细胞因子，从而对肿瘤细胞产生杀伤效应。

二、佐剂

佐剂（adjuvant）是可增强机体对抗原的免疫应答或改变免疫应答类型的非特异性免疫
增强性物质。佐剂不是抗原，没有免疫原性，当预先或者与抗原同时注入体内时，能延长
抗原在体内的存留时间，增强对抗原的免疫应答。特别是一些免疫原性比较弱的抗原，加
用佐剂可获得良好的效果。目前研究的佐剂有生物性佐剂、无机化合物、人工合成物、有
机物和脂质体等（表 3 -5）。

表3-5 常见佐剂

佐剂类型	举例
生物性佐剂	卡介苗（BCG）、短小棒状杆菌（CP）、脂多糖（LPS）和细胞因子（如 GM - CSF）等
无机化合物	氢氧化铝 [Al(OH)$_3$]
人工合成物	模拟双链 RNA 的双链多聚肌苷酸 - 胞苷酸（poly I：C）和模拟细菌来源的低甲基化 CpG 寡核苷酸
有机物	矿物油
脂质体	免疫刺激复合物（ISCOMs）

目前动物试验中最常用的佐剂有弗氏不完全佐剂（Freund's incomplete adjuvant，FIA）和弗氏完全佐剂（Freund's complete adjuvant，FCA），两者含有物质不同，作用效果和机制也有差异。FCA 含有羊毛脂、石蜡油和灭活的结核分枝杆菌和矿物油，可协助抗原刺激机体产生体液和细胞免疫应答，常用于初次免疫；FIA 不含有结合分支杆菌活性，常用作加强免疫。佐剂的作用机制复杂，主要可通过以下几种方式，达到增强免疫应答的效果：①改变抗原的物理性状，有利于延缓抗原降解，还能改变抗原的分布，延长抗原的局部吸收时间，增加局部刺激作用；②被佐剂吸附的抗原（尤其是可溶性抗原）易被巨噬细胞吞噬，可推进对抗原的处理；③刺激淋巴细胞增殖和分化，并增加细胞的通透性，从而增强和扩大免疫应答的能力；④扩大抗原表面积，改变抗原的活性基团结构，增强抗原的免疫原性，使无或微弱免疫原性的物质变成有效的免疫原，从而提高体液免疫和细胞免疫；⑤改变抗体类型，如使产生 IgM 转变为产生 IgG。

本章小结

抗原是能刺激机体免疫系统产生特异性免疫应答，产生抗体或致敏淋巴细胞，并能与产物在体内或体外发生特异性反应的物质。抗原刺激机体免疫系统产生免疫应答，诱导产生抗体和致敏淋巴细胞的特性称为免疫原性。抗原与其所诱导产生的免疫应答效应产物特异性结合的特性为抗原的反应原性。同时具有两种特性的抗原为完全抗原，只具有反应原性的抗原为半抗原。半抗原与大分子载体结合，可获得免疫原性。抗原免疫原性的本质是异物性，只有被机体识别为"非己"的物质才能引发免疫系统对其产生免疫应答。抗原的特异性是指抗原诱导机体产生适应性免疫应答及其与免疫反应产物发生反应具有高度专一性或针对性，决定抗原特异性的结构基础是存在于抗原分子中的抗原表位，抗原表位可分为线性表位和构象表位，也可分为 T 细胞表位和 B 细胞表位。一个抗原分子中能与抗体结合的抗原表位总数称为抗原结合价。

抗原免疫原性受多种因素的影响，但主要取决于抗原物质本身因素以及宿主特性，同时也受进入机体方式的影响。影响抗原免疫原性的抗原因素包括抗原的异物性、分子大小、物理性质、化学性质、分子构象及易接近性等；宿主因素如遗传因素、健康状态、年龄、性别和生理状态也很大程度上影响抗原的免疫效果；此外，抗原进入机体的剂量、频率、途径及免疫佐剂的剂量和类型等均可显著影响机体对抗原的免疫原性。

根据抗原与机体的亲缘关系，可将抗原分为异种抗原、同种异型抗原、自身抗原、异嗜型抗原；根据诱导抗体生成是否需要 Th 细胞辅助，可将抗原分为胸腺依赖型抗原（TD－Ag）和胸腺非依赖型抗原（TI－Ag）。

某些物质具有强大的活化作用，在极低浓度（1~10ng/mL）下就能非特异性地激活人体总 T 细胞库中 2%~20% 的 T 细胞克隆，诱发极强的免疫应答效应，这类抗原被称为超抗原；佐剂则通过预先或同时与抗原注入体内，增强机体对该抗原的免疫应答或改变免疫应答类型。

思考题

1. 抗原的概念是什么？
2. 什么是抗原的免疫原性和反应原性？
3. 什么是完全抗原和半抗原？
4. 影响抗原特异性的因素有哪些？
5. 简述 TD－Ag 和 TI－Ag 的区别？
6. 影响抗原免疫原性的因素有哪些？
7. 什么是超抗原？
8. 什么是佐剂？佐剂的作用机制是什么？

第四章

抗 体

抗体（antibody，Ab）是机体受抗原刺激后，由 B 淋巴细胞分化而成的浆细胞产生的并能与相应抗原发生特异性结合的免疫球蛋白。

第一节　抗体与免疫球蛋白

一、抗体的发现

1890 年，德国医学家贝林（Emil Von Behring）和日本科学家北里（Kitasato Shibasaburo）发现，把白喉毒素注射到动物体内，一段时间后，在动物血清中可发现一种能中和白喉杆菌外毒素的物质，称为"抗毒素"（antitoxin）。抗毒素的发现是免疫学史上一个划时代的巨大进步。随后，人们在血清中相继发现其他抗菌或与疾病相关的因子，如凝集素、溶菌素、沉淀素等，从而引入了"抗体"一词，并将能够刺激机体产生抗体的物质称之为"抗原"，由此建立了"抗原－抗体"的免疫学概念与理论。

二、抗体和免疫球蛋白的关系

1939 年蒂塞利乌斯（Arne Tiselius）和卡博特（Elvin Kabat）对免疫血清进行电泳，发现抗体存在于泳动速度最慢的血清组分 γ 球蛋白区域内，因此，相当长一段时间内，γ 球蛋白（丙种球蛋白）被视为抗体的同义词。后经进一步实验证明，抗体并不都在 γ 区，有小部分具有活性的抗体也存在于 β 区，而且位于 γ 区的球蛋白，也不一定都有抗体活性。1968 年和 1972 年，世界卫生组织（WHO）和国际免疫学联合会的专业委员会先后决定，将具有抗体活性或化学结构与抗体相似的球蛋白统称为免疫球蛋白（immunoglobulin，Ig）。

通常，抗体与免疫球蛋白这两个术语是相通的，即用于描述具有免疫功能的蛋白分子。但严格地讲，抗体与免疫球蛋白有以下区别：①抗体是生物学和功能上的名称，而免疫球蛋白则是结构和化学本质上的概念；②所有抗体都是免疫球蛋白，但免疫球蛋白不一定都是抗体，并非所有的免疫球蛋白都具有抗体活性，比如多发性骨髓瘤患者血清中异常增高的骨髓瘤蛋白（myeloma protein）虽然化学结构与抗体类似，但无抗体活性，没有免疫功能；③从分子的多样性方面来看，抗体分子多样性极大，动物机体可产生针对各种各样抗原的抗体，其特异性均不相同。

三、免疫球蛋白的分布和形式

抗体主要存在于动物的血液（血清）、淋巴液、组织液及其他外分泌液中，是血清中最主要的特异性免疫分子，约占血浆蛋白总量的 20%，抗体介导的免疫称之为"体液免疫"。有的抗体则为亲细胞性抗体，可结合于一些免疫细胞表面。

免疫球蛋白有两种存在形式：①分泌型 Ig（secreted Ig，sIg），即通常所说的抗体，主要存在于体液中，具有多种生物学功能；②膜型 Ig（membrane Ig，mIg），表达于 B 细胞表面，构成 BCR，特异性识别并结合抗原，活化 B 细胞，启动体液免疫应答。

免疫球蛋白是多链糖蛋白，具有蛋白质的通性，对物理及化学因素敏感，不耐热，在 60~70℃ 结构即被破坏；能被多种蛋白水解酶裂解破坏；凡是能使蛋白质凝固变性的因素也能破坏抗体的活性；可在乙醇、三氯醋酸或中盐溶液中沉淀，因此，通常用 50% 饱和硫酸铵或硫酸钠溶液从免疫血清中沉淀抗体。

第二节　免疫球蛋白的结构

一、基本结构

抗体功能的发挥依赖其独特的分子结构和空间构象，因此免疫球蛋白的分子结构尤为重要，可以说，免疫球蛋白是一类分子结构研究得最为清楚的免疫分子。

X 射线晶体衍射解析发现，天然免疫球蛋白是由两条相同的重链和两条相同的轻链构成"Y"字型的四肽链结构。两条重链通过链间二硫键连接呈Y形，两条轻链也通过链间二硫键连接在Y形双臂的两侧组装成轻链、重链配对的对称分子（图4-1）。

1. 重链

重链（heavy chain，H链）分子质量为50~75ku，由450~550个氨基酸残基组成，H链上结合有不同量的糖分子，故Ig属糖蛋白。两条重链由链间二硫键相连，每条H链内含有4~5个链内二硫键连接而成的环肽。各类免疫球蛋白重链恒定区的氨基酸组成和排列顺序不尽相同，因而其

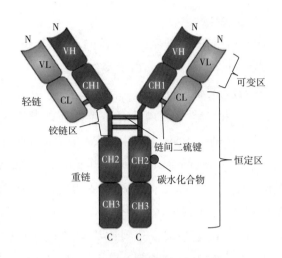

图4-1 免疫球蛋白分子的基本结构

抗原性也不同。据此，根据H链抗原性的差异，可将免疫球蛋白分为五类（class）或五个不同种型（isotype），即IgG、IgM、IgA、IgD和IgE，其对应的重链分别为γ链、μ链、α链、δ链和ε链。不同类的Ig具有不同的特征，比如结构域的数量、链内二硫键的数目和位置、铰链区的长度和连接寡糖的数量等均不尽相同。即使是同一类的抗体，其铰链区氨基酸组成和重链二硫键的数目、位置也存在着微小的差异，据此还可将同一类Ig分为不同的亚类（subclass）。如人的IgG可分为4个亚类，分别是IgG1、IgG2、IgG3和IgG4；IgA可分为IgA1和IgA2；IgM、IgD和IgE尚未发现有亚类。

2. 轻链

轻链（light chain，L链）分子质量约为25ku，由214个氨基酸残基组成，通常不含碳水化合物。两条L链在羧基端靠链间二硫键分别与两条重链相连，每条L链含有2个由链内二硫键组成的环肽。根据轻链恒定区氨基酸组成和排列顺序的不同（抗原性的差异），可将L链分为κ（kappa）链和λ（lambda）链两种，据此，Ig可分为κ型和λ型。同一个天然Ig分子内两条L链的型总是相同的，但同一个体可存在分别带有κ和λ轻链抗体分子。五类Ig中每类Ig都可以有κ链或λ链，两型轻链的功能无差异。不同种属生物体内两型轻链的比例不同，正常人血清中κ和λ之比约为2:1。根据λ链恒定区个别氨基酸的差异，又可分为λ1、λ2、λ3、λ4四个亚型（subtype）。

二、可变区、恒定区和铰链区

通过对不同Ig分子H链和L链氨基酸一级顺序进行比较分析，发现重链和轻链N端约110个氨基酸残基序列变化很大，此区被称为可变区（variable region，V区），靠近C端的其余氨基酸序列较为保守的区域称为恒定区（constant region，C区）。

1. 可变区

可变区位于 L 链靠近 N 端的 1/2 和 H 链靠近 N 端的 1/4（γ、α、δ）或 1/5（μ、ε），分别以 VL 和 VH 表示。由于 V 区氨基酸的种类排列顺序千变万化，故可形成多种具有不同抗原结合特异性的抗体。

重链和轻链 V 区内各有 3 个区域的氨基酸组成和排列顺序高度可变，称为高变区（hypervariable region，HVR），该区域形成与抗原决定簇互补的空间构象，又被称为决定簇互补区（complementarity determining region，CDR）。按照 Kabat 编码模式，VH 的 3 个 CDR 的位置分别为 29~31、49~58、95~102 位氨基酸残基，VL 的三个 CDR 区分别位于 28~35、49~56 和 91~98 位氨基酸，分别称为 CDR1、CDR2、CDR3，一般 CDR3 变化程度更高。VH 和 VL 的 6 个 CDR 共同组成了抗体分子的抗原结合部位（antigen – binding site，图 4 - 2），决定着抗体的特异性，负责识别及结合抗原。每个 Ig 有两个抗原的结合部位，故单体 Ig 为二价分子。V 区内的 CDR 以外的区域氨基酸组成和排序相对变化较小，称为骨架区（framework regions，FR）。VH 和 VL 中的 FR 各有 4 个，分别用 FR1、FR2、FR3 和 FR4 表示。骨架区对于维持 CDR 的三维结构具有重要作用。

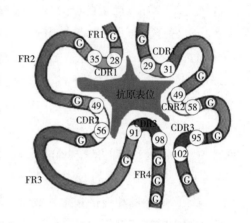

图 4 - 2   免疫球蛋白的 V 区

2. 恒定区

V 区以外的靠近 C 端的轻链的 1/2 及重链 3/4（或 4/5）区域内，氨基酸组成在同一物种的同一类 Ig 中相对稳定，故名恒定区（C 区）。重链和轻链的 C 区分别称为 CH 和 CL。不同型轻链其 CL 的长度基本一致，但不同类重链其 CH 的长度不一，IgG、IgA 和 IgD 重链有 CH1、CH2 和 CH3 三个恒定区，IgM 和 IgE 重链 C 区有 CH1、CH2、CH3 和 CH4 四个恒定区，每个恒定区内各有一个链内二硫键，糖基位于 CH2 区。同一种属的个体，针对不同抗原所产生的同一类别抗体，尽管其 V 区各异，但其 C 区氨基酸残基组成和排列顺序比较稳定，其免疫原性相同。

3. 铰链区

铰链区（hinge region）位于两条重链的二硫键连接处附近，即 CH1 与 CH2 之间，连接抗体的 Fab 段和 Fc 段，好比门的合部位（hinge），故得名"铰链区"。这一区大约覆盖 30 个氨基酸残基，富含脯氨酸和半胱氨酸残基，这两种氨基酸的游离基团少，几乎不与邻近的区域形成固定的二级或三级结构，且使铰链区不形成 α 螺旋，而比较舒展，赋予铰链区以柔韧性，使抗体的两臂易于摆动和转动。

铰链区与抗体分子的构型变化有关，当抗体不结合抗原时，呈 T 形，与抗原结合时，该区摆动使抗体呈现 Y 形，从而暴露出补体结合位点，可以与补体系统的 C1 蛋白 q 亚单位（C1q）结合，使补体经经典途径激活；该区还可转动，起弹性和调节作用，使抗体的抗原结合点随意改变方向与不同距离的两个抗原表位结合；铰链区对木瓜蛋白酶（papain）和胃蛋白酶（pepsin）敏感。

三、功能区

免疫球蛋白的每条重链和轻链，在链内二硫键的作用下，可折叠形成几个具有不同生物学功能的球状结构域，这些球状结构称为抗体的功能区（domain）。每个功能区都由约 110 个氨基酸残基组成，其氨基酸序列具有相似性或同源性。所有抗体 L 链有 VL 和 CL 两个功能区；IgG、IgA、IgD 的重链有 1 个 VH 和 3 个 CH 功能区：CH1、CH2 和 CH3；而 IgM 和 IgE 的重链有 5 个功能区，恒定区多了一个 CH4。

各功能区具有不同功能（图 4 - 3）：①VH 和 VL 共同构成抗原特异性结合部位；②CH1 和 CL 上具有部分同种异型遗传标志；③IgG 的 CH2 和 IgM 的 CH3 具有补体 C1q 的结合位点，参与补体激活；④母体 IgG 可借助 CH2 通过胎盘屏障，使胎儿获得被动免疫；⑤IgG 的 CH3 能与单核/巨噬细胞、粒细胞、B 细胞和 NK 细胞表面的可结晶段（fragment crystallizable，Fc）受体（FcγR）结合，决定了免疫球蛋白分子的亲细胞性；⑥IgE 的 CH4 可与肥大细胞或嗜碱性粒细胞表面的 FcεR 结合，参与 I 型超敏反应。

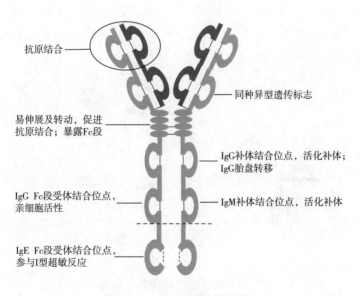

图 4 - 3　免疫球蛋白的功能区

四、水解片段

免疫球蛋白的铰链区易被蛋白酶水解，其中含有木瓜蛋白酶和胃蛋白酶的作用位点。

（一）木瓜蛋白酶水解片段

1959 年 Porter 用木瓜蛋白酶（papain）水解 IgG 分子，在生理 pH 下，木瓜蛋白酶作用于铰链区二硫键的近 N 端侧，将 IgG 裂解为 2 个相同的 Fab（抗原结合段，fragment antigen binding）段和 1 个 Fc 段（可结晶段，fragment crystallizable）（图 4 -4）。Fab 段由一条完整的 L 链和 H 链靠近 N 端的 1/2 组成，每个 Fab 具有一个抗体结合部位。两个 Fab 具有相同的特异性，每个 Fab 只能结合一个抗原决定簇（又称抗原表位），故为单价；Fab 段中约 1/2 的重链部分称为 Fd 段，约占 225 个氨基酸残基，包括 VH、CH1 和部分铰链区。Fc 段在低温或低离子强度下可形成结晶，Fc 含有两条 H 链靠近 C 端的 1/2，包含 CH2 和 CH3 两个功能区，无抗体活性。一个可结晶段，分子质量约为 50ku，Ig 在异种间免疫所具有的抗原性主要存在于 Fc 段，同时 Fc 段还具有活化补体、亲细胞性、通过胎盘等生物学活性。

（二）胃蛋白酶水解片段

1960 年 Nisonoff 等用胃蛋白酶（pepsin）水解 IgG 分子，如图 4 -4 所示，将 IgG 从铰链区链间二硫键近 C 端切断，形成大小不等的两个片段。大片段为 Fab 双体，因而是双价的，以 F(ab′)₂表示。F(ab′)₂由一对 L 链和一对略大于 Fd 的 H 链（称为 Fd′）组成。小片段 Fc 可被胃蛋白酶继续水解为小分子多肽，以 Fc′表示，不再具有任何生物学活性。F（ab′)₂结合抗原的亲和力要大于单价的 Fab，其具有两个抗原结合区，能够结合两个抗原决定簇，与抗原结合后可出现凝集或沉淀现象。

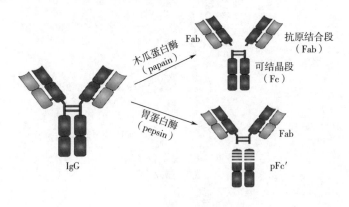

图 4 -4　IgG 蛋白酶水解示意图

研究免疫球蛋白的水解片段，可帮助人们了解免疫球蛋白的结构和功能，从理论上理解抗原 -抗体反应的原理；在实践中可用于精制抗毒素。例如，白喉抗毒素或破伤风抗毒素，特别是经胃蛋白酶消化后精制提纯的制剂，由于 F(ab')₂ 保持了结合相应抗原的生物学活性，又减少或避免了由 Fc 段的抗原性引起的副作用，因而在生物制品中有实际应用价值。另外，F(ab')₂ 由于缺乏 Ig 中的 Fc 段，故不具备活化补体及与细胞膜表面 Fc 受体结合的功能。

五、免疫球蛋白的辅助成分

分泌型 IgA（secretory IgA，SIgA）是由 J 链连接 2 个 IgA 单体，加上一个分泌片组成的二聚体，IgM 五聚体是由 5 个 IgM 单体和 1 个 J 链组成（图 4 - 5）。

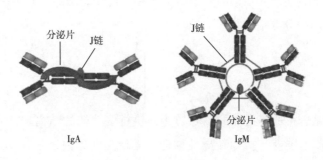

图 4 - 5 免疫球蛋白的 J 链和分泌片

（一）J 链

多聚体形式的 Ig 分子如分泌型 IgA 和 IgM 还含有 1 分子连接链（joining chain，J 链）。J 链是由浆细胞合成的一条富含半胱氨酸的多肽链。J 链在连接单体形成多聚体 Ig 分子中并不是必需的，但它们可能与保持已形成的多聚体的稳定性以及在体内的转运有关。J 链以二硫键的形式与 lgM、IgA 的 Fc 段共价结合，可能在 IgM、IgA 自浆细胞释放之前就与之结合。

（二）分泌片

在分泌型 IgA 分子中还含有 1 个分泌成分（secretory component，SC），或称分泌片（secretory piece，SP）。SP 是黏膜上皮细胞合成和分泌的一种含糖的肽链，是位于黏膜上皮组胞上的多聚免疫球蛋白受体（polyimmunoglobulin receptor，poly - IgR）的一部分。SP 可介导 IgA 二聚体向黏膜表面的转运，同时也保护二聚体 IgA 分子免遭胃肠道和呼吸道分泌液中胃蛋白酶的降解，从而使分泌型 IgA 在黏膜表面保持稳定并发挥黏膜免疫活性。

（三）糖类

免疫球蛋白尤其是 IgM 和 IgA，其含糖量很高。糖类以共价键结合在抗体重链上。糖的结合部位因免疫球蛋白的种类不同而异，IgG 的糖结合部位为 CH2 区。糖类在 Ig 的分泌过程中可能起着重要作用，并使免疫球蛋白易于溶解且能防止分解。

第三节　免疫球蛋白的功能

抗体是机体对进入体内的抗原物质产生免疫应答的重要产物，是机体内具有抵御侵害发挥保护作用的蛋白质，是适应性免疫应答的关键组分，它们在体液免疫应答中发挥主要作用。抗体的生物学活性与其独特的分子结构相关，抗体的功能由分子中的可变区（V 区）和恒定区（C 区）两部分分别执行。

一、V 区功能

识别并特异性结合抗原是抗体的核心功能，执行该功能的结构是抗体的 V 区。抗体最重要的生物学活性就是能够与抗原特异性结合，无论是在体内还是在体外，抗体都能与相应抗原进行识别和结合，进而产生一系列生物学反应。抗体识别并结合抗原的特性，是由 V 区的空间构型决定的。L 链和 H 链超变区组成的 CDR 与相应的抗原表位精确互补，并借助氢键、静电力、范德华力等相互结合，这种结合是可逆的，并受到 pH、温度和电解质浓度的影响。抗原 – 抗体的结合力，取决于它们作用时所形成的盐桥和氢链。抗体亲和力（affinity）可衡量抗原和抗体两个分子间结合力的强度，特别是单一结合位点的强度。如果抗体是多价的，与一个抗原的多个抗原位点（多价抗原）相结合，其力称为亲和力（avidity）。

抗体有单体、二聚体和五聚体，因此结合抗原表位的数目也不相同。抗体结合抗原表位的个数称为抗原结合价。完整的 IgG、IgD、IgE 及血清型 IgA 为单体分子，Ig 单体可结合 2 个抗原表位，为双价。分泌型 IgA 是二聚体，可结合 4 个抗原表位，为 4 价。IgM 是五聚体，理论上可以结合 10 个抗原（10 价），但由于立体构象的空间位阻，使 IgM 一般只能结合 5 个抗原表位，故为 5 价。

抗体与抗原结合后，可以中和病毒及细菌外毒素，阻止细菌黏附，特异性地结合某些药物或侵入机体的其他异物，但这种结合并不能溶解或杀伤带有特异性抗原的细菌、病毒或靶细胞，通常需要活化补体或者引导吞噬细胞吞噬等共同作用，才能清除病原微生物，而活化补体等这些功能是由抗体分子的另一部分发挥的，那就是 C 区的功能。

二、C 区功能

抗体结合抗原后，并不能杀伤携带抗原的微生物，它们必须通过恒定区来激活或者增强其他免疫分子和免疫细胞的相应作用，才能发挥杀伤病菌、清除抗原的作用。

（一）活化补体系统

抗体（IgM、IgG）与相应抗原结合，会形成抗原–抗体复合物，此类复合物能够被补体系统的 C1q 识别，并由此开启补体活化的经典途径，激活机体的补体系统，杀伤病菌或靶细胞；另外，IgG4、IgA 和 IgE 形成的聚合物，可以激活补体的旁路途径，活化补体系统。通常，IgD 不能激活补体。

（二）激活效应免疫细胞

抗体结合抗原后，借助恒定区的 Fc 段，能够与吞噬细胞、NK 细胞、肥大细胞、嗜碱性粒细胞表面的 Fc 受体结合，在细菌、病毒或靶细胞与上述免疫细胞之间，架起了一座抗体桥梁，从而使得这些效应免疫细胞能够快速作用于靶细胞，大大提高它们的功能效率。

1. 调理作用

调理作用（opsonization）是指抗体、补体等调理素（opsonin）促进吞噬细胞对细菌、病毒等颗粒性抗原的吞噬作用。IgG（特别是 IgG1 和 IgG3）通过 Fc 段与中性粒细胞、巨噬细胞上的 IgG Fc 受体（FcγR）结合，从而增强吞噬细胞的吞噬功能（图 4–6）。IgE 可促进嗜酸性粒细胞的吞噬作用。抗体既可单独发挥调理作用，也可与补体发挥联合调理作用。

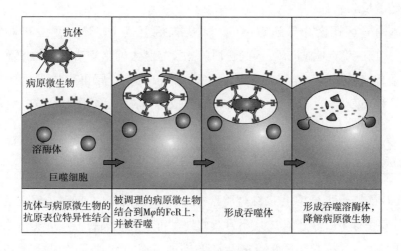

图 4–6　抗体的调理作用

2. ADCC

ADCC 即抗体依赖细胞介导的细胞毒作用（antibody-dependent cell-mediated cytotoxicity），是指具有杀伤活性的细胞如 NK 细胞、巨噬细胞等，通过其表面的 Fc 受体，识别并结合包被于靶抗原（如细菌或肿瘤细胞）上抗体的 Fc 段，从而直接杀伤靶细胞（图4-7）。抗体与靶细胞上的抗原结合是特异性的，而表达 FcR 的细胞的杀伤作用是非特异性的。NK 细胞是介导 ADCC 的主要细胞。抗体虽然不能直接杀伤靶细胞，但它们可以标记和锁定靶细胞，从而让 NK 细胞、巨噬细胞快速识别靶细胞，大大提高它们的工作效率，使得它们杀伤能力显著增强。

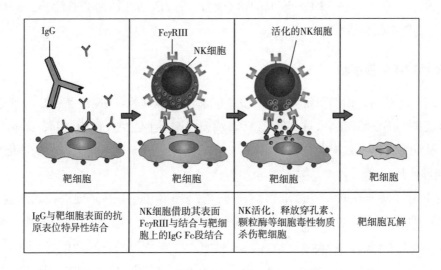

图4-7   NK 细胞介导的 ADCC 作用

3. 介导超敏反应

某些抗体的 C 区还会介导超敏反应，主要包括 I 型（IgE）、Ⅱ 型和Ⅲ 型超敏反应（IgG 和 IgM）。IgE 为亲细胞抗体，可通过其 Fc 段与肥大细胞和嗜碱性粒细胞表面的高亲和力 IgE Fc 受体（FcεRI）结合，并使其致敏，若相同变应原再次进入机体与致敏靶细胞表面的特异性 IgE 结合，即可使这些细胞合成和释放生物活性物质，引起 I 型超敏反应。

（三）通过胎盘和黏膜

人类的 IgG 能够借助 Fc 段主动穿过胎盘，进入胎儿血循环，同时 IgG 也是唯一一种能够通过胎盘的免疫球蛋白，其他 Ig 均不可。此外，sIgA 可经黏膜上皮细胞进入消化道、呼吸道、泌尿生殖道，发挥局部免疫即黏膜免疫作用。IgG 穿过胎盘及 sIgA 经初乳传递给婴儿，可向胎儿或婴儿提供被动免疫，有效保护胎儿和婴儿，对新生儿抗感染具有重要作用，具有十分重要的意义。

总之，免疫球蛋白的功能主要包括结合抗原，中和病毒及细菌外毒素；活化补体系统；激活效应免疫细胞，包括发挥调理作用，促进吞噬细胞的吞噬作用，介导 ADCC，促进 NK 细胞等杀伤活性；通过胎盘和黏膜，提供被动免疫和黏膜免疫（图 4 −8）。

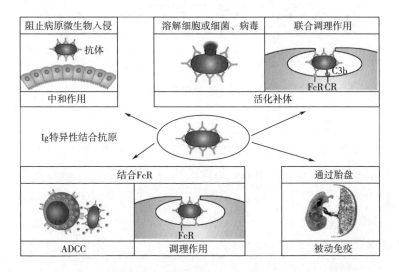

图 4 −8　免疫球蛋白主要生物学功能

第四节　各类免疫球蛋白

一、免疫球蛋白的分类

（一）类与亚类 （classes and subclasses）

1. 类

免疫球蛋白可依据其分子中重链恒定区的不同进行分类，不同的免疫球蛋白可分为不同的类与亚类；另外，依据分子中轻链恒定区的不同，则可将各类免疫球蛋白分为不同的型和亚型。不同类型的免疫球蛋白，其在体内的合成部位、合成时间、在体内的分布、血清中的含量、半衰期以及生物活性均有较大的差异。

对免疫球蛋白分类的划分，首先是依据其分子中重链的不同，不同类型的重链 C 区具有不同的理化特性及抗原性。现在我们已经清楚，在所有的免疫球蛋白中，具有 5 种不同的重链，分别是 γ（gamma）、μ（mu）、α（alpha）、ε（epsilon）和 δ（delta），依此将含有上述不同重链的免疫球蛋白分别命名为 IgG、IgM、IgA、IgE 和 IgD（图 4 −9）。

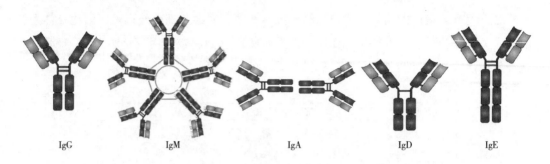

图 4 –9　5 种免疫球蛋白

2. 亚类

另外，在同一类 Ig 中，重链的结构也并非完全相同，根据重链恒定区的微细结构、铰链区氨基酸组成，二硫键的位置与数目，以及抗原特性的差异，还可将各类 Ig 继续细分为不同的亚类。例如，人类的 IgG 又可分为 IgG1、IgG2、IgG3 和 IgG4 4 个亚类（图 4 –10）；IgM 可细分为 IgM1 和 IgM2 2 个亚类；IgA 可细分为 IgA1 和 IgA2 2 个亚类；至今尚未发现 IgD 和 IgE 有亚类。

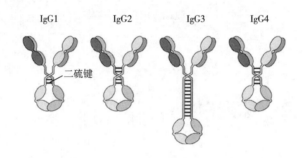

图 4 –10　IgG 4个亚类示意图

图中 IgG2 和 IgG4 在分子结构上相同，但活性形式不同，IgG2 为二聚体，IgG4 为四聚体。

（二）型与亚型 （types and subtypes）

除了"类"和"亚类"之分，免疫球蛋白的分类还可进一步分"型"和"亚型"。

1. 型

抗体的轻链可分为 κ（kappa）和 λ（lamda）两型，二者的差别主要表现在 CL 区的氨基酸组成、排列和空间构型不同，因而抗原性不同。5 类免疫球蛋白都存在 κ 和 λ 两型轻链分子。在同一个体中，κ 型和 λ 型抗体可同时存在，但同一抗体分子的两条轻链总是同一型的。

2. 亚型

另外如果进一步细分，λ 轻链恒定区依据个别氨基酸的差异又可分为 λ1、λ2、λ3、λ4 4 个亚型，因此 λ 型抗体又可分为 4 种亚型。κ 型轻链无亚型，因此 κ 型抗体也无亚型。

（三） 其他分类方式

免疫球蛋白除了根据分子中重链和轻链的不同进行分类和分型以外，还有以下一些分类方法。

1. 按体内分布

（1）分泌性免疫球蛋白 分泌性免疫球蛋白（secretory immunoglobulin，sIg）存在于血清、体液以及分泌液中，具有抗体的各种功能。

（2）膜型免疫球蛋白 位于 B 淋巴细胞的表面，即膜表面免疫球蛋白（surface membrane immunoglobulin，mIg 或 SmIg），是 B 淋巴细胞的抗原识别受体（BCR）。

2. 按相应抗原

（1）异种抗体（heteroantibody） 由外种抗原免疫所产生的抗体，大部分抗体均属此类。例如，微生物抗原刺激动物机体产生的抗体。

（2）同种抗体（alloantibody） 同种属动物之间的抗原物质（同种异型抗原）免疫所产生的抗体，如血型抗体、主要组织相容性抗原的抗体等。

（3）自身抗体（autoantibody） 针对自身抗原的抗体，如自身免疫病的抗甲状腺抗体、抗核抗体、抗精子抗体等。

（4）异嗜性抗体（heterophile antibody） 针对异嗜性抗原产生的抗体。

3. 有无抗原刺激

（1）天然抗体（natural antibody） 天然抗体也称为正常抗体（normal antibody），是在没有人工免疫和感染的情况下，即没有明显特异性抗原刺激而天然存在于体液中的抗体，如 A 型血人的血清中天然存在的 B 型红细胞抗体，B 型人血清中的抗 A 抗体等。

（2）免疫抗体（immune antibody） 指自然感染、人工免疫和预防接种后所产生的抗体。

4. 与抗原反应的性质

（1）完全抗体（complete antibody） 即二价或多价抗体，免疫球蛋白的单体有两个抗原结合位点，所以是二价的，完全抗体至少是二价的，所有的抗原结合部位都能与相应抗原结合。

（2）不完全抗体（incomplete antibody） 是指单价抗体或封闭抗体（blocking – antibody）。抗体分子中只有一个抗原结合部位能与相应抗原结合，而另一个结合部位无活性。在发生某些微生物感染或罹患肿瘤性疾病时，体内常产生这种抗体，它与抗原结合后不产生肉眼可见的反应，但能阻止抗原与完全抗体的结合。

另外，在过去一段时期，人们根据抗原 – 抗体反应的表现形式，曾经将抗体分为沉淀素、凝集素、溶解素、抗毒素、补体结合抗体、调理素和中和抗体等。

二、IgG

IgG 是血清中含量最高的免疫球蛋白，其分子中的重链为 γ 链。IgG 以单体形式存在于血清及其他体液中，主要由脾和淋巴结中的浆细胞合成。人类 IgG 可分为 IgG1、IgG2、IgG3 和 IgG4 4 个亚类，血清浓度低次降低，血清含量所占比例一般为 66:23:7:4，各个亚类的生物学活性也有一定差异。IgG 通过经典途径激活补体系统，激活补体的能力为：IgG3 > IgG1 > IgG2，IgG4 不能通过经典途径激活补体。

1. 特点

IgG 主要有如下特点。①血清含量最高：占成人血清中免疫球蛋白总量的 70%～85%；②唯一能通过胎盘的抗体：此为 γ 链所具有的特性，胎盘母体一侧的滋养层细胞能摄取各类免疫球蛋白，但其吞饮泡内只有 IgG 的 Fcγ 受体（FcγR），与受体结合的 IgG 进而能通过细胞的外排作用，分泌到胎盘的胎儿一侧，进入胎儿循环，为胎儿提供免疫保护；③半衰期长，有 16～24 天；④出生后 3 个月开始合成，5 岁达到成人水平；⑤可与金黄色葡萄球菌细胞壁蛋白 A（staphylococcal protein A，SPA）结合，因而可借此纯化抗体，并用于免疫诊断。

2. 功能

IgG 主要功能是：①是机体再次免疫应答的主要抗体，大多数抗细菌、抗病毒和抗毒素抗体都属 IgG 类，因而 IgG 是机体抗感染的主要抗体；②通过胎盘，为胎儿和新生儿提供被动免疫保护；另外，初乳中的 IgG 可透过新生儿肠壁及毛细血管壁，进入组织间隙中，是婴儿体内主要抗感染抗体；③激活补体系统，直接消灭携带抗原的病菌、病毒或靶细胞，同时还可借助 Fc 区对细胞性抗原发挥调理作用和介导 ADCC；④其他作用。某些自身抗体如抗甲状腺球蛋白抗体、抗核抗体也属于 IgG；在 Ⅰ 型和 Ⅱ 型超敏反应中，也是参与免疫损伤的重要因素。

三、IgM

1. 特点

IgM 特点如下：①分子质量最大：血清中的 IgM 为五聚体，占血清中免疫球蛋白总量的 5%～10%，而膜型 IgM 为单体形式；②分布集中：IgM 又称为巨球蛋白（macroglobulin），不能通过血管壁，主要分布在血液中；③最早合成：在个体发育中，IgM 是最早合成和分泌的免疫球蛋白，在胚胎晚期即开始合成；④半衰期较短，约 5d；⑤用于早期诊断：血清中特异性 IgM 含量增高提示有近期感染，有助于临床早期诊断；⑥不能通过胎盘，如果脐血或新生儿血清中 IgM 水平升高，表明胎儿有宫内感染。

2. 功能

IgM 主要功能是：①IgM 是体液免疫应答中最早产生的抗体，作为抗感染的先锋抗体，在机体早期免疫防御中发挥重要作用；②IgM 含有 10 个 Fab 和 5 个 Fc，因此其结合抗原、活化补体和免疫调理作用较 IgG 更强；③膜表面 IgM（mIgM）是 B 细胞最早出现的表面标志，也是 B 细胞抗原受体（BCR）的主要成分，与相应抗原作用后，引发体液免疫应答；④通过经典途径激活补体。

四、IgA

IgA 有血清型和分泌型两种，它们在合成部位、体内分布、存在形式以及发挥的生物学功能方面都不相同。

（一）血清型 IgA

1. 特点

血清型 IgA 多为单体，约占血清免疫球蛋白总量的 15%，主要是由肠系膜淋巴组织中的浆细胞合成，半衰期为 5~6d；IgA 合成较晚，出生后 4~6 个月才开始合成，4~12 岁时血清含量达成人水平。由于 IgA 中 α 重链的抗原性及二硫键含量、位置的不同，IgA 在正常血液中有 IgA1 和 IgA2 两个亚类，其中血清中 IgA1 占优势，血清含量 A1:A2 = 9:1。

2. 功能

血清型 IgA 的主要功能是：①血清型 IgA 的作用较弱，IgA 不能固定补体，聚合状态的 IgA 可通过旁路途径激活补体；②单核/巨噬细胞、中性粒细胞和嗜酸性粒细胞表面都能表达结合 α 重链 Fc 的受体，血清型单体 IgA 可介导调理作用和 ADCC。

（二）分泌型 IgA

1. 特点

分泌型 IgA（secretory IgA，sIgA）主要为二聚体，少数是三聚体。sIgA 含有一个 J 链和一个分泌片，由黏膜固有层淋巴组织合成，人类黏膜固有层浆细胞每天约合成 3g 的 sIgA。sIgA 是外分泌液中的主要抗体，广泛分布于唾液、泪液、初乳、鼻和支气管液、消化和呼吸道分泌液中。sIgA 主要存在于黏膜局部，不进入血液。sIgA 的抗体活性比血清型 IgA 强，是参与黏膜局部免疫的主要和重要抗体，故又称局部抗体。另外，当血液中的 IgA 流经肝脏时，先与肝细胞表面的 IgA 受体结合，形成 sIgA 进入肝细胞内，再通过胆汁分泌到肠，在肠道内又被重新吸收，然后再通过静脉返回肝脏，此即为 IgA 肝肠循环。

2. 功能

分泌型 Ig 的主要功能是：①黏膜表面的 sIgA 可中和毒素和病毒；②sIgA 与入侵的病原

菌结合，发挥免疫屏障作用，阻止其黏附到黏膜表面，从而阻断感染；③sIgA 不能通过胎盘，但产妇可通过初乳将其传递给婴儿，这也是一种重要的自然被动免疫。由此可见，皮肤和黏膜表面的 sIgA 在黏膜局部发挥着重要的抗感染作用，若 sIgA 合成低下或有障碍，则易发生呼吸道、胃肠道、泌尿道感染和过敏反应。

3. 组装和分泌

黏膜固有层中的浆细胞产生单体 IgA 后，由一条 J 链连接在一起，形成二聚体，分泌出浆细胞，然后与黏膜上皮细胞（M 细胞）表达的、位于黏膜上皮细胞基底侧的多聚免疫球蛋白受体牢固结合，形成的复合体被 M 细胞吞饮并通过胞吐作用转运至黏膜腔，在此二聚体 IgA 输出的过程中，复合体中的受体蛋白被蛋白酶裂解，仍有一部分（分泌片）与 IgA 共价结合，此时形成了完整的 sIgA，释放到分泌液中，分布于黏膜表面。

五、IgD

IgD 很少分泌，血清含量极低，仅占血清免疫球蛋白总量的1%。血清型 IgD 铰链区长，极易被蛋白酶水解，所以极不稳定，半衰期约为 2.5d，其功能尚不清楚。膜型 IgD（mIgD）作为 B 细胞表面的抗原识别受体（BCR），可能在 B 细胞对抗原处理成 B 细胞活化的调节过程中具有特殊作用，同时 mIgD 也是 B 细胞分化成熟的标志，未成熟的 B 细胞仅表达 mIgM，此类细胞接受抗原刺激后，表现为免疫耐受，成熟 B 细胞可同时表达 mIgM 和 mIgD，对抗原的刺激出现正应答；活化 B 细胞或者记忆 B 细胞表面没有 mIgD。

六、IgE

1. 特点

IgE 也是单体结构，血清中含量低，半衰期也较短，仅为 2.5d，所以一直到 1966 年才被 Ishizaka 发现。IgE 水平与个体遗传性和抗原性质密切相关，血清 IgE 含量在人群中波动很大，在过敏症和寄生虫感染患者中，血清 IgE 浓度相对较高。IgE 在个体发育过程中合成较晚，主要由鼻咽部、扁桃体、支气管、胃肠道等黏膜固有层的浆细胞产生，这些部位是变应原进入机体的主要门户，也是许多超敏反应的好发场所。

2. 功能

IgE 主要功能是：①激活补体旁路途径，IgE 不能通过胎盘，也不能激活补体的经典途径，但可激活补体的旁路途径；②在防御寄生虫感染的过程中发挥重要作用。人和动物感染蠕虫（如血吸虫）后，产生相当高的 IgE，巨噬细胞和嗜酸性粒细胞表面有 FcεR 受体，IgE 与巨噬细胞结合后可激活巨噬细胞，释放溶酶体酶，对原虫进行攻击，IgE 与嗜酸性粒细胞结合则介导 ADCC 细胞毒效应，由嗜酸性粒细胞中的颗粒性物质将寄生虫杀死。

综上，五类免疫球蛋白的主要特点和已知的主要功能见表 4-1。

表 4-1 不同免疫球蛋白的特点和功能

类型	重链	亚型	形式与分布	主要特点	主要功能
IgG	γ	IgG1、IgG2、IgG3、IgG4	以单体形式存在于血液及其他体液中	①血清含量最高；②能通过胎盘；③半衰期长	①再次免疫应答的主要抗体；②为胎儿和新生儿提供被动免疫保护；③结合抗原、激活补体、调理吞噬、介导ADCC
IgM	μ	IgM1 和 IgM2	以五聚体存在于血液中	①体型最大；②不能通过血管壁和胎盘；③最早合成；④半衰期较短	①体液免疫应答中最早产生的抗体；②结合抗原、活化补体和免疫调理作用较 IgG 更强；③膜表面 IgM 是 BCR 的主要成分；④通过经典途径激活补体
IgA	α	IgA1 和 IgA2	血清型为单体存在于血液；分泌型为二聚体存在于黏膜	参与黏膜局部免疫的主要抗体	①存在于胃肠道和支气管分泌；液、唾液和泪液中，发挥抗感染作用；②婴儿可从初乳中获得分泌型 IgA 及其自然被动免疫
IgE	ε	—	单体，血液	①含量波动大；②半衰期短	与肥大细胞、嗜碱性粒细胞上的高亲和力 FcεRI 结合，引起 I 型超敏反应
IgD	δ	—	单体，血液	①含量很低；②半衰期很短	尚不清楚

第五节 免疫球蛋白抗原性

作为抗体的免疫球蛋白是一种大分子蛋白质，因此其自身也具有免疫原性，它们同样可以作为抗原刺激产生相应的抗体。外来的抗体分子可引起其他种系的动物或者同种系的不同个体产生不同程度的免疫反应，并生成相应的抗体，这类抗体被称为"抗抗体"，或者"二抗"。免疫球蛋白的抗原性可用血清学方法进行测定和分析，故又称为血清型。免疫球蛋白分子的不同部位，具有不同的免疫原性，可刺激机体产生不同的特异性抗体。免疫球蛋白分子上有三种不同的抗原表位（抗原决定簇），即同种型、同种异型和独特型，分别位于免疫球蛋白的 V 区和 C 区（图 4 - 11）。

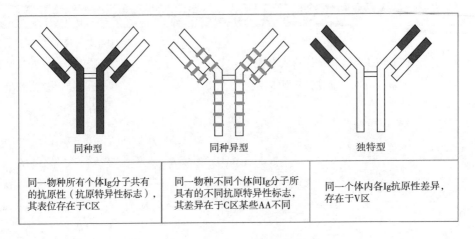

图 4 - 11　Ig 的抗原性

一、同种型

　　同种型（isotype）是指同一种属所有个体的免疫球蛋白分子都具有的抗原决定簇。即抗原特异性标志分布在所有免疫球蛋白类、亚类、型、亚型的 C 区。免疫球蛋白同种型抗原决定簇因种属而异，具有种属特异性，在异种体内可诱导产生相应的抗体。例如，人类所有个体的 IgG 分子上的同种型抗原表位都是相同的，以人的 IgG 作为抗原物质免疫山羊，可获得山羊抗人 IgG 的特异性抗体，获得的抗体可与所有人的 IgG 特异性结合。同时，这种山羊抗人 IgG 的抗体不能与其他种属动物的 IgG 结合，因此具有种属特异性，这也是免疫标记技术中商业化酶标二抗或其他标记的第二抗体用于检测的重要依据。

二、同种异型

　　同种异型（allotype）是指同一种属不同个体间的 Ig 分子抗原性存在不同，在同种异体间免疫可诱导免疫反应。同一种属的不同个体之间，由于遗传基因不同，存在个体差异，即使是同一类抗体，不同个体之间的抗体也具有抗原特异性不同的抗原决定簇，这类表位称为同种异型表位。同种异型抗原决定簇也存在于免疫球蛋白的 C 区。由于同一物种不同个体有不同的同种异型抗原决定簇，即同种异型具有个体特异性，故它可作为一种遗传标志。多次输入与自己遗传特性不同的免疫球蛋白可引起超敏反应。

三、独特型

由于不同的免疫球蛋白分子在超变区结构上各自具有独特的氨基酸序列和构象特点，故免疫球蛋白的超变区结构也是该免疫球蛋白分子的独特型或独特型抗原决定簇（idiotypic determinant）的位置所在。免疫球蛋白 V 区的独特型代表了该免疫球蛋白分子 V 区特有的免疫原性。其实，抗体 V 区的超变区（HVRs）、CDR 及独特型均位于免疫球蛋白分子 V 区的同一结构部分，所不同的是分别从免疫球蛋白的 V 区结构特点、抗原结合功能及 V 区免疫原性三个不同角度阐述而已。免疫球蛋白的独特型抗原决定簇在异种、同种及自身体内诱导产生相应的抗体，称为抗独特型抗体（anti – idiotype antibodies，AId 或 Ab2）。免疫球蛋白的独特型及抗独特型抗体构成机体重要的免疫调节网络。

第六节　抗体多样性的产生

抗原的种类极多，每种抗原上又有不同的抗原决定簇，由于抗原 – 抗体反应的特异性，理论上有多少抗原表位就会有多少种抗体，因此抗体的种类也必然是一个非常巨大的数字，可以高达几百万，甚至更高。据推测，一个机体能够产生多达 $10^6 \sim 10^8$ 种具有不同特异性的 Ig 分子，机体何以产生如此多样性的抗体，其机制至今虽未完全清楚，但可从基因的结构组成及重排过程中可找到一些答案。

研究发现，免疫球蛋白数量如此庞大是基因重排的结果。

一、Ig 基因库

抗体的蛋白质合成受 B 细胞内位于不同染色体上的三组 Ig 基因库控制：κ 链基因库、λ 链基因库和一组 H 链基因库。每个基因库均由数目不等的一组基因组成，编码 V 区肽链的基因称 V 基因；编码 C 区肽链的基因称 C 基因；在 V 基因和 C 基因之间，还有连接基因（joining gene，J 基因）；在重链基因库中还有若干多样性基因（diversity gene，D 基因）。这些基因被插入序列分割，不能作为独立的单位表达，需经基因重排后才具转录功能。Ig 的这种基因重排是在骨髓始祖 B 细胞（pro – B）经前 B 细胞（pre – B）向成熟 B 细胞分化的过程中发生的。这几组基因（V 基因、C 基因、J 基因和 D 基因）经过组合重排加工后才形成转录表达序列，不同的组合千变万化，使得表达产生的抗体各式各样。

二、V（D）J 重组

重链基因库中至少由 100 个 V 基因、10 ~ 20 个 D 基因、6 个 J 基因和 9 个 C 基因组成。B 细胞在骨髓中的成熟过程中，细胞内重组酶活性增高，按图 4 - 12 所示的过程发生重排：首先切除不需要的 D 基因和 J 基因，随机保留一个 J 基因，D、J 外显子重组（DJ 重组）；然后切除多余的 D 基因和 V 基因，V 基因与上一步形成的 DJ 外显子重组，完成 VDJ 重组，即完成编码 H 链 V 区的基因重排。形成的 V - D - J 重组片段然后与一个 C 基因重组，共同转录，产生的初级 RNA 转录本无翻译功能，经剪接加工去除 VDJ 与 C 外显子之间的多余片段后，形成具有翻译功能的 mRNA。

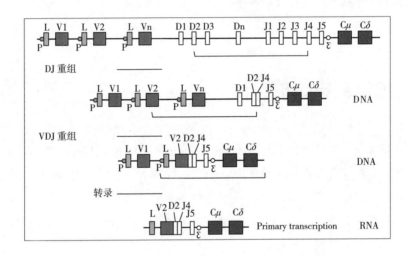

图 4 - 12　Ig 重链 V（D）J 基因重组示意图

κ 链基因库由约 100 个 V 基因、5 个 J 基因和 1 个 C 基因组成，各基因也以上述方法完成重组，最终形成具有翻译功能的 mRNA。唯一不同的是轻链的可变区不含 D 基因。λ 链基因也由 V、J 和 C 基因重排后才能转录入 RNA，但其确切的重排过程尚不清楚。

三、抗体多样性的遗传学基础

抗体的多样性主要由基因调控，尤其是由编码 H、L 链 V 区的基因重排所决定。

1. 抗体多样性的胚系基因

在胚系中，尚未重排的基因片段数量相当多，这是生物在长期进化过程中形成的。Ig 的 H 链和 L 链，都可由多种胚系 V 基因所编码，产生具有不同序列、不同特异性的抗体；D 和 J 基因也参与编码抗原结合部位的部分序列，D、J 基因片段的多样性增加了抗体的多样性。在机体中存在一个规律，即免疫球蛋白某一部分引起的多样性，与这个部位胚系基因的片段数目成正比。

2. 重排产生的多样性

免疫球蛋白 DNA 重组使不同的 V、D、J 基因片段相连，从而产生大量不同的特异性抗体。

3. 连接产生的多样性

同一套 V、D、J 基因，在它们的连接处也会产生不同的氨基酸序列。这种方式产生的抗体多样性通常有两个途径：第一个途径是不精确的 DNA 重排；第二个途径是在重组子的接合点处，插入一个短的核苷酸，称为 N 区分化。

4. 体细胞突变

体细胞的基因突变可导致抗体的多样性，突变主要发生在 V 基因中，在 C 区中很少发生突变。

5. H 链和 L 链蛋白质的组合

不同 H 和 L 链蛋白质的组合，也有助于产生多样性，因为每一链的 V 区都参与识别抗原。

📖 本章小结

抗体是 B 细胞接受抗原刺激后增殖分化为浆细胞所产生的、具有多种生物学功能、介导体液免疫的重要效应分子。所有的抗体都是免疫球蛋白（Ig），Ig 可分为分泌型和膜型两种形式。Ig 是由 2 条 H 链和 2 条 L 链通过二硫键连接而成的对称分子。每条肽链分为可变区（V 区）、恒定区（C 区）和铰链区，V 区内氨基酸变化最为剧烈的特定部位称为超变区（HVR），H 链和 L 链的 HVR 在位置上相互对应，共同构成了抗原决定簇互补区（CDR），赋予抗体特异性结合抗原的特性。识别并特异性结合抗原是 V 区的主要功能，而 C 区则通过激活补体、集合 Fc 受体发挥调理作用、介导 ADCC 作用，参与 I 型超敏反应和穿过胎盘发挥作用。木瓜蛋白酶水解 Ig 得到 2 个 Fab 段和一个 Fc 段；胃蛋白酶的水解产物则为一个 F（ab′）$_2$ 和多个 Fc′，Fc′不再具有生物学活性。根据免疫原性的差异，Ig 重链分为 γ、μ、α、δ 和 ε 5 类，分别与 L 链组成相应的 IgG、IgM、IgA、IgD 和 IgE。IgG 是血清抗体的主要组分，也是唯一能通过胎盘的抗体；IgM 为五聚体，是个体发育中最早合成和分泌的 Ig，作为抗感染的先锋抗体，在初次免疫应答中最早产生。mIgM 是 B 细胞上最早出现的 BCR，sIgA 为双体，含有 J 链和分泌片，是黏膜局部免疫的主力军，血清型 IgA 为单体。IgD 与 B 细胞分化和耐受有关。IgE 在血清中含量最少，参与 I 型超敏反应。

Ig 的合成受一个重链基因库和 2 个轻链（κ 链和 λ 链）基因库的控制，重链基因库由 V、D、J、C 基因组成，轻链基因库则没有 D 基因。V（D）J 随机选择重排赋予了抗体可变区的多样性，另外，V（D）J 重组中的连接多样性、体细胞突变、重链和轻链的组合多样性，共同决定了抗体分子的多样性。

思考题

1. 抗体和免疫球蛋白两者在概念上有何异同？
2. 画图表述免疫球蛋白的基本结构，并简述各部分的特点和功能。
3. 免疫球蛋白的功能是什么？
4. 简述 5 类免疫球蛋白的特点、功能和区别。
5. 免疫球蛋白本身的抗原性如何？
6. 抗体多样性是怎样产生的？

第五章

补体系统与细胞因子

除了抗体分子外，补体和细胞因子也是免疫分子的重要组成部分。作为体内参与免疫效应的重要分子，它们共同参与机体抵抗病原微生物的防御反应，并对免疫系统的功能具有调节作用，参与机体多种生理和病理过程的发生和发展。

第一节　补体系统

补体（complement，C）是存在于人和动物体液和某些细胞膜表面的一组经活化后具有酶活性的蛋白质，由于这些成分是抗体发挥溶解细胞作用的必要补充条件，所以称之为补体。补体并非单一成分，它是由 50 多种可溶性蛋白质与膜结合蛋白组成的，故称为补体系统（complement system）。补体经一定的途径活化后具有多种生物学效应，是机体防御机能的重要组成部分。

一、补体系统组成与理化性质

（一）补体的组成及命名

1. 补体系统的组成

补体均属糖蛋白，这些成分按其生物学功能可以分为固有成分、调节蛋白和补体受体 3 类。

（1）补体固有成分　固有成分指存在于血浆及体液中，构成补体基本组成，参与补体激活"级联"酶促反应的蛋白质。包括：

①经典激活途径的 C1q、C1r、C1s、C2、C4；

②甘露聚糖结合凝集素（mannose‑binding lectin，MBL）激活途径的 MBL、甘露聚糖结合凝集素相关丝氨酸蛋白酶（MBL‑associated serine protease，MASP）；

③旁路激活途径的 B 因子、D 因子、P 因子；

④共同末端通路的 C3、C5、C6、C7、C8 和 C9。

（2）补体调节蛋白　补体调节蛋白（complement regulatory protein，CR）是参与控制和调节补体活化及效应强度和范围的一类可溶性蛋白或膜蛋白。包括血浆中的 C1 抑制物、P 因子、C4 结合蛋白、H 因子、S 蛋白、过敏毒素灭活剂；存在于细胞膜表面的促衰变因子（DAF）、膜辅助因子蛋白（MCP）、同种限制因子、膜反应溶解抑制物（CD59）等。补体调节蛋白按其作用特点可分为三类：①阻止补体在液相中自发激活的抑制剂；②抑制或增强补体对底物正常作用的调节剂；③保护机体细胞免遭破坏作用的抑制剂。

（3）补体受体　补体受体（complement receptor，CR）是指存在于不同细胞膜表面，能与补体激活后的片段或补体调节蛋白结合，介导多种免疫学效应的受体分子。目前已发现的有 CR1～CR5、C2aR、C3aR、C4aR 等。

2. 补体系统的命名

（1）根据 WHO 命名委员会对补体各成分的命名，将参与补体经典激活途径的固有成分，以符号 C 表示，按其补体成分发现的先后顺序，分别命名为 C1、C2、C3、……、C9，代表补体系统的 9 种蛋白成分。但它们参与免疫反应的顺序并不完全与此相同。

（2）参与补体活化旁路途径的补体成分以因子命名，以英文大写字母表示，如 B 因子、D 因子、P 因子、H 因子和 I 因子等。

（3）补体调节蛋白多以其功能命名，如 C1 抑制因子（C1 inhibitor，C1INH）、C4 结合蛋白（C4 binding protein，C4bp）和促衰变因子（decay accelerating factor，DAF）等。

（4）补体活化后能被裂解为小的片段，有些片段又能组成新的复合成分，具有新的功能。补体活化后裂解而成的片段通常在该补体名称的后面附加小写英文字母表示，小片段用 a 表示，大片段用 b 表示。如 C3 裂解后形成的两个片段分别命名为 C3a、C3b，其中 C3a 为小片段，C3b 代表大片段。其中 C2 分解后的大片段最早被命名为 C2a，但在一些文献报道和不同版本专著教材中，也有用 C2b 代表 C2 裂解后的大片段，C2a 表示裂解后的小片段。

当 2 种或以上的补体成分的裂解组分再组合形成新的复合物时，命名时则将各组分的名称代号及小写英文字母写在 C 的后面。如 C4、C2 分别裂解后的大片段 C4b、C2a 结合在一起，形成的新的二聚体复合物用 C4b2a 表示。C4b2a 再与 C3 裂解后的大片段 C3b 结合成三聚体，用 C4b2a3b 表示，以此类推。

（5）补体成分被激活以后，会表现出酶的活力，具有酶活性的成分或复合物，在数字或代号上方画一横线表示，如 $\overline{C1}$、$\overline{C3bBb}$；灭活的（inactivated）补体片段，在其符号前加英文字母 i 表示，如 iC3b。

（6）补体受体（complement receptor，CR）则以其结合对象进行命名，如 C1qR、C5aR 等。

（二）理化性质

（1）补体系统各成分的化学组成均为糖蛋白。

（2）大多数补体成分的电泳迁移位于 β 区，属于 β 球蛋白，少数为 α 和 γ 球蛋白。

（3）补体各成分的相对分子质量变化范围很大。C1 复合物分子质量最大（750ku），其次为 C4b 结合蛋白（C4bp，550ku），D 因子（25ku）最小。

（4）正常血清中补体含量相对稳定。补体蛋白约占总球蛋白的 10%，补体在血清中的含量以 C3 最高（1200μg/mL），其次为 S 蛋、H 因子及 C4 等成分，D 因子含量最低，仅含 1μg/mL，与 C3 分子相差约千倍。但不同动物血清中补体含量存在差异，豚鼠血清中补体含量较丰富，故实验用的补体大多数取源于豚鼠的新鲜血清。人类在胚胎早期即可合成补体，出生 3~6 个月后达到成人水平。

（5）补体性质不稳定，在 56℃ 条件下保持 30min 可使其失去活性。在室温下很快失活，在 0~10℃ 仅能保持 3~4d。在 −20℃ 以下可保存较长的时间。许多理化因素，如紫外线、机械振荡、酸碱等都能破坏补体。

（6）补体固有成分一般被激活后才发挥作用。补体激活后许多成分被降解成两个或两个以上的片段，其中 C2、C5 及 B 因子可降解成 2 个片段，C4 和 C3 降解可产生 4 个或更多的片段。有些降解片段可重新组合表现出新的生物活性，如 C4b2a 和 C3bBb 都具有 C3 转化酶的活力，C4b2a3b 具有 C5 转化酶的活力。

二、补体系统的活化

正常情况下，补体系统各成分以无活性的酶原形式存在于体液中。在某些物质作用下，或在特定的固相表面，补体各成分可按一定顺序依次被激活，因此，补体系统的活化又称补体级联反应。活化后形成的转化酶将酶原转化为活性状态，使相应的补体成分裂解为大小不同的片段，呈现不同的生物活性，并形成攻膜复合物将各种靶细胞溶解，这个过程称为补体系统的激活。补体激活所得到的大片段通常停留在病原微生物和细胞表面，最终靶细胞裂解或加速其清除，小片段则离开细胞表面，介导炎症反应。

补体激活过程依据其起始顺序不同，可分为三条途径：①从 C1 复合体（C1q－C1r－C1s）开始的经典途径（classic pathway），抗原－抗体复合物为主要激活物；②通过甘露聚糖结合凝集素（mannan binding lectin，MBL）糖基识别的凝集素激活途径（MBL pathway）；③从 C3 开始的旁路途径（alternative pathway），也称替代途径，其不依赖于抗体。上述三条途径具有共同的末端通路，即膜攻击复合物的形成及其溶解细胞效应。

（一）经典途径

经典途径首先从 C1 开始活化，所以又称 C1（激活）途径，这一激活途径由于最早被发现而被称为经典途径。该途径的激活剂主要是由抗原和 IgG、IgM 类抗体形成的免疫复合物（immune complex，IC），免疫复合物依次活化 C1q、C1r、C1s、C4、C2、C3、C5。

1. 激活物

抗原 – 抗体复合物即免疫复合物是此途径的主要激活物，特别是与抗原结合的 IgG 或 IgM 复合物。除此之外，一些其他物质，如具有 C1q 受体的某些 RNA 病毒、核酸、酸性黏多糖、肝素、鱼精蛋白、逆转录病毒、菌原体等均可与 C1q 结合，也可通过经典途径激活补体系统。纤维蛋白溶解酶和组织蛋白酶也可激活相当数量的 C1r 和 C1s，然后沿经典途径激活其他补体成分。

2. 参与成分

参与经典途径活化的补体成分依次为：C1、C4、C2、C3、C5 ~ C9。按其在补体活化过程中的作用，可将这些成分分为三个功能单位。

（1）识别单位，由 C1q、C1r、C1s 构成，三者通常以 C1q（C1r）$_2$（C1s）$_2$ 复合大分子的形式存在，每个 C1s 和 C1r 分子均含有一个丝氨酸蛋白酶结构域。

（2）激活单位，由 C4、C2、C3 构成，C2 为丝氨酸蛋白酶原，在血浆中的浓度很低，是补体活化级联酶促反应的限速步骤。C3 由 α 和 β 两条肽链组成，在血浆中的浓度最高，是三条激活途径的共同组分。C4 由 α、β 和 γ 三条肽链组成，其分子结构与 C3 相似。

（3）攻膜单位，由 C5 ~ C9 构成。

3. 活化顺序

经典途径的激活过程可分为识别阶段、活化阶段和攻膜阶段。

（1）识别阶段　抗体结合抗原后，抗体构象改变，暴露出 Fc 段的补体结合位点（IgG 的 CH2 区或 IgM 的 CH3 区）。补体 C1 与抗体的补体结合位点结合并被激活，经典途径便被启动，这一过程称为补体激活的启动或识别。

C1 分子是经典途径活化的识别单位，是一个多聚大分子蛋白复合物，由 1 分子的 C1q 和 2 分子的 C1r 及 2 分子的 C1s 借 Ca^{2+} 连接而成的大分子复合物，其中 C1q 为具有识别作用的亚单位，C1r 和 C1s 为具有催化作用的亚单位（图 5 – 1）。C1q 的头部能识别 Ig 分子 Fc 段上的补体结合位点，且由于 6 个球形头部呈花朵形展开，更增加了其与 Ig 接触的机会。

当两个以上的 C1q 头部与 IgM 或 IgG 的补体结合位点结合后，C1q 构象发生改变，导致 C1r 裂解（激活）。$\overline{C1r}$ 具有丝氨酸酯酶活性，$\overline{C1r}$ 进而激活 C1s，从而形成具有丝氨酸蛋白酶活力的 $\overline{C1}$ 复合物，即 C1 酯酶，其天然底物为 C4 和 C2。

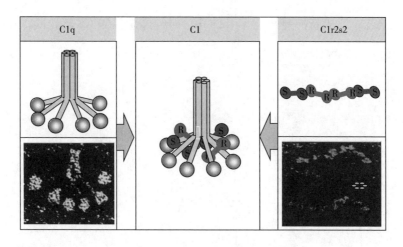

图 5-1 C1 复合物的结构模式图

C1 的激活需满足以下条件：①C1 结合到 IgM 的 CH3 区或 IgG 某些亚类的 CH2 区时才发生活化；②每个 C1 分子必须至少同时与 2 个 Fc 段结合才能被激活，因而 IgM 激活补体的效率最高，只需一个分子就能使补体激活，而 IgG 至少需要两个分子才能激活补体（图 5-2）；③游离的抗体不能激活补体，只有抗体与细胞膜上的抗原结合后，暴露补体结合位点才能触发补体激活过程。

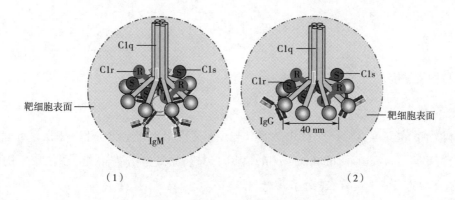

图 5-2 C1 分子与 IgM 和 IgG 结合

（2）活化阶段 活化的 C1s 依次酶解 C4 和 C2，按顺序形成 C3 转化酶和 C5 转化酶，即完成活化阶段。

①C3 转化酶的形成：C1s 作用于 C4，所产生的小片段 C4a 释放入液相，大片段的 C4b 则共价黏附于附近与抗体结合的细胞表面。在 Mg^{2+} 存在的情况下，C2 与 C4b 在细胞表面结合，一旦结合，C2 就被附近的 $\overline{C1}$ 裂解，所产生的小片段 C2b 释放入液相，而大片段 C2a 则与 C4b 形成 C4b2a 复合物，即经典途径 C3 转化酶（C3 convertase）。

②C5 转化酶的形成：C3 转化酶从 C3 分子上切去一个小片段 C3a，与 C4b 一样，大部分残留的 C3b 与水分子反应而被灭活，不再参与补体级联反应，仅有约 10% 的 C3b 与细胞

表面的 C4b2a 结合，形成新的复合物 $\overline{C4b2a3b}$，即经典途径的 C5 转化酶（C5 convertase）（图 5 – 3）。

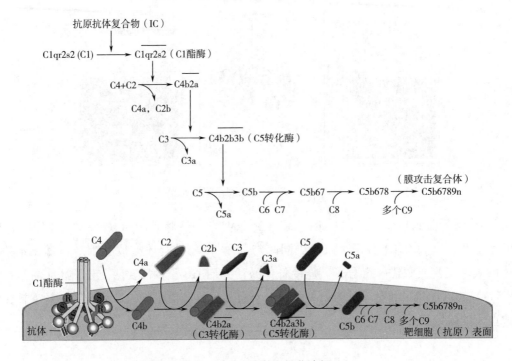

图 5 –3　补体激活经典途径

（二）凝集素途径

1. 激活物

补体激活的凝集素途径又称 MBL 途径，与经典途径相比其差别在于其激活过程起始于甘露糖结合凝集素（mannose – binding lectin，MBL）与病原微生物结合，并不依赖于抗原 – 抗体免疫复合物的形成，没有 C1 分子参与。

MBL 是脊椎动物血清中一种能够与甘露糖残基特异性结合的 Ca^{2+} 依赖性凝集素分子，又称甘露糖结合蛋白（mannose – binding protein，MBP）。MBL 是由 6 个亚基组成的大分子复合体，结构类似于 C1q 分子的花蕊状，但是与 C1q 无序列上的同源性，具有典型的胶原三螺旋结构。正常血清中 MBL 水平极低，肝细胞能够合成和分泌，在大量细菌感染后的急性应答期，巨噬细胞和中性粒细胞产生 TNF – α、IL – 1 及 IL – 6 等炎性细胞因子，促使肝细胞合成与分泌急性期蛋白，包括 MBL 及 C 反应蛋白等，导致血清中的 MBL 含量明显增加。

2. 活化顺序

MBL 可与细菌等微生物表面的甘露糖残基结合，但不与哺乳动物细胞结合。血浆中

MBL 依赖于 Ca^{2+} 首先直接识别多种病原微生物表面的甘露糖残基，然后发生构象上的变化，进而与 MBL 相关丝氨酸蛋白酶（MBL – associated serine protease，MASP）发生作用，导致 MASP1 和 MASP2 分别被激活。活化的 MASP2（$\overline{MASP2}$）发挥其丝氨酸蛋白酶活性，相当于经典途径的 C1 酯酶，该酶能使补体的 C4 成分活化，所产生的大片段 C4b 共价结合于病原微生物表面，随后与 C2 结合，C2 也被 MASP 裂解，生成与经典途径相同的 C3 转化酶 $\overline{C4b2a}$，继而裂解 C3 产生 C5 转化酶 $\overline{C4b2a3b}$，最后进入补体激活的末端通路（图 5 – 4）。

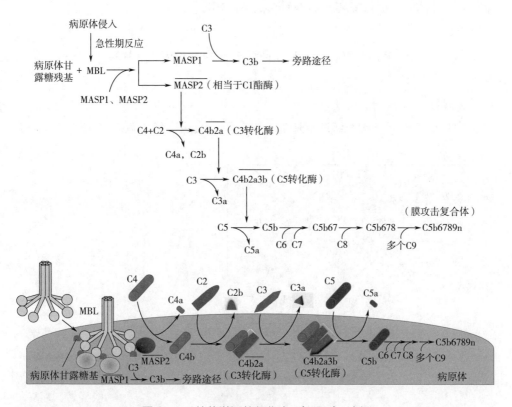

图 5 – 4　补体激活的凝集素（MBL）途径

活化的 MASP1（$\overline{MASP1}$）能直接裂解 C3 产生大片段 C3b，在 B 因子、D 因子和 P 因子的作用下，形成旁路途径 C3 转化酶 $\overline{C3bBb}$ 及 $\overline{C3bBbP}$，参与旁路途径正反馈作用。因此，MBL 途径对经典途径和旁路途径的活化具有交叉促进作用。

MBL 途径的补体激活是非特异性的自然免疫反应，是机体免疫的重要效应机制。

（三）旁路途径

旁路途径又称替代途径（alternative pathway）或 C3 途径，该途径不依赖于特异性抗体的存在，越过了 C1、C4、C2。在病原微生物提供接触表面的条件下，直接从 C3 活化开始，在 B 因子、D 因子和备解素 P 因子参与下，形成 C3 转化酶和 C5 转化酶，启动级联酶促反应过程。在细菌性感染早期，机体尚未产生特异性抗体时即可发挥重要的抗感染作用。在生物进化上，旁路途径是最早出现的补体活化途径。

1. 激活物

某些细菌、病毒及病毒感染细胞、G^-菌的脂多糖、G^+的磷壁酸及肽聚糖、酵母聚糖、蠕虫角质等、G^-产生的内毒素以及不能激活 C1 的免疫球蛋白分子，如 IgA、IgE、IgG 的聚合物、某些蛋白水解酶、某些寄生虫等均可成为旁路途径的"激活物"。激活物质的主要作用实际上是为补体激活提供固相接触表面和保护性环境。

2. 调节因子

B 因子、D 因子、P 因子（properdin，备解素）为激活因子；H 因子、I 因子为抑制与调节因子。

3. 活化顺序

C3 是启动旁路途径并参与级联反应的关键分子，激活过程如图 5－5 所示。

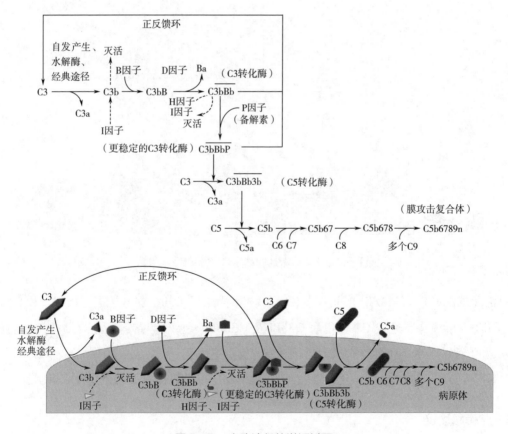

图 5－5　旁路途径的激活过程

（1）C3 转化酶的形成　正常生理情况下，血浆中存在大量的 C3，C3 在蛋白酶的作用下或自行发生缓慢、持久的水解，产生低水平的 C3b，经典途径产生的 C3b 也能触发替代途径。C3b 的半衰期仅有 0.1ms 左右，绝大多数 C3b 在液相中可被 I 因子迅速灭活，只有其即刻与附近的细菌或细胞等膜型结构结合才能免于淬灭，延长半衰期。

在 Mg^{2+} 存在下，B 因子可与结合于细菌等表面的 C3b 结合，形成 C3bB 复合物。C3bB 中的 B 因子又可被 D 因子（B 因子转化酶，一种丝氨酸蛋白酶）裂解为小片段 Ba（33ku）和大片段 Bb（63ku）。Ba 释放入液相，Bb 仍附着于 C3b，所形成的复合物 C3bBb，也就是旁路途径的 C3 转化酶。C3bBb 可不断裂解 C3，缓慢产生 C3b，但其很不稳定，很快衰变，且效率低。但如果与血浆中的 P 因子结合，可形成更稳定的、半衰期更长的 C3bBbP 复合物，催化形成更多的 C3b 分子；反过来，C3b 停留在细菌等接触表面，形成更多的 C3 转化酶，由此形成了旁路途径的正反馈放大环路，称为 C3b 正反馈环或 C3b 正反馈途径。

体液中的 H 因子可置换 C3bBb 复合物中的 Bb，使 C3b 与 Bb 解离，解离的 C3b 又会立刻被 I 因子灭活。所以 H 因子和 I 因子控制着生理情况下 C3bBb 保持在很低水平，对补体激活的调节起着重要作用。

另外经典途径中产生的 C3b 也可与 B 因子结合，继而形成旁路途径的 C3 转化酶，C3 转化酶中的 Bb 片段极不稳定。在 I 因子作用下很快衰变，但血清中的备解素 P 因子可与其结合，使 C3bBb 的半衰期延长 10 倍以上，使之更加稳定。即便如此，正常血清中的 H 因子可使 C3 转化酶裂解为 C3b 与 BbP 而使其失活。

（2）C5 转化酶的形成　当 H 因子的作用被抑制时，旁路途径就可以被激活。所以旁路途径的激活物实际上就是 H 因子的抑制物。旁路途径的激活物（细菌的脂多糖、酵母多糖等）使 C3b、C3bBb 获得了不易被 H 因子和 I 因子灭活的保护性微环境，使旁路途径正式进入激活阶段。

结合于细胞表面的稳定的 C3bBbP 复合物，即 C3 转化酶作用于 C3，使之大量裂解为 C3a 和 C3b，并与其中 C3b 结合形成复合物 C3bBb3b，此即旁路途径的 C5 转化酶。C5 转化酶随即发挥作用，引起与经典途径相同的末端效应。

MBL 激活途径与旁路途径都是机体抵御早期感染的固有性免疫应答防御机制，当细菌、真菌、蠕虫等侵入机体时，即使在没有抗体存在的情况下，也可激活补体的旁路途径而被清除。

（四）　补体三条激活途径共同的攻膜阶段

膜攻击复合物（membrane attack complex，MAC）的形成是在补体活化的后期阶段，是补体活化三条途径（经典途径、凝集素途径和旁路途径）共有的末端途径，故又称共同途径（common pathway）。补体活化的末端途径由前面三条共同通路产生的 C5 转化酶开始，催化 C5 裂解为 C5b，C5b 分别与 C6、C7 结合形成 C5b67，C5b67 再与 C8，12～18 个 C9 分子联结成 C5b6789n，即 MAC。

1. MAC 的组装

MAC 的组装起始于 C5 转化酶裂解 C5，这是补体级联反应的最后一个酶促反应，后续活化步骤涉及的是完整的蛋白结合及聚合反应形成。

C5 活化。C5 转化酶以 C5 分子为底物，使其水解。C5 成分含有 α 和 β 链，是一个由二硫键相连的异二聚体，C5 转化酶能在 C5 分子的 α 链 N 端降解得到 C5a 和 C5b 两个片段。C5a 是小片段，游离于液相，它的 75 个氨基酸残基与 C3a 大约有 40% 的同源性，都具有过敏毒素的作用，C5a 是巨噬细胞和多形核细胞的趋化因子。大片段 C5b 参与 MAC 的组装，C5b 不稳定，它是单链蛋白质 C6、C7 的受体。C5b 与 C6 分子形成稳定的 C5b6，C5b6 再与 C7 结合形成稳定的复合物 C5b67，该复合体具有高度亲脂性，C7 上的疏水片段插入靶细胞膜脂质双层的疏水端，形成一个对 C8 具有高亲和性的内膜受体。C5b67 复合物与靶细胞膜发生紧密联系，但不能形成孔道，对细胞的损伤作用不大。

C8 成分是 α、β、γ 异源三聚体，其中 α 链与 γ 链通过二硫键相连，与 β 链以非共价键相连接，形成 C8$\alpha\gamma$ 和 C8β 两个蛋白质。C8β 先与 C5b 结合，然后 C8$\alpha\gamma$ 再与 C8β 结合，其中 γ 链插入到靶细胞膜的脂质双层中。一方面使 C5b67 稳定地附着在靶细胞膜上，另一方面 C8$\alpha\gamma$ 又可诱导 C9 分子聚合。

补体活化的最终效应需要 C9 分子的参与，完全溶解活性是在 C9 分子与 C5b678 复合物结合后出现的。C9 分子为单链蛋白，C5b678 复合物与多个 C9 分子集合，当聚合到 4 个 C9 分子时，就能导致一些微生物和真核细胞发生溶解。当 12 ~ 18 个 C9 分子呈环状聚合时，形成一个大分子质量管状物，即 MAC。MAC 与细胞毒性 T 细胞（CTL）和 NK 细胞形成的成孔蛋白溶胞素所形成的孔膜相似，孔膜的内径大小与 C9 聚合的数量有关，内径约 11nm，孔管插入细胞膜双层脂质层可达 11.5nm，在细胞膜表面有约 10nm 长的突起（图 5 - 6）。

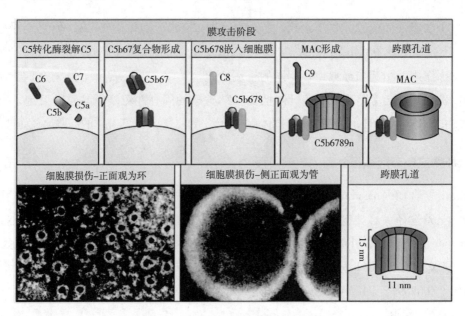

图 5 - 6　攻膜复合物（MAC）的形成

2. MAC 的效应机制

MAC 的形成改变了细胞膜的通透性，使细胞膜失去了通透屏障的作用，膜上的小孔使得小的可溶性分子、离子以及水分等可以自由通过细胞膜，但由于孔道太小，蛋白质等大分子物质难以从胞浆中逸出。结果，大量水分涌入细胞内，细胞内容物向外参透，导致胞内渗透压降低，细胞出现肿胀并最终溶解。此外，末端补体成分插入胞膜也可使致死量的 Ca^{2+} 被动地向细胞内扩散，并最终导致细胞死亡。

（五）补体活化的 3 条途径的比较

如图 5 - 7 所示，补体活化的 3 条途径既有相似之处，又有各自的特点。

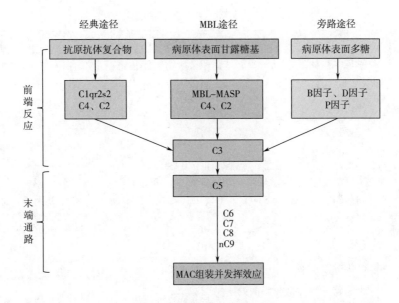

图 5 - 7　补体活化 3 条途径的比较

1. 相似性

MBL 途径除 C1 成分外，其他成分及级联反应与经典途径相同。因此我们只比较经典途径和旁路途径，二者具有以下共同点或相似性。

（1）两者均为体各成分的级联反应，一旦被激活，就会发生有序的连锁反应。许多成分按顺序相继活化后，裂解形成一大、一小两个片段。

（2）各途径都以 C3 活化为中心，都以 C5b 起始形成同样的攻膜复合物。

（3）补体系统无论以何种途径激活，都具有相同的生物学活性。

（4）各途径导致 C3 和 C5 成分裂解的酶促反应是类似的。

（5）C5 转化酶都是在 C3 转化酶基础上结合 C3b 形成的。

（6）两条途径 C3 和 C5 转化酶中的 C2b 和 Bb 组分，其氨基酸序列约有 70% 是一致的，它们降解的同为 C3 和 C5 上的同源肽链。

（7）旁路途径的 D 因子和经典途径的 C1s 均具有丝蛋白酶活性，分别充当 B 因子和 C2 的转化酶。

2. 不同点

3 条活化途径在激活物质、参与连锁反应的成分及效应等许多方面存在着差异（表 5 – 1）。旁路途径的 C3 转化酶需要有备解素 P 起稳定作用，经典途径则不需要；C3b 在旁路途径中是 C3 转化酶的组分，在补体活化过程中被消耗的同时又可不断产生，而经典途径中 C3b 则不是 C3 转化酶的组分。在没有抗体的条件下，旁路途径便可发挥免疫作用。清除病原微生物及其产生的毒素物质，从进化的角度分析，旁路途径可能是最早出现的，凝集素途径次之，而经典途径可能出现得最晚。

表 5 – 1 补体活化 3 条途径的比较

类型	经典途径	凝集素途径	旁路途径
补体激活物质	抗原 – 抗体复合物（Ag – Ab）	病原微生物表面甘露糖蛋白与血清中 MBL 结合	各种 G^- 和 G^+ 细菌等颗粒性物质
起始分子	C1	C4、C2	C3
抗体依赖性	需要抗体	不需要	不需要
参与成分	C1 ~ C9	MBL、MASP、C2 ~ C9	C3、P、B 和 D 因子，C5 ~ C9
活化顺序	C1、C4、C2、C3、C5 ~ C9	C4、C2、C3、C5 ~ C9	C3、B 因子、C5 ~ C9
所需二价离子	Ca^{2+}、Mg^{2+}	Ca^{2+}	Mg^{2+}
C3 转化酶	$C\overline{4b2a}$	$C\overline{4b2a}$	$C\overline{3bBb}$、$C\overline{3bBbP}$（更稳定）
C5 转化酶	$C\overline{4b2a3b}$	$C\overline{4b2a3b}$	$C\overline{3bBb3b}$
功能	参与特异性体液免疫的效应阶段	参与非特异性免疫	参与非特异性免疫
意义	感染中晚期或二次感染	早期抗感染	早期抗感染

三、补体激活的调节

补体系统的激活在体内受一系列调节机制的严格控制，以防止补体成分过度消耗和对自身组织产生损伤。

（一）自身衰变的调控

补体激活过程中生成的某些中间代谢产物极不稳定，易于自行衰变，这是补体激活过程中的一种自身控制的重要机制，成为补体级联反应的重要限制因素。例如，补体活化片段 C4b、C3b、C5b 半衰期很短，极不稳定，一旦形成需要即可结合到细胞膜上，才能发挥活化补体后续成分的作用，否则会很快失活；与细胞膜结合的 C3b、C4b 和 C5b 也容易衰变，可阻断级联反应；激活途径中产生的 C3 转化酶也容易衰变失活，从而限制 C3 的裂解及其后续酶促级联反应。

（二）补体调节蛋白的作用

机体内存在多种可溶性以及膜结合的补体调节蛋白，它们以固定的方式与不同补体成分相互作用。使补体激活与抑制处于精准的平衡状态，从而既防止补体成分对自身组织造成损伤，又能有效地杀灭病原微生物。

补体调节蛋白包括可溶性的补体调节蛋白［C1 抑制因子、C4b 结合蛋白（C4bP）、B 因子（factor B，Bf）、I 因子、H 因子、过敏毒素钝化因子、S 蛋白］和细胞膜上的调节蛋白［衰变加速因子（decay accelerating factor，DAF）、膜辅助蛋白（membrane cofactor protein，MCP）、同源限制因子（homologous restriction factor，HRF）、溶膜抑制剂（CD59，membrane inhibitor of reactive lysis，MIRL）］两类。

综上所述，对经典途径的调节主要为 C1 抑制剂对 C1 蛋白酶解活性的调节，这是补体活化级联反应的起点，随后阶段的调节则通过几种蛋白对 C3 转化酶形成的抑制，这些调节蛋白有 C4b 结合蛋白、CRl、MCP 等。替代途径也在多个步骤受到调节，如 H 因子、I 因子、CRl 等。其中，有些调节因子也作为经典途径的调节因子。经典途径或替代途径的 C3 转化酶形成后，过量补体介导的细胞溶解作用可通过 HRF 和 CD59 以及 S 蛋白对 MAC 的抑制作用而受到调节。

四、补体的生物学功能

补体激活后具有多种生物学效应，不仅参与非特异性防御反应，也参与特异性免疫应答。

一方面以抗体为导向，以补体作为杀伤手段，来抵御病原微生物的入侵。另一方面，在感染早期，抗体未形成前，补体又可以通过替代途径和凝集素途径激活，单独产生抗感染效应。补体的生物学效应主要表现为 MAC 介导的溶胞效应以及激活过程中产生的蛋白水解片段介导的多种生物学效应（表 5-2）。

表 5-2　补体蛋白或其水解片段的活性

补体蛋白或其水解片段	生物活性	作用机制
C5 ~ C9	细胞毒作用、溶菌、杀菌	嵌入细胞膜的双磷脂分子层中，使细胞膜穿孔，细胞内容物渗漏
C3b	调理作用	与细菌或细胞结合使之易被吞噬

续表

补体蛋白或其水解片段	生物活性	作用机制
C3b	免疫黏附作用	与抗原－抗体复合物结合后，黏附于红细胞或血小板，使复合物易被吞噬
C1、C4	中和病毒作用	增强抗体的中和作用，或直接中和某些 RNA 肿瘤病毒
C2b	补体激肽	增强血管透性
C3a、C5a	过敏毒素	与肥大细胞或嗜碱性粒细胞结合后，释放出组胺等介质，使毛细管扩张
C3a、C5a	趋化因子	借其梯度浓度吸引中性粒细胞及单核细胞

（一）靶细胞溶解

靶细胞溶解即细胞毒作用，补体无论经何种途径被激活，都在靶细胞表面形成 MAC，导致靶细胞溶解（cell lysis）（图 5-8）。补体系统被激活后可使血细胞、病毒感染细胞及病原微生物等各种靶细胞裂解。其中，对革兰阴性菌的溶菌作用比对革兰阳性菌的溶菌作用大得多，这可能与其细胞的结构有关。几乎所有的囊膜病毒都对补体介导的溶解十分敏感，病毒的囊膜大部分来自感染细胞的细胞膜，因此易受到 MAC 的作用。这种溶解靶细胞的作用可由抗体协助完成，也可由补体单独完成。由于微生物感染而诱发机体产生的体液免疫应答，产生的抗体与微生物表面的抗原结合后导致补

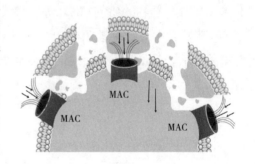

图 5-8　补体介导的靶细胞溶解

体被激活，通过经典途径形成膜攻击复合体而最终导致靶细胞被溶解。在没有抗体的情况下，也可直接通过替换途径和凝集素途径激活补体而导致溶解靶细胞。如果靶细胞是自身细胞，则可损伤自身组织细胞。

（二）调理作用

调理作用即促吞噬作用。血清中调理素（opsonin，如 IgG 和 C3b）与细菌或其他颗粒性抗原物质结合促进吞噬细胞的吞噬。补体激活过程中产生的 C3b、C4b、iC3b 可与中性粒细胞或巨噬细胞表面 CRl 受体结合，促进吞噬作用。IgG 类抗体借助吞噬细胞表面的 Fc 受体黏附到细胞表面形成较大复合物的现象称为免疫黏附。吞噬细胞表面也有抗体的 IgG-Fc 受体，也能起到调理作用。因此补体和抗体对免疫复合物可起到联合调理的作用〔图 5-9

（1）]。如果 C3b 结合在没有与抗体结合的病原菌表面，则为补体单独起调理作用 [图 5 - 9
（2）]。调理作用对于全身性感染的细菌和真菌，可能是主要的防御作用机制之一。

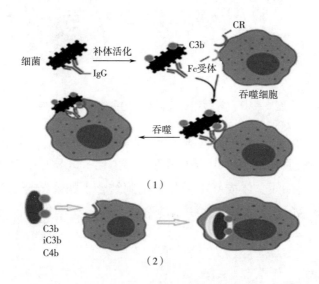

图 5 -9 补体的免疫调理作用

（1）补体和抗体的联合调理作用 （2）补体的单独调理作用

（三）免疫复合物清除

抗原和抗体在体内结合形成免疫复合物（immune complex，IC），其中中等大小的 IC 易
沉积于组织中，造成组织损伤。在免疫复合物形成初期，C3b 与 C4b 共价结合到 IC 上，可
防止 IC 之间网络结构的形成，因此可阻止 IC 沉积，减轻组织损伤。

当 IC 形成后，补体主要通过以下几种途径对 IC 进行清除，防止由 IC 沉积所致的疾病发
生：①补体被经典途径所激活后，形成的 MAC 将 IC 清除；②通过免疫调理作用，单核/巨噬
细胞将其清除；③被 C3b 覆盖的免疫复合物通过 C3b 介导的免疫黏附作用结合到红细胞上，
随血流被红细胞运送到肝和脾，这些器官中的巨噬细胞（肝的 kuffer 细胞）将 IC 吞噬清除
（图 5 -10）。清除免疫复合物后，红细胞仍具生命力，可参加再循环。循环中的红细胞数
量大，受体丰富（体内 90% 的 CabR 存在于红细胞上），因此该途径是清除免疫复合物的重
要途径。

（四）病毒中和作用

补体系统对病毒的感染性具有中和作用。近年来发现，某些病毒可不依赖特异性
抗体，便可活化补体的旁路或经典途径。补体系统主要有以下几种病毒中和机制。
①通过使病毒形成大的凝聚物从而降低病毒的感染性。例如，在少量抗体存在时，C3b

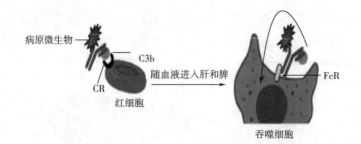

图 5 –10　补体和红细胞参与的免疫复合物清除

可促进病毒凝聚物的形成；②抗体和/或补体结合到病毒表面，形成一层很薄的"外衣"，阻断了病毒的吸附和穿入；中和了病毒的感染性；③抗体和补体在病毒颗粒表面沉积可促进病毒与具有 Fc 受体或 C3b 受体的细胞结合，如果结合的为吞噬细胞则起到调理作用；④MAC 可介导大多数囊膜病毒的溶解，导致病毒囊膜的裂解和与核衣壳蛋白的解离。

（五）炎症介质作用

补体的裂解片段 C2b、C3a、C4a、C5a 等，以炎症反应方式调动机体的各种防御因素，协同作战，消灭病原微生物。这些裂解片段还通过激肽作用、过敏毒素样作用和趋化作用，造成炎症局部毛细血管的扩张和组织细胞的损伤。

1. 激肽样作用

激肽（kinin）是血液中的 α – 球蛋白经专一的蛋白酶作用后释放的一类活性多肽，人体内含量甚微（每毫升血液中含量在毫微克水平），但对维持正常血压和血流通畅起重要作用。补体裂解后的小片段 C2b、C3a 具有激肽样作用，可增高血管通透性，引起炎性渗出、充血及水肿。补体激肽的作用不为抗组胺药物所抑制。

2. 过敏毒素

过敏毒素最初是在致死性休克的豚鼠中发现的，实际上过敏毒素就是补体活化过程中产生的 C5a、C3a、C4a，这些水解片段可使肥大细胞、嗜碱性粒细胞释放组胺及其他具有药理作用的介质（图 5 – 11），引起血管扩张、毛细血管通透性增加，以及平滑肌收缩和支气管痉挛，使机体表现出相应的过敏症状，故称其为过敏毒素。C5a 是上述效应最强的作用因子，效率为 C3a 的 20 倍，C4a 的 2500 倍，所以很低浓度的 C5a 和 C3a 就可表现出活性效应。C5a、C3a、C4a 能被血清中

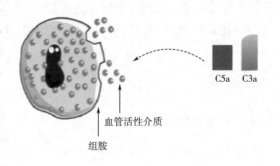

图 5 – 11　补体的过敏毒素作用

存在的羧肽酶（carboxypeptidase B）灭活，所以羧肽酶又称作过敏毒素灭活因子，它可将 C5a、C3a、C4a 肽链分子羧基端的精氨酸水解下来而使其灭活。

3. 趋化作用

C5a、C3a 能吸引吞噬细胞向炎症部位聚集，是一种趋化因子。C5a、C3a 可以在炎症或组织损伤部位形成浓度梯度，越接近炎症部位，趋化因子浓度越高。吞噬细胞根据 C5a、C3a 浓度的不同，由稀向浓的方向游走而到达炎症部位（图 5 - 12）。吞噬细胞的这种聚集能更好地发挥吞噬、处理病原微生物的作用。

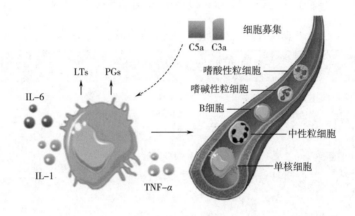

图 5 - 12　补体的趋化作用

（六） 免疫调节作用

补体可对免疫应答的各个环节发挥调节作用。

（1）C3 可参与捕捉、固定抗原。使抗原易被抗原提呈细胞（APC）处理与提呈。

（2）补体成分可与多种免疫细胞相互作用，调节细胞的增殖分化（图 5 - 13）。例如，抗原与 B 细胞膜上的 mIg 特异性结合后，对 B 细胞产生一种特异性的抗原刺激信号，人类 B 细胞膜上有 C3b 受体，当 C3b 与 B 细胞膜上 CRl 结合后，又会产生一种非特异性的活化信号。根据 B 细胞活化的双信号理论，此时的 B 细胞将开始增殖、活化，而产生分泌抗体的浆细胞。

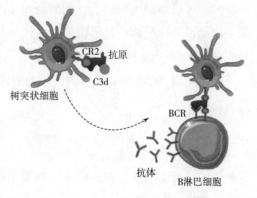

图 5 - 13　补体的免疫调节作用

（3）补体参与调节多种免疫细胞的效应功能。例如，杀伤细胞结合 C3b 后可增强其对靶细胞的 ADCC。

五、补体系统异常与疾病

（一）遗传性补体缺陷相关的疾病

在临床上可以见到一些补体先天性缺陷的患者，除了 C2 缺陷相对常见外，其他补体成分缺陷均比较少见。补体先天性缺陷患者的两大临床表现是反复感染和罹患自身免疫病，这也从侧面证实了补体在抗感染免疫和免疫调节方面的重要作用。

表5-3　补体缺陷与临床常见疾病之间的关系

疾病	主要相关的缺陷补体成分	次要相关的缺陷补体成分
遗传性血管神经性水肿	C1NIH	
严重顽固性皮肤损害	C1q	
反复发作性细菌感染	C3、I 因子	C1r、C1q
免疫复合物性血管炎	C1r、C1q、C2、C4	
反复发作性 G$^+$ 球菌感染	C5、C6、C7、C8	
系统性红斑狼疮	CR1	

（二）补体与感染性疾病

某些情况下，病原微生物可借助补体受体入侵细胞，主要机制有：①C3b、iC3b、C4b 等补体片段可以与微生物结合，使其通过 CR1、CR2 进入细胞，在细胞间扩散；②某些病原微生物能以补体受体或补体调节蛋白作为其受体而入侵细胞，如 EB 病毒以 CR2 为受体，麻疹病毒以 MCP 为受体，柯萨奇病毒和大肠杆菌以 DAF 为受体等；③某些微生物感染细胞后，可产生类似 CD59 样的调节蛋白。有效抑制补体的活化及溶解效应，从而对抗机体的免疫防御功能。

（三）补体与炎症性疾病

补体的异常激活参与炎症性疾病的发生与发展。炎症因子 C3a、C5a 等可激活单核/巨噬细胞、内皮细胞和血小板并释放炎症介质和细胞因子，这些片段在促进炎症反应中起重要作用，因而在一些炎症性疾病中，补体起重要的病理作用，包括自身免疫病、心血管疾病、感染过程中的炎症性组织损伤、超急性移植排斥等。

第二节 细胞因子

细胞因子（cytokine，CK）是由免疫细胞或非免疫细胞合成并分泌的小分子蛋白质或多肽，通过结合相应的受体在细胞间发挥相互调节作用。多数细胞因子以可溶性形式分布于体液和细胞质中，有些以跨膜分子形式存在于细胞表面。细胞因子可调控细胞生长分化和发挥效应，参与免疫应答、炎症反应等生理和病理过程。

一、细胞因子的分类

（一）根据产生细胞因子的细胞分类

（1）淋巴因子（lymphokine），主要由淋巴细胞产生，包括 T 淋巴细胞、B 淋巴细胞和 NK 细胞等。重要的淋巴因子有 IL－2、IL－3、IL－4、IL－5、IL－6、IL－9、IL－10、IL－12、IL－13、IL－14、IFN－γ、TNF－β、GM－CSF 和神经白细胞素等。

（2）单核因子（monokine），主要由单核细胞或巨噬细胞产生，如 IL－1、IL－6、IL－8、TNF－α、G－CSF 和 M－CSF 等。

（3）非淋巴细胞、非单核/巨噬细胞产生的细胞因子，主要由骨髓和胸腺中的基质细胞、血管内皮细胞、成纤维细胞等细胞产生，如 EPO、IL－7、IL－11、SCF、内皮细胞源性 IL－8 和 IFN－β 等。

（二）根据细胞因子的功能分类

1. 白细胞介素

白细胞介素（interleukin，IL）是一组由淋巴细胞、单核/巨噬细胞和其他非免疫细胞产生的能介导白细胞之间或白细胞与其他细胞之间相互作用的细胞因子。在传递信息、激活与调节免疫细胞，介导多种细胞活化、增殖与分化，并在炎症反应、刺激造血中起重要作用。目前已发现的白细胞介素有 38 种（IL－1～IL－38）。

2. 干扰素

干扰素（interferon，IFN）是最先发现的细胞因子，因其具有干扰病毒感染和复制的能力，故称干扰素。根据干扰素的来源和理化性质，可将干扰素分为 α、β 和 γ 三种类型。IFN－α 主要由浆细胞样树突状细胞、淋巴细胞和单核/巨噬细胞产生，IFN－β 主要由成纤维细胞和病毒感染的细胞产生。IFN－α 和 IFN－β 又称为 I 型干扰素，以抗病毒、抗肿瘤作用为主，也具有免疫调节的作用。IFN-γ主要由活化的T细胞和NK细胞产生，也称为Ⅱ型干扰素，以免疫调节为主，同时具有抗肿瘤和抗感染作用。

3. 肿瘤坏死因子

肿瘤坏死因子（tumor necrosis factor，TNF）是因最初发现其能造成肿瘤组织坏死而得名的。根据产生来源和结构不同，肿瘤坏死因子可分为TNF-α和TNF-β两种。TNF-α主要由活化的单核/巨噬细胞、活化的NK细胞、肥大细胞及抗原刺激的T细胞产生。生物学活性广泛，如参与免疫应答、抗肿瘤、介导炎症反应、参与内毒素休克、引起肿瘤恶液质等。TNF-β主要由活化的T细胞产生，又称淋巴毒素（lymphotoxin，LT）。两者生物学功能相似，可参与机体抗感染和抗肿瘤，介导炎症反应、免疫调节，参与致热和形成恶病质。TNF家族目前已经发现TRAL（TNF related apoptosis-inducing ligand）、CD40L、FasL等30余种细胞因子。

4. 集落刺激因子

集落刺激因子（colony stimulating factor，CSF）也称造血生长因子，是指能够刺激多能造血干细胞和不同发育分化阶段的造血祖细胞增殖分化，刺激造血细胞在半固体培养基中形成集落的细胞因子。目前发现的集落刺激因子有粒细胞-巨噬细胞集落刺激因子（granulocyte-macrophage colony stimulating factor，GM-CSF）、巨噬细胞集落刺激因子（macrophage colony stimulating factor，M-CSF）、粒细胞集落刺激因子（granulocyte colony stimulating factor，G-CSF）。此外，红细胞生成素（erythropoietin，EPO）、干细胞因子（stem cell factor，SCF）和血小板生成素（thrombopoietin，TPO），也是重要的造血刺激因子。

5. 生长因子

生长因子（growth factor，GF）指一类具有刺激细胞生长作用的细胞因子，包括转化生长因子-β（transforming growth factor-β，TGF-β）、表皮生长因子（epidermal growth factor，EGF）、血管内皮细胞生长因子（vascular endothelial growth factor，VEGF）、成纤维细胞生长因子（fibroblast growth factor，FGF）、神经生长因子（nerve growth factor，NGF）、血小板源性生长因子（platelet-derived growth factor，PDGF）等。其中，TGF-β是一种对免疫细胞具有负向调节作用的细胞因子，可抑制多种免疫细胞的增殖、分化和其他生物学效应。

6. 趋化因子

趋化因子（chemokine）是一组对免疫细胞有趋化作用的细胞因子，可由白细胞和某些组织细胞产生。根据其N端半胱氨酸排列顺序，可分为四个亚族。

（1）CXC亚族又称α亚族，代表成员是中性粒细胞激活蛋白（neutrophil activating protein-1，NAP-1），即IL-8，能趋化中性粒细胞、嗜酸性粒细胞或嗜碱性粒细胞。

（2）CC亚族又称β亚族，代表成员是单核细胞趋化蛋白-1（monoeyle chemotactic protein-1，MCP-1），能趋化单核/巨噬细胞。

（3）C 亚族又称 γ 亚族，代表成员是淋巴细胞趋化蛋白（lyrophotactin，LTN），可趋化 T 细胞、B 细胞和 NK 细胞。

（4）CXXXC 亚族，代表成员是分形趋化因子（fractalkine，FKN），可趋化单核细胞、T 淋巴细胞和 NK 细胞。

二、细胞因子的共性

（一）细胞因子的理化特性

细胞因子多为糖蛋白，分子质量 <60ku，一般为 10～25ku。多数细胞因子以单体形式存在，少数细胞因子以二聚体（IL-5、IL-12、M-CSF、TGF-β）、三聚体（TNF-α、LT-α）或四聚体（IL-16）的形式发挥生物学作用，但也有观点认为 IL-16 不需要形成同源四聚体。虽然大多数细胞因子是糖蛋白，但是糖基大多与细胞因子的生物活性无关，一般细胞因子属于分泌蛋白，但某些还存在跨膜型。跨膜型一般是分泌型的前体，经相应水解酶作用或 mRNA 不同剪接成为分泌型细胞因子。TNF-α、M-CSF、SCF 及某些生长因子，如 EGF、肝素结合生长因子（HBGF）等属于此类细胞因子。跨膜型的细胞因子主要在局部通过细胞间直接接触发挥作用，介导细胞间的黏附、邻近细胞的刺激细胞毒作用、杀瘤作用等。

（二）细胞因子的产生和作用特点

1. 细胞因子的产生

淋巴因子（lymphokine）主要由淋巴细胞产生，包括 T 细胞、B 细胞和 NK 细胞等。重要的淋巴因子有 IL-2、IL-3、1L-4、IL-5、IL-6、IL-9、IL-10、IL-12、Il-13、IL-14、IFN-γ、TNF-β、GM-CSF 和神经白细胞素等。单核因子（monokine）主要由单核细胞或巨噬细胞产生，如 IL-1、IL-6、IL-8、TNF-α、G-CSF 和 M-CSF 等。非淋巴细胞、非单核/巨噬细胞产生的细胞因子，主要由骨髓和胸腺中的基质细胞、成纤维细胞、血管内皮细胞等细胞产生，如 EPO、IL-7、IL-11、SCF、内皮细胞源性 IL-8 和 IFN-β 等。

天然的细胞因子由抗原、丝裂原或其他刺激物所活化的细胞分泌，通过自分泌（autocrine）、旁分泌（paracrine）或内分泌（endocrine）的方式发挥作用（图 5-14）。若某种细胞因子作用的靶细胞也是其产生细胞，则该细胞因子对靶细胞表现出的生物学作用方式称为自分泌，如 T 细胞产生的 IL-2 可刺激 T 细胞本身生长。若某种产生的细胞因子主要作用于邻近的细胞，则该细胞因子对靶细胞表现出的生物学作用方式称为旁分泌。如树突状细胞产生的 IL-12 促进 T 细胞增殖及分化。少数细胞因子如 TNF-α、IL-1 在体液中浓度很高时通过血流作用于远处的靶细胞，表现为内分泌方式。

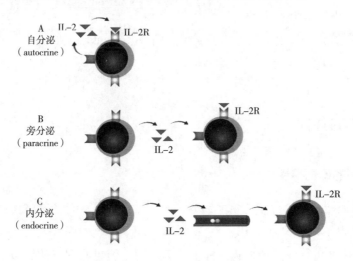

图 5-14　细胞因子的作用方式

2. 细胞因子的作用特点

（1）高效性　细胞因子与其相应受体均为高亲和力结合，所以极微量的细胞因子（pmol 水平）即有明显的生物学效应。

（2）多样性　一种细胞因子能作用于多种效应细胞，发挥多种生物学作用［图 5-15（1）］。

（3）重叠性　不同的细胞因子可具有相同或相似的生物学活性［图 5-15（2）］。

（4）协同性和拮抗性　协同性指一种细胞因子辅助增强另一种细胞因子的生物学效应；拮抗性指一种细胞因子竞争抑制另一种细胞因子的生物学效应［图 5-15（3）～（4）］。

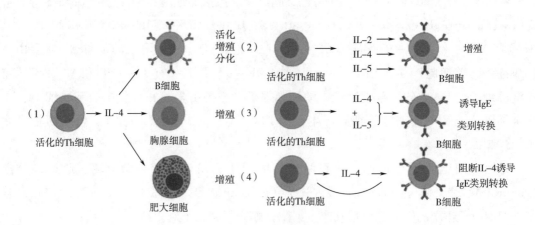

图 5-15　细胞因子的作用特点

（1）多样性　（2）重叠性　（3）协同性　（4）拮抗性

（5）短暂性　只有当刺激因子作用于细胞，激活细胞因子基因时，细胞才能分泌细胞因子，且分泌过程短暂，一旦刺激消失，细胞因子的合成即停止，而且所分泌的细胞因子半衰期短，很快被降解。

（6）双向性　细胞因子作用的双向性主要表现在以下两方面。①细胞因子适量分泌，可对机体产生生理性调节作用，但若过量分泌则会产生免疫病理损伤。②细胞因子的生物学作用有双向性，如淋巴细胞能产生 TNF-α 伤肿瘤细胞，而肿瘤细胞也能自分泌 TNF-α 抵抗凋亡。

（7）网络性　每种细胞因子可作用于多种细胞，每种细胞可受多种细胞因子的调节，不同细胞因子之间相互协同或制约，形成复杂而又有序的免疫调节网络，可对免疫应答进行调节，维持免疫系统的稳态平衡。

三、细胞因子表达与功能的调节

1. 细胞因子表达与活性的调节

（1）神经内分泌调节因素　IL-1、IL-6、TNF-α 等细胞因子可参与神经元分化、存活和再生，参与中枢神经系统正常发育和损伤修复，还能直接作用于体温调节中枢而引起发热、抑制食欲、抑制甲状腺合成和释放甲状腺素。

（2）细胞因子间的调节作用　如前所述，细胞因子间可相互促进或彼此制约，形成细胞因子网络。

（3）外源性或内源性调节因子的作用　各种抗原（包括病原微生物和丝裂原）是诱导细胞因子产生并显示活性的主要刺激物；体内某些介质（如 PGE2）可下调 TGF、IL-1、IL-2、G-CSF 等的表达与活性；某些药物（如地塞米松、环孢素等）可抑制 IFN-γ、IL-1、IL-2、IL-3、IL-4、IL-6、TNF 等的合成。

2. 细胞因子生物合成的调节机制

（1）转录水平的调节　多数调节因素在转录水平调节细胞因子的表达。例如内毒素可激活单核/巨噬细胞的 NF-κB 启动 IL-6、TNF 等基因转录、细胞因子基因功能调节区多存在数种转录控制元件，如糖皮质激素反应元件（GRE）、AP-1 结合位点、cAMP 反应元件（CRE）、NF-κB 结合位点及核因子 IL-6（NF-IL-6）的识别位点等。炎症反应中 NF-κB 和 NF-IL-6 共同表达，是调节 IL-1、TNF、IL-6 产生的重要机制。

（2）翻译水平的调节　内毒素（LPS）可使靶细胞内 TNF 转录活性提高 3 倍、但 TNF mRNA 水平增加 100 倍，合成的蛋白量则增长 10000 倍，提示内毒素可能在翻译水平调节 TNF 的表达。除影响翻译效率外，内毒素对 mRNA 稳定性也起重要作用，如放线菌酮可促进 LPS 诱导的 TNF-α 高表达，其作用机制是使 TNF-α 的 mRNA 半衰期延长。

（3）翻译后水平的调节　许多细胞因子是糖蛋白，若糖基化过程异常，可影响细胞因子的表达与活性。

（4）分泌水平的调节尤其对于某些膜型细胞因子　它们通过酶解作用而转化为分泌型细胞因子，该过程可受体内外多种因素（如强抗原刺激、PKC 等）的调节。

3. 细胞因子生物学活性的调节机制

（1）细胞因子受体的调节　细胞因子与相应受体结合后才能显示效应，所以受体表达的数量、构型和亲和力直接影响细胞因子的活性。细胞因子可通过影响受体表达调节自身或其他细胞因子的生物学活性。

①调节自身受体表达：例如 IL - 2 可通过自分泌和旁分泌形式，促进靶细胞表达 IL - 2R，而大多数细胞因子对自身受体表达呈负调节。

②诱导或抑制其他细胞因子受体表达：例如 IL - 1、IL - 6、TNF - α、IFN - γ 等可促进 IL - 2R 表达，而 TGF - β 则可降低 IL - 2R 表达。

（2）可溶性细胞因子受体的调节作用　多数可溶性细胞因子受体可与膜受体竞争性结合细胞因子，从而抑制细胞因子的生物活性。

（3）细胞因子诱骗受体的调解作用　某些细胞可表达细胞因子的诱骗受体。如 TNF 诱骗受体、IL - 13Rα 亚单位和 IL - 1 Ⅱ型受体等。此类受体缺乏胞浆信号结构域，故与相应细胞因子结合后并不启动生物学效应。反可使细胞因子失活，或介导细胞因子内化并使之降解，从而负调节细胞因子的生物学活性。

（4）天然细胞因子抑制物的调节作用　体内存在某些天然细胞因子抑制物，例如 IL - 1 抑制物可占据 IL - 1R 但却不启动信号转导，从而抑制 IL - 1 的生物学活性。此类抑制物还有 IL - 4δ2、IL - 6δ4 等。

（5）细胞因子信号抑制物（suppressor of cytokine signaling，SOCS）的负性调控　如同 TCR、BCR 和 TLR，细胞因子受体也具有自身胞内负调节蛋白，其由 SOCS 和 CIS［cytokine inducible SRC homology 2（SH2）domain containing protein］组成。CIS - SOCS 家族有 8 个成员，其分子均含 SH2 结构域，C 端含 1 个 SOCS 盒，SH2 决定 SOCS 和 CIS 所结合的靶分子，例如：①CIS 和 SOCS2、SOCS3 可与活化的 CKR 磷酸化酪氨酸残基结合；②SOCS1 可直接与活化的 JAK 结合，并可直接与某些细胞因子受体结合；③SOCS 盒具有泛素 3 连接酶的功能，介导 SH2 所结合分子的降解，从而抑制细胞因子信号的转导。

（6）抗细胞因子自身抗体的调节作用　正常人或某些自身免疫疾病、感染性疾病患者血清中，可检出抗多种细胞因子的自身抗体。这类抗体对机体具有双重作用，在生理状态下，低浓度抗细胞因子抗体并不干扰细胞因子的活性，而是作为细胞因子的载体，使之免遭蛋白水解酶的降解，从而延长其半衰期和活性；病理情况下，抗细胞因子抗体可中和细胞因子活性，从而缓解细胞因子造成的病理损害，但也可能因此干扰细胞因子的防御作用（例如，抗 IFN 抗体可抑制 IFN 的抗病毒和抗肿瘤活性）。

四、细胞因子受体

细胞因子通过与靶细胞表面的相应细胞因子受体结合后启动细胞内的信号转导途径，介导细胞的生物学效应，从而调节细胞的功能。细胞膜表面的细胞因子受体均为跨膜分子，由胞膜外区、跨膜区和胞质区组成。大多数细胞因子受体除了膜型受体外，还存在着可溶形式。可溶性细胞因子受体可结合细胞因子，与相应的膜型受体竞争结合配体从而起到抑制细胞因子功能的作用。在细胞因子名称后面加 R（receptor）通常是表示细胞因子受体的名称，如 TNFR（TNF 受体）、IL－1R（IL－1 受体）等。

1. 细胞因子受体的种类

根据结构特点细胞因子受体被分为以下五个家族（图 5－16）。

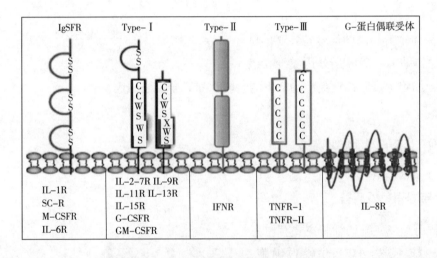

图 5－16 细胞因子受体家族结构图

（1）Ⅰ类细胞因子受体家族 Ⅰ类细胞因子受体家族（class I cytokine receptor family）也称血细胞生成素受体家族（hematopoietin receptor family），此类受体的胞外区有 Trp－Ser－X－Trp－Ser（WSXWS）基序和保守的半胱氨酸，包括 IL－2～IL－7、IL－9、IL－11、IL－12、IL－13、IL－15、IL－21、GM－CSF、G－CSF 等细胞因子受体。

（2）Ⅱ类细胞因子受体家族 Ⅱ类细胞因子受体家族（Class Ⅱ cytokine receptor family）受体的胞膜外区无 WSXWS 基序，但有保守的半胱氨酸，包括 IL－10 家族细胞因子的受体以及 IFN－α、IFN－β、IFN－γ 家族。

（3）肿瘤坏死因子受体超家族 肿瘤坏死因子受体超家族（tumor necrosis factor receptor superfamily，TNFRSF）多以同源三聚体发挥作用，其胞膜外区含有数个富含半胱氨酸的结构域，包括 TNF－α、LT、CD40L、FasL、NGF 等。

（4）免疫球蛋白超家族受体　免疫球蛋白超家族受体（Ig superfamily receptor，IgSFR）受体在结构上与免疫球蛋白的 C 区或 V 区相似。即具有多个 IgSF 结构域。IL－1、IL－18、M－CSF、SCF 等细胞因子受体属于该类受体。

（5）趋化因子受体家族　趋化因子受体（chemokine receptor family）均为 7 次跨膜的 G－蛋白偶联受体。在趋化因子亚家族名称后缀以 R（receptor），再按受体被发现的顺序缀以阿拉伯数字进一步区分，例如，CXCR1～CXCR5、CCR1～CCR9 等。

2. 细胞因子受体共用链

Ⅰ型和Ⅱ型细胞因子受体家族多数成员由两个或两个以上亚单位组成。其中一个是细胞因子结合亚单位，另一个是信号转导亚单位。若干细胞因子常常共用相同的信号转导亚单位，故又称共用链（图5－17）。IL－2、IL－4、IL－7、IL－9、IL－15 等受体中有相同的信号转导亚单位 γ 链，因此如果 1L－2Rγ 链基因突变，患

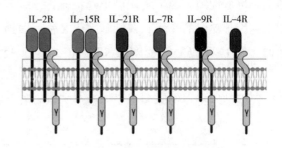

图 5－17　细胞因子受体共用链

者多表现为细胞免疫和体液免疫均低下的性联重症联合免疫缺陷。

五、细胞因子的生物学意义

（一）参与固有免疫应答

参与固有免疫应答的细胞主要有树突状细胞、单核/巨噬细胞、中性粒细胞、NK 细胞、NKT 细胞、γδT 细胞、B1 细胞以及嗜酸性粒细胞和嗜碱性粒细胞等。细胞因子对这些细胞的发育、分化以及效应功能有多种重要的调节作用（图5－18），如 IL－2、IL－12 等可促进 NK 细胞对病毒感染细胞的杀伤活性；IL－1、TNF 等

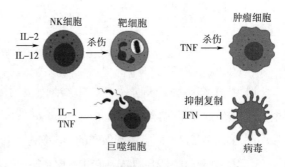

图 5－18　细胞因子参与固有免疫应答

可激活单核/巨噬细胞，增强其吞噬和杀伤功能。某些细胞因子可直接发挥效应，如 TNF 可直接杀伤肿瘤细胞；IFN 可抑制病毒复制。

（二）参与适应性免疫应答

细胞因子精细调节参与适应性免疫应答的免疫细胞的活化、增殖、分化和效应阶段。

1. 参与免疫细胞的活化、增殖

有多种细胞因子可刺激免疫活性细胞的增殖，如 IL－2 和 IL－15 刺激 T 细胞的增殖，IL－4、IL－6 和 IL－13 刺激 B 细胞增殖，也有多种细胞因子刺激免疫活性细胞的分化（图 5－19），如 IL－12 促进未致敏的 CD4$^+$ T 细胞分化成 Th1 细胞，IL－4 促进未致敏的 CD4$^+$ T 细胞分化成 Th2 细胞。B 细胞在分化过程中发生的 Ig 类别转换也是在细胞因子的作用下实现的，如 IL－4 刺激 B 细胞产生 IgE；TGF－β 刺激 B 细胞产生 IgA。从这个意义上讲，细胞因子调节了 B 细胞产生的免疫球蛋白的类别使其介导不同的效应功能。有些细胞因子如 TGF－β 在一定条件下也可表现免疫抑制活性。它除可抑制巨噬细胞的激活外，还可抑制细胞毒性 T 细胞（CTL）的成熟。分泌 TGF－β 的 T 细胞表现为抑制性 T 细胞的功能。某些肿瘤细胞因分泌大量的 TGF－β 而逃避机体免疫系统的攻击。此外，IL－10 也是巨噬细胞的抑制因子。

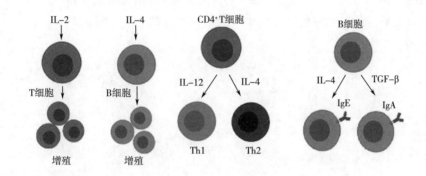

图 5－19　细胞因子参与免疫细胞的活化、增殖

2. 参与免疫应答的效应阶段

多种细胞因子刺激免疫细胞对抗原性物质进行清除（图 5－20）。

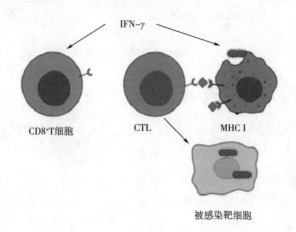

图 5－20　细胞因子参与免疫应答效应

IFN－γ是一种重要的巨噬细胞激活因子（macrophage activating factor，MAF），它能激活单个核吞噬细胞杀灭尤其是胞内感染的病原微生物等。IFN－γ激活细胞毒性 T 细胞（cytotoxiclymphocyte，CTL），刺激有核细胞表达 MHC I类分子，从而促进其杀伤感染胞内病原微生物（如病毒）的细胞。IL－2 刺激 CTL 的增殖与分化并杀灭微生物尤其是胞内病原微生物。

（三）刺激造血

在免疫应答和炎症反应过程中，血小板、红细胞和白细胞不断被消耗，因此机体需不断从分化成熟的骨髓造血干细胞中补充这些血细胞。由骨髓基质细胞和 T 细胞等产生刺激造血的细胞因子调控血细胞的生成和补充（图 5 - 21）。巨噬细胞集落刺激因子（M - CSF）、粒细胞集落刺激因子（G - CSF）和粒细胞 - 巨噬细胞集落刺激因子（GM - CSF）刺激骨髓生成各类髓样细胞。GM - CSF 是树突状细胞的分化因子。IL - 7 刺激未成熟 T 细胞前体细胞的增殖与分化。红细胞生成素（EPO）刺激红细胞的生成。IL - 6、IL - 11 和血小板生成素（TPO）均可刺激骨髓巨核细胞的分化、成熟和血小板的产生。

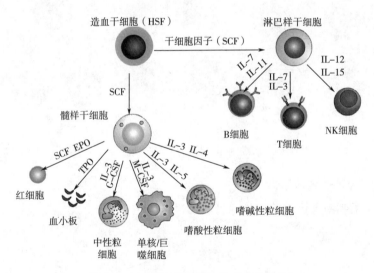

图 5 -21　细胞因子参与免疫应答效应

（四）诱导细胞凋亡和直接杀伤靶细胞

在肿瘤坏死因子超家族（TNFSF）中，有几种细胞因子可诱导细胞凋亡或直接杀伤靶细胞。如 TNF - α可直接杀伤肿瘤细胞或病毒感染细胞。活化 T 细胞和 NK 细胞表达的 FasL 可通过可溶型或膜型形式结合靶细胞上的 Fas，诱导其凋亡（图 5 - 22）。

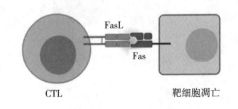

图 5 -22　诱导细胞凋亡

（五） 促进创伤的修复

多种细胞因子在组织损伤修复中扮演重要角色，如 TGF – β 可通过刺激成纤维细胞和成骨细胞促进损伤组织的修复；FGF 促进多种细胞的增殖，有利于慢性软组织溃疡的愈合；VEGF 可促进血管和淋巴管的生成。

（六） 参与神经 – 内分泌 – 免疫网络调节

神经内分泌免疫网络是体内重要的调节机制。在该网络中，细胞因子作为免疫细胞的递质，与激素、神经肽、神经递质共同构成细胞间信号分子系统。

1. 细胞因子对神经和内分泌的影响

多种细胞因子，例如 IL – 1、IL – 6、TNF – α 等可促进星形胶质细胞有丝分裂；bFGF 可参与神经元分化、存活和再生，刺激神经胶质细胞的移行；上述细胞因子共同参与中枢神经系统正常发育和损伤修复；IL – 1、TNF – α、IFN – γ、PAF 等可诱导下丘脑合成和释放促皮质素释放因子诱导垂体释放 ACTH，进而促进皮质激素释放；IL – 1、IL – 6、TNF 能直接作用于体温调节中枢而引起发热；IL – 1 和 TNF 还可加强慢睡眠，抑制食欲等；IL – 1、1L – 2 和 IL – 6 可直接刺激肾上腺皮质细胞分泌皮质酮；IL – 1、TNF – α、IFN – γ 可抑制甲状腺合成和释放甲状腺素。

2. 神经内分泌系统对细胞因子的影响

应激时交感神经兴奋，使儿茶酚胺和糖皮质固醇分泌增多，进而抑制 IL – 1、TNF 等合成和分泌。

（七） 在炎症、感染和内毒素血症中的作用

IFN – γ、GM – CSF、TNF、IL – 5 等细胞因子能参与炎症反应，IL – 1、IL – 6、TNF 作为内源性致热源能够引起机体发热。IL – 8 为粒细胞趋化因子，对中性粒细胞有趋化作用。在一些病原微生物感染时，Th1 细胞产生的 IFN – γ、TNF 常升高，使 Mφ 活化，引起迟发型超敏反应性炎症。在瘤型麻风、中毒性细菌感染、无包膜病毒、蠕虫病感染时，Th2 细胞可以产生 IL – 4、IL – 5、IL – 6、IL – 10、IL – 13 等，介导体液免疫。细菌内毒素血症和内毒素休克时，TNF、IL – 1、IL – 6、IFN – γ 等常明显升高。

（八） 在变态反应和自身免疫性疾病中的作用

在变态反应中，IL – 4 能够诱导 IgE 产生，IL – 5 能刺激嗜酸性粒细胞成熟，IL – 3、IL – 4、IL – 10 能促进肥大细胞增殖；IFN – γ 对 IL – 4 诱导 IgE 的产生有抑制作用。TNF、IL – 1、TL – 6、IFN – γ 等能够参与某些自身免疫性疾病的发生和发展。

📖 本章小结

补体是存在于体液和某些细胞膜表面的一组经活化后具有酶活性的蛋白质，补体并非单一成分，它是由 50 多种可溶性蛋白质与膜结合蛋白组成的，故称为补体系统。补体系统的组成包括补体的固有成分、补体调节蛋白和补体受体三类。

补体成分均是糖蛋白，大多数为 β 球蛋白，少数是 α 或 γ 球蛋白。血清补体总量相对稳定，占血清球蛋白总量的 6% 左右，在血清中补体 C3 的含量最高。补体性质很不稳定，能使蛋白质变性的多种理化因素，均可破坏补体活性，56℃作用 30min 可使补体失活。补体具有连锁反应性，只有前面的补体成分激活以后，后面的补体成分才能接连被激活。

补体成分一般以酶原的形式存在，在某些激活物作用下，可以通过经典激活途径、旁路激活途径和 MBL 激活途径活化，最终在靶细胞膜上形成攻膜复合物，导致靶细胞的溶解破裂。旁路激活途径在感染的初期发挥作用，MBL 激活途径在感染的早期发挥作用，经典激活途径在感染的中、晚期发挥作用。补体具有多种生物学作用，如细胞毒作用、调理作用、清除免疫复合物作用、炎症介质作用和免疫调节作用等。

补体活化受到多种机制的调控，保证补体活化适度有序，从而产生对机体有益的免疫防御。补体的调控机制包括补体活化的自身衰变调节及体内各种调节因子的作用。其使补体激活与抑制处于精准的平衡状态，从而既防止补体对自身组织造成损伤，又能有效杀灭病原微生物。但在某些特殊情况下，如遗传缺陷、功能障碍或补体过度活化等，也可能造成机体发生某些疾病。

细胞因子是由免疫细胞或非免疫细胞合成并分泌的小分子蛋白质或多肽，通过结合相应的受体在细胞间发挥相互调节作用。根据细胞因子产生细胞和细胞因子功能的不同，可将细胞因子分为不同的类别。

细胞因子多为糖蛋白，以单体形式存在，少数细胞因子以二聚体、三聚体或四聚体的形式发挥生物学作用。细胞因子存在分泌和跨膜型，以自分泌、旁分泌、内分泌等形式发挥作用，其作用具有高效性、多样性、重叠性、协同性和拮抗性、短暂性、双向性、网络性等特性。细胞因子表达与功能多种因素调控：细胞因子表达与活性受神经内分泌、其他细胞因子、外源性或内源性调节因子等因素调节；细胞因子生物合成的调节可发生在转录水平、翻译水平、翻译后水平和分泌水平；细胞因子生物学活性的调节机制包括细胞因子受体的调节、可溶性细胞因子受体的调节、细胞因子诱骗受体的调节、天然细胞因子抑制物的调节、细胞因子信号抑制物的负性调控、抗细胞因子自身抗体的调节等。

细胞因子通过与靶细胞表面的相应细胞因子受体结合后启动细胞内的信号转导途经，介导细胞的生物学效应从而调节细胞的功能。细胞因子受体有膜型和可溶形式。根据结构特点细胞因子受体被分为 Ⅰ 类细胞因子受体家族、Ⅱ 类细胞因子受体家族、肿瘤坏死因子受体超家族、免疫球蛋白超家族受体、趋化因子受体家族等五个家族。Ⅰ 型和 Ⅱ 型细胞因子受体家族多数成员由两个或两个以上亚单位组成。其中一个是细胞因子结合亚单位，另一个是信号转导亚单位。若干细胞因子常常共用相同的信号转导亚单位，即共用链。

众多细胞因子在机体内相互制约或相互促进，形成十分复杂的细胞因子调节网络，参与固有和适应性免疫应答、刺激造血、诱导细胞凋亡和直接杀伤靶细胞、促进创伤的修复、参与神经 – 内分泌 – 免疫网络调节，影响机体多种生理和病理过程。

思考题

1. 谈谈补体系统的概念及其组成。
2. 补体主要有哪些理化性质？
3. 请比较补体三条激活途径的异同。
4. 补体激活的调节机制是怎样的？
5. 简述补体系统的生物学作用。
6. 什么是细胞因子？它们有哪些共同特征？
7. 什么是细胞因子的网络性？请举例说明。
8. 细胞因子受体结构有哪些共同点？
9. 细胞因子有哪些生物学效应？

第六章

主要组织相容性复合体及其编码分子

20 世纪 40 年代，人们发现不同近交系小鼠进行皮肤移植可诱发组织间的移植排斥反应，反映供者和受者的组织不相容性，从而提出了"组织相容性（histocompatibility）"的概念。组织相容性是指在不同个体间进行组织或器官移植时，受体和供体相互接受的程度。随后的研究表明，这种排斥反应本质上是由供者－受者组织细胞表面的同种异型抗原所诱导的一种免疫反应。这种代表个体特异性的同种异型抗原称为组织相容性抗原（histocompatibility antigen），又称为移植抗原（transplantation antigen）。

各种哺乳动物的组织相容性抗原系统非常复杂，与排斥反应有关的组织相容性抗原种类繁多，其中起决定性作用、能引起强而迅速排斥反应的抗原称为主要组织相容性抗原（major histocompatibility antigen，MHA），而引起较弱排斥反应的抗原称为次要组织相容性抗原（minor histocompatibility antigen，mHA）。研究发现，编码主要组织相容性抗原的基因位于同一染色体片段上，是一组与免疫应答密切相关、决定移植组织是否相容、紧密连锁的基因群，称为主要组织相容性复合体（major histocompatibility complex，MHC）。MHC 编码的蛋白即为主要组织相容性抗原，又称为 MHC 分子。MHC 分子不仅与移植排斥反应有关，还广泛参与免疫应答的诱导和调节。现代免疫学理论认为，MHC 分子是参与抗原提呈和 T 细胞激活的关键分子，在免疫应答的启动和免疫调节中发挥重要作用。

MHC 分子的成分是脂蛋白或糖蛋白，广泛分布于各种哺乳动物的有核细胞表面，尤其高表达于白细胞表面，因此又称为白细胞抗原（leukocyte antigen，LA）。通常以种属名为前缀来区别不同种属的 LA，如人的 MHC 分子称为 HLA 分子或 HLA 抗原。但是，小鼠的 MHC 称为 H－2 复合体，其主要相容性抗原称为 H－2 抗原或 H－2 分子。

第一节 MHC 的结构及其遗传特性

MHC 位于常染色体上的一个狭窄区段上，但其结构十分复杂，是迄今为止所知道的最复杂的基因簇，显示多基因性和多态性。按其编码抗原结构和功能不同，MHC 基因传统上可分为三类，即 MHC Ⅰ类、Ⅱ类和 Ⅲ类基因。由于大量非经典 MHC 的发现，近些年来倾向于以两种类型加以概括：一是经典的 MHC Ⅰ类和Ⅱ类基因，它们的产物具有抗原提呈功能，显示极为丰富的多态性，直接参与 T 细胞的激活和分化，参与调控适应性免疫应答；二是免疫功能相关基因，包括传统的Ⅲ类基因，以及除经典的Ⅰ类和Ⅱ类基因以外的新近确认的多种基因，它们或参与调控固有免疫应答，或参与抗原加工，不显示或仅显示有限的多态性。

一、HLA 复合体的结构

人的 HLA 复合体定位于第 6 号染色体短臂区域，该区 DNA 片段长度约占人体整个基因组的 1/3000，是已知的人体最复杂的基因系统。1999 年 10 月，杂志 *Nature* 刊登了人 HLA 基因组的全序列，全长 3600kb，共有 224 个基因座，其中 128 个为功能基因座（可表达蛋白分子），96 个为假基因。HLA 复合体共有数十个基因座，传统上按其产物的结构、表达方式、组织分布与功能可将其分为三类，包括 HLA Ⅰ类、Ⅱ类和Ⅲ类基因区（图 6-1），Ⅰ类基因区由经典Ⅰ类基因座（HLA Ⅰa，即 A、B、C）和非经典Ⅰ类基因座（HLA Ⅰb，即 E、F、G）组成，Ⅱ类基因区由经典的 *DP*、*DQ*、*DR* 和参与抗原加工提呈的 *DM*、*TAP*、*PSMB* 等基因座组成，Ⅲ类基因区包括补体基因 C2、Bf、C4，21 羧化酶基因（CYP21A、B）、热休克蛋白 70（heat shock protein 70）基因 HSP70 及参与炎症反应的基因 *TNF*、*LTA*、*LTB* 和 *HSP* 等基因座。

1. HLA Ⅰ类基因的结构

经典的 HLA Ⅰ类基因座集中在远离着丝粒的一端，按顺序包括 B、C、A 三个座位，编码同名的 HLA Ⅰ类分子的 α 链，即 HLA Ⅰ类分子异二聚体的重链。每个基因座位均存在多个等位基因，具有高度多态性，且表达于几乎所有有核细胞的表面，参与内源性抗原的提呈和免疫调控。但是，Ⅰ类基因仅编码Ⅰ类分子异二聚体的重链（α 链），β_2 微球蛋白（β_2m，轻链）则由第 15 号染色体上的基因编码。

2. HLA Ⅱ类基因的结构

经典的 HLA Ⅱ类基因座在复合体中靠近着丝粒一侧，依次由 *DP*、*DQ* 和 *DR* 三个亚区

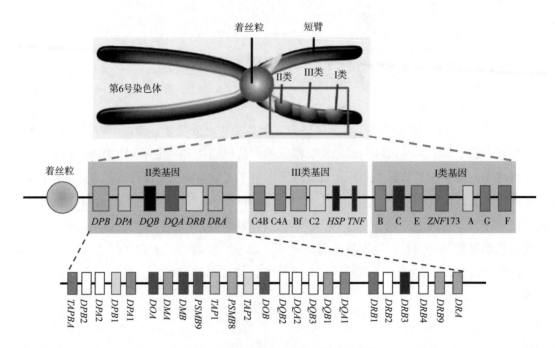

图 6 – 1 HLA 复合体的结构示意图

组成，主要参与外源性抗原的提呈和免疫调控。每个亚区又包括 A 和 B 两种功能基因座位，分别编码分子质量相近的 HLA Ⅱ类分子的 α 链和 β 链。非经典的 HLA Ⅱ类基因主要是一些抗原加工相关基因，参与抗原的处理和提呈。例如，*HLA – DM* 基因（包括 *DMA* 和 *DMB*）的产物参与 APC 对外源性抗原的加工。此外，非经典的 HLA Ⅱ类基因区还有参与内源性抗原加工的相关基因，如蛋白酶体 β 亚单位（proteasome subunit beta type）基因 PSMB、抗原加工相关转运物（transporters associated with antigen processing）基因 TAP、TAP 相关蛋白基因等。蛋白酶体 β 亚单位基因编码胞质中蛋白酶体的 β 亚单位，是免疫蛋白酶体的组成成分，参与内源性抗原的酶解。TAP 是内质网膜上的异二聚体分子，由 *TAP*1 和 *TAP*2 两个基因编码，编码抗原加工转运体，参与内源性抗原加工中抗原肽的转运。AP 相关蛋白基因的产物称为 tapasin，即 TAP 相关蛋白（TAP – associated protein）。

3. HLA Ⅲ 类基因的结构

HLA Ⅲ类基因即中央区基因，位于 HLA Ⅰ类和Ⅱ类之间，主要编码补体基因、炎症相关基因及其他基因（如脂类代谢等）。

二、MHC 的遗传特性

MHC 基因复合体从遗传水平上调控免疫应答功能，具有多基因性、多态性、连锁不平衡、共显性遗传和单体型遗传等特性，但其最显著的特性是多态性。

1. MHC 的多基因性

MHC 基因的结构非常复杂，其中包含的基因数目众多，包括 MHC Ⅰ 类、Ⅱ 类和 Ⅲ 类基因区，每个基因区又由多个位置相邻的基因座位所组成，但其编码产物具有相似的结构和功能（如 HLA－A、HLA－B 和 HLA－C），称为多基因性（polygeny）。每一个体的细胞表面均表达一组 MHC 分子，各具有不同的抗原结合特性，以达到识别和结合可能遇到的绝大多数抗原，这是 MHC 基因在个体水平参与免疫调节的重要机制。

2. MHC 的多态性

多态性（polymorphism）是指在一个群体中单个基因座位有两个以上不同等位基因的现象。MHC 复合体主要通过基因突变、基因重组、基因转换等机制导致其基因结构发生变异，这是 MHC 多态性产生的基础。MHC 复合体的多态性有利于群体适应复杂多变的环境及应对各种病原微生物的侵袭，从而维持种群的存在，实现对免疫应答的遗传控制。

MHC 复等位基因数量众多，且各复等位基因在群体中以相近的频率出现且差异明显。MHC 基因复合体是多态性最丰富的基因系统，存在众多的复等位基因。截至 2017 年 9 月，已确定的 HLA 等位基因总数达到 17331 个，其中等位基因数量最多的基因座是 HLA－B（4859 个），表明非亲缘关系个体间存在两个相同等位基因的概率会很低，在进行组织和器官移植时移植物会受到免疫排斥。同时，由于人群中每种 MHC 等位基因的出现都具有一定的频率，每个人两条染色体上等位基因相同的概率很小，因此多数人都是 MHC 基因的杂合子。在蛋白质水平上，HLA 的多态性主要表现在构成抗原肽结合槽的氨基酸残基的组成和序列上的不同。MHC 基因分型对于寻找合适的器官移植供者和受者、分析疾病易感基因和法医学亲子鉴定具有重要的意义。

3. MHC 的共显性遗传

共显性状态指每一世代中无论是纯合状态还是杂合状态，这一对等位基因所控制的性状都能表现出来。一对等位基因之间彼此没有显性和隐性的区别，在杂合子状态时两种基因的作用都能表达，分别独立地编码相应产物，形成相应的表型，这种遗传方式称为共显性（codominance）遗传。共显性遗传是决定 MHC 分子多态性的一个重要的遗传基础。

4. MHC 的单体型遗传

MHC 的单体型是指同一染色体上紧密连锁的 MHC 等位基因的组合。尽管 MHC 复合体中包含很多基因，但是在从母代向子代遗传时，MHC 的单体型作为一个完整的遗传单位由亲代传给下一代，很少发生同源染色体互换，称为单体型遗传。单体型遗传解释了移植排斥反应符合孟德尔遗传规律的原因，因为它作为一个整体以类似于一个基因的遗传方式进行遗传。由于人的 HLA 具有单体型遗传规律，同胞子代子女间单体型存在三种情况：两个 HLA 单体型完全相同的概率为 25%，仅一个相同的概率为 50%，而完全不同的概率为 25%。由此可见，在同胞子代之间找到相同 HLA 型别的概率要远大于在人群中的概率，所以在器官移植时要首先从亲代、近亲属中去寻找器官配型。

5. MHC 的非随机分布和连锁不平衡

MHC 的非随机分布表现在群体中频率的非随机分布和地域上的非随机分布。事实上，MHC 复合物各等位基因均有其各自的基因频率。基因频率是指某一特定等位基因与该基因座中全部等位基因总和的比例。在随机婚配的群体中，各等位基因并不以相同的频率出现。连锁不平衡（linkage disequilibrium）指分属两个或两个以上基因座的等位基因同时出现在一条染色体上的概率高于随机出现的概率。简单来说，只要两个基因不是完全独立遗传的，就会表现出某种程度的连锁。

MHC 的非随机分布和连锁不平衡是自然选择的结果，其意义在于：一是可作为种群基因结构的一个特征，追溯和分析种群的迁移和进化规律；二是高频表达的等位基因如果与某种特定疾病抵抗相关，可一次性开展疾病的诊断与防治；三是有利于寻找 MHC 相匹配的移植物供体。

第二节　MHC 分子的基本结构与组织分布

MHC 编码的主要组织相容性抗原即 MHC 分子，它是 MHC 复合体编码的一种同种异型蛋白质抗原，在免疫应答中发挥重要的作用，也是移植成功与否的决定性因素。MHC 分子可分为 I 类分子、II 类分子和 III 类分子。

一、HLA I 类分子的结构与分布

1. HLA I 类分子的结构

HLA I 类分子由一条 HLA I 类基因编码的 α 链（即重链，H 链）和一条非 *HLA* 基因编码的 $\beta 2m$（即轻链，L 链）以非共价键形式结合组成（图 6-2）。

（1）α 链　为多态性跨膜糖蛋白，包括 $\alpha 1$、$\alpha 2$ 和 $\alpha 3$ 三个结构域。HLA I 类分子分为胞外区、跨膜区和胞内区。75% 的 α 链位于胞外区。远膜端的 $\alpha 1$ 和 $\alpha 2$ 结构域各由 1 条 α 螺旋和 4 条 β 折叠所组成，位于 HLA 分子的顶部，它们组成的空间结构是与抗原结合的部位和 TCR 识别的部位，称为抗原肽结合槽（antigen binding cleft），可结合 8~11 个氨基酸残基（最常见为 9 个），其作用是结合、提呈内源性抗原肽给 $CD8^+T$ 细胞。两条 α 螺旋位于抗原肽结合槽上部形成两个侧面，8 条 β 折叠位于下部形成底面。不同型别 HLA I 类分子结构的差异（即其多态性）主要存在于抗原结合槽，因此也称为多态区，抗原结合槽的多态性决定了与多肽结合以及 T 细胞识别的特异性和亲和力。$\alpha 3$ 无多态性，为 Ig 样结构域，$\alpha 3$ 也是 T 细胞表面的 CD8 分子的识别部位。$\alpha 3$ 的 C 端为跨膜和胞内结构域，将 HLA

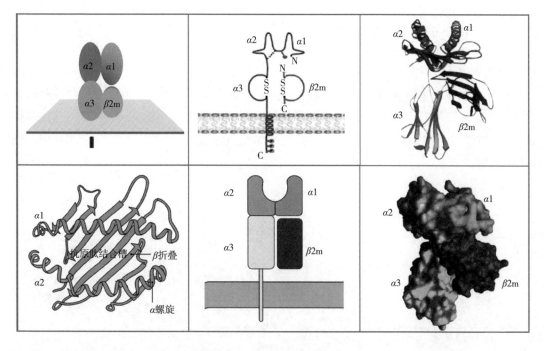

图6－2　HLA Ⅰ类分子的结构

Ⅰ类分子锚定在细胞膜表面，与胞外区与细胞内外信息传递有关。

（2）β2 微球蛋白（β2m）　β2m 因电泳时位于 β2 区而得名，由 15 号染色体基因编码。β2m 分子质量为 12ku，它不是跨膜蛋白，以非共价键与 α 链相连而游离于细胞之外，对维持 HLA Ⅰ类分子天然构型的稳定性及分子表达具有重要作用。不同物种之间的 β2m 差异很小，其本身与 MHC 分子的特异性无关，也不直接参与和抗原的结合，其二级结构与 α3 结构域类似，也称为免疫球蛋白样折叠，不插入细胞膜而游离于细胞外，以非共价键附着于 α3 结构域上，对于 α 链在细胞膜表面的表达及其执行正常生理功能是必需的。

2. HLA Ⅰ类分子的分布

HLA Ⅰ类分子分为膜型和可溶性 2 种形式，经典的膜型 HLA Ⅰ类分子广泛分布于各组织有核细胞及血小板和网织红细胞（尚未完全成熟的红细胞）的表面。不同的组织细胞表达 HLA Ⅰ类分子的密度各异，以外周血白细胞、淋巴细胞（T 细胞、B 细胞）含 HLA Ⅰ类分子最多（1000 ~ 100000 个分子/细胞），其次为肝、肾、皮肤、主动脉和肌肉细胞。成熟红细胞、神经细胞和滋养层细胞表面不表达 HLA Ⅰ类抗原。

可溶性 HLA Ⅰ类分子分布于血清、尿液、唾液、精液及乳汁等中。体内任何细胞均可被病毒或其他胞内病原微生物感染，HLA Ⅰ类分子的广泛分布对于清除这些感染具有重要意义。

二、HLA Ⅱ类分子的结构与分布

1. HLA Ⅱ类分子的结构

HLA Ⅱ类分子是由 α 链和 β 链通过紧密结合的非共价键连接组成的异源二聚体糖蛋白（图 6-3）。α 链和 β 链的结构相似且均具有多态性，但分别由不同的 HLA Ⅱ类基因编码。α 链分子质量约为 34ku，具有 α1 和 α2 两个结构域；β 链分子质量约为 29ku，具有 β1 和 β2 两个结构域。

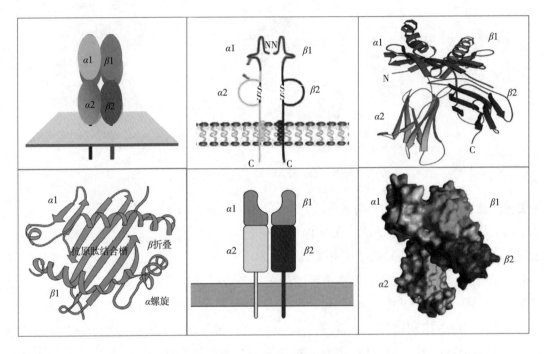

图 6-3　HLA Ⅱ类分子的结构

HLA Ⅱ类分子基本结构与 HLA Ⅰ类分子类似，也分为胞外区、跨膜区和胞内区。胞外区各有两个结构域，分别是 α1/α2 和 β1/β2，共同形成抗原肽结合槽，是 TCR 识别的主要部位，其作用是结合、提呈外源性抗原肽给 CD4$^+$ T 细胞；也是 HLA 分子同种异型抗原决定簇存在的部位，决定了 HLA Ⅱ类分子的多态性。

HLA Ⅱ类分子的抗原结合槽也由 2 个 α 螺旋和 8 个 β 片层组成，8 个 β 片层组成肽结合槽的底部，2 个 α 螺旋组成肽结合槽的侧壁，但其两端呈开放结构，可容纳 10~30 个氨基酸残基组成的抗原肽，最为适合的抗原肽长度为 12~16 个氨基酸残基。不同型别的 HLA Ⅱ类分子的多态性也体现在其肽结合区（主要是 β1 结构域），也称为多态样区。这种多态性决定了多肽结合部位的生化结构，因此决定了与肽类结合以及 T 细胞识别的特异性和亲和力。α2 和 β2 无多态性，均含链内二硫键，组成免疫球蛋白样区，靠近细胞膜，$\beta2$ 也是 T 细胞表面的 CD4 分子的识别部位。$\alpha2$ 和 $\beta2$ 片段的 C 端均具有跨膜和胞内结构域。

2. HLA Ⅱ类分子的分布

HLA Ⅱ类分子的分布较为狭窄，一般仅表达于淋巴组织中的一些特定细胞表面，如专职性 APC 细胞、胸腺上皮细胞和活化的 T 细胞等，也存在可溶性形式，分布情况与可溶性 HLA Ⅰ类分子相似。此外，内皮细胞和某些组织细胞的 HLA Ⅱ类分子的表达可因细胞因子的诱导而水平上调，其中以 IFN-γ 的作用最显著。HLA Ⅱ类分子主要参与外源性抗原（主要是病原微生物）的加工、处理和提呈，而此功能主要由 APC 承担，其他体细胞并不参与，HLA Ⅱ类分子特异性表达于 APC 不失为一种经济有效的表达模式。

人 HLA Ⅰ类分子和 Ⅱ类分子的基本结构与组织分布如表 6-1 所示。

表 6-1　HLA Ⅰ类分子和 HLA Ⅱ类分子的组成与结构

	HLA Ⅰ类分子		HLA Ⅱ类分子	
肽链	α	$\beta2m$	α	β
分子质量（ku）	44	11.5	31~34	26~19
分子式	$\alpha/\beta2m$		$(\alpha/\beta)2$	
胞外区结构域	$\alpha1$、$\alpha2$、$\alpha3$	$\beta2m$	$\alpha1$、$\alpha2$	$\beta1$、$\beta2$
肽结合单位	$\alpha1/\alpha2$		$\alpha1/\beta1$	
CD4/CD8 结合部位	$\alpha3$		$\beta2$	
HLA 编码基因座	A、B、C		DRA、DPA、DQA	DRB、DPB、DQB
组织分布	所有有核细胞		巨噬细胞、树突状细胞、胸腺上皮细胞、B 细胞和活化 T 细胞	

第三节　MHC 分子的生物学功能

MHC 分子最初是在诱发移植排斥反应的过程中作为代表个体特异性的组织抗原（同种异型抗原）被发现的。近年的研究发现，MHC 分子的生物学功能更主要体现在作为抗原提呈分子参与适应性免疫应答以及作为调节分子参与固有免疫应答上。

一、参与抗原的加工与提呈

抗原加工和提呈是 MHC 分子的主要功能。淋巴细胞（T 细胞和 B 细胞）是识别抗原的主要细胞，但它们并不能识别天然的完整的蛋白质分子，需要抗原提呈细胞对抗原进行加工处理，把完整的蛋白质加工成抗原肽再提呈给 T 细胞，引起 T 细胞的活化，这个过程需要 MHC 分子的参与。抗原肽只有被加载在 MHC 分子上才能被 T 细胞识别，因此 MHC 的主要功能是通过提呈抗原参与适应性免疫应答。MHC Ⅰ 类分子主要介导内源性抗原的提呈，而 MHC Ⅱ 类分子主要介导外源性抗原的提呈，形成抗原肽 – MHC Ⅰ/Ⅱ 类分子复合物表达在 APC 表面，分别供 CD8$^+$T/CD4$^+$T 细胞识别，为 T 细胞的活化提供抗原刺激信号（第一信号）。同时，T 细胞以其 TCR 实现对抗原肽和 MHC 分子的双重识别，即 T 细胞在识别抗原肽的同时必须识别 MHC 分子，也就是说，T 细胞只能识别自身 MHC 分子提呈的抗原肽，称为 MHC 限制性（MHC restriction）。正是因为 MHC 限制性的存在，只有 APC 细胞和 T 细胞是同一基因背景的情况下，它们之间的信息传递才能够实现。

二、参与 T 细胞在胸腺中的选择和分化

MHC 分子参与 T 细胞分化过程的阳性选择和阴性选择，并参与 T 细胞分化及自身耐受的建立。在胸腺发育中，位于胸腺皮质的双阳性胸腺细胞，与胸腺上皮细胞表面 MHC Ⅰ/Ⅱ 类分子以适度亲和力结合而得以存活，分别分化为 CD8 和 CD4 单阳性 T 细胞，获得 MHC 分子限制性识别能力。通过阳性选择的单阳性 T 细胞进入胸腺髓质，凡与胸腺巨噬细胞表面自身抗原肽 – MHC 分子复合物结合者发生凋亡，反之继续分化和发育，通过阴性选择，大部分自身反应性 T 细胞被清除，进而建立 T 细胞的中枢免疫耐受。

三、调节固有免疫应答

非经典 MHC Ⅰ 类基因和 MICA 基因产物可作为配体分子调节 NK 细胞的功能。在正常组织细胞中，杀伤细胞活化受体（KAR）与自身细胞上多糖抗原结合能产生活化信号，同时杀伤抑制受体（KIR）与 MHC Ⅰ 类分子结合，产生抑制信号且占主导地位，NK 细胞不活化，自身组织细胞不能被破坏。当细胞出现异常时，某些细胞表面 MHC Ⅰ 类分子会发生改变，KIR 不能与之结合产生抑制信号，导致 KAR 的作用占主导地位，使 NK 细胞活化产生杀伤效应；而某些异常细胞表面 MHC Ⅰ 类分子会出现表达减少或缺失，进而影响 KIR 与之结合，不能产生抑制信号，表现出 NK 细胞活化，产生杀伤效应。

经典的 MHC Ⅲ 类基因编码的补体成分参与炎症反应和病原微生物的杀伤，并与免疫性疾病发生有关。此外，MHC 分子中炎症相关基因编码的 TNF – α 等分子参与启动和调控机体的炎症反应。

四、参与免疫应答的遗传控制，决定疾病易感性个体差异

MHC 分子的多态性制约着 T 细胞的活化，进而控制机体的免疫应答水平。某些特定的 MHC 等位基因（或与之紧密连锁的疾病易感基因）的高频出现与某些疾病发病密切有关。

不同种群个体的 MHC 多态性不同，而不同多态性的 MHC 分子提呈的抗原肽往往不同，赋予了种群中不同个体的不同抗病能力，同时也在群体水平有助于增强物种的适应能力。

五、诱导移植排斥反应

在同种异体组织器官移植时，MHC 分子作为同种异型抗原可在受体内诱导免疫应答，引起排斥反应。

📚 本章小结

在不同种属或同种不同个体间进行细胞、组织或器官移植时机体会出现移植排斥反应，排斥反应本质上是受体针对供体细胞表面抗原的免疫应答，这种代表个体特异性的抗原称为组织相容性抗原。移植排斥反应过程中发挥主要作用的抗原为主要组织相容性抗原，编码主要组织相容性抗原的基因称为主要组织相容性复合体（MHC）。

人的主要组织相容性复合体（HLA）是已知的人体最复杂的基因系统，包括 HLA Ⅰ类、Ⅱ类和 Ⅲ类基因区。HLA Ⅰ类分子和Ⅱ类分子主要以跨膜蛋白的形式存在，也可脱落成为可溶性的形式，是参与免疫应答的主要的 MHC 分子；Ⅲ类分子主要是与免疫功能相关的分子，主要分泌到血清等体液中，或参与调控免疫应答，或参与抗原加工，不显示多态性或仅显示有限的多态性。

MHC 抗原作为代表个体特异性的组织抗原，在排斥反应中起关键作用。但 MHC 分子的功能更主要地体现为结合并提呈抗原肽供 T 细胞识别，启动特异性免疫应答。此外，MHC 分子还参与调控 T 细胞在胸腺的分化和调节固有免疫应答。MHC 分子还参与免疫应答的遗传控制，决定了免疫应答的个体差异，构成种群免疫应答的异质性。

📝 思考题

1. 如何理解 MHC、MHC 分子的基本概念？
2. HLA Ⅰ类基因和Ⅱ类基因的组成是什么？
3. HLA Ⅰ类分子和Ⅱ类分子的结构和组织分布有何不同？
4. 如何理解 MHC 的功能？

第七章

免疫应答

免疫应答（immune response）指的是免疫系统识别和清除"非己"成分的整个过程，可分为固有免疫和适应性免疫两大类。

第一节　固有免疫应答

固有免疫（innate immunity）是指生物体的固有免疫系统（包括组织屏障、固有免疫细胞和固有免疫分子）识别和清除病原微生物及产物或体内凋亡、畸变细胞等"非己"成分，产生非特异性免疫防御、监视和自稳的保护性作用，维持机体生理平衡的过程。

一、固有免疫应答系统组成

固有免疫系统由屏障结构、固有免疫细胞和固有免疫分子组成（图7-1）。

（一）组织屏障

1. 皮肤黏膜屏障

覆盖于体表的皮肤及与外界相通的腔道（呼吸道、消化道、泌尿生殖道等）内衬着的黏膜共同构成皮肤黏膜屏障，将全身各组织器官封闭在内，皮肤黏膜及其附属成分组成的物理、化学和微生物屏障是机体抵御微生物侵袭的第一道防线。

（1）物理屏障　皮肤是表面由角质化的表皮细胞所覆盖的多层表皮细胞组成，具有机械屏障作用，能阻挡绝大多数病原微生物的侵入。黏膜由能分泌黏液的上皮细胞组成，物

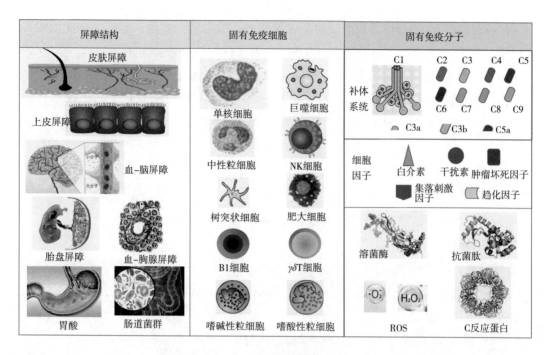

屏障结构	固有免疫细胞	固有免疫分子
皮肤屏障 上皮屏障 血-脑屏障 胎盘屏障 血-胸腺屏障 胃酸 肠道菌群	单核细胞 巨噬细胞 中性粒细胞 NK细胞 树突状细胞 肥大细胞 B1细胞 γδT细胞 嗜碱性粒细胞 嗜酸性粒细胞	补体系统 C1 C2 C3 C4 C5 C6 C7 C8 C9 C3a C3b C5a 细胞因子 白介素 干扰素 肿瘤坏死因子 集落刺激因子 趋化因子 溶菌酶 抗菌肽 ROS C反应蛋白

图 7-1 固有免疫系统组成

理屏障作用相对较弱，但呼吸道黏膜上皮细胞纤毛的定向摆动、黏膜表面分泌液的黏附和尿液的冲洗作用、肠蠕动等，均有助于清除黏膜表面的病原微生物。

（2）化学屏障 皮肤和黏膜所产生的分泌物中含有多种抑菌和杀菌物质。例如①汗腺分泌的乳酸，皮脂腺分泌的不饱和脂肪酸等，均具有一定抑菌作用；②胃液中的胃酸低 pH，并含消化酶、胆汁盐等，可杀死大多数细菌；③眼泪、唾液及消化道、呼吸道、生殖道中的溶菌酶、抗菌肽等，具有抗菌作用。

（3）微生物屏障 寄居在皮肤和黏膜表面的众多正常微生物也发挥着重要的屏障作用。例如①正常菌群可竞争结合上皮细胞，阻挡病原微生物的吸附和穿透；②正常菌群可分泌抑菌和杀菌物质，如口腔中唾液链球菌可产生 H_2O_2，杀死白喉杆菌、脑膜炎球菌，肠道中大肠杆菌产生的细菌素能抑制某些厌氧菌和革兰阳性菌的定居和繁殖。

2. 体内屏障

病原微生物突破皮肤黏膜屏障和局部固有免疫细胞和分子防御体系进入血液循环时，一些器官或组织的血液与组织细胞间进行物质交换的解剖结构组成屏障结构，从而使重要器官得到保护。

（1）血-脑屏障 位于血液和脑组织间的组织界面，由软脑膜、脉络丛毛细血管壁和胞壁外覆盖的星形胶质细胞形成的胶质膜所组成。其组织结构致密，对血液中所含物质有选择性阻碍作用，允许 O_2、CO_2 和血糖自由通过，阻挡血液中病原微生物和多数大分子物质（如蛋白质、药物等）进入脑组织，保护中枢神经系统。

（2）胎盘屏障　由母体子宫内膜的基蜕膜和胎儿绒毛膜滋养层细胞构成。此结构不妨碍母子间营养物质的交换，但可防止病原微生物及毒性物质进入胎儿体内。

（3）血-胸腺屏障　位于胸腺皮质区，由连续的毛细血管、血管间隙和巨噬细胞、上皮网状细胞及内外皮完整基底膜等组成。血液中一般大分子抗原物质和药物不易透过此屏障，这对维持胸腺内环境稳定、保证T淋巴细胞在胸腺中发育成熟起着极其重要的作用。

（二）固有免疫细胞

经典的固有免疫细胞主要包括吞噬细胞、NK细胞、树突状细胞等等。

1. 吞噬细胞

机体内具有吞噬功能的细胞统称为吞噬细胞（phagocyte），主要包括单核/巨噬细胞系统和中性粒细胞。吞噬细胞对体内衰老死亡细胞和外来异物的吞噬和消化的功能，是机体天然防御的重要机制之一。

（1）单核/巨噬细胞系统　单核/巨噬细胞具有强大的吞噬功能，可将细菌、病毒、突变细胞、凋亡或衰老细胞及其他异物摄入胞内，形成吞噬体，再与溶酶体融合形成吞噬溶酶体，在多种酶作用下，杀灭和降解异物。大部分降解产物被重新利用或排除至胞外，小部分经加工处理为抗原肽，与MHC分子形成复合物提呈给T细胞，启动适应性免疫应答。单核/巨噬细胞可做变形运动，体外培养时对玻璃和塑料表面有很强黏附能力，常据此与淋巴细胞进行分离。

（2）中性粒细胞　中性粒细胞细胞质中含中性颗粒，其内含组织蛋白酶、溶菌酶、磷酸酶、过氧化物酶和防御素等，主要通过以下方式发挥作用：①中性粒细胞表面的模式识别受体，如甘露糖受体、清道夫受体、补体受体和IgG Fc受体（FcγR）等对病原微生物进行识别，发挥吞噬作用，形成吞噬体（phagosome）的胞内囊泡，胞内颗粒与吞噬体融合，颗粒内的酶类物质可降解病原菌；②中性粒细胞也能通过脱颗粒作用将颗粒内容物释放到胞外，溶解周围组织，发挥杀伤作用。

2. NK细胞

天然免疫系统的细胞应答以吞噬细胞与NK细胞为中心，NK细胞能够直接杀伤被病原微生物感染的宿主细胞或某些肿瘤细胞，故在机体抗肿瘤、早期抗病毒或胞内寄生菌感染的免疫应答中起重要作用。

3. 树突状细胞

树突状细胞广泛分布于全身组织和脏器，在血液中数量较少。树突状细胞是专职抗原提呈细胞，其最重要的功能是摄取、加工处理和提呈抗原，从而启动适应性免疫应答。树突状细胞还能够分泌多种细胞因子和趋化因子，从而调节其他免疫细胞的功能。此外，非成熟的树突状细胞参与外周免疫耐受的诱导，胸腺内树突状细胞是发育中T细胞进行阴性选择的重要细胞，参与中枢免疫耐受的诱导。

4. γδ T 细胞

γδT 细胞主要分布于呼吸道、肠道、泌尿生殖道等黏膜和皮下组织，是皮肤黏膜局部参与早期抗感染、抗肿瘤的效应细胞。此类 T 细胞的 TCR 缺乏多样性，不识别 MHC 分子提呈的抗原肽，可直接识别某些完整的多肽抗原。γδT 细胞所识别的抗原谱较窄，主要针对：①分枝杆菌等胞内菌的热休克蛋白（heat shock protein，HSP）；②感染细胞或肿瘤靶细胞表面 CD1 分子提呈的磷脂或糖脂类抗原；③某些病毒蛋白或感染细胞表面的病毒蛋白。

5. B1 细胞

B1 细胞是一类能长期存在并具有自我更新能力的细胞，根据 CD5 分子表达与否，可将其分为 $CD5^+$ B1a 和 $CD5^-$ B1b 两大类。B1 细胞的主要功能是产生低亲和力的 IgM 类抗体，位于肠固有层和肠系膜淋巴结的 B1 细胞也能分泌 sIgA，这些多反应性的低亲和力抗体构成了抵御细菌病原微生物非适应性的第一防线。B1 细胞所介导的免疫应答特点为：不发生体细胞突变，无亲和力成熟，仅产生低亲和力的抗体，不产生记忆细胞。

6. 其他固有免疫细胞

（1）肥大细胞　肥大细胞主要分布于机体与外界环境相通的地方，如皮肤、呼吸道和消化道的黏膜下和结缔组织中，这些部位经常可以接触到病原微生物、变应原以及其他环境中的物质。肥大细胞胞质中的颗粒含有组胺、肝素、5-羟色胺、过氧化物酶和其他炎性介质。肥大细胞不能吞噬、杀伤病原微生物，但可通过其表面的模式识别受体（PRR）、过敏毒素 C3a/C5a 受体和高亲和力 IgE Fc 受体与相应配体结合而被激活或处于致敏状态。活化的肥大细胞通过脱颗粒释放或合成一系列炎性介质和促炎细胞因子，引发炎症反应，从而在机体抗感染、抗肿瘤和免疫调节中发挥作用。变应原与致敏肥大细胞表面特异性 IgE 抗体结合，可通过表面 IgE 抗体与变应原"桥联"，从而使肥大细胞脱颗粒，引发 I 型超敏反应。

（2）嗜碱性粒细胞　嗜碱性粒细胞具有趋化作用，在炎症反应中，能被趋化因子招募到局部炎症组织中。嗜碱性粒细胞还是参与 I 型超敏反应的重要初级效应细胞，其细胞表面表达高亲和力 IgE Fc 受体（FcεR），可在 IgE 抗体的作用下脱颗粒，因此在 I 型超敏反应中发挥重要作用。近年来，大量研究发现表达 MHC II 类分子的嗜碱性粒细胞密切参与 Th2 细胞介导的细胞免疫应答，其主要通过分泌早期 Th2 细胞分化所需细胞因子 IL4 作为抗原提呈细胞以及与树突状细胞协同作用三种方式参与调节 Th2 细胞免疫应答。

（3）嗜酸性粒细胞　嗜酸性粒细胞具有趋化作用和一定的吞噬能力，可移行至感染部位，通过吞噬和释放嗜酸性颗粒物质参与局部炎症反应。此外，嗜酸性粒细胞尤其对抗寄生虫具有重要作用，借助于表面的 Fc 受体和补体受体黏附于寄生虫表面，释放内容物，毒杀寄生虫。

（三）固有免疫分子

1. 补体系统

补体系统是一组血浆蛋白质，正常情况下以无活性的酶原形式存在，被激活后具有溶细胞作用。在抗体未产生的早期，补体系统即可通过 MBL 途径或旁路途径进行活化发挥溶菌、抗寄生虫感染作用。另外，补体激活过程中产生的活性片段如 C3a、C3b、C5a 等具有趋化、调理、促炎和免疫黏附活性。

2. 细胞因子

机体在受到病原微生物感染或出现复制异常细胞后，可刺激免疫细胞或非免疫细胞（如感染的组织细胞）产生并分泌多种细胞因子，如白细胞介素、干扰素、肿瘤坏死因子、趋化因子等，从而发挥非特异性的激活免疫细胞、抑制病毒复制、趋化炎症反应、激活免疫细胞及细胞毒性作用。

3. 抗菌肽和溶菌酶

抗菌肽又称防御素（defensive），是一组耐受蛋白酶的由 29 ~ 35 个氨基酸残基组成的富含二硫键的阳离子型多肽。抗菌肽是机体重要的先天性抗感染物质，抗菌谱十分广泛，对细菌、真菌、某些有囊膜病毒及支原体、衣原体均有杀伤作用。抗菌肽发挥抗菌作用分三个阶段：①带正电的抗菌肽与带负电的靶细胞膜脂层通过静电吸引作用结合；②抗菌肽作用于靶细胞膜上形成稳定的多个通道；③通道形成后，抗菌肽进入胞内同时，其他胞外分子（如肽、蛋白质和无机离子）也伴随进入，而靶细胞的重要物质（如无盐离子和大分子物质）渗出，致使靶细胞发生不可逆损伤而死亡。

溶菌酶（lysozyme）是一种能水解细菌中黏多糖的碱性酶，主要通过破坏革兰阳性菌细胞壁中 N - 乙酰胞壁酸和 N - 乙酰氨基葡萄糖之间的 β - 1，4 糖苷键，使细胞壁不溶性黏多糖分解成可溶性糖肽的，从而导致细胞壁破裂内容物逸出而使细菌溶解。溶菌酶还可与带负电荷的病毒蛋白直接结合，与 DNA、RNA、脱辅基蛋白形成复合体，使病毒失活。革兰阴性菌的胞外还有脂多糖和脂蛋白包裹，故对溶菌酶不敏感。人溶菌酶主要存在于泪液、唾液、乳汁和吞噬细胞溶酶体中。动物中溶菌酶以鸡蛋清中含量最高。

4. 其他效应因子

在血浆凝固时有血小板释放出的对热稳定的碱性杀菌多肽 - 乙型溶素，可作用于革兰阳性菌细胞膜，产生破坏效应。此外，参与固有免疫应答的非特异性效应分子还有活性氧（ROS）、NO、C 反应蛋白等。

二、固有免疫应答的作用时相及作用特点

（一）固有免疫应答的作用时相

固有免疫应答可分为瞬时、早期固有免疫应答和适应性免疫应答诱导三个阶段。

1. 瞬时固有免疫应答阶段

发生于感染 0～4h 内，主要作用包括：①屏障作用；②巨噬细胞的吞噬作用；③中性粒细胞的作用；④补体激活。

2. 早期固有免疫应答阶段

发生于感染 4～96h，主要作用包括：①巨噬细胞募集活化；②补体作用；③B1 细胞活化；④NK 细胞、$\gamma\delta$T 细胞和 NK T 细胞活化。

3. 适应性免疫应答诱导阶段

发生在感染 96h 之后，此时巨噬细胞和树突状细胞作为专职抗原提呈细胞，对抗原进行提呈，将微生物抗原等加工、处理为多肽，以抗原肽－MHC 分子复合物形式表达于抗原提呈细胞表面，同时表面的共刺激分子（如 B7）等表达上调，为与 T 细胞激活，启动适应性免疫应答创造条件。

（二）固有免疫应答的作用特点

与适应性免疫应答相比，固有免疫应答的作用特点如表 7－1 所示，主要有：①固有免疫应答对入侵异物清除范围广，没有特异的选择性；②反应应答快，发生在抗原性异物接触机体后 96h 内；③机体出生后即具有固有免疫能力，并能遗传给后代，又称天然免疫和先天性免疫；④固有免疫细胞寿命较短，不能产生免疫记忆细胞，故固有免疫应答维持时间较短，没有再次应答；⑤固有免疫细胞不表达特异性抗原识别受体，可通过表面模式识别受体（PRR）或有限多样性抗原识别受体，直接识别病原微生物及其产物，病毒感染细胞或肿瘤细胞、损伤或凋亡细胞表面的某些共有特定分子，发生应答效应。

表 7－1　固有免疫应答与适应性免疫应答特点

特点	固有免疫应答	适应性免疫应答
作用范围	作用范围广泛，没有特异的选择性	针对特定抗原而发生，具有高度特异性故也称为特异性免疫
反应速度	反应快，瞬时～96h 内	96h 后发生
是否遗传	固有免疫结构由遗传决定，出生即具有，又称天然免疫，先天性免疫	不能遗传，乃个体接触特定抗原后产生

续表

特点	固有免疫应答	适应性免疫应答
维持时间	维持时间短，没有免疫记忆功能，不发生功能再次应答	维持时间长，具有免疫记忆性，可发生再次免疫应答
识别受体	模式识别受体/有限多样性抗原识别受体由基因直接编码，较少多样性	T 细胞库、B 细胞库的抗原识别受体具有高度异质性（基因重排后产生），10^{12} 以上各种不同的抗原分子表位，具有高度多样性

三、固有免疫的生物学意义

1. 抗感染

固有免疫应答是机体抗感染的第一道防线，通常情况下绝大多数病原微生物被固有免疫应答清除，只有固有免疫应答无法完全清除病原微生物时才会启动后期的适应性免疫应答。固有免疫系统对抗原性异物做出快速反应，在感染早期发挥重要作用。另外，固有免疫应答也参与适应性免疫应答的诱导阶段。

2. 参与适应性免疫应答

固有免疫细胞和分子在很大程度上参与适应性免疫应答的全过程，并影响适应性免疫应答的类型和强度等。

（1）参与适应性免疫应答的启动　①巨噬细胞和树突状细胞均可作为专职抗原提呈细胞进行抗原提呈，提供 T 细胞活化的第一信号；②成熟巨噬细胞和树突状细胞均高表达共刺激分子 B7，提供 T 细胞活化需要的第二信号；③巨噬细胞和树突状细胞产生多种细胞因子，参与 Th 细胞活化、分化、增殖和定向迁移。

（2）协助适应性免疫应答产物发挥免疫效应　抗体作为体液免疫应答分子，需要在固有免疫细胞（如巨噬细胞、NK 细胞等）和固有免疫分子（如补体）参与下，通过发挥调理作用、ADCC 作用和补体介导的溶细胞效应等机制，才能有效清除抗原性异物。

（3）影响免疫应答类型　固有免疫细胞识别不同种类的病原微生物，产生不同类型的细胞因子，从而决定初始 T 细胞的分化方向及适应性免疫应答的类型。

（4）影响免疫应答强度　固有免疫还可调节细胞免疫应答强度，如补体片段 C3d 包被的抗原可同时与 B 细胞表面 CD21 和 BCR 结合，从而降低 B 细胞对抗原产生应答的阈值，增强 B 细胞对 TD 抗原初次应答的强度。

迄今，固有免疫识别分子的结构、功能及其作用机制远未清楚，人们对固有免疫在适应性免疫应答中的作用也所知极为有限，但其重要的生物学意义已被公认并受到高度重视。

第二节　抗原提呈

抗原提呈（antigen presentation）是指抗原提呈细胞对抗原进行摄取、加工、处理转变为抗原肽，再与自身 MHC 分子结合形成抗原肽 - MHC 分子复合物，转运至细胞表面，供 T 细胞的 TCR 识别的过程。

一、抗原提呈细胞

抗原提呈细胞（antigen - presenting cell，APC）是指能够加工、处理抗原并将抗原信息以抗原肽 - MHC 分子复合物形式提呈给 T 细胞的一类细胞。通常根据 APC 细胞是否表达 MHC Ⅱ 类分子和抗原提呈能力的差异，将 APC 细胞分为两大类，一类是专职抗原提呈细胞（professional APC），另一类是兼职抗原提呈细胞（non - professional APC）。也有学者将 APC 细胞分为专职 APC 细胞、兼职 APC 细胞和表达 MHC Ⅰ 类分子的靶细胞。

1. 专职抗原提呈细胞

专职抗原提呈细胞是指组成性表达 MHC Ⅱ 类分子和 T 细胞活化所需的共刺激分子以及黏附分子，具有显著的抗原摄取、加工、处理与提呈功能的细胞，包括树突状细胞、单核/巨噬细胞和 B 淋巴细胞三种。三种专职 APC 的抗原提呈能力可以互相补充，是免疫系统能对各种抗原产生有效的免疫应答。

树突状细胞（DC）是目前所知的功能最强的抗原提呈细胞，有别于其他抗原提呈细胞，树突状细胞是体内唯一能活化初始 T 细胞（naive T cells）的 APC 细胞，而巨噬细胞、B 细胞仅能刺激已活化的或记忆性 T 细胞，因此，DC 是机体适应性 T 细胞免疫应答的始动者，在适应性免疫应答中有独特的地位。

单核/巨噬细胞表达多种受体，包括补体受体、Fc 受体和模式识别受体等，并表达和分泌多种酶类和生物活性物质，其吞噬和清除病原微生物能力很强。正常情况下，大多数单核/巨噬细胞低水平表达 MHC Ⅱ 类分子和共刺激分子，因此，虽然其摄取和加工抗原能力很强，但提呈抗原能力很弱。但在 INF - γ 等作用下，单核/巨噬细胞表达的这些分子水平显著升高，抗原提呈能力增强。

B 细胞能通过其膜表面的抗原受体摄取蛋白抗原并将之加工、处理成抗原肽，抗原肽与 MHC Ⅱ 类分子结合形成复合物表达于 B 细胞表面，供 T 细胞识别。

2. 兼职抗原提呈细胞

兼职抗原提呈细胞通常情况下兼职抗原提呈细胞不表达 MHC Ⅱ 类分子，只有在一定条件下，如有细胞因子刺激等，才能被诱导表达 MHC Ⅱ类分子和共刺激分子，并能处理和提呈抗原。兼职 APC 细胞抗原提呈能力较弱，常见的兼职 APC 细胞包括血管内皮细胞、各种上皮细胞、成纤维细胞和活化的 T 细胞等。

3. 表达 MHC Ⅰ类分子的靶细胞

机体的所有有核细胞都表达 MHC Ⅰ类分子，当这些有核细胞一旦表达非己抗原，如受到病毒感染或发生癌变出现病毒抗原或突变蛋白时，都能成为抗原提呈细胞，对内源性抗原进行加工提呈，并激活 CD8⁺细胞毒性 T 细胞（CTL），CTL 被激活后即对病毒感染细胞或肿瘤细胞进行杀伤。但通常把通过 MHC Ⅰ类分子向 CTL 提呈抗原的细胞称为靶细胞。

二、抗原的摄取

外周淋巴器官、各种组织和体液循环系统中的 APC 细胞可通过多种方式捕获抗原。

未成熟树突状细胞借助细胞膜表面不同受体（如 Fc 受体、甘露糖受体）可有效捕获低浓度抗原。但在 DC 成熟过程中，Fc 受体和甘露糖受体表达下调，其摄取抗原能力下降。DC 还具有强大的液相吞饮能力，能在极低抗原浓度下，有效摄取抗原，未成熟 DC 吞饮速度快、吞饮量大。在某些特定发育阶段 DC 还具有一定吞噬功能。

单核/巨噬细胞通过吞噬、吞饮和受体介导的胞吞作用 3 种形式摄取抗原物质。摄入大分子、颗粒状物质或细胞内抗原时主要通过胞吞作用。

B 细胞无吞噬功能，其主要通过膜表面受体 BCR 特异性识别和结合抗原，然后内吞入胞内进行加工处理。另外，B 细胞也可通过非特异性胞饮作用摄取抗原。尤其当抗原浓度较低时，B 细胞可通过其高亲和力的抗原受体（IgM 或 IgD）浓缩抗原并使之内化，此时 B 细胞的抗原提呈能力显得尤其重要。B 细胞通过 BCR 介导的内吞作用摄取抗原，摄取可溶性抗原的能力比其他 APC 细胞更强。

三、抗原的加工、处理和提呈

根据来源不同，抗原可分为内源性抗原和外源性抗原，APC 细胞能够通过不同途径将内源性抗原和外源性抗原提呈到细胞表面，供 T 细胞识别。

（一）外源性抗原经 MHC Ⅱ类分子途径提呈给 CD4⁺T 细胞

外源性抗原指从 APC 细胞从细胞外部摄取的抗原成分，主要包括摄入的细菌、病毒和原虫等。外源性抗原主要经 MHC Ⅱ类分子途径提呈给 CD4⁺T 细胞（图 7 - 2）。组成性表达 MHC Ⅱ类分子的树突状细胞、单核/巨噬细胞和 B 细胞作为专职 APC 细胞具有很强的提呈外源性抗原的能力。

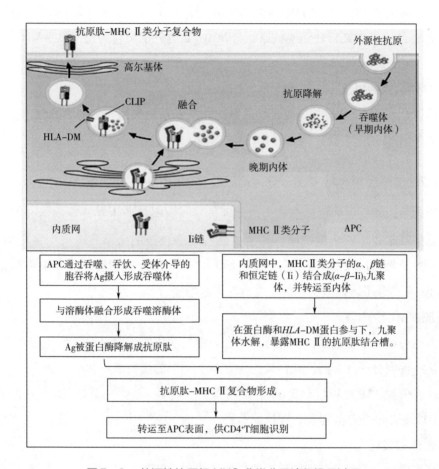

图 7 -2 外源性抗原经 MHC Ⅱ类分子途径提呈过程

1. 外源性抗原的加工

外源性抗原进入机体，被 APC 细胞以吞噬、吞饮或受体介导的胞吞作用方式摄入胞内，摄入的抗原由胞膜包裹，形成吞噬体（内体）。吞噬体进一步与溶酶体融合，形成吞噬溶酶体，在吞噬溶酶体的酸性环境中，外源性抗原被多种蛋白水解酶等降解，形成能与 MHC Ⅱ类分子结合的，大小为 10 ~ 30 个氨基酸残基的小分子多肽。

2. APC 细胞 MHC Ⅱ类分子的合成、转运

MHC Ⅱ类分子是 APC 细胞自身表达的蛋白，MHC Ⅱ类分子的 α、β 链在粗面内质网中合成，并与恒定链（invariant chain，Ii）组合成 $(\alpha - \beta - Ii)_3$ 九聚体，然后被高尔基体转运至内体。在内体的酸性环境下，蛋白水解酶将 Ii 降解，仅保留与 MHC Ⅱ类分子抗原肽结合槽内的一小段 Ⅱ 类分子相关的恒定链多肽（class Ⅱ - associated invariant chain peptide，CLIP）片段。

3. 抗原肽 – MHC Ⅱ类分子复合物的形成

在目前发现的唯一存在于内体/溶酶体中并起作用的分子伴侣 *HLA* – DM 分子作用下，CLIP 与抗原肽结合槽解离，从而使抗原肽与 MHC Ⅱ类分子结合为抗原肽 – MHC Ⅱ类分子复合物。

4. 外源性抗原的提呈

带有抗原肽 – MHC Ⅱ类分子复合物的分泌性囊泡借助囊泡与细胞膜的融合作用即胞吐作用，表达于 APC 细胞表面，供 CD4 $^+$ T 细胞识别。

（二）内源性抗原经 MHC Ⅰ类分子途径提呈给 CD8 $^+$ T 细胞

凡是靶细胞内新合成的抗原都称为内源性抗原，这类抗原主要是在胞内合成的肿瘤抗原和病毒感染细胞表达的病毒抗原，其他如某些细胞自身的抗原胞内寄生菌表达的抗原。内源性抗原主要经 MHC Ⅰ类分子途径提呈给 CD8 $^+$ T 细胞（图 7 – 3），所有有核细胞都具有通过 MHC Ⅰ类分子途径加工和提呈内源性抗原的能力。

1. 内源性抗原的加工

细胞内的内源性蛋白抗原首先与泛素结合，使泛素化的蛋白呈线性形式进入蛋白酶体。蛋白酶体是一种大分子的、圆柱状颗粒，含有 4 个环形的蛋白质亚单位，拥有一个 1 ~ 2nm 的中央隧道，依赖 ATP 可以切割 3 ~ 4 种不同类型的肽键，最终一个蛋白质可被降解为许多具有 5 ~ 30 个氨基酸残基的短肽，即抗原肽。

2. 抗原肽的转运

保留有抗原信息的短肽与细胞质中的热休克蛋白 HSP70 和 HSP90 结合，转移到内质网膜表面，依赖于内质网膜表面的转运蛋白 TAP 进入内质网腔。TAP 是一种跨膜的异二聚体，由两种蛋白（TAP1 和 TAP2）组成，能选择性地转运适合于与 MHC Ⅰ类分子结合的含 8 ~ 13 个氨基酸残基且 C 端为碱性或疏水氨基酸的抗原肽。

3. 抗原肽 – MHC Ⅰ类分子复合物的形成

与其他蛋白质一样，MHC Ⅰ类分子的 α 链和 β2 微球蛋白在粗面内质网中的多聚核糖体上合成。在分子伴侣蛋白，主要是钙连接蛋白的参与下，组装成稳定的 MHC Ⅰ类分子，以防止其与胞内其他多肽结合。当内源性多肽转运到内质网腔后，MHC Ⅰ类分子即与分子伴侣蛋白解离，暴露出抗原肽结合槽，并与抗原肽结合成稳定的抗原肽 – MHC Ⅰ类分子复合物（图 7 – 3）。

4. 内源性抗原肽的提呈

抗原肽 – MHC Ⅰ类分子复合物离开内质网，经高尔基体转运至 APC 细胞膜表面，供 CD8 $^+$ T 细胞识别。

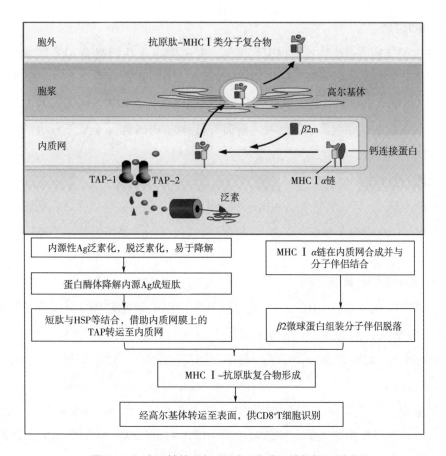

图 7 - 3 内源性抗原经 MHC I 类分子途径提呈过程

第三节 细胞免疫应答

细胞免疫应答是指 T 细胞介导的免疫应答，即 T 细胞识别抗原信息后，发生活化、增殖及分化，转变成效应 T 细胞，进而发挥免疫效应的过程。此过程包括三个阶段：①抗原提呈和识别阶段；②T 细胞活化、增殖和分化阶段；③发挥免疫效应阶段。

一、抗原的提呈和识别

T 细胞不能识别完整的大分子抗原，只能识别经 APC 细胞加工提呈的抗原肽 – MHC 分子复合物。

1. 抗原的提呈

外源性抗原如病原微生物等被树突状细胞、巨噬细胞或 B 细胞等 APC 细胞所摄取，通过溶酶体系统将抗原降解成抗原肽，与 APC 细胞的 MHC Ⅱ类分子结合成复合物，表达于 APC 细胞表面，供 CD4$^+$T 细胞识别；内源性抗原如肿瘤抗原和病毒感染细胞表达的病毒抗原则被自身的蛋白酶体系统降解为肽段，继而与自身的 MHC Ⅰ结合成复合物，表达于细胞表面，供 CD8$^+$T 细胞识别。

2. T 细胞对抗原的识别

T 细胞的 TCR 与 APC 细胞表面的抗原肽 – MHC 分子复合物特异性结合的过程，即为抗原识别。TCR 为 $\alpha\beta$ 链的 T 细胞，是参与特异性免疫应答的主要细胞群，能够识别胸腺依赖型抗原。

TCR 识别抗原受到 MHC 分子的限制，即 TCR 在识别抗原肽信号的过程中，还需同时识别与抗原肽结合在一起的 MHC 分子，一般 CD4$^+$T 细胞只识别 MHC Ⅱ类分子提呈的抗原肽，CD8$^+$T 细胞只识别 MHC Ⅰ类分子提呈的抗原肽，这种识别特性称为 MHC 限制性（MHC restriction）。MHC 限制性决定了任何 T 细胞仅识别由同一个体 APC 细胞表面的 MHC 分子提呈的抗原肽。

（1）T 细胞与 APC 细胞的非特异性结合　进入淋巴结皮质区深部的初始 T 细胞与 APC 细胞随机接触，通过 T 细胞表面一些黏附分子（LFA – 1、CD2）与 APC 细胞表面相应配体（ICAM – 1、LFA – 3）的相互作用，使 T 细胞与 APC 细胞发生短暂、可逆的非特异性结合。这种结合有利于促进和增强 T 细胞表面 TCR 识别和结合特异性抗原肽 – MHC 分子复合物的能力。如果 APC 细胞表面不存在能被 TCR 识别的抗原肽 – MHC 分子复合物，T 细胞即与 APC 细胞分离。T 细胞与 APC 细胞的非特异性结合为二者的特异性结合提供了条件。

（2）T 细胞与 APC 细胞的特异性结合　在 T 细胞与 APC 细胞的短暂非特异性结合过程中，若 TCR 识别到相应的特异性抗原肽 – MHC 分子复合物，则 T 细胞可与 APC 细胞发生特异性结合。T 细胞识别抗原肽 – MHC 分子复合物时，由 TCR 的 α 和 β 链的胞外可变区识别抗原肽的表位。T 细胞表面的 CD4 或 CD8 分子是 TCR 识别抗原的共受体。在 TCR 与抗原肽特异性结合中，CD4 或 CD8 分子可分别识别和结合 APC 细胞或靶细胞表面的 MHC Ⅱ类分子或 MHC Ⅰ类分子，增强 TCR 与抗原肽 – MHC 分子复合物结合的亲和力，提高 T 细胞对抗原刺激的敏感性（图 7 – 4）。此时，T 细胞与 APC 两细胞间形成一个多种跨膜分子相互结合的称为免疫突触（immunological synapse）的特殊结构。在免疫突触形成的初期，TCR – pMHC 分散在新形成的突触周围，然后向中央移动，最终形成的 TCR – pMHC 位于中央，周围是一圈 LFA – 1 – ICAM – 1 相互作用的结构，为 T 细胞的活化提供重要的胞外刺激信号。

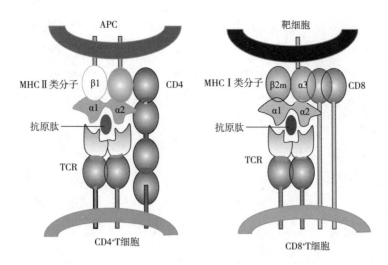

图 7-4　CD4 ⁺T 细胞和 CD8 ⁺T 细胞对抗原的识别

二、T 细胞的活化、增殖和分化

（一）T 细胞的活化

T 细胞的完全活化依赖于双信号和细胞因子的作用。T 细胞活化的第一信号来自 TCR 与抗原肽 – MHC 分子复合物的结合，即 T 细胞对抗原的识别；T 细胞活化的第二信号来自协同刺激信号，即 APC 细胞表达的协同刺激分子与 T 细胞表面相应受体或配体结合介导的信号，这两个信号的转导均涉及一系列免疫分子的作用（图 7-5）。

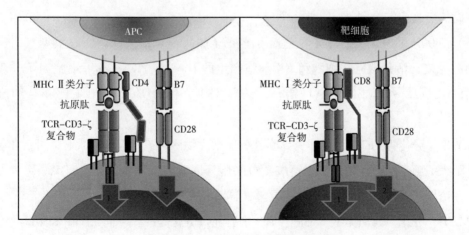

图 7-5　T 细胞活化的双信号模型

1. T 细胞活化的第一信号

APC 细胞将抗原肽 – MHC 分子复合物提呈给 T 细胞，TCR 特异性识别结合在 MHC 分子槽中的抗原肽，此即 T 细胞活化的第一信号。共受体（CD4 分子或 CD8 分子）分别与 MHC 分子（Ⅱ类分子或Ⅰ类分子）结合，使 CD4 或 CD8 的胞内段尾部与 CD3 聚集，激活与 CD4 或 CD8 尾部相连的酪氨酸激酶，使得 CD3 分子胞内区 ITAM 基序中的酪氨酸发生磷酸化，产生激酶活化的分子级联反应，最终引发转录因子、细胞因子及其受体等基因的转录和蛋白质的表达。

2. T 细胞活化的第二信号

单独存在第一信号尚不足以激活 T 细胞，APC 细胞表面的协同刺激分子如（B7）与 T 细胞表面的相应受体（如 CD28）相互作用可向 T 细胞提供活化所需的第二信号，即协同刺激信号。如缺乏共刺激信号，第一信号非但不能有效激活特异性 T 细胞，反而会导致 T 细胞失能（anergy）。

（二） T 细胞的增殖和分化

被活化的 T 细胞迅速通过有丝分裂大量增殖，并分化为效应 T 细胞，然后离开淋巴器官，随血液循环到达特异性抗原聚集部位并发挥免疫效应。

多种细胞因子参与 T 细胞的增殖和分化过程，其中参与 T 细胞增殖最重要的细胞因子是 IL-2。静止 T 细胞仅表达低亲和力 IL-2R（$\beta\gamma$），活化的 T 细胞可表达高亲和力 IL-2R（$\alpha\beta\gamma$）并分泌 IL-2。通过自分泌和旁分泌作用，IL-2 与活化 T 细胞表面的 IL-2R 结合，诱导 T 细胞的增殖。

1. CD4$^+$T 细胞的分化

初始 CD4$^+$T 细胞被激活，分化为 Th0，继而在不同细胞因子的调控下向不同方向分化，介导不同的免疫应答类型。

（1）Th0 分化为 Th1 　当机体受胞内感染（如病毒、结核杆菌、原虫等）时，首先启动固有免疫，活化的巨噬细胞和 NK 细胞产生的 IL-12、IFN-γ 等细胞因子与 Th0 细胞表面的 IL-12-R 和 IFN-γR 结合，诱导 Th0 分化为 Th1，Th1 主要介导细胞免疫应答。

（2）Th0 分化为 Th2 　当机体受到胞外病原微生物感染或变应原刺激时，可活化树突状细胞、肥大细胞、嗜碱性粒细胞、嗜酸性粒细胞等固有免疫细胞，分泌以 IL-4 为主的细胞因子，诱导 Th0 分化为 Th2，Th2 主要辅助体液免疫应答。

（3）Th0 分化为其他类型 T 细胞 　Th0 细胞还可分化为一些不同于 Th1 和 Th2 细胞的细胞亚群，如在 TGF-β 和 IL-2 作用下，可分化为调节性 T 细胞（regulatory T cell，Treg），Treg 的表型是 CD4$^+$CD25$^+$Fox3$^+$，其主要通过分泌细胞因子或细胞接触两种方式发挥免疫抑制作用和免疫调节作用，在维持自身免疫耐受中发挥重要作用；而在 TGF-β、IL-6 和

IL-23 等炎症因子作用下，Th0 向 Th17 分化，Th17 主要分泌 IL-17（Th17 也因此而得名），刺激多种细胞参与机体的免疫防御过程和对自身免疫病的调节。此外，部分 Th0 还可分化为滤泡辅助性 T（Tfh）细胞和记忆性 T 细胞。

2. CD8⁺T 细胞的分化

初始 CD8⁺T 细胞被激活后，最终可分化为细胞毒性 T 细胞（cytotoxic T lymphocyte，CTL），又称 Tc 细胞。

被病毒感染的成熟树突状细胞高表达 B7 等共刺激分子，可直接向 CD8⁺T 细胞提供双信号，使其活化，活化的 CD8⁺T 细胞分泌 IL-2 和高表达 IL-2R，诱导 CD8⁺T 细胞增殖、分化为 CTL，此为直接激活过程。

当靶细胞低表达或不表达共刺激分子（如一些病毒感染细胞和肿瘤细胞不表达或低表达 B7 分子）时，不能有效激活初始 CD8⁺T 细胞，需依赖活化的 Th 细胞分泌的细胞因子方可增殖分化为 CTL，此为间接激活过程。

三、T 细胞介导的免疫应答效应

T 细胞介导的免疫效应阶段包括产生的效应细胞和效应分子发挥作用、杀伤靶细胞或清除抗原性物质等过程。发挥免疫效应后，大部分效应 T 细胞发生凋亡被清除，少量效应 T 细胞则成为长寿命的记忆性 T 细胞。

（一）CD4⁺T 细胞亚群的效应功能

大多数情况下的细胞免疫应答过程中，同时引发 Th1 和 Th2 细胞的活性。Th1 细胞主要参与介导炎症的免疫应答，为炎症 T 细胞，主要通过分泌细胞因子，作用于巨噬细胞、中性粒细胞等发挥作用。Th2 细胞能够产生 IL-4、IL-5 和 IL-6，主要参与 B 细胞的分化和成熟，对体液免疫应答产生重要作用。

1. Th1 细胞的效应

Th1 细胞在抗胞内病原微生物感染过程中起重要作用，主要有两种效应：一是通过直接接触诱导 CTL 的分化；二是通过释放的细胞因子募集和活化单核/巨噬细胞和淋巴细胞，诱发细胞免疫反应，又称为以单个核细胞浸润为主的炎症反应或迟发性炎症反应。

Th1 可通过多途径作用于巨噬细胞。①激活巨噬细胞：Th1 通过分泌 IFN-γ 和表达 CD40L 等膜分子，向巨噬细胞提供活化信号；活化的巨噬细胞反过来高表达免疫分子（如 MHC II 类分子和 B7 分子）和分泌细胞因子（如 IL-12 等），进一步增强 Th1 的效应；

②诱生及募集巨噬细胞：Th1 产生 IL－3 和 GM－CSF，促进骨髓造血干细胞分化为单核细胞；Th1 可产生 TNF－α 和 MCP－1 等，从而诱导血管内皮细胞高表达黏附分子，促进单核细胞和淋巴细胞黏附于血管内皮细胞，继而穿越血管壁趋化到局部组织。

Th1 细胞除了能激活巨噬细胞外，还可作用于淋巴细胞。其机制主要有：①Th1 分泌 IL－2 等细胞因子，诱导巨噬细胞等 APC 细胞表达更多的 MHC 分子、TNF－γ 受体及其刺激分子，能够将抗原提呈给更多的 T 细胞，使其活化成更多的效应 T 细胞；②Th1 分泌的 IL－2 等细胞因子，可促进 Th1、Th1、CTL、NK 和中性粒细胞等的活化和增殖，从而放大免疫效应；③Th1 分泌的 IFN－γ 可促进 B 细胞产生具有调理作用的抗体（IgG1、IgG3），增强巨噬细胞对病原微生物的吞噬能力。

2. Th2 细胞的效应

Th2 细胞最重要的功能是辅助体液免疫应答。B 细胞对大多数抗原的应答都需要 T 细胞的参与。T 细胞与 B 细胞间的相互作用，特别是 T 细胞的 CD40L 和 B 细胞的 CD40 的结合，以及由 Th2 细胞产生的细胞因子，如 IL－4、IL－5、IL10、IL13 等，在协助和促进 B 细胞的增殖和分化为浆细胞，产生抗体，以及在抗体产生的类别转换过程中，作用尤其重要。

除辅助体液免疫应答外，Th2 细胞还可通过分泌 IL－4、IL－5 等细胞因子，激活肥大细胞、嗜碱性粒细胞和嗜酸性粒细胞，参与超敏反应的发生和抗寄生虫感染的过程。

3. 其他 CD4$^+$T 细胞亚群的效应功能

Treg 细胞能直接或间接抑制免疫细胞的活化或增殖，维持机体自身稳定，防治机体所患的自身免疫性疾病并抑制排斥反应，并参与肿瘤的免疫逃避。Th17 的主要功能是通过诱导中性粒细胞为主的炎症反应，以及维持消化道等上皮免疫屏障的完整性，并在固有免疫应答中发挥重要作用。

（二） CD8$^+$T 细胞亚群的效应功能

初始 CD8$^+$T 细胞只有被活化、分化为效应性 CTL 才能对靶细胞产生特异性细胞毒性作用，高效地杀伤感染胞内寄生病原微生物、肿瘤细胞等靶细胞，而不损害正常细胞。因此，CTL 在抗病毒、抗肿瘤和同种异型抑制排斥中有重要作用。

CTL 的效应过程如图 7－6 所示，可分两个阶段。

1. 特异性识别与结合靶细胞阶段

CD8$^+$T 细胞在外周免疫器官内活化、增殖并分化为 CTL，在趋化因子作用下离开淋巴组织向感染灶或肿瘤部位聚集。CTL 依靠其表面的 TCR 特异性识别靶细胞表面的抗原肽－MHC Ⅰ类分子复合物，并通过其表面高表达的黏附分子（如 LFA－1、CD2 等）与靶细胞

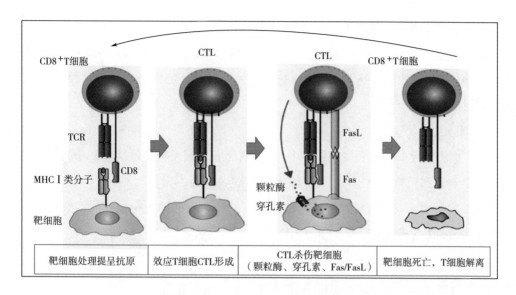

图 7-6 CTL 杀伤靶细胞的过程

表面的相应配体（如 ICAM-1、LFA-3）结合，使 CTL 细胞与靶细胞直接接触。

2. 致死性攻击阶段

CTL 细胞与靶细胞接触后，胞内 Ca^{2+} 浓度升高，CTL 发生细胞膜分子和胞内成分聚集于细胞一端的极化现象，细胞骨架系统（肌动蛋白、微管等）、高尔基体、胞质颗粒等向接触部位重新排列和分布，通过胞吐作用，将穿孔素释放到靶细胞膜上。在 Ca^{2+} 和 ATP 依赖下，多个穿孔素（perforin）蛋白聚合成跨膜孔道，使水、Ca^{2+}、Na^+ 迅速进入靶细胞，靶细胞内的电解质及代谢产物不断流失，最终导致靶细胞肿胀、裂解而死亡。

颗粒酶（granzyme）是 CTL 细胞和 NK 细胞胞浆颗粒中的一类丝氨酸蛋白酶，通过穿孔素形成的孔道进入靶细胞，激活靶细胞相关酶系统使靶细胞降解。

除颗粒酶及穿孔素作用以外，CTL 还可通过 Fas/FasL 途径，启动细胞凋亡程序，使靶细胞凋亡。效应 CTL 可表达膜型 FasL，FasL 能与靶细胞表面的 Fas 结合，从而激活胞内的外源性凋亡起始蛋白 caspase 8 参与的 caspase 凋亡级联反应，诱导靶细胞凋亡。

四、T 细胞介导的细胞免疫应答的生物学意义

1. 生理意义

（1）抗感染 细胞免疫应答主要在机体出现病毒感染、真菌和胞内寄生菌入侵时，起到抗感染作用。这些病原微生物感染的特点是在宿主细胞内寄生，抗体或其他机制不易发挥作用，可通过 Th1、CTL 介导的细胞免疫清除病原微生物。而 Th2 则辅助 B 细胞产生抗

体，发挥体液免疫效应，抗胞外菌和寄生虫感染。

（2）抗肿瘤　特异性细胞免疫是主要的抗肿瘤因素，包括 CTL 对肿瘤细胞的特异性杀伤作用、Th1 细胞释放的细胞因子的直接抗肿瘤作用和经细胞因子活化的单核/巨噬细胞或 NK 细胞的细胞毒作用等。

2. 病理意义

（1）T 细胞介导的细胞免疫应答在 IV 型超敏反应（迟发性超敏反应）中发挥作用。

（2）在器官移植排斥反应中，细胞免疫应答也是重要因素。

（3）细胞免疫还可以直接作用或通过调节 B 细胞介导的体液免疫等间接效应参与某些自身免疫疾病的发生和发展。

第四节　体液免疫应答

体液免疫应答是指抗原进入机体后，诱导 B 淋巴细胞活化、增殖并分化为浆细胞，浆细胞合成并分泌抗体，由抗体发挥免疫效应的过程。能刺激 B 细胞产生抗体的抗原有两类：胸腺依赖型抗原（TD – Ag）和胸腺非依赖性抗原（TI – Ag）。其中 B1 细胞针对 TI – Ag 发生免疫应答，无须 Th 细胞的辅助，而 B2 细胞针对 TD – Ag 发生免疫应答，需要有抗原提呈细胞和 Th 细胞的参与。

一、B2 细胞对 TD 抗原的免疫应答

在体液免疫应答过程中，对 TD 抗原产生免疫应答的 B 细胞亚群主要是 B2 细胞。B2 即为通常所指的 B 细胞，占外周淋巴组织 B 细胞的绝大部分。B2 细胞对 TD 抗原的免疫应答也分以下三个阶段。

（一）抗原的识别和提呈

1. B 细胞对抗原的识别和提呈

B 细胞对特异性抗原的识别通过细胞表面的 BCR 完成。与 TCR 不同，BCR 识别抗原有以下特点：①BCR 可直接识别蛋白抗原，还能识别多肽、核酸、多糖类、脂类和小分子化合物；②BCR 可识别完整的天然构象表位，也可识别抗原被降解的线性表位；③BCR 识别的抗原无需经 APC 细胞的加工和处理，也无 MHC 限制性。

2. Th 细胞对抗原的识别

由于 B2 细胞对 TD 抗原的体液免疫应答需要 Th2 细胞的辅助，因此该免疫应答过程还涉及 Th2 细胞的活化，其过程涉及 APC 细胞与 Th 细胞、Th 细胞与 B 细胞间的相互作用。B 细胞作为专职 APC 细胞，具有很强的抗原提呈能力。

（1）APC 细胞对抗原的提呈　Th 细胞的活化主要是针对蛋白抗原、胞外感染微生等外源性抗原的，树突状细胞、巨噬细胞或 B 细胞等 APC 细胞摄取抗原，通过溶酶体系统将抗原降解成抗原肽，与 APC 细胞的 MHC Ⅱ类分子结合成复合物，表达于 APC 细胞表面，供 CD4⁺T 细胞识别。

（2）Th 细胞对抗原的识别　CD4⁺T 细胞识别表达在 APC 细胞表面的抗原肽 – MHC Ⅱ类分子复合物，两细胞间形成免疫突触结构。

（二）活化、增殖和分化

成熟的 Th2 细胞能辅助 B2 细胞产生抗体，其活化、增殖和分化过程详见本章第二节。

1. B 细胞的活化

与 T 细胞类似，B 细胞活化也是由双信号激活的，即特异性抗原传递的第一信号和共刺激分子传递的第二信号，B 细胞活化后的信号转导途径也与 T 细胞相似。

（1）B 细胞活化的第一信号　B 细胞表面的 BCR 直接特异性识别抗原的抗原决定簇并与之结合，产生 B 细胞活化的第一信号（抗原刺激信号），如图 7 – 7 所示。成熟 B 细胞表面，CD21 与 CD19、CD81 以非共价键结合方式组成 B 细胞活化共受体复合物。CD21 可识别集合与抗原的补体成分 C3d，通过 CD19 向胞内传递信号，CD81 则起到稳定 CD21 – C19 – CD81 复合物的功能。BCR 识别到抗原信号后，使 Igα/Igβ 胞浆区的 ITAM 基序中的酪氨酸磷酸化，进而活化胞内信号转导途径。

（2）B 细胞活化的第二信号　B 细胞活化的第二信号来自 CD4⁺Th 细胞与 B 细胞表面多对协同刺激分子的作用，其中最重要的是 CD40/CD40L。CD40 组成性表达于 B 细胞、单核细胞和树突状细胞表面，而 CD40L 主要表达于活化的 Th 细胞表面。静息的 Th 细胞不表达 CD40L，活化的 Th 细胞迅速表达 CD40L。CD40 与 CD40L 相互作用，向 B 细胞传递活化的

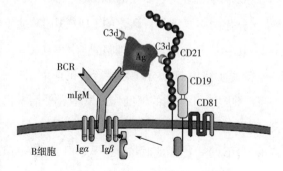

图 7 –7　B 细胞活化的第一信号

第二信号。与 T 细胞类似，如果只有第一信号，没有第二信号，B 细胞不仅不能活化，反

而会进入失能的耐受状态。

B 细胞对 TD 抗原的应答需要 T 细胞辅助，主要表现在：①T 细胞表面的共刺激分子提供 B 细胞活化的第二信号；②T 细胞分泌的细胞因子促进 B 细胞的活化、增殖和分化。T 细胞、B 细胞间的作用又是双向的（图 7-8），一方面，B 细胞可作为抗原提呈细胞加工提呈抗原肽，使 T 细胞活化，诱导 T 细胞表达多种膜分子和细胞因子；另一方面，活化的 T 细胞表达 CD40L，为 B 细胞活化提供第二信号，活化的 T 细胞还分泌细胞因子，诱导 B 细胞进一步增殖和分化。

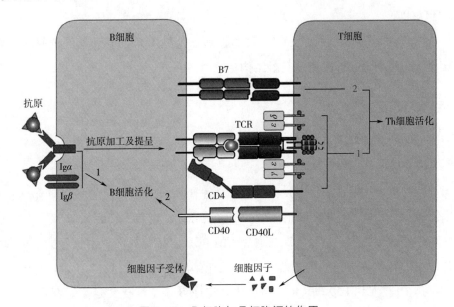

图 7-8　B 细胞与 T 细胞间的作用

2. B 细胞的增殖和分化

经双信号刺激完全活化的 B 细胞具备增殖和继续分化的能力。细胞因子是参与 B 细胞增殖和分化的必要条件，活化的 $CD4^+$ Th 细胞（主要是 Th2），产生大量以 IL-2、IL-4、IL-5、IL-6、IL-10 为主的细胞因子，其中 IL-2、IL-4、IL-5 可促进 B 细胞增殖，IL-5、IL-6 等可促进 B 细胞分化为能产生抗体的浆细胞。

Th 细胞对 B 细胞的辅助作用发生于外周淋巴器官的 T 细胞区和生发中心。B 细胞通过两种途径进入淋巴结，一是输入淋巴管，另一个是穿过高内皮小静脉（high endothelial venule，HEV）。如果此时抗原进入，B 细胞在 Th 辅助下活化，然后进入淋巴滤泡，活化的 B 细胞通过表面的 IL-2 等细胞因子受体与活化的 Th 细胞产生的相应细胞因子作用后，可进一步分裂增殖，形成生发中心。在生发中心再完成抗体亲和力成熟及类别的转换，最终形成浆细胞。

浆细胞又称抗体形成细胞（antibody forming cell，AFC），是 B 细胞的终末细胞。与初始 B 细胞相比，浆细胞的主要特点是能分泌大量抗体。生发中心产生的浆细胞大部分迁入骨髓，并在较长时间内持续产生抗体。

生发中心的 B 细胞在分化阶段，有一小部分 B 细胞停止增殖和分化，成为记忆性 B 细胞（memory B cell，Bm），大部分 Bm 离开生发中心进入血液参与再循环。当再次遇到相同抗原时，由于 Bm 带有高亲和力受体，对抗原亲和力大，故能迅速活化、增殖、分化为浆细胞，合成分泌抗体。记忆性 B 细胞较为长寿，但长寿机制尚不明确。

（三）效应阶段

抗体是特异性体液免疫应答中浆细胞产生的效应分子，它的 Fab 段具有抗原特异性，Fc 段则保证抗体分子发挥适当的免疫生物学效应。抗体的免疫效应归纳有以下六个方面。

1. 中和作用

抗体可通过中和作用，发挥保护效应。针对毒素分子结构高亲和力的 IgG 和 IgA 可与相应毒素结合，改变毒素的分子构型，使其失去毒性作用，而毒素与抗体复合物也易于被吞噬细胞吞噬降解。抗体的中和效应在抗病毒、抗胞内寄生菌感染过程中也发挥作用。相应抗体与病毒或细菌表面蛋白结合，可阻止其入侵宿主细胞。

2. 调理作用

调理作用是指促吞噬细胞的吞噬作用。抗体以两种方式发挥调理作用：①抗体以其 Fab 段与病原微生物表面的抗原表位结合，形成抗原 - 抗体复合物，暴露出 Fc 段，Fc 段与吞噬细胞表面的受体 FcR 结合，从而促使吞噬细胞对抗原起吞噬作用；②抗体与病原微生物表面的抗原表位结合后暴露补体结合位点而激活补体，附着于病原细胞表面的补体裂解片段（如 C3b、C4b、iC3b）可与吞噬细胞表面的补体受体结合，发挥调理作用。

3. 激活补体，发挥免疫溶解作用

IgG 和 IgM 类抗体与抗原结合形成免疫复合物，通过激活补体的经典途径而形成膜攻击复合物，并发挥补体介导的溶菌、溶细胞作用。补体激活过程中所产生的活化片段也可发挥调理作用。

4. 抗体依赖细胞介导的细胞毒作用 （ADCC）

IgG 和 IgM 与靶细胞（病毒感染细胞或肿瘤细胞）结合后，暴露出抗体 Fc 段，Fc 段可与 NK 细胞、巨噬细胞、中性粒细胞和嗜酸性粒细胞等表面的 FcR 结合，从而发挥效应细胞的细胞毒作用，杀伤带有特异性抗原的靶细胞，产生抗体依赖细胞介导的细胞毒作用（antibody - dependent cell - mediated cytotoxicity，ADCC）。

5. 局部黏膜免疫

消化道、呼吸道和生殖道黏膜固有层中 B 细胞接收抗原刺激，可产生分泌型 IgA 转运到黏膜表面，从而阻止病原微生物对黏膜上皮细胞的吸附，这是机体抵抗机体病原微生物感染的重要防御力量。

6. 免疫损伤

抗体也可能参与某些病理过程的发生，由抗体引起的免疫损伤主要为Ⅰ、Ⅱ、Ⅲ型超敏反应和自身免疫病。Ⅰ型超敏反应由IgE介导，Ⅱ、Ⅲ型超敏反应由IgG、IgM介导。

二、B1 细胞对 TI 抗原的免疫应答

细菌多糖、脂多糖等非蛋白抗原和多聚蛋白质等属非胸腺依赖性抗原（TI - Ag），其主要特征是不易降解，此类抗原可直接激活初始B细胞产生抗体，而无须T细胞辅助。目前认为对TI - Ag产生免疫应答的细胞为B1细胞。

B1细胞为CD5$^+$B细胞，占B细胞总数的5%~10%，所介导的免疫应答特点为：产生抗体不需要T细胞辅助；仅产生低亲和力的IgM类抗体，不能诱导抗体亲和力成熟；不能产生免疫记忆。

根据TI抗原的分子构型及激活B1细胞的方式不同，TI - Ag又可分为TI - 1抗原和TI - 2抗原两种。

1. TI - 1 抗原诱导的 B1 细胞应答

TI - 1抗原常被称为B细胞丝裂原，如革兰阴性菌的LPS、革兰阳性菌的磷壁酸等，是具有丝裂原性质的多克隆激活剂。

成熟或不成熟的B1细胞均可被TI - 1抗原激活，诱导产生低亲和力的IgM。由于无须Th细胞辅助预先致敏与克隆扩增，机体对TI - 1抗原刺激所产生的应答发生较早，TI - 1抗原应答在抗胞外病原微生物感染中发挥重要作用。

2. TI - 2 抗原诱导的 B 细胞应答

TI - 2抗原多为细菌的胞壁与荚膜的多糖、多聚化合物成分。这些抗原的基本特征是具有高度重复排列的抗原表位，不易降解，通过重复的抗原表位可使B细胞的mIg广泛交联而激活。

B细胞对TI - 2抗原的免疫应答具有重要意义。大多数胞外菌具有胞壁多糖，能抵抗吞噬细胞的吞噬作用，B1细胞针对此类抗原产生的抗体，可发挥调理作用，促进吞噬细胞对病原微生物的吞噬，并且有利于巨噬细胞将抗原提呈给T细胞。

B细胞对TD抗原和TI抗原免疫应答的比较，如表7 - 2所示。

表7-2 B细胞对TD抗原和TI抗原免疫应答的比较

项目	TD 抗原	TI-1 抗原	TI-2 抗原
举例	细菌、病毒等病原微生物，肿瘤抗原、蛋白抗原等	LPS、磷壁酸等	细菌荚膜多糖、多聚鞭毛素
应答 B 细胞类型	B2 细胞	B1 细胞	B1 细胞
T 细胞辅助	需要 CD4$^+$ Th2 细胞辅助	无须	T 细胞可增强应答，并发生抗体类别转换，非严格意义上的 TI 抗原
对重复序列需要	无须	无须	需要
多克隆 B 细胞激活	否	是	否
诱导婴幼儿抗体应答	是	是	否

三、体液免疫应答产生抗体的一般规律

B 细胞在骨髓中产生并发育成熟后，迁移到淋巴结等外周免疫器官中定居，同时参与淋巴细胞的再循环，当特异性的抗原与之结合时，可诱导 B 细胞活化、增殖并分化为浆细胞，由浆细胞产生并分泌抗体，发挥重要的体液免疫效应。

1. 进化程度及个体发育中免疫球蛋白产生规律

（1）进化程度上抗体出现的规律　根据进化程度，一般而言，生命进化程度越高级，抗体的种类越多。最原始的现存脊椎动物无颌鱼（jawless fish）几乎不存在免疫球蛋白反应；绝大多数鲨鱼（软骨鱼）中发现唯一的抗体是 IgM，硬骨鱼具有胸腺和脾脏，出现了 IgM 和 IgD 类免疫球蛋白；陆生脊椎动物，包括两栖动物、爬行动物、鸟类和哺乳类，演化出胸腺、脾脏、骨髓和淋巴结这套完整的免疫系统，能制造出 IgG 类免疫球蛋白；鸟类和哺乳动物又能制造出 IgA；哺乳动物则拥有独特的 IgE 免疫球蛋白。

（2）个体发育中免疫球蛋白产生规律　人类个体发育过程中免疫球蛋白的产生类似种系发生的规律：体内首先生成 IgM 类免疫球蛋白，IgM 在胚胎晚期已能由胎儿自身合成；新生儿约从第 3 个月开始合成 IgG；第 4~6 个月出现 IgA。

2. 初次应答和再次应答的规律

抗原初次刺激机体所引发的应答称为初次应答（primary response）；初次应答中所形成的记忆 T、B 淋巴细胞具有较长寿命，当机体再次接触相同抗原时，产生的迅速、高效、持久的应答，称为再次应答（secondary response）。

（1）初次应答　初次免疫应答的特点是：①潜伏期长，一般经 1~2 周的潜伏期，血液中才出现抗体；②先出现 IgM，后期可出现 IgG 或 IgA，种类以 IgM 为主，抗体亲和力低；③抗体产量低，维持时间短。

（2）再次应答　与初次应答相比，再次进行免疫应答时，抗体的产生具有如下特点：①潜伏期短，（2～3d），抗体产生快；②产生的抗体以 IgG 为主，亲和力高，抗体较均一；③抗体产量高，维持时间长，特别是 IgG 比初次应答时的数量高出几倍以上，IgM 类抗体的数量和在体内存留时间与初次应答相似；④诱发再次应答所需抗原剂量小（图7－9）。

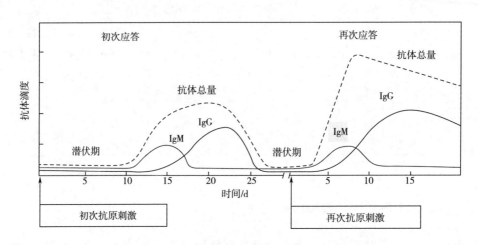

图7－9　初次应答和再次应答抗体产生的一般规律

再次应答过程中，记忆性 B 细胞作为 APC 细胞摄取、处理抗原，并将抗原提呈给记忆性 Th 细胞，激活的 Th 细胞所表达的多种膜分子和大量细胞因子又作用于记忆性 B 细胞，使之分化为浆细胞，分泌抗体。机体对某些抗原产生的记忆 T 细胞和 B 细胞可在体内生存较长时间，再次应答也可持续数月、数年甚至终身。因此，当机体感染某些病原微生物时，由于再次免疫应答的存在，在相当长时期甚至终身可能都不会再感染相同病原微生物而发病。

对于 TI 抗原刺激，由于机体不能产生记忆性淋巴细胞，故只能引起初次免疫应答。

📚 本章小结

机体的免疫应答由固有免疫应答和适应性免疫应答共同完成。固有免疫系统由屏障结构、固有免疫细胞和固有免疫分子组成。固有免疫在机体防御机制中具有重要意义，同时，固有免疫相关的效应细胞和效应分子也广泛参与适应性免疫应答的启动、效应和调节。

适应性免疫应答可分为 T 细胞介导的细胞免疫和 B 细胞介导的体液免疫，其过程包括三个阶段：抗原提呈和识别阶段；T 细胞活化、增殖和分化阶段；发挥免疫效应阶段。外源性抗原通过 MHC Ⅱ类分子途径提呈给 CD4⁺T 细胞，主要使之分化为 Th1 或 Th2 细胞。Th1 细胞介导抗感染免疫，Th2 细胞的主要作用是为 B 细胞产生抗体提供辅助。内源性抗原可通过蛋白酶体途径降解为抗原肽，与自身的 MHC Ⅰ类分子结合表达于靶细胞表面，提呈给 CD8⁺T 细胞，使之分化为 CTL 细胞。CTL 细胞通过颗粒酶/穿孔素和 Fas/FasL 途径发挥细胞毒性作用。

B 细胞受抗原刺激增殖、分化为浆细胞，浆细胞分泌抗体，介导的免疫应答称为体液免疫应答。机体 B 细胞主要是 B2 细胞，B2 细胞能接受 TD 抗原刺激，在 Th2 细胞辅助下，产生抗体，产生的抗体发挥中和作用、溶细胞作用、调理作用、ADCC 效应、局部黏膜免疫等免疫效应。抗体产生过程中，能形成记忆性淋巴细胞，导致体液免疫应答具有初次应答和再次应答特性。B1 细胞接受 TI - 抗原刺激产生抗体不需要 T 细胞辅助，没有抗体产生类别转换。

思考题

1. 固有免疫系统的组成及其作用特点是什么？
2. 固有免疫应答有何生物学意义？
3. 简述抗原提呈的两条基本途径。
4. 细胞免疫应答有哪些基本过程？
5. T 细胞介导的细胞免疫应答的生物学意义是什么？
6. 试述 B2 细胞对 TD 抗原发生免疫应答有哪些。
7. 简述抗体产生的一般规律。

第八章
免疫调节与免疫耐受

人们在日常生活中可能随时会接触病原微生物等外来物质，机体是否对其产生应答？如果产生应答，如何应答？应答强度又如何？免疫应答是一个复杂的过程，受多种因素影响，免疫系统必须具有合适的免疫调节能力，以维持机体内环境稳定。在特定条件下，机体可能不执行正常的免疫应答，出现免疫耐受。

第一节　免疫调节

免疫调节是指在免疫应答过程中，各种免疫细胞和免疫分子相互促进和相互制约，构成网状结构，并在遗传基因的控制下实现免疫系统对抗原的识别和应答。免疫调节的主要作用在于排除外来抗原，并尽量减少对机体自身的损伤，及时终止免疫应答。免疫调节涉及多层次、多环节交叉作用。

一、分子水平调节

（一）抗原的调节作用

抗原的调节作用受抗原性质、抗原接种剂量与接种途径、不同抗原间免疫竞争的影响。

1. 抗原性质

不同的抗原诱导的免疫应答类型不同，如蛋白质抗原既可诱导体液免疫又可诱导细胞免疫；多糖及脂类抗原一般不能诱导 MHC 限制性的 T 淋巴细胞应答，其诱导体液免疫也不依赖 T 淋巴细胞，产生的抗体多为 IgM。

2. 抗原接种剂量与接种途径

不同抗原接种剂量和接种途径可改变免疫应答的性质和强度，小剂量或大剂量抗原易诱导特异性 T 淋巴细胞耐受，而适宜剂量的抗原才能有效诱导免疫应答。皮内或皮下接种往往能激发免疫应答，而静脉或口服接种则易诱导免疫耐受。

3. 不同抗原间的免疫竞争

抗原可彼此干扰特异性免疫应答。相隔 1 ~ 2d 先后给予两种不同抗原刺激，机体对后一抗原的免疫应答程度会下调，该现象可以发生在结构相似的抗原间，也可以发生在结构不同的抗原间。

（二）抗体的调节作用

若在抗原免疫动物前或免疫初期向机体输入针对特定成分的特异性抗体，可使机体产生相同特异性抗体的能力下降，即抗体本身具有对特异性免疫应答的负反馈调节。这种负反馈调节可能是由于封闭抗原或介导受体交联所致的。

除负反馈调节外，抗体也具有正反馈调节作用，主要表现有以下三方面。

（1）B 淋巴细胞产生的抗体通过抗体 Fc 段的受体结合于抗原提呈细胞（antigen - presenting cells，APC）表面，使抗体可以富集抗原以利于淋巴细胞的激活；同时还可使具有抗原加工处理能力的 APC 细胞将抗原以免疫复合物的形式提呈给 T 淋巴细胞和 B 淋巴细胞，对免疫应答发挥促进作用。

（2）抗独特型抗体（抗抗体）可模拟抗原对 B 淋巴细胞的刺激作用，促进 B 淋巴细胞的增殖。

（3）抗 μ 链抗体与 SmIgM 结合导致 B 淋巴细胞的增殖，促进免疫应答的发生。

（三）免疫复合物的调节作用

免疫复合物具有免疫增强和免疫抑制两类调节作用，免疫复合物中的抗体通过其 Fab 段结合抗原，通过其 Fc 段与 APC 细胞表面 Fc 受体结合，从而促进 APC 细胞摄取和提呈抗原，增强免疫应答。免疫复合物中的抗原可在 B 细胞表面形成抗体桥联，该桥联一方面通过抗体 Fab 段与已结合于 B 细胞抗原受体（B - cell receptor，BCR）的抗原结合；另一方面通过抗体 Fc 段与 B 细胞表面 $Fc\gamma R \text{II} - B$ 结合，从而传导抑制性信号，阻止 B 细胞分化和 B 细胞应答。

（四）补体的调节作用

不同补体组分通过与细胞表面相应补体受体结合而实现其免疫调节作用。例如，滤泡树突状细胞大量表达 C3b 受体，可通过捕获 C3b - Ag - Ab 复合物而持续性活化 B 细胞；B

细胞表面 CD21 分子是补体成分 C3d 或 C3dg 等的受体，可与 C3d 或 C3dg 结合，而 C3d 又可与抗原分子共价结合，形成 Ag – C3d – CD21 – BCR 交联，活化 B 细胞。

（五） 细胞因子的调节

细胞因子在免疫应答过程中，对免疫细胞的活化、分化、增殖以及效应等各阶段均发挥重要的调节作用。免疫细胞可通过分泌不同的细胞因子发挥免疫调控作用。一些细胞因子对免疫应答有促进作用，如 IFN – γ 可通过增强巨噬细胞的吞噬和杀伤功能增强免疫效能。一些细胞因子则对免疫调节起抑制作用，如 IL – 10 可抑制巨噬细胞的活化及协同刺激分子的表达，发挥免疫负调控。

（六） 免疫细胞膜分子的调节作用

1. 黏附分子的调节作用

各类细胞表达黏附分子的种类与表达量随细胞类型、功能状态、分化阶段等的不同而各异。淋巴细胞被激活后，磷脂酶 C、蛋白激酶 C 等信号分子活化，LFA – 1 分子磷酸化使构象改变，与 ICAM – 1 的黏附力增加；反之，LFA – 1 去磷酸化，丧失与 ICAM – 1 的黏附能力，从而影响细胞发挥生物学功能。

各种免疫细胞通过黏附发生相互作用是免疫应答的必要条件。尤其是 T 淋巴细胞、B 淋巴细胞特异识别抗原的过程，依赖于淋巴细胞表面和 APC 细胞表面某些黏附分子所提供的协同刺激信号。如果黏附分子表达障碍或缺失，将导致 T/B 淋巴细胞"无能"。其中 CD28 和 CTLA – 4 是对 T 淋巴细胞有重要调节功能的黏附分子。CD28 与 B7 – 2 结合后提供 T 淋巴细胞活化的第二信号，是 T 淋巴细胞活化所必需的。CTLA – 4 分子在静止 T 淋巴细胞表面低表达，T 淋巴细胞活化后高表达，其与 B7 – 1/B7 – 2 结合后产生抑制性信号，阻止 T 淋巴细胞合成 IL – 2 和抑制活化的 T 淋巴细胞增殖，此效应有利于产生记忆细胞。

2. MHC 分子

MHC 分子是参与抗原提呈和免疫信号传递的关键分子。免疫细胞表达 MHC 的情况是调节免疫应答的重要因素，它可以启动免疫应答，作为协同刺激因子；免疫应答过程中相互作用的免疫受到细胞双方 MHC 分子是否一致的限制；MHC 与抗原配位结合的强弱调节免疫应答强弱。

3. Fas/FasL

Fas 又称死亡受体，是一种膜蛋白，其与特定配体 FasL 结合后，可诱导 Fas 阳性细胞发生凋亡。T 淋巴细胞（尤其是活化后）可高表达 Fas 蛋白，由 Fas 诱导激活的 T 淋巴细胞的凋亡可有效控制活化的 T 淋巴细胞的总量，此机制可有效地调控免疫应答的强度。此外，抗原活化的 B 淋巴细胞也表达 Fas 蛋白。

二、细胞水平调节

（一）T 细胞的调节作用

T 细胞是参与免疫调节的一类重要细胞组分，可发挥正、负两种调节作用。正常 CD4⁻T 细胞可辅助 B 细胞分化和产生抗体；CD8⁺T 细胞则具有杀伤和抑制作用。但已有研究表明某些 CD4⁺T 细胞亚类也具有杀伤效应；而 CD8⁺T 细胞的杀伤作用并非必然下调免疫应答，由于其杀伤靶细胞致抗原释放，反而能促进免疫应答。

Th1 或 Th2 是效应性 T 细胞，前者主要介导细胞免疫，后者则主要介导体液免疫。Th1 和 Th2 细胞可分泌多种不同的细胞因子，发挥广泛的生物学功能。Th1 分泌的 IFN-γ 可抑制 Th0 向 Th2 分化；而 Th2 分泌的 IL-10 可增强 Th2 而抑制 Th1 细胞的生成。因此，Th1 细胞可大量增殖并释放细胞因子，可抑制 Th2 细胞及其介导的体液免疫应答；反之，Th2 细胞大量增殖并释放细胞因子，可抑制 Th1 细胞及其介导的细胞免疫应答。

（二）其他细胞的调节作用

NK 细胞是一类重要的免疫调节细胞，对 T 细胞、B 细胞、骨髓干细胞等均有调节作用。NK 细胞可显著抑制 B 细胞分化及抗体产生；某些 NK 细胞株可溶解 LPS 激活的 B 细胞；NK 细胞还可通过释放 1L-2、IFN-γ、TNF-α 和 GM-CSF 等细胞因子，增强 T 细胞功能，从而调节机体免疫应答。巨噬细胞也呈现一定的免疫调节作用。巨噬细胞也呈现一定的免疫调节作用。APC 对抗原的加工处理和提呈是诱导特异性免疫应答的基础，APC 通过调节适合的抗原浓度在细胞表面提呈，避免抗原量过高或过低导致的过强免疫应答或免疫耐受。此外，APC 分泌的多种细胞因子也参与免疫应答的调节。

三、免疫调节的网络学说

（一）独特型网络的概念及其形成

抗体是由特异性抗原刺激机体免疫系统所产生的；数量众多且结构均一的抗体分子又可作为抗原，在自身体内诱导抗抗体产生。T 淋巴细胞和 B 淋巴细胞表达具有高度特异性的 TCR、BCR（均属免疫球蛋白超家族），两者刺激机体产生相应抗抗体，此类抗体所针对的抗原表位是抗体可变区的独特型（idiotype, Id）。

独特型是指存在于抗体或抗原受体分子中，与同一个体中其他抗体或抗原受体不同的决定簇，即独特位（idiotope）的集合。独特型可诱导机体产生特异性的抗独特型抗体（anti-idiotype anti-body, AId），即抗抗体 Ab2。独特型主要分布于 Fab 段的 CDR 区和 FR

区。针对 FR 区独特型的 AId 称为 α 型（Ab2α），而针对 CDR 区独特型的 AId 称为 β 型（Ab2β）。Ab2β 的结构与抗原表位相似，能与抗原竞争性结合 Ab1，故 Ab2β 又被称为体内的抗原内影像。

根据以上理论，Jenne 于 1974 年提出了独特型网络学说（图 8 - 1）。该学说认为免疫系统中的不同细胞克隆不是各自独立的，而是通过相互刺激、相互识别等相互作用构成的庞大动态网络，这些相互作用的基础即独特型和抗独特型。在抗原进入机体前，尽管存在 Ab2（抗抗体）、Ab3（抗抗抗体），但其数量未能达到引起连锁反应的阈值，因此独特型网络保持相对平衡。

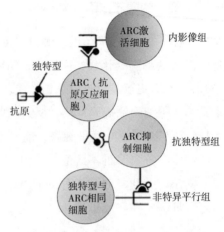

（二）独特型网络的免疫调节作用

图 8 - 1　独特型网络及免疫调节

抗原进入机体后，针对该抗原的淋巴细胞克隆增殖，产生大量抗体（Ab1）和含特定独特型抗原受体的淋巴细胞克隆，二者又可作为抗原，诱导 AId（Ab2α 和 Ab2β）产生。作为负反馈因素，AId 中的 Ab2α 可抑制 Ab1 的分泌，并调节抗原特异性淋巴细胞克隆的应答；而 Ab2β 作为抗原内影像，可模拟抗原，增强或放大抗原的免疫效应。利用独特型网络的上述调节功能，研究人员已尝试以抗独特型抗体代替相应抗原，替代有毒抗原建立绿色无毒免疫分析技术或制备抗独特型疫苗用于防治疾病。

四、神经内分泌系统对免疫的调节

免疫系统行使功能时，往往与其他系统，特别是神经和内分泌系统发生相互作用。神经内分泌系统与免疫系统之间的相互作用受到神经递质、神经肽、内分泌激素、细胞因子及其各自的受体之间构成的免疫调节网络影响。

（一）神经及内分泌因子影响免疫应答

神经系统可以影响内分泌系统，通过下丘脑 - 垂体 - 多种内分泌腺（肾上腺、甲状腺和性腺等）形成的功能轴构成调节通路，使免疫器官直接受外周植物性神经的支配。下丘脑中有许多肽能神经元，能合成和释放多种肽类激素，直接影响免疫活动。分布于中枢免疫器官和外周免疫器官中的植物性神经，在交感神经和迷走神经的支配下，可通过肾上腺素能和胆碱神经递质调节免疫功能。

免疫器官和免疫细胞可以表达多种神经递质和内分泌激素的受体，接受神经内分泌系统下达的各种信息，有效调节免疫功能。神经内分泌系统主要通过分泌神经肽，直接或间接对免疫系统产生影响，调节免疫功能。

（二）抗体和细胞因子作用于神经内分泌系统

免疫器官和免疫细胞能合成和释放内分泌肽，神经系统中也存在着这些内分泌肽的受体，这样可以实现对神经内分泌系统的反向调节作用，同时也对免疫系统自身产生调节作用。

环境条件中的刺激能够影响人的精神状态，产生应激反应，如紧张、焦虑、负担过重等刺激，都可导致免疫功能低下。此外，由于外伤、失血、烧伤等创伤性刺激作用，机体会启动针对创伤的防御性免疫应答。过度的免疫应答有可能导致器官、组织的损伤，甚至影响全身各脏器的功能，常见危害包括急性肾功能不全、急性呼吸窘迫综合征、脓毒血症等。这时，过多的炎症因子会刺激下丘脑－垂体－肾上腺等功能轴，生成更多的糖皮质激素。糖皮质激素扩散进入淋巴细胞，促进抗炎细胞因子基因转录产生抗炎作用，抑制过度的炎症损伤；但它同时也会降低机体对病原微生物的抵抗力和免疫力，导致机体易受感染或发生肿瘤（图8－2）。

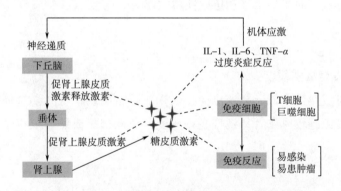

图8－2　糖皮质激素在应激状态下的免疫抑制

神经内分泌系统不仅能分泌神经内分泌肽，而且神经细胞还能提呈抗原，产生多种具有免疫效应的细胞因子。同样，一些免疫细胞不仅能分泌细胞因子，产生神经内分泌肽，而且存在神经内分泌肽的受体。

第二节　免疫耐受

免疫的本质是区分"自己"和"非己"。理论上，机体免疫系统可对所有抗原物质产生免疫应答，但在实际生理条件下，免疫系统仅对"非己"抗原刺激产生较强的免疫应答。免疫系统对特定抗原的"免疫无反应"状态称为免疫耐受。

一、天然免疫耐受与获得性免疫耐受

免疫耐受可分为天然免疫耐受（先天免疫耐受）和获得性免疫耐受（后天免疫耐受）。在免疫系统发育成熟前如胚胎期接触某种抗原，出生后再次遇到相同抗原时，机体会表现出对该抗原的特异性无反应性，称为天然免疫耐受，如机体对自身组织抗原的自身耐受。

在机体出生后或免疫系统发育成熟后，通过改变抗原性状、剂量或免疫途径等诱导机体产生免疫耐受，称之为获得性免疫耐受，如人工注射某种抗原后诱导的获得性免疫耐受。

二、免疫耐受的形成条件

免疫耐受的形成同时受到机体和抗原性质的影响。

（一）机体因素

1. 免疫系统发育成熟程度

免疫系统发育成熟程度低，易诱导免疫耐受。胚胎期或新生儿期个体的免疫系统不成熟，未成熟的免疫细胞较成熟者易诱导免疫耐受；免疫功能成熟的成年个体则不易导致免疫耐受。

2. 生理状态

单独应用抗原难以诱导健康成年个体产生免疫耐受；联合抗淋巴细胞血清、抗 Th 细胞抗体、环磷酰胺、糖皮质激素等可人为破坏已成熟的免疫淋巴系统，造成类似新生期的免疫不成熟状态，更易诱导免疫耐受。

3. 动物种属与品系

不同动物种属与品系对免疫耐受诱导的易感性差异较大。通常家兔、猴及有蹄类动物仅在胚胎期才能建立免疫耐受，而小鼠、大鼠对诱导耐受敏感，即使在出生后也能诱发。即使同一种属动物的不同品系，其诱导耐受的难易程度也有一定差异。

（二）抗原因素

1. 抗原剂量

有研究表明，给小鼠注射不同剂量的牛血清白蛋白，低剂量（10^{-8}mol/L）及高剂量

(10^{-5}mol/L）均不能诱导产生特异性抗体，只有注射适宜剂量（10^{-7}mol/L）的牛血清白蛋白才产生高水平抗体。抗原剂量过低时，不足以激活 T 细胞、B 细胞，不能诱导免疫应答。抗原剂量太高时，则会诱导应答细胞凋亡，或可能诱导调节性 T 细胞，抑制免疫应答。

2. 抗原性质

可溶性抗原比颗粒性抗原较易诱导耐受，在可溶性抗原中单体分子比多聚体分子更易诱导免疫耐受。抗原分子质量越小，耐受原性越强，反之，则免疫原性越强。例如，多聚鞭毛素（分子质量 104ku）、单体鞭毛素（分子质量 40ku）及由单体鞭毛素提取的成分 A（分子质量 18ku）三者的耐受原性依次递增。

3. 抗原免疫途径

口服易致全身耐受，其次依次为静脉注射、腹腔注射、肌肉注射及皮下或皮内注射。

三、免疫耐受的意义

免疫耐受的形成、维持及免疫耐受的终止与医学临床密切相关。自身免疫性疾病可能是由于机体自身免疫耐受被打破、慢性持续性病原微生物感染的发生或由于机体对该病原形成免疫耐受引起的。在抗肿瘤免疫中，人们努力探索打破肿瘤免疫耐受的途径；对移植排异反应而言，人们则期望建立免疫耐受状态。因此，人为干预、建立或终止免疫耐受具有重要的理论和实际应用价值。

📚 本章小结

机体通过多层次、多环节交叉的正负反馈对免疫应答的强度和时限进行调节，从而实现机体生理功能的平衡。免疫调节可分为分子水平的免疫调节、细胞水平的免疫调节以及神经内分泌系统的免疫调节。

抗体分子或淋巴细胞的抗原受体上均存在独特型，它们可被机体内淋巴细胞识别，刺激产生抗独特型。因此免疫系统中的不同细胞克隆不是各自独立的，而是通过相互刺激、相互识别等相互作用构成庞大动态网络进行的。

免疫耐受是机体不能执行正常免疫应答的现象。免疫耐受可分为天然免疫耐受和获得性免疫耐受，其形成受到机体条件和抗原因素的影响，人为干预建立或终止免疫耐受具有重要的理论和实际应用价值。

📝 思考题

1. 什么是免疫调节？
2. 抗原如何参与调节免疫应答？

3. 抗体如何参与调节免疫应答?

4. 神经内分泌系统如何参与调节免疫应答?

5. 什么是免疫耐受?

第九章

超敏反应与食物过敏

　　免疫是人体的一种生理功能，对机体有保护作用，但在一些情况下，它可能对机体产生有害的结果。超敏反应和食物过敏即为机体的有害免疫反应，与人类健康密切相关。

　　超敏反应（hypersensitivity）是指机体受到某些抗原刺激时，出现生理功能紊乱或组织细胞损伤的异常适应性免疫应答。食物过敏（food allergy，FA）又称为食物超敏反应（food hypersensitivity，FH），是指机体对食物中的抗原物质（大多数情况下还是重要的蛋白质类营养素）产生的超敏反应。

　　1963 年，Gell 和 Coombs 按照超敏反应发生速度、反应机制和临床特点，将其分为四种类型：Ⅰ型超敏反应，即速发型超敏反应；Ⅱ型，即细胞毒型超敏反应；Ⅲ型，即免疫复合物型超敏反应；Ⅳ型，即迟发型超敏反应。前三型均由体液免疫介导，可经血清被动转移抗体，Ⅳ型超敏反应则由细胞免疫介导。变态反应（allergy）或过敏反应（anaphylaxis）常指Ⅰ型，即速发型超敏反应。

第一节　Ⅰ型超敏反应

　　Ⅰ型超敏反应由特异性抗体 IgE 介导，机体初次接触抗原性物质（又称变应原）后产生 IgE 抗体，当机体再次接触相同变应原刺激后，IgE 致敏的肥大细胞、嗜碱性粒细胞等释放组胺等炎性介质，引起以毛细血管扩张、血管通透性增加及平滑肌收缩等为特点的病理变化。这种反应范围可以从局部到全身，全身性过敏反应可能会导致休克甚至死亡。Ⅰ型超敏反应在四种超敏反应中发生速度最快，一般在第二次接触抗原后数分钟内出现反应，故又称为速发型超敏反应（immediate hypersensitivity）或变态反应。

Ⅰ型超敏反应的主要特征有：①反应以快为主，起病快，病症消退也快，而且它的发生反应是可以向双方向同时发展的，消退起病可以随时转换；②由特异性抗体 IgE 介导，肥大细胞、嗜碱性粒细胞、嗜酸性粒细胞等释放生物活性介质引起局部或全身反应；③常引起生理功能紊乱，少部分可发生组织细胞损伤；④有明显个体差异和遗传倾向；⑤变应原种类多。

一、主要参与因子

（一）变应原

变应原（allergen）特指能够选择性诱导机体产生特异性 IgE 抗体，并引发速发型超敏反应的抗原物质。变应原可以是完全抗原（如微生物、寄生虫、花粉、异种动物血清等），也可以是半抗原（如药物和一些化学制剂）。有时变性的自身成分作为自身抗原，也可引起变态反应发生。一般变应原均属外源性抗原，多数天然变应原的分子质量为 10ku～70ku。分子质量过大不能有效地穿过呼吸道和消化道黏膜，而分子质量过小难以将肥大细胞和嗜碱性粒细胞膜上两个相邻近的 IgE 抗体及其受体桥联起来，因而不能触发介质的释放。

现已有记载的过敏原有接近 2 万种，与人类密切接触的过敏原也有 2000～3000 种。它们通过吸入、食入、注射或接触等方式使机体产生过敏现象。常见的变应原有以下五种。①吸入型变应原：如花粉、柳絮、粉尘、真菌孢子、螨虫排泄物、动物皮屑、羽毛、油烟、油漆、汽车尾气等；②食入型变应原：如乳、蛋、鱼、虾、贝、蟹、牛羊肉、动物脂肪、异体蛋白、酒精、毒品、抗菌素、消炎药、香油、香精、葱、姜、大蒜以及一些蔬菜、水果等，食品添加剂（主要是色素）等成了一类新的重要变应原；③接触型变应原：如化妆品、洗发水、洗洁精、染发剂、肥皂、化纤用品、石化塑料制品、农药、金属饰品、工业三废等；④药物性变应原：如青霉素、链霉素、磺胺等药品及异种血清等生物制品；⑤自身组织抗原：因精神紧张、工作压力、或受微生物感染、电离辐射、烧伤等生物、理化因素影响而使结构或组成发生改变的自身组织抗原，以及由于外伤或感染而释放的自身隐蔽抗原，也可成为变应原。

（二）变应素

变应素（allergin）是指引起 Ⅰ 型超敏反应的特异性 IgE 类抗体。因其由变应原诱导产生，又称为反应素。IgE 主要在鼻咽、扁桃体、气管、支气管和胃肠道等处的黏膜下固有层淋巴组织中由 B 细胞产生，这些部位也是变应原易于侵入和超敏反应常见的发生部位。IgE 的半衰期很短（1～2d），在正常人血清中其含量极低，在超敏反应患者中明显升高。

被变应原刺激后，易于产生 IgE 类抗体的机体为特应性素质个体，也称过敏体质者。IgE 为亲细胞抗体，能通过其 Fc 段与靶细胞的 IgE Fc 受体结合。IgE 结合受体有两种，即高亲和力受体 FcεRⅠ及低亲和力受体 FcεRⅡ。FcεRⅠ主要表达于肥大细胞和嗜碱性粒细胞表面，FcεRⅡ即 CD23 分子，分布比较广泛，主要表达于巨噬细胞、单核细胞、淋巴细胞、活化的 T 细胞、嗜酸性粒细胞和血小板等上。IgE 与 FcεRⅡ结合后，IgE 半衰期延长，并使机体处于致敏状态。如无相同抗原再次进入，致敏在持续半年至数年后可消失。

（三）效应细胞

肥大细胞和嗜碱性粒细胞是人类细胞中仅有的含组胺并在静止状态下表达高亲和力 IgE 受体 FcεRⅠ的细胞。两种细胞的细胞浆中含有大量嗜碱性颗粒，当抗原再次进入机体与致敏细胞表面的 IgE 特异性结合时，细胞可脱颗粒释放出组胺等生物活性介质。

肥大细胞表面含有受体和细胞黏附分子，其中最重要的受体家族是 IgE 的高亲和力受体 FcεRⅠ、IgG 的高亲和力受体 FcγRⅡ等。FcεRⅠ在肥大细胞表面呈现出高表达状态，每个肥大细胞表面大约含有 3×10^5 个 FcεRⅠ受体，但是仅有 1% ~ 15% 是脱颗粒所需求的。肥大细胞活化脱颗粒如图 9 - 1 所示。

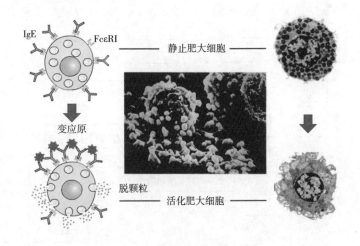

图 9 - 1　肥大细胞活化脱颗粒

嗜碱性粒细胞是粒细胞的一种，主要存在于血液中，占血液白细胞总数的 0.5%，和肥大细胞具有许多相似的结构和功能，包括 FcεRⅠ的表达、激活后组胺的释放和 Th2 细胞因子的分泌等。

嗜酸性粒细胞主要分布于消化道、呼吸道和泌尿生殖道黏膜上皮下的结缔组织中，在外周血中仅少量存在。一般认为，嗜酸性粒细胞在Ⅰ型超敏反应中具有负反馈调节作用。在Ⅰ型超敏反应发生过程中，肥大细胞和嗜碱性粒细胞脱颗粒，可释放嗜酸性粒细胞趋化因子（eosinophill chemotactic factor of anaphylaxis，ECF - A），引起嗜酸性粒细胞局部聚集。

嗜酸性粒细胞通过释放组织胺酶灭活组织胺，释放芳基硫酸酯酶灭活血小板活化因子，同时也可直接吞噬和破坏肥大细胞和嗜碱性粒细胞脱出的颗粒，从而下调I型超敏反应强度。近年来研究发现，嗜酸性粒细胞被某些细胞因子，如白细胞介素 - 3（IL - 3）、白细胞介素 - 5（IL - 5）、重组巨噬细胞粒细胞集落刺激因子（GM - CSF）或血小板活化因子（PAF）活化后，也可表达高亲和力的 IgE Fc 受体，引发脱颗粒，参与I型超敏反应晚期的形成和维持。

（四） 活性介质

肥大细胞和嗜碱性粒细胞可释放多种生物活性介质，大致可分为两类：一类为原发性介质，指事先合成并储存在肥大细胞和嗜碱性粒细胞颗粒中的介质，经抗原刺激后直接从颗粒中释放出来，主要为组胺和激肽原酶；另一类是继发性介质，是由原发性介质诱导产生及释放的介质，包括花生四烯酸代谢产物白三烯（LTs）、前列腺素（PGD_2）、血小板活化因子（PAF）以及 IL - 4 等细胞因子等。

二、反应发生机制

I 型超敏反应的发生可分为三个阶段，即致敏阶段、激发阶段和效应阶段（图 9 - 2）。

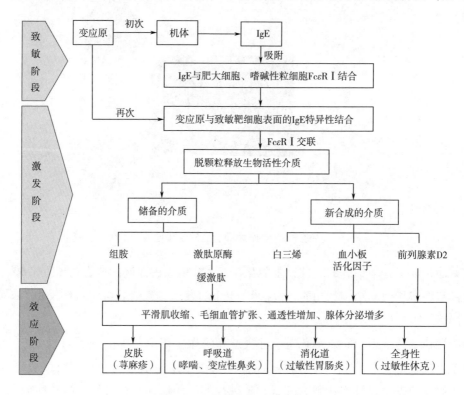

图 9 - 2 I 型超敏反应作用机理

（一）致敏阶段

变应原初次进入机体后，可选择诱导变应原特异性 B 细胞产生 IgE 抗体。此过程受多种细胞因子的调节，例如，Th2 细胞释放 IL-4 和 IL-13，可促进 IgE 类抗体类别的转化和合成；Th1 细胞产生 IL-12，可拮抗 IL-4 诱生 IgE 的作用，而促进 IgG4 产生。IgE 类抗体可在不结合抗原情况下，以其 Fc 段与肥大细胞和嗜碱性粒细胞表面相应的 FcεR I 结合，而使机体处于对该变应原的致敏状态。表面结合特异性 IgE 的肥大细胞/嗜碱性粒细胞，称为致敏肥大细胞/嗜碱性粒细胞，简称致敏靶细胞。通常靶细胞致敏状态可维持数月甚至更长，如长期不接触变应原，致敏状态可逐渐消失。

（二）激发阶段

激发阶段是指相同变应原再次进入处于致敏状态的机体，与致敏肥大细胞、致敏嗜碱性粒细胞表面紧密相邻的特异性 IgE "桥联"结合，使致敏的细胞脱颗粒，释放组胺、白三烯、激肽和嗜酸性粒细胞趋化因子等一系列生物活性介质的阶段。单个 IgE 结合 FcεR I 并不能刺激细胞活化；只有多价变应原同时与致敏靶细胞表面 2 个或 2 个以上相邻 IgE 结合，使膜表面 FcεR I 聚集并发生构型改变，即发生受体交联，才能启动活化，触发致敏靶细胞脱颗粒（degranulation）、释放及合成生物活性介质。由于肥大细胞和嗜碱性粒细胞均含大量嗜碱性颗粒及脂质小体，FcεR I 聚集可以导致细胞内颗粒膜与胞质膜的融合，将颗粒内容物释放至细胞外，即进行脱颗粒，进而激活磷脂酶 A_2（PLA_2），使膜磷脂酰胆碱分解，产生多种花生四烯酸代谢物，释放至细胞外。

除抗原物质外，多种刺激信号（如抗 FcεR I 抗体、抗 IgE 同种型抗体、抗 IgE 独特型抗体、IgE 双聚体或植物凝集素等）均可作用于 FcεR I，引起活性介质释放。另外，体内的其他活性介质和物质，如 C3a、C5a、吗啡、万古霉素和肾脏造影剂等，与相应受体结合后也可以导致颗粒释放，这种方式不依赖于 FcεR I 的作用。

（三）效应阶段

效应阶段是指活化的肥大细胞、嗜碱性粒细胞或嗜酸性粒细胞释放的生物活性介质作用于效应组织和器官，引起局部或全身过敏反应的阶段。根据效应发生的快慢和持续时间的长短可分为两种类型：①即刻/早期相反应，通常在接触变应原后数秒钟内发生，可持续数小时，主要由组胺引起；②晚期相反应，一般发生在变应原刺激后 6~12h，可持续数天，主要由新合成的脂类介质如 LTs、PGD_2、PAF 和某些细胞因子引起。

各种介质的作用大致相同，但又各有特点。组胺（histamine）是一种小分子质量的血管活性胺，主要存在于肥大细胞和嗜碱性粒细胞的颗粒内，通常与肝素、蛋白质结合呈无活性状态。当颗粒脱出后，通过与颗粒外 Na^+ 交换而释放，通过与相应受体结合，发挥效应功能。H1～H4 等 4 种组胺受体亚型均属于 G 蛋白偶联受体家族，分布于不同细胞，介导不同的效应。H1 介导肠道和支气管平滑肌的收缩、小静脉通透性增加和杯状细胞黏液分泌增多；H2 介导血管扩张和通透性增加，刺激外分泌腺的分泌，肥大细胞和嗜碱性粒细胞上的 H2 则发挥负反馈调节作用，抑制细胞脱颗粒；组胺 H3 受体广泛分布于中枢和外周神经末梢突触前膜，参与介导抑制脑内组胺的合成与释放；肥大细胞上 H4 具有趋化作用。组胺发挥作用快，可使血管扩张、平滑肌收缩、渗出液增加，机体可在数分钟内出现症状，表现为哮喘、荨麻疹甚至过敏性休克，且是引起痒感的唯一介质；但维持时间短，活性消失也快（2h）。

激肽（kinin）是由肥大细胞和嗜碱性粒细胞脱出的颗粒所释放的激肽原酶作用于血浆中的激肽原（一种 α2 - 球蛋白）而生成的活性介质。其中缓激肽有收缩平滑肌、扩张血管和增强毛细血管通透性的作用，并能刺激痛觉神经引起疼痛。

活化的肥大细胞和嗜碱性粒细胞可新合成多种介质，主要有白细胞三烯（简称白三烯）类物质、血小板活化因子和前列腺素 D2 等。

白三烯是花生四烯酸经脂氧合酶途径形成的介质，由 LTC4、LTD4、LTE4 组成，它们是引起晚期反应的主要介质，其作用是使支气管平滑肌强烈而持久地收缩。也可使毛细血管扩张、通透性增强，促进黏膜腺体分泌的增加。其释放及发挥作用缓慢（4～6h），但维持时间长（1～2d）。白三烯引起支气管平滑肌持续痉挛，效力比组胺大 100～1000 倍，是支气管哮喘的主要介质。

血小板活化因子是羟基化磷脂在磷脂酶 A2 和乙酰转移酶作用后形成的产物，主要参与晚期反应，可凝聚和活化血小板使之释放组胺、5 - 羟色胺等血管活性胺类物质，增强I型超敏反应。

前列腺素 D2 是花生四烯酸通过环氧合酶途径形成的产物。其作用是刺激支气管平滑肌收缩，使血管扩张和通透性增加。

I 型超敏反应发生机制如图 9 - 3 所示。

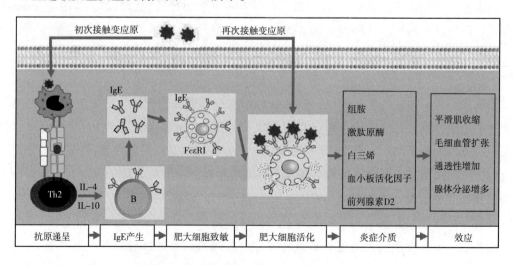

图 9 - 3　I 型超敏反应发生过程示意图

三、临床常见疾病

Ⅰ型超敏反应常见于人体生长的各个阶段。目前由Ⅰ型超敏反应引起的疾病越来越多，其发病率也不断上升，欧洲人群中Ⅰ型超敏反应的发病率为25%~35%，瑞典的发病率为30%~40%，我国北京地区的发病率高达37.7%。涉及Ⅰ型超敏反应的常见疾病有过敏性休克、支气管哮喘、过敏性鼻炎、荨麻疹、湿疹等。

（一）过敏性休克

累及全身血管的过敏反应称为过敏性休克，发病时，患者表现出烦躁不安、胸闷气急、呼吸困难、恶心呕吐、血压下降以至意识障碍和昏迷、抽搐等症状，严重者或抢救不及时可导致患者死亡。临床发生的过敏性休克常由医源性因素（如注射药物与生物制剂）或昆虫叮咬（如蜜蜂、黄蜂等的叮咬）引起。过敏性休克是最严重的一种Ⅰ型超敏反应性疾病，主要由用药或注射异种血清引起。

1. 药物过敏性休克

以青霉素引起者最为常见。青霉素本身无免疫原性，但其降解产物青霉噻唑或青霉烯酸可与人体内的蛋白质结合获得免疫原性，进而刺激机体产生 IgE，使机体致敏。当机体再次接触青霉噻唑或青霉烯酸后，可诱发过敏反应，严重者导致过敏性休克，甚至死亡。此外，有些人初次注射青霉素也可能发生过敏性休克，可能是其曾吸入过青霉菌孢子，或使用过被青霉素污染的注射器等医疗器械，机体已处于致敏状态。

2. 血清过敏性休克

血清过敏性休克又称血清过敏症。常发生于曾用过动物免疫血清的人群中，因机体已处于致敏状态，后来再次接受同种动物免疫血清而发病。临床上使用破伤风抗毒素或白喉抗毒素进行治疗或紧急预防时，可出现此种反应。

（二）表现于黏膜的过敏反应

呼吸道、消化道等开放性管腔表面有黏膜覆盖，相应的过敏反应性疾病因位置不同而分为哮喘、过敏性鼻炎和食物过敏症等多种状态。消化道过敏反应常见疾病称为过敏性胃肠炎，即少数人进食鱼、虾、蟹蛋等食物后，可出现恶心、呕吐、腹痛、腹泻等症状。呼吸道常见疾病有过敏性鼻炎和过敏性哮喘，多因吸入植物花粉、尘螨、真菌孢子等变应原引起。过敏性哮喘可表现有早期相反应和晚期相反应两种类型。

1. 哮喘

哮喘好发于春天花开季节、秋冬寒冷季节，致敏介质作用于支气管上，使支气管平滑肌痉挛，导致广泛小气道狭窄，引发喘、憋、咳嗽等症状，严重者甚至窒息死亡。致敏物能否停留在气道内，决定于患者气道的因素和致敏物本身的因素。后者又与其颗粒的大小、表面是否光滑、黏度等有关，以花粉为例，仅就大小方面考虑，<5μm 直径的颗粒很容易被吸入，也很容易被呼出；>50μm 的颗粒容易会被鼻毛、呼吸道黏膜上的分泌物截留，难以进入下呼吸道；大小在此二者之间的颗粒，则容易停留在下呼吸道，诱发过敏反应。可被吸入气管造成哮喘的颗粒，如室内外尘埃、化学粉末、尘螨、真菌、动物皮毛、羽毛、棉花絮等，多引起常年性哮喘发作。

2. 过敏性鼻炎

当变应原颗粒较小（<2μm）时可被吸入气管造成哮喘，颗粒较大时（>10μm）则受到鼻黏膜的阻挡，停留于鼻腔，引发过敏性鼻炎。主要症状为连续性喷嚏、大量流清涕、鼻塞、鼻痒、咽痛等。

（三）皮肤过敏反应

药物、食物、花粉等常引起皮肤过敏症状，主要症状为皮肤红肿、瘙痒、疼痛、荨麻疹、湿疹、斑疹、丘疹、风团、紫癜等。

作为 I 型超敏反应代表类的瘙痒疾病，荨麻疹通常仅引起局部而非全身性症状，这种症状的发生是因为它提高了某些黏膜及皮肤的毛细血管渗透压，并且使它扩张，通常在几天或者几个月的时间内发生临床反应。一般情况下，风团常常在皮肤出现致痒症状后出现，一般很少出现红斑或者伴随水肿，多数情况下呈苍白色或者是鲜艳的红色。皮疹通常不单一出现，常常在身体各处同时出现。以在人体多处部位并发较为常见，也可以在某处单一出现。有一些患此类病的人还会有一些胃肠的不适症状或者有一些神经功能紊乱的情况出现，有的甚至出现一些急性症状，如呼吸困难、血压降低、心慌、胸闷及休克等症状。因为能迅速起病并能及时治愈而且发病间歇期短，被称为急性荨麻疹。如果长期反复不愈，在临床观察期间 3~4d 发作一次或者间期达一个半月的，称为慢性荨麻疹。

四、防治原则与手段

I 型超敏反应的防治应从两方面考虑：一方面尽可能寻找出变应原，避免再次接触；另一方面，切断或干扰超敏反应发生过程中的某些环节，从而防止其发生发展。

（一）查明变应原，避免接触

查明变应原，避免与之接触是预防 I 型超敏反应最有效的办法。可采用的途径有：①详问病史；②皮肤试验：将可能引起过敏反应的药物、生物制品或其他变应原稀释后，取 0.1mL 在受试者前臂内侧做皮内注射，15~20 min 观察结果，若局部皮肤出现红晕，直径 >1cm 为皮试阳性；③检测特异性抗体 IgE：可通过酶联免疫吸附试验、放射免疫吸附试验、间接血凝试验等方法检测血清总 IgE 和特异性 IgE 含量，这对 I 型超敏反应的诊断和过敏原的确定很有价值。

（二）脱敏疗法

脱敏治疗是一种过敏性疾病特异性的免疫防治手段。

1. 异种免疫血清脱敏疗法

在用抗毒素血清治疗某些主要由外毒素引起的疾病时，如遇皮肤试验阳性者，可采用小剂量、短间隔（20～30min）、连续多次注射抗毒素的方法进行脱敏。脱敏注射的原理是小剂量变应原进入机体，仅与少数致敏细胞上的 IgE 结合，脱颗粒后释放活性介质较少，不足以引起临床反应，而少量的介质可被体液中的介质灭活物质迅速破坏。短时间内，经多次注射变应原，使体内致敏细胞逐渐脱敏，直至机体致敏状态被解除，此时再注射大量抗毒素免疫血清不会发生过敏反应。但这种脱敏是暂时的，经一定时间后，机体又可重建致敏状态。

2. 特异性变应原脱敏疗法

对某些已查明，但日常生活中又不可能完全避免再接触的变应原如花粉、尘螨等，可采用小剂量、间隔较长时间（1 周左右）、多次反复皮下注射的方法进行脱敏治疗。其作用机制可能为：通过改变抗原进入途径，诱导机体产生特异性 IgG 类抗体，该类抗体与再次进入机体的相应变应原结合，可阻止其与致敏细胞上的 IgE 结合，从而阻断超敏反应的进行。故这种 IgG 抗体又被称为封闭抗体（blocking antibody）。

（三）药物防治

用某些药物干扰或切断超敏反应发生过程中的某些环节对防治 I 型超敏反应性疾病具有重要的应用价值。

1. 抑制活性介质的合成和释放

（1）阿司匹林　为环氧合酶抑制剂，可阻断花生四烯酸经环氧合酶作用生成 PGD2；

（2）色苷酸二钠　可稳定细胞膜，抑制致敏细胞脱颗粒，减少或阻止活性介质的释放；

（3）肾上腺素、异丙肾上腺素、麻黄碱及前列腺素 E 等：能激活腺苷酸环化酶，增加 cAMP 的生成，阻止 cAMP 的降解，从而提高细胞内 cAMP 水平，抑制致敏细胞脱颗粒、释放活性介质。

2. 拮抗活性介质发挥作用

扑尔敏等组胺受体竞争剂，可通过与组胺竞争结合效应器官上的组胺 H1 受体，发挥抗组胺作用；乙酰水杨酸对缓激肽有拮抗作用；多根皮苷酊磷酸盐对白三烯有拮抗效应。

3. 改善效应器官反应性的药物

肾上腺素能使小动脉、毛细血管收缩而升血压，还具有使支气管舒张、解除支气管平滑肌痉挛的作用，常用于抢救过敏性休克患者。葡萄糖酸钙、氯化钙、维生素 C 等，除具有解痉、降低血管通透性作用外，也可减轻皮肤和黏膜的炎症反应。

IgE 与 FcεR I 特异性结合以及信号在 FcεR I 信号通路中的逐级放大是引发变态反应性疾病的关键，因此，以 IgE/FcεR I 信号通路为靶标治疗变态反应疾病具有可行性。随着对过敏反应信号通路的深入研究，人们将会开启治疗相关疾病产生新的篇章，在变态反应性疾病治疗中将具有开发前景。

第二节　Ⅱ型超敏反应

Ⅱ型超敏反应，又称细胞溶解型（cytolytic type）超敏反应或细胞毒型（cytotoxic type）超敏反应，是由 IgG 或 IgM 类抗体与靶细胞表面相应抗原结合后，在补体、吞噬细胞和 NK 细胞参与下引起的以细胞溶解或组织损伤为主的病理性超敏反应。这些抗体可以与自身抗原或与自身抗原有交叉反应的外来抗原特异性结合或以游离形式存在于血循环中。细胞表面抗原与相应抗体结合可导致细胞崩溃死亡、组织损伤或功能异常。

Ⅱ型超敏反应的主要特点如下：①IgM、IgG 类抗体直接作用于细胞表面的抗原或半抗原；②激活补体系统，单核/巨噬细胞、粒细胞及 NK 细胞等均参与反应，造成靶细胞的损伤或生理功能紊乱。这类超敏反应发生的原因是免疫系统不能识别自身和非自身，而出现对自身组织成分的抗体（或细胞）介导免疫，故又称自身变态反应，这类疾病称自身免疫性疾病。

免疫系统不能识别出自身的组织而对自身组织产生抗体的原因可能有以下三点。

（1）新抗原的出现或原来隐蔽的隔绝抗原的释放　免疫系统未耐受的抗原，一旦接触免疫细胞，即能产生免疫应答。如在青春期前尚未形成的精子、病毒感染或恶性转化后形成的新抗原。

（2）交叉免疫反应　交叉反应抗原可以有某些与自身成分一样的抗原决定簇，如乙型链球菌与心脏有共同的抗原决定簇，在感染某些株链球菌后产生的针对心肌及心内膜抗体与心脏上的相同抗原决定簇结合，最后引起风湿性心脏病。

（3）耐受抗原载体的修饰　机体对于原本耐受的自身抗原，由于存在理化因素（如药物、冷、热、紫外线等）作用或微生物（如病毒感染）的影响，可使得机体内的组织细胞表面成分发生某些改变，对原本耐受抗原载体的部分进行修饰，这些修饰过的抗原可以回避 Th 细胞的耐受，导致免疫应答。

一、主要参与因子

1. 抗原

存在于自身正常组织或细胞上的抗原或吸附在正常组织或细胞表面的外来抗原或半抗原物质，包括：①同种异型抗原，如 ABO 血型抗原、Rh 抗原和 HLA 抗原；②吸附于靶细胞表面的药物（半抗原）、微生物或其代谢产物等外源性抗原；③由物理、化学、生物、外伤等因素改变了自身抗原，从而产生了抗自身抗原的抗体。当体内相应抗体与上述细胞表面的抗原成分结合后，可通过激活补体系统和调理吞噬细胞、NK 细胞等途径使机体受到损害。

2. 抗体

人类中介导 II 型超敏反应的抗体主要是 IgG 和 IgM 两类，是针对自身细胞或组织抗原的，因此多为自身抗体，少数为 IgA 类。IgM 为五聚体，能最有效地结合抗原、激活补体和介导吞噬作用，这类抗体主要是 ABO 血型的天然抗体，而针对其他抗原的抗体则以 IgG 为主。参与细胞毒反应的抗体能与靶细胞表面的抗原或半抗原特异性结合而激活补体或激发抗体依赖细胞介导的细胞毒作用（antibody - dependent cell - mediated cytotoxicity，ADCC）效应，导致细胞溶解。

二、反应发生机制

II 型超敏反应主要是由于体内预先存在的抗体或由上述抗原或半抗原刺激机体产生的抗体，与带有抗原或半抗原的组织细胞发生特异性结合，从而对机体造成损伤的（图 9 -4）。

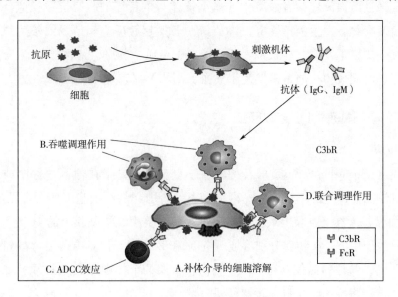

图 9 -4　II 型超敏反应发生机制

1. 补体介导的细胞溶解

IgM 或 IgG 类自身抗体与靶细胞表面的抗原特异性结合后，可通过经典途径激活补体系统，最后形成膜攻击单位，直接导致膜损伤，靶细胞溶解死亡。例如，输血反应中的 ABO 血型输血，在输血过程中，同族血细胞凝集素会结合，使补体被激活，红细胞被破坏，出现溶血、血红蛋白尿等现象。结合了同族血细胞凝集素的红细胞也可被吞噬细胞吞噬消灭。

2. 调理吞噬作用

补体活化产生过敏毒素 C3a 和 C5a，一方面对中性粒细胞和单核/巨噬细胞具有趋化作用，吸引其到达反应局部；另一方面还能刺激肥大细胞、嗜碱性粒细胞等分泌趋化性细胞因子，进一步促进吞噬细胞在局部聚集。例如，单核/巨噬细胞可通过表面 IgG 的 Fc 受体与 IgG 结合于靶细胞表面的不同 C3b 片段，可借助表面 C3b 受体对靶细胞产生补体介导的调理吞噬作用，使靶细胞被吞噬溶解。活化的中性粒细胞和 Mφ 产生水解酶和细胞因子等而引起细胞或组织损伤。

3. 抗体依赖细胞介导的细胞毒作用 （ADCC）

IgG 类抗体与固定组织靶细胞上的抗原结合，其 Fc 段与 NK 细胞表面 IgG 的 Fc 受体牢固地结合，从而阻断效应细胞与靶细胞表面上的抗体相互作用，产生 ADCC 效应，杀伤靶细胞。在 ADCC 中，效应细胞与靶细胞间的接触十分重要，但 ADCC 在体内的作用如何尚待阐明，这种细胞毒机制对于像寄生虫和实体瘤这类难以经吞噬而杀伤的细胞靶而言可能是积极的。

三、临床常见疾病

在 II 型超敏反应中，常见疾病主要包含输血反应、新生儿溶血、自身免疫性溶血性贫血等。其中，急性溶血反应患者血浆中的血型抗体与供者红细胞膜抗原反应，进而激活补体，产生免疫复合物，发生消耗性凝血障碍等。II 型超敏反应病情发展较为缓慢，一般与抗原接触后在一周以上发病，症状常表现为溶血、出血、贫血、紫癜、黄疸、激发感染等。发病虽无一定的时间规律，但是常发生于输血、用药等临床处理之后。

（一）同种不同个体间的 II 型超敏反应

1. 输血反应

输血反应（transfusion reaction）又称输血不良反应，是指在输血过程中或结束后，因输入血型或其制品而产生的不良反应。因血型不符合引起的红细胞破坏，常见于 ABO 血型系统。ABO 血型是人红细胞膜上最主要的系统，其主要由红细胞膜上的 H 物质构成，在不同的糖基转移酶作用下，H 物质分别形成 A 抗原和 B 抗原。仅具有 N – 乙酰氨基半乳糖转移酶的个体形成 A 抗原；而仅具有 D – 半乳糖转移酶的个体则形成 B 抗原；如同一个体具有这两种糖基转移酶，其红细胞表面就可同时具有 A 和 B 两种抗原；反之，如缺乏这两种糖基转移酶，其血型就为 O 型。由于人类肠道菌群含有丰富的 A、B 型抗原决定簇，个体可对所缺少的某一种或某两种抗原决定簇形成相应的抗体，所以具有 A 型抗原决定者总是携带抗 B 抗体，具有 B 型抗原决定者的个体则相反，而具有 O 型血型的个体，则同时携带抗 A 和抗 B 抗体。若误将 A 型血输给 B 型个体，供者细胞表面的抗原与受者血液中的相应抗体结合，即同族血细胞凝集素发生结合，在补体的参与下，输入的红细胞被破坏，出现发热、恶心、后背下部痛，胸有压迫感并伴随有呕吐、溶血、血红蛋白尿等症状。ABO 血型抗体为 IgM，红细胞的溶解以补体的直接作用为主；而其他血型抗体为 IgG，补体虽然参与作用，但更重要的是结合 IgG 的红细胞被肝、脾中的吞噬细胞吞噬而清除。

2. 新生儿溶血症

新生儿溶血症（hemolytic disease of newborn，HDN）是由母婴血型不合而引起的免疫溶血疾病，母体内产生与胎儿血型抗原不相容的 IgG 抗体，该抗体可顺利通过胎盘屏障进到胎儿体内，导致胎儿红细胞溶解破坏。

在人类血型系统中，引起 HDN 的血型主要为 ABO 血型，其次为 Rh 血型，但是 Rh 血型引起的 HDN 病情较 ABO 血型抗体更严重。母子间 ABO 血型不符引起的新生儿溶血症多发生于母亲是 O 型、胎儿是 A 型、B 型或 AB 型。因为天然血型抗体属 IgM 类，不能通过胎盘，而少量进入母体的胎儿红细胞能诱发后天获得性 IgG 类抗体，虽可通过胎盘进入血流，但胎儿血清及其他组织中也存在有 A、B 型抗原物质，有吸附抗体的作用，所以抗体并不全集中于胎儿红细胞中。故其发病率虽然高，但病性较轻。母子间 ABO 血型不符引起的新生儿溶血症在我国并不少见，但至今还未研发出有效的预防措施。

Rh 血型是重要的抗原系统，其中 Rh（D）抗原最重要，Rh - HDN 多见于母亲为 Rh（D）阴性的情况。在首次分娩时，胎盘剥离出血，极少量胎儿血进入母体内，胎儿的 Rh 阳性红细胞导致母亲过敏，以 IgG 类为主的抗 Rh 抗体在母亲体内产生。当再次妊娠时，经过了首次分娩刺激后，HDN 发病不再局限于 Rh 血型系统 D 抗原，抗 Rh 抗体经胎盘进入胎儿体内，根据母子 Rh（D）阴阳性的不同，可相应的与胎儿红细胞膜上的 Rh 系统抗原（E、e、C 及 c）结合，导致红细胞溶解破坏，引发二孩出现新生儿溶血症。

3. 移植排斥反应

器官移植后的排异反应机制十分复杂，细胞免疫和体液免疫均参与反应，但细胞免疫是免疫排斥反应的主要启动机制。引起移植排斥反应的抗原 - 抗体对移植物（外来器官）可有直接细胞毒性，或引起吞噬细胞的黏附或由 NK 细胞行使非特异性攻击。当抗体与血管内皮表面上抗原结合时，抗体可引起血小板黏附。超急性排斥反应为受者体内预存的抗体所介导。

（二）自身免疫性 II 型超敏反应

1. 自身免疫性溶血性贫血

自身免疫性溶血性贫血是由于体内免疫功能异常（如 B 淋巴细胞功能亢进）产生抗红

细胞自身抗体，部分抗体功能激活补体，导致红细胞过度破坏而引起的一种自身免疫性疾病，抗体主要为 IgG 类。引起红细胞溶血的主要机制是：如补体活化至 C9，则红细胞直接被溶解；如补体激活 C3，则覆盖有 IgG 抗体和 C3b 的红细胞被肝脾中的吞噬细胞吞噬消化。

2. 肺出血－肾炎综合征

肺出血－肾炎综合征（Goodpasture syndrome），是 Goodpasture 首次发现的急性肾小球肾炎合并肺出血的现象，为病因不明的过敏性疾病，血内有循环抗肾小球基底膜抗体（anti－glomerular basement membrane antibody，anti－GBM antibody）及免疫球蛋白和补体呈线样沉积于肾小球基膜，造成肺出血伴严重进展性发展的肾小球肾炎，典型的临床表现为急进性肾小球肾炎所致的急性肾衰竭，伴随可能致命性的肺出血症状。

3. 甲状腺功能亢进症

又称毒性弥漫性甲状腺肿、Grave 病，主要临床表现为高代谢症候群、弥漫性甲状腺肿、眼征和胫前黏液性水肿，是一种常见的自身免疫性甲状腺疾病。患者产生了抗甲状腺上皮细胞刺激激素受体的自身抗体，TSH 的生理功能是刺激甲状腺上皮细胞产生甲状腺素。自身抗体与 TSH 受体结合，其作用与 TSH 本身相同，因此导致甲状腺上皮细胞刺激的失调，甚至在无 TSH 存在下也能产生过量甲状腺素，出现甲状腺功能亢进，是其具有刺激性作用的一个例子。

四、防治原则与手段

（一）防治原则

1. 特异性防治

（1）避免特异性过敏诱因；

（2）特异性过敏诱因的脱敏。

2. 非特异性防治

（1）肾上腺皮质激素类药物；

（2）其他非特异性免疫治疗：多价菌苗、脂多糖、核络注射等；

（3）抗组织胺药物。

（二）治疗手段

（1）立即切断或阻碍变应原途径，应用抑制发热、抗组织胺药。

（2）常规治疗虽然可行但是效果欠佳，可进行血浆置换手术或者免疫抑制治疗。

（3）输血前，糖皮质激素的使用可减少输血反应的发生频率或减轻不良反应的症状。

第三节　Ⅲ型超敏反应

Ⅲ型超敏反应又被称为免疫复合物型超敏反应或血管炎症超敏反应，其特点是可溶性抗原与相应 IgG、IgM 类抗体结合形成可溶性免疫复合物（immune complex，IC），可溶性免疫复合物沉积于局部或全身毛细血管基底膜后，通过激活补体和在血小板、嗜碱性粒细胞参与作用下，引起的以充血水肿、局部坏死和以中性粒细胞浸润为主要特征的炎症反应和组织损伤。

一、主要参与因子

1. 抗原

抗原分为内源性抗原（如 DNA）和外源性抗原（如异种血清、青霉素、细菌或病毒、支原体等，也可为以上生物性抗原的代谢物），机体对其连续产生抗体，形成了免疫复合物。

2. 抗体

参与Ⅲ型超敏反应的抗体主要是 IgG、IgM 和 IgA。

二、反应发生机制

Ⅲ型超敏反应的发生机制如图 9 - 5 所示。

（一）中等大小免疫复合物的形成

免疫复合物的形成，通常是机体持续接触过量抗原的结果，例如持续性的病原微生物感染、自身抗原成分的长期存在以及反复接触环境中的同一类抗原性物质等。免疫复合物是机体去除有害抗原的一种方式。人们形象地称抗原 – 抗体与免疫复合物的关系如下：当抗原与抗体的浓度比例为 2:3 时，形成的免疫复合物较大，被吞噬细胞吞噬；当二者浓度比例为 2:1 时形成免疫复合物较小，可被肾脏滤过排出；只有当二者浓度比例为 3:2，即抗原比抗体多时，会形成中等大小的免疫复合物（约 1000ku），可长期在血液循环中流动，既不易被吞噬消除，也不能经肾小球滤出。

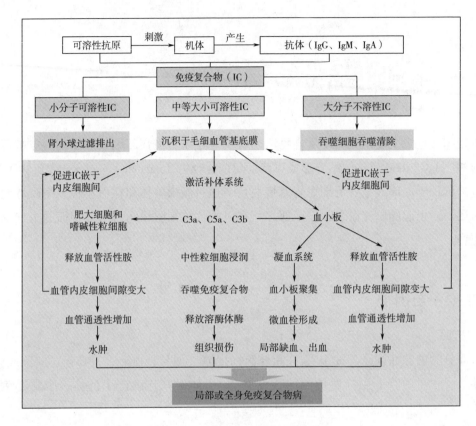

图9-5　Ⅲ型超敏反应发生机制

（二）中等大小免疫复合物的沉积

多种因素可导致中等免疫复合物的沉积。

1. 血管通透性增加

免疫复合物经过经典途径激活补体，产生过敏毒素（C3a、C5a）和C3b，使肥大细胞、嗜碱性粒细胞和血小板活化，也可直接与血小板表面FcγR结合使之活化，释放组胺等血管活性物质。高浓度的血管活性物质可使血管内皮细胞间隙增大，血管通透性增加，有利于免疫复合物的沉积。

2. 局部解剖和血液动力学因素

肾小球基底膜和关节滑膜等位置的毛细血管血压较高，约为其他部位毛细血管压力的4倍，血流缓慢；此外，动脉交叉口、脉络膜丛等部位易产生涡流。血管内的高压与涡流均有助于免疫复合物向组织内沉积。

3. 机体清除免疫复合物能力降低

导致清除可溶性免疫复合物能力降低的因素包括补体功能障碍或补体缺陷；免疫复合物的量过大或吞噬细胞功能异常或缺陷等。

（三）　免疫复合物沉积引起组织损伤

免疫复合物在血管壁的沉积并非组织损伤的直接原因，而是始动因素。可通过以下途径造成组织损伤。

1. 血管活性物质

免疫复合物通过激活补体产生 C3a 和 C5a 等补体片段，这些过敏性毒素产生趋化性作用，能引起肥大细胞和嗜碱性粒细胞释放血管活性组胺，使血管通透性增高，进一步促进免疫复合物沉积，使局部水肿并促进炎性介质渗出。

2. 中性粒细胞

免疫复合物在局部沉积后，通过多种途径产生炎症介质。例如，激活补体产生趋化因子 C5a 和 C3a；活化肥大细胞等产生趋化性细胞因子；活化巨噬细胞产生 IL-1、TNF-α。在这些因子的共同作用下，中性粒细胞聚集于复合物沉积的部位，引起血管及其周围炎症，且在吞噬清除复合物过程中释放出多种溶酶体酶（包括蛋白水解酶、胶原酶和弹性纤维酶等）于细胞外，可水解血管的基底膜、内弹力膜和结缔组织等造成血管及其周围组织损伤，可释放碱性蛋白质、激肽原酶，直接或间接产生血管活性介质，加重和延续组织损伤及炎症过程。

3. 血小板

免疫复合物可通过血小板的 Fc 受体与血小板作用，一方面使其释放血管活性胺，释放的胺诱导产生组胺和 5-羟色胺，增加血管的通透性，加重局部渗出性水肿，促进免疫复合物进一步沉积；另一方面聚集的血小板可激活凝血过程，形成微血栓，引起局部缺血、出血和坏死等剧烈炎症反应，加重组织损伤。

三、临床常见疾病

Ⅲ型超敏反应导致的疾病被称为免疫复合物病，分为两类：局部免疫复合物病发生于抗原进入部位；全身免疫复合物病乃免疫复合物随血流播散沉积在多个部位所致。

（一）　全身性免疫复合物病

1. 血清病

有些患者在初次注射大剂量异种抗毒素血清（如抗蛇毒治疗等）7~10d 后，可出现体温升高、全身荨麻疹、淋巴结肿大、关节疼痛等症状，有的还可有轻度急性肾小球肾炎和心肌炎，血清中补体水平下降，由于该病主要因注射异种动物血清所致，故称为血清病（serum sickness）。血清病发病机制是注射的抗原量过大，致使机体产生特异性抗体，抗体和未完全排除的异种血清在血液中形成中等大小的免疫复合物，这种免疫复合物沉积在身体的许多部位引起炎症性损伤，其主要临床症状是发热、皮疹、淋巴结肿大、关节肿痛和一过性蛋白尿等。此外，大剂量使用青霉素、磺胺药等也可出现血清病样反应。

2. 系统性红斑狼疮

系统性红斑狼疮（systemic lupus erythematosus，SLE）是一种多发于青年女性的累及多脏器的自身免疫性炎症性结缔组织病，早期、轻型和不典型的病例现日渐增多，发病年龄以 20～40 岁最多，幼儿或老人也可发病。本病病因至今尚未肯定，大量研究显示遗传、内分泌、感染、免疫异常和一些环境因素与本病的发病有关。遗传因素、环境因素、雌激素水平等各种因素的相互作用会导致 T 淋巴细胞减少、T 抑制细胞功能降低、B 细胞过度增生，产生大量的自身抗体，并与体内相应的自身抗原结合形成相应的免疫复合物，沉积在皮肤、关节、小血管、肾小球等部位。在补体的参与下，引起急慢性炎症及组织坏死（如狼疮肾炎），或抗体直接与组织细胞抗原作用，引起细胞破坏（如红细胞、淋巴细胞及血小板壁的特异性抗原与相应的自身抗体结合，分别引起溶血性贫血、淋巴细胞减少症和血小板减少症），从而导致机体的多系统损害。

3. 类风湿关节炎

类风湿性关节炎（rheumatoid arthritis，RA）是一种由自身免疫障碍引起的免疫系统攻击关节的长期慢性炎症，这种炎症会造成关节变形，并会因关节痛楚及磨损而使人失去部分的活动能力。此类患者的关节滑膜沉积由变性自身 IgG 和抗变性自身 IgG 的抗体（主要是 IgM，也可以是 IgG 或 IgA）组成的免疫复合物。这种免疫复合物的沉积是进行性关节炎的诱发因素。抗变性自身 IgG 的 IgM，IgG 或 IgA 在临床上被称为类风湿因子（RF）。

4. 链球菌感染后肾小球肾炎

链球菌感染后肾小球肾炎可在链球菌感染后 2～3 周发生。其机制多属Ⅲ型超敏反应，即体内产生的抗链球菌抗体与血液中的链球菌裂解产物形成免疫复合物，此复合物可沉积在肾小球基底膜引起机体的炎症性损伤。免疫复合物性肾小球肾炎也可由葡萄球菌、肺炎球菌、病毒、疟原虫的感染引起。

（二）局部免疫复合物病

1. Arthurs 反应

1903 年，Arthurs 发现，经皮下给家兔反复注射马血清，数周后，再次注射马血清，在注射的局部可出现红肿、出血和坏死等剧烈的炎症反应，这种现象被称为 Arthus 反应。其机制是所注射的抗原与已生成的抗体形成了免疫复合物，这些复合物沉积在注射部位的小动脉壁上，引起血管炎。

2. 类 Arthurs 反应

类 Arthurs 反应可见于胰岛素依赖型糖尿病患者，由于反复注射胰岛素，体内可产生过量抗胰岛素抗体，从而在局部出现类似 Arthurs 反应。此外，长期大量吸入植物性或动物性蛋白质以及霉菌孢子，引起的变态反应性肺泡炎或间质性肺泡炎也属此类反应。

第四节　Ⅳ型超敏反应

Ⅳ型超敏反应是由效应 T 细胞与相应抗原作用后，引起的以单个核细胞浸润和组织细胞损伤为主要特征的炎症反应，该型超敏反应发生较慢，一般于再次接触抗原后 48 ~ 72h 发生，故又称为迟发型超敏反应（delayed type hypersensitivity，DTH）。其特点是：①反应发生迟缓，一般再次接触抗原后 48 ~ 72h 出现，迟发的主要原因是参与反应的特异 T 淋巴细胞数量很少，反应涉及抗原的加工提呈、T 淋巴细胞的激活、细胞因子的分泌、炎症反应激活血管内皮细胞，并有细胞间黏附分子的相互作用，因此需要较长的时间；②抗体和补体不参与反应；③由炎症性细胞因子引起的以单核细胞浸润为主的炎症。

一、主要参与因素

引起Ⅳ型超敏反应的变应原大量存在于日常环境中，人类不可避免地接触到这类物质，进而引发过敏反应而导致疾病的发生。外源性抗原包括灰尘、花粉、化学药品、微生物和血清制品等，这些物质大量聚集在我们生存的环境中，具有严重的潜在致病性反应。

二、反应发生机制

Ⅳ型超敏反应的发生发展分为两个阶段（图 9 – 6）。

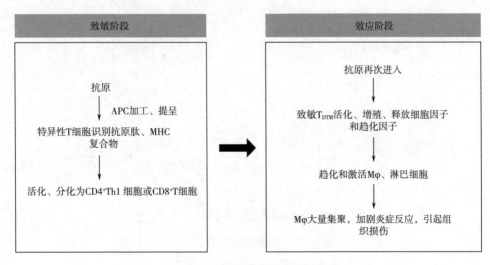

图 9 – 6　Ⅳ型超敏反应发生过程

第一阶段称为致敏或诱导期，变应原透过真皮层进入细胞内，与载体蛋白结合形成完全抗原。真皮中的抗原经过抗原修饰的蛋白活化后通过直接或间接的途径被提呈给朗格汉斯细胞。经过抗原激活的朗格汉斯细胞伴随淋巴细胞进入引流淋巴结。在引流淋巴结中，CD4$^+$T 淋巴细胞识别由朗格汉斯细胞提呈的变应原，并传递给 T 淋巴细胞。由活化的 T 淋巴细胞分化的记忆细胞通过皮肤渗透作用散布到全身。

第二阶段称为激发期，当机体再次接触相同致敏化合物后，记忆细胞被激活，分泌前炎性细胞因子激活免疫应答，从而引起Ⅳ型超敏反应。Ⅳ型超敏反应的发病过程由多种因素共同作用导致，包括朗格汉斯细胞和 T 淋巴细胞的激活和提呈抗原、细胞因子的过度分泌、黏附分子参与细胞的识别、活化和信号传导，以及神经肽对靶细胞活性进行调节。Th1 细胞增殖分化后可产生 IFN $-\gamma$，诱导 CD4$^+$T 细胞向 Th1 细胞分化同时抑制 Th2 细胞的增殖。与此相反，Th2 细胞产生 IL -4，诱导 CD4$^+$T 细胞分化为 Th2 细胞且抑制 Th1 细胞的增殖。在正常情况下，Th1 和 Th2 细胞处于一种动态平衡状态。Th1/Th2 细胞失衡是导致许多过敏反应的直接原因。

Ⅰ型、Ⅱ型和Ⅲ型超敏反应为 B 淋巴细胞介导的体液免疫，而Ⅳ型超敏反应为致敏 T 淋巴细胞介导的细胞免疫，无须抗体或补体参加。Th 细胞在接受抗原提呈细胞的抗原片段后被激活，而且在致敏的 CTL 细胞作用下，引起以单核细胞、巨噬细胞和淋巴细胞浸润和细胞变性及坏死为主要特征的炎症性病理损伤。Ⅳ型超敏反应发生机制如图 9-7 所示。

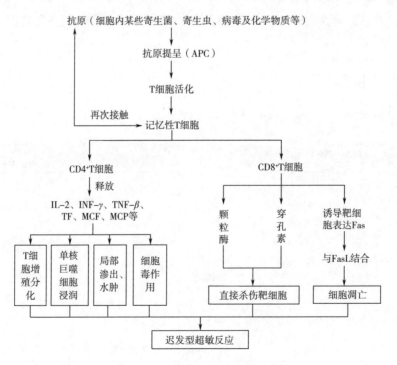

图 9-7 Ⅳ型超敏反应发生机制

（一）抗原

引起该型超敏反应的抗原可以是微生物、寄生虫、组织抗原和某些化学物质等，尤其是某些胞内寄生菌（如结核杆菌）是最常见引起Ⅳ型超敏反应的抗原。

（二）效应 T 细胞和记忆 T 细胞的形成

引起Ⅳ型超敏反应的抗原物质经抗原提呈细胞（APC）加工处理后，能以抗原肽：MHC 分子复合物的形式表达于 APC 细胞表面，使具有相应抗原受体的 CD4$^+$Th 细胞和 CD8$^+$CTL 细胞活化。这些活化的 T 细胞在 IL－2 和 IFN－γ 等细胞因子的作用下，有些增殖分化为效应 T 细胞，即 CD4$^+$Th1 细胞和 CD8$^+$效应的 CTL 细胞，有些成为静止的记忆 T 细胞。

（三）效应 T 细胞引起的炎症反应和细胞毒作用

当抗原特异性记忆 T 细胞再次与相应抗原接触时，可迅速增殖分化为效应 T 细胞，与相应的抗原作用后，可引发炎症反应即迟发型超敏反应。

1. CD4$^+$Th1 细胞介导的炎症反应和组织损伤

CD4$^+$Th1 细胞再次与抗原作用后，可通过释放趋化因子、IFN－γ、TNF－β、IL－2、IL－3 和 GM－CSF 等细胞因子，产生以单核细胞及淋巴细胞浸润为主的免疫损伤效应。这些细胞因子可导致血管通透性增强、渗出增多，或通过趋化作用，使单核/巨噬细胞聚集，在 IFN－γ 的作用下，巨噬细胞活化，释放溶酶体酶等炎性介质引起组织损伤。而 TNF－β 和活化的 Mφ 产生的 TNF－α，可直接对靶细胞及其周围组织细胞产生细胞毒作用，引起组织损伤。

2. CD8$^+$CTL 细胞介导的细胞毒作用

CD8$^+$效应 CTL 细胞与靶细胞表面相应抗原结合后，通过脱颗粒释放穿孔素和颗粒酶等介质，直接导致靶细胞溶解破坏，或诱导靶细胞表达凋亡分子（Fas），后者与 CD8$^+$效应 CTL 细胞表面的配体 FasL 结合，导致靶细胞凋亡。

三、临床常见疾病

临床常见疾病包括感染性和接触性迟发型超敏反应。多数Ⅳ型超敏反应发生于接触抗原 24h 之后，组织移植反应等可延长至数周或数月之后出现反应。常见症状表现有皮肤红肿、皮痒、皮疹、渗出，肌张力降低，多发性感觉或运动神经麻痹，甲状腺机能低下，眼部红肿、疼痛、畏光、视力减退等。

1. 接触性皮炎

接触性皮炎是一种由 T 细胞介导的对环境中抗原的湿疹样皮肤病。外来半抗原物质可能与朗格汉斯细胞结合成新抗原，富含 MHC 分子的朗格汉斯细胞将抗原加工处理并提呈给 T 细胞。发病原因主要有两方面：第一，任何对皮肤具有较强刺激作用的物质与皮肤接触后均可引起接触性皮炎，如强酸、强碱以及一切对皮肤具有刺激、腐蚀作用的动物性、植物性、化学性成分均可引起接触性皮炎；第二为变态反应，变态反应指所接触的物质本身对皮肤无刺激或刺激作用很弱，一般情况下不会引起皮肤损伤。但对具有过敏体质的患者，这种物质作为一种抗原性物质，通过变态反应机制可以引起接触性皮炎。

接触性皮炎的主要症状为皮肤瘙痒，出现红斑，继而肿胀，出现丘疹、水疱甚至大疱。但这一症状多见于急型接触性皮炎，亚急性和慢性接触性皮炎较起病缓慢，症状相对较轻，仅表现为轻度红斑、丘疹。接触性皮炎要早发现、早诊断、早治疗，对于改善症状以及预防并发症极其重要，尤其对于高危人群，如过敏体质者、遗传家族史者、哮喘患者等，要进行斑贴试验检测过敏原。对于有疑似接触性临床表现的患者，更应该及时就诊，明确诊断。接触性皮炎症状图如图 9 - 8 所示。

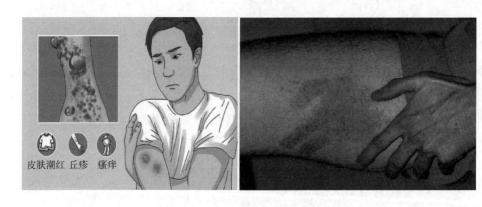

皮肤潮红　丘疹　瘙痒

图 9 - 8　接触性皮炎症状图

2. 移植排斥反应

移植排斥反应（transplant rejection）是指受者进行同种异体组织或器官移植后，外来的组织或器官等移植物作为一种"异己成分"被受者免疫系统识别，后者发起针对移植物的攻击、破坏和清除的免疫学反应。排斥反应的发生机制主要包括细胞免疫和体液免疫两个方面。临床最常见的急性排斥反应主要由细胞免疫介导，而超急性排斥反应和慢性排斥反应主要由体液免疫介导。B 细胞和 T 细胞均参与移植排斥反应，迟发型超敏反应的一个显著临床表现是移植排斥反应。

由于人群中很难找到人类白细胞抗原完全一致的供受者，因此，除同卵双生的器官移植外，其他同种异体组织或器官移植都会发生排斥反应。而器官移植术的成败在很大程度上取决于移植排斥反应的防治，目前临床上主要从严格选择供者、抑制受者免疫应答、诱导移植耐受以及加强移植后的免疫监测等来防治移植排斥反应的发生。

3. 与自身免疫疾病的关系

正常情况下，人体免疫系统对自身成分不会产生反应，称为自身免疫耐受。自身免疫现象在正常人体内可起维持机体生理自稳的作用。正常人血清中可以测得多种天然自身抗体，诸如抗肌动蛋白、肌凝蛋白、角蛋白、DNA、细胞色素 C、胶原蛋白、髓鞘碱性蛋白、白蛋白、铁蛋白、IgG、细胞因子、激素等抗体，但这些抗体起着维持机体自稳的作用。体内产生的自身抗体有助于清除受损伤组织及其分解产物。不同淋巴细胞克隆间的相互识别，在体内可构成独特型免疫网络，也属于自身免疫现象，它在通常情况下起着生理性免疫调节作用，使机体对外来抗原的应答有一定的自限性。免疫应答过程各时相中自身 MHC 的限制作用更是说明机体在对外来抗原进行识别和排斥时，均须以对自身抗原识别为基础。

当自身免疫表现为质和量的异常，自身抗体和（或）自身致敏淋巴细胞攻击自身靶抗原细胞和组织，使其产生病理改变和功能障碍时，才形成自身免疫病。自身免疫性疾病是机体自身免疫耐受机制失调或破坏，导致自身组织器官损伤或出现功能异常的免疫病理状态。

自身免疫性疾病种类很多，其诱因和临床表现各不相同。自身免疫性疾病临床上的表现多种多样，没有明显特异性。器官特异性自身免疫性疾病可能出现某种器官功能的异常，导致身体不适，如甲状腺功能异常、肝炎、肾炎等。系统性自身免疫性疾病常表现为全身关节、血管、皮肤等部位的炎症。

目前自身免疫性疾病临床治疗方案除控制发病诱因外，主要采用抑制或阻断体内病理性自身免疫应答的方法，以缓解或减轻患者临床症状。

4. 与传染病的关系

传染病是由各种病原微生物引起的能在人与人、动物与动物或人与动物之间相互传播的一类疾病。传染病的特点是有病原微生物，有传染性和流行性，感染后常有免疫性。通常这种疾病可由直接接触已感染的个体、感染者的体液及排泄物、感染者所污染到的物体，通过空气、水源、食物传播，或发生接触传播、土壤传播、垂直传播等。

迟发型超敏反应的组织损伤与感染关系密切，结核病患者的肺空洞形成，干酪化和全身毒血症以及麻风患者皮肤肉芽肿均与细胞介导的超敏反应有关。

四、各型超敏反应的特征比较

超敏反应发生机制十分复杂，表现各异，各型超敏反应的比较如表 9-1 所示。

表9-1　超敏反应的分型和引起组织损伤的免疫学机制

类型	I型 （速发型）	II型 （细胞毒性）	III型 （免疫复合物型）	IV型 （迟发型）
免疫类型	体液免疫	体液免疫	体液免疫	细胞免疫
抗原类型	吸入型抗原、食入型抗原、药物等	细胞或者基质抗原、细胞表面抗原或半抗原	可溶性抗原	可溶性抗原和细胞相关抗原
参与成分	IgE、肥大细胞、嗜碱性粒细胞、嗜酸性粒细胞	IgG、IgM、补体、巨噬细胞和NK细胞	IgG、IgM、IgA、补体、中性粒细胞、血小板	致敏T淋巴细胞
发病机制	1. IgE抗体吸附于肥大细胞或嗜碱性粒细胞表面的FcεR上； 2. 变应原与肥大细胞表面的IgE结合； 3. 脱颗粒，释放活性介质，作用于效应器与组织	①抗体产生； ②抗体作用于细胞表面抗原或结合的半抗原； ③补体、巨噬细胞、NK细胞协同作用溶解靶细胞	中等大小可溶性抗原-抗体复合物沉积于组织间隙或血管壁基底层；通过激活补体系统、中心粒细胞集聚和活化血小板释放血管活性介质，导致炎症性组织损伤	致敏T淋巴细胞，引起多种炎症因子的释放；巨噬细胞参与并进一步促进炎症反应；杀伤靶细胞，造成组织损伤
生物学效应	血管通透性增加； 小血管及毛细血管扩张； 平滑肌收缩； 嗜酸性粒细胞浸润	补体引起的靶细胞溶解； 吞噬细胞、杀伤性细胞对靶细胞的作用	中性粒细胞浸润； 组织坏死	巨噬细胞与淋巴细胞浸润； 组织坏死
常见疾病	荨麻疹等； 过敏性哮喘、花粉病； 过敏性胃肠炎； 食物过敏 过敏性休克	输血反应； 新生儿溶血症；	复合物型肾炎； 类风湿性关节炎； 血清病； 局部Arthus反应	接触性皮炎； 移植排斥反应

第五节 食物过敏

90%以上的食物过敏由蛋、鱼、贝类、乳、花生、大豆、坚果和小麦等8类高致敏性食物引起。食物过敏原通过两种方式致敏：口服摄入主要指摄入含致敏蛋白质、食品添加剂的食物或含有过敏原的转基因食品；皮肤接触主要指接触过敏食物或皮试过程。对转基因食品的过敏性评价是食品安全评价的一个重要方面，食物过敏的临床表现以皮肤症状、胃肠道症状和呼吸系统为主。预防和治疗食物过敏的最好方法是避免摄取食物过敏原。

一、食物不良反应与食物过敏

食物不良反应是指由食物成分或食品添加剂引起的一切不良反应，可涉及免疫反应和非免疫反应机制，前者是食物过敏（food allergy，FA）。食物不耐受（food intolerance，FI）属于后者，是非免疫机制产生的食物不良反应。

完整的食物抗原在进入人体后会发生以下3种情况：①大多数人对其产生耐受，但耐受是如何发生的，尚不清楚；②人体诱发免疫反应，机体产生针对食物抗原的特异性IgG、IgM和IgA抗体，然后与食物抗原发生过敏反应形成免疫复合物并被清除；③产生不良反应，对食物不耐受。

食物不耐受是一种隐性遗传疾病，通常由消化酶缺乏所致，是对食物的一种异常生理学反应。例如，有的人体内缺乏乳糖酶，不能分解牛乳中的乳糖，具有乳糖不耐症，表现为对牛乳的不耐受，症状可出现腹疼、腹泻和肠蠕动增加等症状。这些反应是最常见的不涉及免疫系统过敏反应的食物不良反应。这些食物不耐受虽不是食物过敏，但在不知道有食物不耐受的情况下是很难与食物过敏相区别的。

食物过敏主要是由于食物中含有的致敏原刺激机体免疫反应引起的Ⅰ型超敏反应。全球有近2%的成年人和4%~6%的儿童有食物过敏史，食物过敏是一个全世界均关注的公共卫生问题。

二、食物过敏

（一）食物过敏原

食物过敏原也称为食物变应原，指的是能引起免疫反应的食物抗原。几乎所有食物变应原都是蛋白质，大多数为水溶性糖蛋白，每种食物蛋白质可能含几种不同的变应原。根据联合国粮农组织统计，90%的食物过敏是由蛋、鱼、贝类、乳、花生、大豆、坚果和小麦等8类高致敏性食物引起的。此外，还有海蟹、对虾等160种食物可引起过敏反应。小儿常见排斥反应的食物过敏原有牛乳、鸡蛋、大豆和小麦等；成人为花生、坚果、鱼和贝类等。

食物过敏原有如下几个特点：①任何食物可诱发过敏反应，每种食物中仅部分成分具有变应原性；②食物变应原性可变性，加热可使大多数食物的变应原性减低，但有一些食物烹调加热后变应原性不变，甚至反而增加；③不同的蛋白质可有共同的抗原决定簇，使食物过敏原间存在交叉反应性。

（二） 食物诱发过敏的途径

食物诱发过敏的途径有五种。①胃肠道：最直接和最多与食物抗原接触的部位；②呼吸道：高度敏感的患儿在煮牛乳、煎鸡蛋的过程中吸入食物的气味也会诱发症状；③皮肤：高度敏感者在皮肤接触过敏食物或进入皮试时可诱发症状；④人乳：食物耐受了烹调和母体的消化过程，经过几个生物膜进入婴儿体内，然后再次被婴儿消化吸收，这时可能只有变应原片段了，但它们仍具有活性，在婴儿的各个组织中引起免疫反应；⑤胎盘：有的新生儿出生后第一次进食就发生变态反应，可能为母体的血清抗体意外地通过胎盘使胎儿被动致敏，或大分子食物抗原意外地通过胎盘致敏胎儿的原因。

（三） 常见食物过敏症状

大多数食物过敏的症状都是轻微的，以瘙痒、荨麻疹、湿疹、过敏性紫癜等皮肤症状和恶心、呕吐、腹泻、腹痛、过敏性胃肠炎等胃肠道症状为主，但严重的过敏反应可危及生命，表现为过敏性哮喘等，甚至休克。

（四） 常见食物过敏反应

IgE介导的变态反应诱发的临床症状可以从轻微的不适到可危及生命的休克。一般根据过敏在临床上的表现器官不同分为消化系统食物过敏反应、非消化系统食物过敏反应及两者混合的过敏反应。

（五） 影响食物过敏的因素

食物过敏症状表现的严重程度不仅与食物中变应原性的强弱有关，也与宿主的易感性有关，后者更重要。主要有以下几种因素。

1. 食物品种

食物过敏的首要因素是食物本身，致敏食物是引起食物过敏的直接诱因，或称激发因素，各种食品的致敏性是不相同的。

2. 进食量

对某种食物敏感的人，即使进食很少量的致敏食物也可引起发病。而另一方面，食物过敏与进食的量有密切关系，食物抗原只在累积到一定阈值时方引起发病，症状的轻重与食量的多少往往成正比。

3. 遗传因素

食物过敏症状表现的严重程度与阳性过敏性疾病家族史有关。父母中一方有过敏性疾病，其子女的食物过敏患病率为 30%～40%；若父母双方均患有过敏性疾病，其子女患病率则高达 60%～80%。同一种食物在不同敏感程度的患者中可以出现不同的过敏症状，轻重也相差悬殊，最严重的食物过敏甚至可以引起休克甚至死亡，而绝大多数食物过敏的症状相对较轻。

4. 患者的个人体质

同一患者对同一食物在不同时间可以表现出不同程度的过敏反应。患者当时的健康水平、精神状态、睡眠情况等均可对过敏反应的轻重和缓急产生一定的影响。

5. 解剖因素

人体胃肠道的非特异性和特异性黏膜屏障系统可以限制完整的蛋白质抗原侵入，而进入肠道的食物抗原会与分泌型 IgA（sIgA）结合形成抗原-抗体复合物，可限制肠道对食物抗原的吸收，从而直接或间接地减轻机体对食物蛋白的免疫反应。小儿消化道黏膜柔嫩、血管通透性高，消化道屏障功能差，各种食物过敏原易通过肠黏膜入血，引起变态反应。

6. 烹饪因素

加热过程可使大多数食物的变应原性降低，如生花生可以诱发过敏，煮花生由于温度不够也可诱发过敏，而炸花生米则极少诱发过敏；牛乳经高温加热后，牛乳中的甲种乳白蛋白、乙种乳球蛋白、丙种球蛋白和血清白蛋白等重要变应原成分均可降解，提示高温可以大大降低食物的变应原性。某些食物的变应原性则不受温度的影响，如牛乳中酪蛋白的变应原性是非常耐热的，可在 120℃ 的高温下持续 30min 而没有明显变化。

7. 储藏条件

食物储藏时间的长短可以影响食物的变应原性，通常情况是储藏时间越长，食物的新解程度越差，其变应原性就越强，同时由于食物在储藏过程中会受到霉菌、细菌、尘螨等微生物及寄生虫的污染，在食物本身腐化变质、变应原性增强的同时，其变应原的成分也可发生改变，使之更为复杂。同时微生物本身及其代谢产物，可有变应原性，又可能有毒性作用。

8. 环境条件

环境污染对食物的影响也可导致食物变应原性的变化，如受工业污染的江河湖海中的鱼、虾、蟹、蛤类，化学农药和化肥对蔬菜水果的影响，某些蔬菜水果种植方式的改变，饲料添加剂和生长激素对食用肉类的影响。上述环境因素对食物品质的影响是肯定的，但对食物变应原性的影响程度尚需进一步研究。

9. 消化道功能

消化道炎症是肠道过敏症发病率增高的原因之一，由于消化道炎症致胃肠黏膜损伤，增加了胃肠黏膜的通透性，使过多的食物抗原被吸收，而发生变态反应。

（六）常见的过敏性食物

目前，在日常生活中常见的致敏性食物主要是以下几种类别。

1. 乳及乳制品

牛乳是诱发婴幼儿过敏的最常见食物，牛乳中含有甲种乳白蛋白、乙种乳球蛋白和酪蛋白等成分，其中甲种乳白蛋白是所有牛乳成分中过敏原性最强的成分，这种蛋白不耐热，高温后其致敏性即可明显减弱，但对于高度牛乳过敏的患者仍然可以诱发较为严重的症状。

2. 禽蛋类

鸡蛋、鹌鹑蛋及蛋制品易导致各年龄段患者的过敏，其中蛋清中的卵白蛋白，是诱发过敏的主要成分。卵白蛋白的过敏原耐热性较差，经过高温处理的禽蛋，其诱发过敏的几率可明显降低。

3. 海产品及水产品

海产品及水产品包括鱼类、虾类、蟹类、鱿鱼、贝类和蚌类等，均可诱发过敏症状，特别是不新鲜的海产品，即使熟食也常常诱发过敏。

4. 豆类

黄豆及豆制品、花生、芝麻、菜豆等，主要与这些油料作物含有较高的蛋白和糖蛋白有关，其他豆类如绿豆、红豆以及青豆、芸豆等菜豆也会诱发过敏症状。

5. 某些粮食

粮食如小麦、玉米、荞麦和谷类等，面粉中的螨类也是引起过敏的重要原因，而大米中的过敏原通常耐热，所以爆米花等也可诱发过敏。

6. 坚果类

核桃、开心果、腰果、大杏仁、榛子、松子和栗子等坚果类的果仁经常引起过敏。坚果类的过敏原性较强，可以诱发较重的过敏症状。

7. 水果类

水果的过敏原性较低，但因为水果多数是生吃的，所以也容易诱发过敏症状，特别是水果的种子和果皮更容易诱发过敏。

8. 某些肉类及其肉制品

肉类包括各种哺乳类动物（如牛肉、羊肉和猪肉等）和各种家禽类（如鸡、鸭、鹅和鹌鹑等），这些肉类及其肉制品均可能诱发过敏，特别是腐败的肉类。

9. 某些蔬菜

常见蔬菜包括茼蒿、芫荽、灰菜、蘑菇、西红柿、菜豆、土豆、胡萝卜和芹菜等。

10. 具有特殊气味的食物

具有特殊气味的食物包括大葱、大蒜、辣椒、洋葱、生姜、调味品（胡椒面、芥末油、五香面、咖喱粉和孜然粉等）和酒类等。

11. 其他食物和食品添加剂

咖啡、巧克力、啤酒、果酒、白酒，花粉制成的保健品和某些可食昆虫（如蚕蛹、蚂蚱、蝉、豆虫和蜗牛等）均可诱发不同程度的过敏症状，味精、甜味剂、防腐剂、抗氧化剂等食品添加剂也可诱发过敏。

表 9 - 2 是常见的过敏性食物类别及种类。

表 9 - 2　常见致敏性食物种类

食物类别	过敏食物举例
富含蛋白质的食物	牛乳、鸡蛋
海产类	鱼、虾、蟹，海贝、海带
有特殊气味的食物	葱、蒜、洋葱、韭菜、香菜、羊肉
有特殊刺激性的食物	辣椒、胡椒、酒、芥末、姜
某些生食的食物	生番茄、生花生、生栗子、生核桃、芒果、柿子等
富于蛋白质而不易消化的食物	蛤蚌类、鱿鱼、乌贼
种子类食物	各种豆类、花生、芝麻

三、食物过敏的预防和治疗

预防和治疗食物过敏反应的唯一方法是除去食物中的致敏原。在食品标签中应标明有关致敏原的名称，帮助过敏人群避免摄入隐含的致敏原，并提供适宜的替代品。

（一）避免食物致敏原

关于食物致敏原的研究，最有效的管理方法就是严格避免致敏食物进入餐桌，一旦确定了致敏原应严格避免再进食，这是最有效的防治手段。对易感过敏者来说，预防食物过敏的有效方法是避免食用特定食物。食品包装标签上的成分说明向食物过敏的消费者提供了关键的信息。2006 年，国际食品法典委员会通过了《已知引起超敏反应和应始终在标签上声明的食物和成分的清单》。这些食物和成分是：含有谷蛋白的谷物，即小麦、黑麦、大麦、燕麦和斯佩耳特小麦，或其杂交品系及其制品；甲壳类及其制品；蛋和蛋制品；鱼和鱼制品；花生、大豆及其制品；乳和乳制品（包括乳糖）；坚果和坚果制品；以及浓度为

10mg/kg 或更高的亚硫酸盐。

（二）致敏食物标签

食品致敏性标签是避免食物过敏反应的重要办法。自 2000 年以来，美国 FDA 已经开始提供食物致敏原危险性的信息，并提出了食物标签要求，这为消费者（特别是食物过敏的人）提供了有效的帮助。在 2001 年，FDA 重点检查 8 类最常见的食物致敏原：牛乳、鸡蛋、鱼、小麦、坚果、花生、大豆和贝壳类（如虾、蟹）。据估计，这 8 类食品中蛋白质引起的过敏占了美国人过敏反应的 90%。美国在 2004 年颁发了《食物致敏原标签及消费者保护法案》，这是对《联邦食品、药品及商品法案》的补充，其明确规定，将牛乳、鸡蛋、鱼、甲壳类（贝类）、坚果、花生、小麦和大豆作为主要的致敏原食物，需要明确标识。目前，我国已要求将相关的指标在产品中明确标识。

（三）食品加工

食品加工和准备过程中要严格控制致敏原的出现。食品致敏原的稳定性较好，在一定范围内能耐受加热、酶解等许多加工方式。牛乳、鸡蛋、花生、鱼及其制品对热比较稳定，大豆、豆类、芹菜、坚果及其制品部分稳定，不稳定的有胡萝卜素等。由于一种食物中存在许多抗原决定簇，在加热时有可能只破坏了一部分抗原决定簇，而未受到破坏的抗原决定簇仍具有致敏性。同时，因存在键的断裂和重新形成的现象，所以有可能产生新抗原决定簇而导致新的致敏原的出现。超滤可以去除酶解或水解中的分子质量小于 8ku 的肽链，也可以去除大豆中的小分子致敏原，但是这些抗原并不是大豆中的主要致敏原。研磨过程中可以去除谷物表皮中的致敏原，对面粉类过敏的人群可以吃细粮以减少发生过敏的风险。

蛋白酶对致敏原的作用分为两个方面：一是改变抗原决定簇的三级结构，或者断裂一些化学键使之失去原有的活性，从而减低其过敏性；二是断裂酰胺键，减少致敏原的分子质量，从而降低致敏性。通过选择适当的酶可除掉或改变抗原决定簇的结构，从而降低或去除过敏性。典型的例子就是菠萝蛋白酶可降解小麦面粉中致敏原的致敏性。

（四）开展食物致敏诊断和治疗研究

关于食物致敏原的研究还处于起步阶段，需要继续深入地对食物过敏进行研究，包括食物致敏原的稳定性、抗原决定簇的结构以及检测方法等。只有全面了解食物致敏原，才能找到剔除食物致敏原的有效方法，让人们吃到安全的食品。食品致敏原的检测方法主要包括以下几种：①PCR，这是商业中用于豆类（花生和大豆）以及坚果中的主要检测方法，已经有多篇关于谷物中致敏原检测的报道；②质谱，已经有报道使用质谱对致敏原的检测；③免疫吸附法，已经有商业化的试纸条和成熟的 ELISA 检测方法。目前急需寻找和表征致敏原的验证方法。

截至 2016 年 4 月，已被国际免疫联合会（IUIS）及世界卫生组织（WHO）认定并命名的食品致敏原共计 297 种，其中 62 种植物源性食品致敏原 205 种，40 种动物原性致敏原 92 种。要避免不经意地将致敏原引入食物，就需要对新蛋白质的致敏性进行评估，例如比较转基因蛋白质、已知致敏原的序列同源性及理化性质，即耐消化能力、耐热及其他食物加工条件的能力；建立高质量的致敏原序列数据库资源。蛋白质致敏性评估的根据是蛋白质的理化性质。基于致敏蛋白质的数据库资源，建立和开发对蛋白质致敏性进行检验的方法；使用先进的技术分析致敏蛋白质的三维结构并对 T 细胞和 B 细胞的表位进行分析。通过对致敏原的了解可以改善诊断和检测方法。通过测定临界剂量可以指导食物加工、开发新的治疗方法、使用抗体筛选的方法找出更多的致敏原。另外，可通过比较研究消化稳定性、酸稳定性及热稳定等指标作为蛋白质致敏性评估的准则。

📖 本章小结

超敏反应是指机体受到某些抗原刺激时，出现生理功能紊乱或组织细胞损伤的异常适应性免疫应答。根据超敏反应发生的速度、机制和临床特点等，将其分为Ⅰ型、Ⅱ型、Ⅲ型和Ⅳ型。

Ⅰ型超敏反应又称速发型超敏反应，是由特异性 IgE 抗体介导，可分致敏、激发和效应三个阶段。机体初次接触抗原性物质（又称变应原）后产生 IgE 抗体，当机体再次接触相同变应原刺激后，IgE 致敏的肥大细胞、嗜碱性粒细胞等释放组胺等炎性介质，引起以毛细血管扩张、血管通透性增加及平滑肌收缩等为特点的病理变化。常见的变应原有花粉、药物、一些食物（食物蛋白）等，Ⅰ型超敏反应的防治原则是以预防为主，避免接触。Ⅱ型超敏反应由 IgG 或 IgM 介导，以细胞组织损伤为主的病理性免疫反应，常见的是 ABO 输血反应及器官移植排斥反应。Ⅲ型超敏反应是可溶性抗原与相应 IgG、IgM 类抗体结合形成中等大小可溶性免疫复合物并沉积于局部或全身毛细血管基底膜后，通过激活补体和在血小板、嗜碱性粒细胞参与作用下，引起的以充血水肿、局部坏死和中性粒细胞浸润为主要特征的炎症反应和组织损伤。Ⅳ型超敏反应又称为迟发型超敏反应，是由效应 T 细胞与相应抗原作用后，引起的以单个核细胞浸润和组织细胞损伤为主要特征的炎症反应。

虽然超敏反应划分为四种类型，但实际生活中所见的超敏反应往往为混合型，然后以某一型损伤为主。因此，在临床诊断、治疗方面应综合分析，区别对待，正确处理。

食物过敏又称为食物超敏反应，是指机体对食物中的抗原物质产生的超敏反应。90%以上的食物过敏由蛋、鱼、贝类、乳、花生、大豆、坚果和小麦等 8 类高致敏性食物引起。大多数食物过敏的症状都是轻微的，以瘙痒、荨麻疹、湿疹、过敏性紫癜等皮肤症状和恶心、呕吐、腹泻、腹痛、过敏性胃肠炎等胃肠道症状为主，但严重的过敏反应可危及生命，表现为过敏性哮喘等，甚至休克。除去食物中的致敏原是预防和治疗食物过敏反应的有效方法。

📝 **思考题**

1. 名词解释：食物过敏、超敏反应、变应原、变应素。

2. 对照食物过敏症状，说说你本人或你熟悉的人是否出现过类似症状，试描述这些症状，并指出属于哪一类型超敏反应，分析可能产生的原因。

3. 分别阐述Ⅰ型、Ⅱ型、Ⅲ型、Ⅳ型超敏反应的发生机制及其常见的症状表现。

4. 试述Ⅰ型超敏反应的防治原则。

5. 高致敏性食物包括哪些？食物过敏原的主要来源有哪些？

第十章
食品营养与免疫

食品营养对机体的免疫调节和代谢稳定发挥着至关重要的作用，包括免疫细胞在内的所有细胞、组织和器官都必然依赖于营养的传感与供应形成物质和能量的平衡。机体整体的营养缺乏（nutritional deficiency）会导致多种免疫风险，而营养过剩（overnutrition）带来的机体能量堆积，也会造成糖尿病、高血脂等内分泌疾病及免疫细胞损伤或功能抑制等一系列问题。因此，研究健康营养对于机体免疫的促进作用具有重要意义。

常见的人体必需营养素有 40 种以上，主要包括水、糖类、脂肪、蛋白质、矿物质和维生素、膳食纤维七大类，除此之外诸如活性多糖、核苷酸和益生菌等物质逐渐被承认其在免疫系统中具有重要的营养价值。掌握营养物质对免疫活动的调节作用，合理平衡膳食营养，是实现人类健康的重要途径。

第一节　营养素与人体免疫

糖类、脂肪与蛋白质是人体最主要的营养素，不仅给予免疫系统以物质基础，还在免疫应答过程中扮演着"能量输送者""活性调节者"等重要角色。而作为维持人体的正常代谢和生理功能的"关键先生"维生素，其种类繁多，结构各异，能够有效提高机体免疫力，抵御感染性疾病的发生。微量元素虽然在体内含量微少，但涉及全身各种细胞、组织、器官，对免疫系统举足轻重。

一、糖类物质与免疫

（一）碳水化合物与免疫

食品中包含的绝大多数糖类物质通过消化道中的酶类进行分解，以葡萄糖形式在小肠部位被消化吸收，为机体的正常生理活动提供能量和物质基础。长时间水解性碳水化合物摄入不足会导致身体热能代谢不足，免疫器官、免疫细胞及免疫分子等的正常代谢同样会受到影响，表现为免疫功能、免疫力水平下降。有研究表明，高强度劳动期间或之后立即摄入碳水化合物，有助于减轻剧烈身体活动引发的免疫系统功能紊乱，加快身体恢复。同时，碳水化合物的及时摄入也有助于机体维持血糖稳定，减轻身体系统的应激反应，缓和免疫细胞的负担。

膳食纤维作为非水解性碳水化合物的代表，同样对机体有着重要帮助：①促进肠胃蠕动，改善肠道功能；②增加饱腹感，有效降低体重；③延缓葡萄糖吸收，降低血糖波动，避免胰岛素大量分泌；④降低胆固醇，减少炎症发生；⑤有效调节肠道菌群丰度，改善菌群种类，维持肠道微环境平衡；⑥被发酵分解产生短链脂肪酸，有效改善黏膜细胞被有益菌定植的能力，维护肠道屏障功能。

（二）活性多糖与免疫

有别于营养性多糖，活性多糖不能对机体提供营养支持。但该类物质具有显著的免疫功能，包括细胞信号识别传导、促进补体活化反应、抑制机体感染等。现已提取出真菌多糖、茶叶多糖、海藻多糖、魔芋多糖、枸杞多糖等多达数百种活性多糖，部分多糖见表 10-1。

表 10-1　几种活性多糖种类、结构及生物活性

活性多糖	结构及理化性质	主要生物活性
香菇多糖	水溶性 β-葡聚糖，相对分子质量 $>10^3$，主链由 $\beta-1,3$ 糖苷键连接，少量分支，呈梳状结构	促使 NK 细胞活性增强，无直接杀伤肿瘤细胞功能
茶叶多糖	水溶性多糖，相对分子质量 $>10^5$，单糖组成包括阿拉伯糖、木糖、岩藻糖、葡萄糖和半乳糖，含蛋白质，热稳定性差	降血糖、降血脂、抗血栓、抗氧化等
红藻多糖	硫酸酯化多糖，单糖组成主要为半乳糖和内脂半乳糖，不含蛋白质	调节细胞因子，抑制病毒复制，杀伤肿瘤细胞
魔芋多糖	水溶性多糖，相对分子质量 $>10^6$，单糖组成包括葡萄糖和甘露糖，呈长链状排列	降血糖、降血脂、改善胰岛素水平，抗肿瘤

续表

活性多糖	结构及理化性质	主要生物活性
枸杞多糖	水溶性多糖，单糖组成包括阿拉伯糖、葡萄糖和半乳糖，不含蛋白质	生殖保护功能、抗氧化、抗辐射
黄芪多糖	单糖组成及物质的量之比为葡萄糖:半乳糖:阿拉伯糖 $= 0.75:1.63:1$，相对分子质量为 3.6×10^4	促进免疫细胞增殖，保护心脑血管，改善糖尿病并发症
刺五加多糖	包含水溶性和碱溶性两类，单糖组成包括葡萄糖、果糖、木糖、阿拉伯糖	促进机体抗感染，促诱生干扰素效应

植物活性多糖可通过激活淋巴细胞中的 DNA 多聚酶促进 DNA 合成及 T 淋巴细胞增殖，促进 IL-2 的产生，从而影响 T 淋巴细胞亚群的数量和功能，也可通过免疫细胞表面的特异性受体或与 NF-κB 细胞直接发生内吞作用，介导巨噬细胞的活化过程，发挥免疫调节作用。例如，枸杞叶多糖在蛋白和细胞水平上有降低细胞损伤的抗氧化活性，可显著刺激 T 淋巴细胞、B 淋巴细胞增殖，其作为一种潜在的免疫活性成分，对小鼠的细胞免疫功能具有促进作用。灵芝多糖能够诱导小鼠腹腔巨噬细胞依赖硒型谷胱甘肽过氧化物酶（Se-GSH-Px）和非依赖硒型谷胱甘肽过氧化物酶（non-Se-GSH-Px）的活性增高，并使两种酶在 mRNA 水平表达增加。虫草多糖能够诱导 MHC Ⅱ类分子的表达，发挥促进抗原提呈作用。

（三）　低聚糖与免疫

低聚糖被定义为含有 3~10 个单糖结构的分子，其主要连接形式为糖苷键。常见的功能性低聚糖包括棉籽糖、水苏糖、低聚果糖、低聚木糖、低聚半乳糖、低聚乳果糖、低聚异麦芽糖和低聚龙胆糖等。功能性低聚糖的主要特点是热量低、结构稳定、吸水性强、黏度大、安全性高等，因此常被用于特殊人群（如糖尿病及肥胖患者）的饮食搭配。由于人体消化道缺乏功能性低聚糖的酶解体系，因此他们可以直接到达大肠部位，促进双歧杆菌的繁殖，改善双歧杆菌的表面疏水性与自动聚集能力，从而抑制肠道内腐败菌和病原菌的增长，减少有害代谢产物的形成。被发酵的活性低聚糖可以产生短链脂肪酸，增强肠道黏膜组织健康。

功能性低聚糖还能直接影响免疫功能。其作用途径主要包括以下几个。

1. 参与调节辅助性 T 淋巴细胞　（Th）

$CD4^+T$ 细胞在 IL-12 或 IL-4 的作用下可分化为 Th1 或 Th2 亚群。Th1/Th2 在正常生理条件下维持动态平衡，一旦平衡被打破，IL-12 和 IL-4 比例失调，机体即容易发生免疫性疾病。低聚果糖在应对细胞刺激剂时可有效刺激淋巴结细胞转变为 $CD4^+T$ 细胞，同时低聚果糖能被乳酸菌利用发酵从而促进数量增加，产生的短链脂肪酸能正向反馈免疫反应，减轻过敏反应，刺激 CD4$^+$T 细胞分化为 Th1 亚群，更有效地应对外源性有害物质及肿瘤细胞。

2. 参与体液免疫应答

寡糖能与某些外源性抗原表面特异性结合，然后作为免疫助剂，减缓机体对抗原的吸收，提高体液免疫应答程度。研究发现低聚果糖、水牛乳汁寡糖能够促进抗体分泌，北美人参寡糖可以促进 B 淋巴细胞合成免疫球蛋白和 J 链转录。甘露低聚糖能显著提高肉鸡胆汁、肠黏膜及血液中的免疫球蛋白含量，增强白细胞的胞吞作用，引导巨噬细胞向感染部位定向转移，吞噬杀伤外源性抗原。

3. 对免疫细胞的作用

研究显示壳寡糖能够刺激巨噬细胞的 IL-18 分泌量，使其提高至正常水平的 1.7 倍，同时诱导 NO、THF-α 的释放，加速消灭病原微生物。甘露聚糖能直接提高腹膜巨噬细胞的噬菌活性，同时降低 NF-κB 抑制剂的活性。昆布多糖能增强从脾细胞中获得的 NK 细胞活性，且具有剂量依赖效应。藻酸盐寡糖可以促进 NK 细胞产生 α 干扰素（IFN-α），使细胞被充分调动应对外源性抗原感染。

4. 对活性氧（reactive oxygen species，ROS）作用

在破坏摄入微生物的过程中，细胞的免疫系统产生 ROS 是必要的步骤。但在急性呼吸障碍综合征、风湿性关节炎及局部贫血病症中 ROS 的产生会使病情恶化。研究显示麦芽低聚糖、环糊精、阿拉伯低聚糖、甘露低聚糖都能抑制 ROS 的产生，并且免疫系统可以识别寡糖的细微差别，大多表现为聚合度越高，抑制率越高，且在活化的免疫细胞中作用更明显。

二、脂肪、脂肪酸与免疫

脂肪作为人体最主要的贮能供能物质，除发挥重要的营养与结构性作用外，在免疫调节方面也有着突出贡献，因此深入探索脂类物质与免疫调节的作用机制，对于健康生活、疾病防治都具有重要意义。

（一）脂类营养与免疫

脂肪组织广泛分布于人体各组织、器官，单位组成包括脂肪细胞、前脂肪细胞、间质细胞与巨噬细胞等，积极参与免疫反应。研究显示脂肪细胞可分泌 TNF-α、IL-1β、IL-6 等细胞因子，不仅能够介导免疫炎症反应，参与机体非特异性免疫，还可介导淋巴细胞增殖、活化以及转化，参与机体适应性免疫应答。前脂肪细胞除了在特定条件下可以分化成为脂肪细胞外，其具有巨噬细胞的部分功能，还能够吞噬、清除部分外源性抗原，分泌大量细胞因子，参与炎症免疫反应。超过半数的前脂肪细胞能够表达巨噬细胞的多种特异性标记，并在某些条件下转化为巨噬细胞，参与免疫调节。白色脂肪组织中存在将近10%的脂肪组织巨噬细胞，后者的比例随肥胖程度的加剧而呈上升趋势。该类巨噬细胞一部分来自于前脂肪细胞或间质干细胞的分化，一部分来自于脂肪组织内自循环转化。脂肪细胞合成、分泌的多种脂肪因子能够促使巨噬细胞向脂肪组织聚集，并增强巨噬细胞活性。

脂肪细胞分泌的脂肪细胞因子蛋白如瘦素、脂联素、内脂素等在免疫调节中也发挥着重要作用。瘦素是一种非糖化激素蛋白，其不仅能够维持代谢平衡，还可参与调节各种免疫细胞。有研究表明，瘦素能够刺激树突状细胞内信号转导子活化，加速 CD4$^+$T 细胞转化为 Th1 的进程，同时抑制 Th2 活性，间接调节特异性免疫应答。通过介导细胞内信号转导子，瘦素可有效增加 IL-2 及穿孔素在 NK 细胞中的表达，增强其细胞毒性。瘦素还以剂量依赖方式促进单核/巨噬细胞分泌多种炎症因子、干扰素等，增强细胞活性，激活机体免疫应答。此外，瘦素可以通过作用于 T 淋巴细胞、B 淋巴细胞表面的瘦素受体参与机体适应性免疫应答，通过下调细胞死亡调节子的表达、诱导抗凋亡蛋白的产生，抑制 T 淋巴细胞、B 淋巴细胞的凋亡，其中 B 细胞对瘦素尤为敏感。

脂联素又称脂肪细胞互补相关蛋白，是脂肪因子家族的重要成员。有研究显示，脂联素被弹性蛋白酶裂解后的片段可以结合形成三聚体，该结构属于可溶性防御性胶原蛋白家族，通过促进外源性抗原与补体系统相互识别，参与机体对病原微生物的杀伤过程。同时脂联素能够下调 TNF-α 的分泌，负向调控炎症反应进程，在非特异性免疫应答中发挥重要作用。

（二）脂肪酸与免疫

脂肪酸是脂类水解后的主要产物之一，根据其烃链中不饱和键的程度可分为饱和脂肪酸、单不饱和脂肪酸和多不饱和脂肪酸。饱和脂肪酸多存在于动物性油脂中。一般认为饱和脂肪酸摄入量过高是导致胆固醇、甘油三酯、LDL-C 升高的主要原因，继而引发动脉管腔狭窄，形成动脉粥样硬化，增加患冠心病的风险。2018 年 5 月，世界卫生组织就成人和儿童饱和脂肪酸和反式脂肪酸摄入量发布了指南草案。其中一条就是饱和脂肪（包括干酪、全脂牛乳、黄油、动物油脂等）摄入量不超过日总能量需求的 10%，并建议用多不饱和脂肪酸和单不饱和脂肪酸（植物油类、坚果、鱼类等）替代饱和脂肪酸的摄入。但过少摄入饱和脂肪酸并不完全符合健康饮食的需求。人体细胞膜结构中饱和脂肪酸占比在 50% 以上，其不仅作为重要的结构性脂质维持着机体的正常运转，对于保护肝脏、增强机体免疫力、协同必需脂肪酸发挥生理功能也具有重要意义。研究显示多发性硬化症的异常免疫系统反应可能是由于脂肪组织中缺乏某种饱和脂肪酸引起的，这种脂肪酸的缺乏会导致激活 T 细胞的新陈代谢传感器丧失活性，后者可以介导免疫系统对传染病的应答。如果没有这些调节性 T 细胞的抑制作用，免疫系统就会攻击健康的中枢神经系统细胞，并导致视力丧失、疼痛、缺乏协调能力以及出现多发性硬化症等其他虚弱症状。因此，膳食中脂肪酸组成的均衡性，远比单独补充某种或限制某种脂肪酸更为重要，也更具有生理学意义。

与饱和脂肪酸相比，不饱和脂肪酸的营养价值及生理功能被更广泛的接受。其对疾病的发生和肿瘤的生长有明显的抑制作用，例如饮食中添加深海鱼油，富含 DHA 和 EPA，能降低血液中甘油三酯及有害胆固醇含量，提高对人体有益的高密度脂蛋白含量，预防心血管疾病和肾小球性肾炎的发生，抑制人乳腺癌的生长。亚油酸能保护心脏，帮助改善血液循环和血管疾病，促进胆汁的分泌。亚麻酸可以温和地调节激素和促进皮肤再生，对于大脑健康、发育和减少炎症都至关重要。

不饱和脂肪酸主要在以下几个方面影响免疫系统。

1. 促进淋巴因子和抗体的分泌，调节体液免疫应答

食物中缺乏脂肪酸可能表现为动物生长缓慢或停滞，淋巴组织萎缩，抗体应答反应降低，淋巴细胞增殖和细胞毒作用受抑制。包括亚油酸和亚麻酸在内的必需脂肪酸，由于人体自身不能合成，必须由食物供给。长期缺乏会造成机体初次和再次免疫应答的程度下降，补充后可恢复正常。共轭亚油酸（conjugated linoleic acid，CLA）与外周血淋巴细胞在体外共同培养，能以剂量依赖性关系提高淋巴细胞的增殖率。给予小鼠含有 0.9% CLA 的日粮进行饲养，21 天后进行检测其淋巴细胞的增殖率相较于空白对照组提高了 192%，IL-2 的分泌量也显著提高。

2. 增强淋巴细胞的增殖和分化，降低抑制性 T 细胞的比例

临床试验已证明多不饱和脂肪酸能缓解急慢性炎症疾病，这些疾病的特点是 Th1 反应失调，炎性因子产量过高。这是一种免疫负向调节，可避免超敏反应、自身免疫和移植反应对机体的损害，也能避免免疫细胞和器官自身受到伤害。

3. 对细胞信号传导的调节作用

$\omega-3$ 脂肪酸（脂肪酸中的第一个不饱和双键位于甲基端第 3 位）能够通过影响第二信使（甘油二酯及神经酰胺）的产生，也可作为免疫调节因子调节受体介导的信号转导途径。有结果表明，$\omega-3$ 脂肪酸可以刺激小鼠 T 淋巴瘤 EL-4 细胞释放细胞因子。在 IL-1 刺激下，EL-4 细胞内亚油酸明显升高，而亚油酸在低浓度时即可刺激 IL-2 分泌增加，这说明亚油酸及其代谢产物是一种调节淋巴细胞释放 IL-2 的常规介质，在细胞外特殊信使作用下释放进入胞浆。

4. 不同剂量的不饱和脂肪酸对免疫应答的影响

不饱和脂肪酸虽然对机体重要，但过多的摄入或食物添加，可能损害机体健康。高剂量的不饱和脂肪酸会造成细胞膜磷脂层分子的不饱和程度加剧，容易遭受体内自由基的攻击，致使细胞膜损伤、免疫细胞功能受损。研究表明，高浓度的花生四烯酸会抑制外周血淋巴细胞对有丝分裂原的增殖反应，使淋巴细胞增殖减缓。静脉输入甲基软脂酸会明显抑制巨噬细胞的吞噬活性，高浓度的多不饱和脂肪酸会抑制中性白细胞的趋化活性和吞噬作用。高剂量的 $\omega-6$ 脂肪酸会抑制 NK 细胞活性和淋巴细胞毒作用，使肿瘤发生率提高。由此可见，不饱和脂肪酸的合理摄入对免疫功能至关重要。

某些短链脂肪酸（short-chain fatty acids，SCFAs）也会对免疫系统产生重要影响，可以调节多个系统的功能，如肠道、神经、内分泌和血液系统；可通过改变免疫细胞的基因表达、分化、趋化性、增殖和凋亡，调节几乎所有类型的免疫细胞功能，从而参与免疫调节，影响系统性自身免疫反应的发生发展，参与自身免疫性疾病中炎症过程的不同阶段。

三、蛋白质、氨基酸与免疫

蛋白质是一切生命的物质基础，在体内不断地进行合成与分解，是构成、更新、修补组织和细胞的重要成分，它参与物质代谢及生理功能的调控，保证机体的生长、发育、繁殖、遗传并供给能量。氨基酸是蛋白质的组成单位，人体内种类繁多、功能各异的蛋白质，都是由 20 种氨基酸按照不同顺序及聚合度构成的。可以说，机体的各种生命活动本质上都是蛋白质和氨基酸的表现形式。

（一）蛋白质营养与免疫

蛋白质为免疫系统提供了最基础的物质支持。免疫器官的正常发生发育，淋巴细胞的增殖、分化，抗体的合成与修饰，都需要正常的蛋白质作为营养保障。长期蛋白质摄入不足会导致免疫器官（如胸腺）萎缩，抗体抗原结合反应水平和补体浓度下降，T 淋巴细胞尤其是辅助性 T 淋巴细胞数量会减少，吞噬细胞发生机能障碍，NK 细胞对靶细胞的杀伤力下降。机体蛋白质水平低也会造成合成抗体的速度减慢，使 T 淋巴细胞转化反应显著下降。研究显示，小鼠在蛋白质缺乏时体重减轻，胸腺组织逐渐萎缩，T 细胞特别是辅助 T 细胞减少，淋巴细胞活性下降进而影响到 IgA 的抗体反应，降低抗体的稳定性，抗体的浓度和活性下降。胸腺细胞表面花生凝集素阳性细胞数减少，荧光反应强度减弱。吞噬细胞出现功能性障碍，迟发性超敏反应速率降低，免疫机能受损也可归因于缺少合成免疫因子所必需的蛋白质。

从分子水平来讲，蛋白质不足将影响基因生成速度，若蛋白质含量低则 DNA 融合速度减慢，mRNA 合成速度减慢，从而影响到 mRNA 的"加工"、修饰和转录，进而影响到抗体的合成及其装配与修饰等。研究显示蛋白质的数量和质量对小鼠原癌基因 c-myc 和胰岛素样生长因子 IGF-1 基因 mRNA 水平有明显影响。蛋白质摄入缺乏时，c-myc 的 mRNA 水平上升而 IGF-1 的 mRNA 水平降低，这表明蛋白质不仅是构成机体的原料而且还影响到信号传导。同时发现蛋白质不足时小鼠血浆前白蛋白含量降低，CD4$^+$/CD8$^+$ T 细胞比例下降，T 淋巴细胞转化反应显著下降。患有蛋白质-能量营养不良症（protein energy malnutrition，PEM）的儿童常会出现血清多种补体（C1-C9）成分水平和活性降低的情况，补体系统的异常会导致消耗过多和合成减少。血清 IgA、IgG、IgM 水平正常或升高，sIgA 分泌减少，溶菌酶水平下降，组织抵抗力降低，容易导致感染扩散。

（二）氨基酸营养与免疫

蛋白质是由氨基酸以肽键形式连接而成的生物大分子，氨基酸的序列、结构、数量直接影响蛋白质的功能。体内氨基酸不足或缺乏某种必需氨基酸会影响相应蛋白质的功能表达，进而影响免疫系统发挥作用。氨基酸在免疫系统的组织架构、功能分化、免疫表达等方面都发挥着重要作用，是机体良好免疫系统的重要保障。

1. 氨基酸调节细胞免疫应答

由于缬氨酸在免疫球蛋白中所占的比例最高，因此当机体缺乏缬氨酸时会导致胸腺和外周淋巴组织的生长阻碍、白细胞增殖抑制。谷氨酰胺具有免疫增强效应，能为各种免疫细胞提供能源，巨噬细胞的吞噬作用、淋巴细胞增殖以及蛋白质合成都必须依赖充足的谷氨酰胺。体外将谷氨酰胺与脾脏淋巴细胞联合培养，结果发现 T 淋巴细胞的体外增殖率与谷氨酰胺呈浓度依赖关系，CD4$^+$ 和 CD8$^+$ T 细胞数量也相应提高，IL-2 的分泌量提高了接近 3 倍。给予创伤 wistar 大鼠添加谷氨酰胺能提高外周淋巴细胞转化率和皮肤抗张力及羟脯氨酸含量，这表明谷氨酰胺具有改善创伤后机体的营养及代谢状况，增强免疫功能，促进小肠黏膜细胞增殖的能力。牛磺酸是淋巴细胞和粒细胞中最丰富的游离氨基酸，能促进成人淋巴细胞的增殖，并呈剂量-反应效应关系。在创伤、脓毒症时，血浆牛磺酸浓度明显下降。补充牛磺酸可抑制氧自由基诱导的细胞毒性，维持免疫细胞的杀菌活性，保持宿主的细胞免疫功能。精氨酸作为一种必需氨基酸对机体的生长、繁殖和氮平衡有重要影响。给小鼠补充精氨酸可以增加胸腺的重量，促进淋巴细胞有丝分裂。高浓度精氨酸对一些肿瘤细胞的体外增殖有直接的抑制作用，而对正常人血液中单核细胞和淋巴细胞无毒害作用。对于创伤动物，精氨酸具有减轻由创伤导致的免疫抑制效应，而且精氨酸还能改善氮平衡，提高动物生存率、促进创伤愈合。此外精氨酸具有促进生长激素、胰岛素、胰高血糖素、催乳素等激素分泌的作用。

2. 氨基酸调节体液免疫应答

氨基酸对体液免疫功能有显著影响，其中以支链氨基酸、芳香族氨基酸最为明显。研究显示缬氨酸缺乏可使补体 C3 和转铁蛋白水平降低，抑制中性与酸性白细胞增长，向小鼠腹腔注射缬氨酸可增加小鼠绵羊红细胞和免疫后的脾 IgM 分泌细胞数。支链氨基酸可以改善创伤后机体的营养及代谢状况，增强免疫功能，促进小肠黏膜细胞增殖。同时可以改善运动骨骼肌线粒体功能，消除运动性疲劳，提高实验动物的运动耐力。苏氨酸是免疫球蛋白分子合成的限制性氨基酸，苏氨酸缺乏会抑制免疫球蛋白、T 淋巴细胞、B 淋巴细胞和抗体的产生。此外，苏氨酸与肠代谢密切相关，黏液糖蛋白是肠道表面连续分泌的蛋白质，其合成必须要消耗游离苏氨酸。作为黏液糖蛋白的组成成分，苏氨酸对抵抗病菌和病毒入侵是广泛而重要的天然保护屏障。在日粮中加入适量的苏氨酸对仔猪的黏液糖蛋白生成和维持肠道功能具有重要作用，这表明苏氨酸在维持非特异性免疫屏障的完整性中发挥重要功能。

四、维生素与免疫

维生素是一类维持机体正常代谢和生理机能所必需的低分子有机化合物，既非供能物质，也非动物体各种组织器官的结构成分，主要以辅酶（或辅基）的形式参与体内代谢的多种化学反应，用于控制和调节物质代谢，是人体不可缺少的营养物质之一，人体对它们的需求量并不多，但是它们对维护人体的健康却至关重要。维生素分为脂溶性维生素和水溶性维生素两类，前者包括维生素 A、维生素 D、维生素 E、维生素 K 等，后者有 B 族维生素和维生素 C。

（一）维生素 A、维生素 E、维生素 D、维生素 C 与免疫

1. 维生素 A 与免疫

维生素 A 并不是单一的化合物，而是含有视黄醇（retinol）结构的一大类脂溶性维生素，包括视黄醇（retinol）、视黄醛（retinene）、视黄酸（retinoic acid）、视黄醇乙酸酯（retinyl acetate）和视黄醇棕榈酸酯（retinyl palmitate）等在内的视黄醇的衍生物。维生素 A 只存在于动物体中，在鱼类特别是鱼肝油中含量很多。植物中并不含有维生素 A，但许多蔬菜和水果却都含有维生素 A 原——胡萝卜素，它在小肠中可分解为维生素 A。近年来的研究表明，维生素 A 与机体免疫功能有关，它能提高机体的免疫力。维生素 A 缺乏在发展中国家的儿童中很普遍，特别是婴幼儿、新生儿与早产儿。维生素 A 缺乏易导致儿童反复出现呼吸道感染和腹泻，而定期补充维生素 A 能降低儿童感染导致的发病率与死亡率。维生素 E 的化学结构如下：

维生素 A 能保护和维持上皮细胞的正常分化、功能和完整性。其缺乏导致黏膜屏障遭到破坏，肠道和上呼吸道黏膜对病原微生物的易感性增高。维生素 A 缺乏的大鼠消化液中膜 IgA 水平明显降低，肠系膜淋巴结中 B 淋巴细胞数目明显减少，消化道上皮内淋巴细胞及 Th 细胞减少。补充维生素 A 后消化道及肠系膜淋巴结中膜 IgA 分泌细胞数目可恢复正常。

维生素 A 缺乏会使免疫器官组织萎缩。晚期维生素 A 缺乏的 SD 大鼠脾脏边缘萎缩，胸腺皮质中度萎缩。维生素 A 在适当浓度下可提高机体的细胞免疫、体液免疫，具体表

现为动物外周血中 T 细胞相对含量和绝对含量均增加、体脾比减小、脾脏巨噬细胞增多、腹腔巨噬细胞吞噬百分率增加、动物血清总补体活性提高、机体产生特异性溶血素抗体等。

在体外培养中，巨噬细胞、中性粒细胞、NK 细胞、T 细胞和 B 细胞的功能和数量都受到维生素 A 及其代谢物的调节。维生素 A 参与细胞免疫过程，它能增强 T 细胞的抗原特异性反应，改变细胞膜和免疫细胞融菌膜的稳定性，提高免疫能力，具有抗感染作用。慢性临界缺乏维生素 A 状态的高龄 Lewis 大鼠的 T 细胞和 NK 细胞的分布和功能都发生了改变，血液中 $CD3^+/CD28^+$ 细胞百分比降低。在维生素 A 缺乏时，体外刺激淋巴细胞，发现 $IFN-\gamma$ 的分泌升高，$IL-4$ 和 $IL-5$ 的分泌降低，补充维生素 A 或维甲酸（RA）后相关情况可以得到改善。动物试验研究表明，在膳食中补充维生素 A 可以加强 BALB/c 小鼠 T 细胞辅助细胞 2（Th2）和分泌性 IgA 对流感病毒的反应。维生素 A 缺乏会降低 Th2 的产生和 Th2 介导的抗体反应强度，从而加强 Th1 介导的抗体反应。有文献认为这一现象是因为维生素 A 缺乏创造了一个适合 Th1 分泌的环境，打破了 Th1/Th2 的平衡，导致 Th1 的增多和 Th2 的降低。通过体外淋巴细胞培养试验表明，维生素 A 可通过 RXR 途径影响 Th0 细胞，抑制 Th1 的基因表达而促进 Th2 的基因表达。后来，Iwata 等在体外对大鼠胸腺淋巴细胞进行培养，通过使用 RAR 拮抗剂/诱导剂和 RXR 拮抗剂/诱导剂试验，又推测出维生素 A 是通过 RAR 途径直接抑制 Th1 细胞而促进 Th2 细胞的产生的。

维生素 A 与体内各种抗体（IgA、IgG、IgM、IgE 等）的含量密切相关。维生素 A 能促进巨噬细胞活化，提高其对特异抗原的提呈作用，使 B 淋巴细胞活性增强，IgG、IgA 和 IgM 合成与分泌增加，从而影响机体的体液免疫功能。此外，在再次抗体应答中，破伤风抗毒素 IgM 和 IgG 增长，IgG 与 IgM 的比例无异常。维生素 A 缺乏的大鼠再次免疫前两天补充维生素 A，再次抗体应答中产生的 IgM 和 IgG 与对照组相同。在整个维生素 A 缺乏期间，免疫记忆过程、IgM 向 IgG 的类别转换均为正常，尽管初次免疫产生的抗体是低的，但补充维生素 A 后，记忆细胞能够被活化。在新生小鼠的日粮中加强视黄醛和类胡萝卜素含量后，T 细胞、B 细胞数量均明显增多，IgG 水平大大提高。

维生素 A 和 β-胡萝卜素等最明确和突出的功能之一是保护和维持生物膜的正常功能，免疫细胞的激活和其他功能几乎都与细胞膜密切相关，但目前认为维生素 A 及其衍生物还从其他多个方面影响免疫系统的功能：①维生素 A 影响糖蛋白合成，视黄醛磷酸糖可能参与糖基的转移，而 T、B 细胞表面有一层糖蛋白外衣，他们能结合有丝分裂原，决定淋巴细胞在体内的分布；②维生素 A 影响基因表达，细胞核是维生素 A 作用的靶器官，维生素 A 供给不足则核酸及蛋白质合成减少，使细胞分裂、分化和免疫球蛋白合成受抑；③维生素 A 缺乏，$IL-2$、IFN 减少，Th 细胞、抗原处理及抗原提呈细胞（Mφ 和树突状细胞）减少、B 细胞功能受抑；④维生素 A 影响淋巴细胞膜通透性。

此外，维生素 A 及其代谢产物也调节着体内多种酶的表达及活性，可以诱导 NO 合成酶（NOS）的生成，这种酶参与宿主对外来病原微生物的炎症反应。维生素 A 缺乏会从多个方面降低免疫系统的功能，特别是会降低对体液免疫的影响。所以说维生素 A 对机体的免疫系统有重要意义。

2. 维生素 E 与免疫

维生素 E 是指含有苯并二氢呋喃结构、具有 α 生育酚（tocopherol）生物活性的一类黄色油状物质，包括生育酚和三烯生育酚两类共 8 种化合物，即 α、β、γ、δ 生育酚和 α、β、γ、δ 三烯生育酚，α - 生育酚是自然界中分布最广泛含量最丰富、活性最高的维生素 E 形式。

维生素 E 的化学结构如下：

维生素 E 在免疫系统的发育过程中起重要的作用。维生素 E 有利于淋巴细胞特别是辅助性 T 淋巴细胞增殖和 T、B 淋巴细胞协同作用以及巨噬细胞增殖。健康人群额外补充维生素 E 可提高细胞介导的免疫反应。有研究证实维生素 E 可调节血管内皮细胞的作用，清理血脂沉积（免疫的自身清理和稳定作用），因而可降低心血管疾病发病的几率。维生素 E 缺乏时，会使黏膜生长受损，黏膜和胸腺中淋巴细胞数目减少，而且还会影响 T 细胞的分化成熟。

维生素 E 可促进中性粒细胞及其他单核/巨噬细胞系细胞，如肺脏尘细胞、腹腔巨噬细胞功能，进而影响吞噬细胞的吞噬、杀菌能力。采用环磷酰胺（CTX）诱导制备出白细胞减少症小鼠模型，用维生素 E 治疗，可使模型鼠白细胞计数升高。在饲料中添加高剂量维生素 E，虹鳟鱼肠道白细胞的吞噬作用明显增强。另一些研究也发现，维生素 E 可刺激豚鼠腹腔巨噬细胞的吞噬作用，摄入高水平维生素 E 可增强巨噬细胞和淋巴细胞的趋化作用。维生素 E 的促吞噬作用可能与其保护和促进这些吞噬细胞溶酶体的功能有关。

维生素 E 能促进体液免疫，促进抗体的分泌和抗原 - 抗体反应。研究发现略高于正常摄入量的维生素 E 可增加特异性体液免疫应答、促进脾脏 B 细胞转化为浆细胞、促进 IgG 和 IgM 的分泌。对雏鸡采用抗原免疫后 10d，饲喂维生素 E 的雏鸡的抗体效价明显升高。

维生素 E 还是体内自由基的清除剂，有抗氧化和细胞保护作用。维生素 E 可以削弱吞噬细胞中超氧阴离子和过氧化氢的活性，延长细胞的生命；可以与膜磷脂中的多聚不饱和脂肪酸或膜蛋白产生的过氧化物自由基反应，产生稳定的脂质氢过氧化物，保护细胞膜免受脂质过氧化的危害，稳定机体具有高度活性的自由基，从而稳定细胞的结构和功能的完整性，防止细胞的完整性受损。维生素 E 能抵抗花生四烯酸的过氧化作用，改变其代谢途径，这是免疫反应增加而免疫细胞和组织功能完整的一个重要的原因。维生素 E 缺乏时，嗜中性粒细胞膜中的脂过氧化物增多，细胞在产生过多过氧化氢后，寿命减短，嗜中性粒细胞的功能受损，淋巴细胞中有丝分裂反应减慢，血液中 T 辅助细胞数量减少，抑制性 T 胞增多，免疫功能下降。维生素 E 还影响前列腺素（PGE）的功能，其免疫保护作用与前列腺素水平直接相关，维生素 E 通过抑制前列腺素和皮质酮的生物合成，促进体液、细胞免疫和细胞吞噬作用并提高 IL－1 含量来增强整体免疫机能。

3. 维生素 D 与免疫

维生素 D 本质上是激素，属于类固醇激素，是维持人体生命稳定所必需的维生素，包括维生素 D2（麦角骨化醇）和维生素 D3（胆骨化醇）。1983 年，随着维生素 D 受体（VDR）在单核/巨噬细胞中被发现，以及研究发现 VDR 在全身多个系统器官组织中均有表达，提示活性维生素 D 作用广泛，尤其是 VDR 在多种免疫组织、免疫细胞中被发现后，维生素 D 对免疫系统的影响开始引起人们的关注。

麦角骨化醇　　　　　　　　　胆骨化醇

已有研究证明给予维生素 D 后的小鼠脾脏和胸腺指数显著提高，CD4$^+$T 细胞和 CD8$^+$T 细胞比值有所提高，同时脾脏淋巴细胞的增殖能力也显著提高。因此认为，维生素 D 使免疫抑制模型小鼠免疫功能得到了部分恢复。维生素 D 可通过对辅助性 T 细胞的调节来对 B 淋巴细胞进行间接调节，也可直接抑制 B 细胞的分化、增殖及免疫球蛋白的产生，对浆细胞的分化和记忆细胞的类别转化起抑制作用，从而诱导活化的 B 细胞凋亡；维生素 D 还可对 B 细胞的维生素 D 受体、*CYP27B1*、*p27* 等基因的表达进行调节。

维生素 D 能抑制原核细胞增殖，促使单核细胞分化成熟为巨噬细胞，巨噬细胞能产生前列腺素 E（一种免疫抑制剂），也能将加工处理过的病原微生物传递给 Th 细胞，能增强干扰素 γ 的合成，干扰素 γ 促使维生素 D 的产生，这是一个正反馈调节，由此可知维生素 D 还加强了单核/巨噬细胞的免疫功能。维生素 D 还可增加巨噬细胞内自由基和活性氧的释放，此两种物质可介导破坏细菌膜结构和病毒蛋白质，对多种病原体具有杀伤和抑制作用，从而能增强肝脏热休克蛋白的合成，因此，维生素 D 可间接促进热应激反应和热休克蛋白的表达，对组织细胞起到保护作用。

维生素 D 也可通过调节抗生物肽如抗菌肽和 β－防御素 2 的基因表达来增加单核/巨噬细胞杀灭病原微生物的作用。维生素 D 也可影响单核/巨噬细胞对某些病原微生物和肿瘤细胞的作用。

4. 维生素 C 与免疫

维生素 C，是一种多羟基化合物，化学式为 $C_6H_8O_6$，结构类似葡萄糖，其分子中第 2 及第 3 位上两个相邻的烯醇式羟基极易解离而释出 H^+，故具有酸的性质，又称抗坏血酸（ascorbic acid）。

维生素 C 是机体细胞内中最重要的抗氧化剂，能保护生物膜免受脂质过氧化物的损害，有抗应激、抗感染的作用。维生素 C 的免疫调控主要表现为：维生素 C 可以保护生物膜免受脂质过氧化作用的损害，可以对抗超氧阴离子和过氧化物自由基，提高机体免疫力；维生素 C 促进补体及一些细胞因子等体液免疫因素的激活和作用的发挥，如提高 C1 补体酯酶活性、增加补体 C3 产生、促进干扰素生成；高浓度的维生素 C 有助于食物蛋白质中的胱氨酸还原为半胱氨酸，进而合成抗体；通过减少生育酚自由基，恢复维生素 E 的自由基净化活性，可以降低一些应激因子产生的免疫抑制作用；维生素 C 是维持吞噬细胞、嗜中性白细胞、淋巴细胞的功能所必需的，能避免因细胞活化而引起的组织损伤，还可以保护细胞不受氧化作用的负面影响；此外，维生素 C 参与组织胶原的合成，维护上皮组织结构的完整，发挥维护免疫屏障的作用。

维生素 C 还可以调节肾上腺皮质细胞中皮质酮合成中的一些关键的酶促反应。皮质酮可以引发机体动用体内的能量贮存，而未经调控的皮质酮介导的应激反应会使机体对能量的需求增加，并动用免疫反应来对抗应激。

（二）B 族维生素与免疫

维生素 B 曾经被科学家们认为是一种有单一结构的化合物，但是后来的研究表明，维生素 B 是一大类维生素的集合。这些维生素均为水溶性维生素，在调节机体新陈代谢、维持皮肤健康状态、促进细胞的生长和分裂等方面都有一定的作用。

1. 维生素 B_1

维生素 B_1 又称硫胺素（thiamine），或抗神经炎素，是第一个被发现的微生物维生素，由真菌、微生物和植物合成，在种子谷物的外皮、芹菜中含量相对丰富。维生素 B_1 主要来源于食物，无法在动物和人体内合成，其在人体内的活性形式为焦磷酸硫胺素（thiamine pyrophosphate，TPP）TPP 可通过调节血红素依赖性氧化酶的活性，从而影响免疫细胞中细胞间黏附分子（intercellular cell adhesion molecule，ICAM）的表达。TPP 的抗氧化性能够拮抗中性粒细胞的免疫氧化作用，并通过对 NF-κB 通路的抑制降低巨噬细胞释放细胞因子的水平，起到抗炎作用。

2. 维生素 B$_2$

维生素 B$_2$ 又名"核黄素"，是黄酶类辅基的重要组成部分，参与黄素腺嘌呤与黄素单核苷酸在体内的递氢供氢反应。维生素 B$_2$ 的缺乏会抑制脂肪酸氧化过程中的乙酰辅酶 A 脱氢酶的活性，不利于乙酰辅酶 A 的生成，从而影响脂肪代谢与三羧酸循环。而成熟 B 细胞、T 细胞对于三羧酸循环与脂肪代谢的依赖性明显增强，乙酰辅酶 A 生成的受阻会影响免疫细胞的成熟以及相关免疫应答，这表明维生素 B$_2$ 与免疫应答的直接关系。

3. 维生素 B$_3$

维生素 B$_3$ 即维生素 PP，通常经食物摄入后在人体内转化为其活性形式烟酰胺，参与构成辅酶 I 和辅酶 II，在多种细胞生命活动中发挥重要作用。维生素 B$_3$ 对于免疫的影响主要表现为介导巨噬细胞的抗炎作用，并间接影响 T 细胞的免疫应答。在多种存在巨噬细胞过度激活的自身免疫病中，维生素 B$_3$ 含量偏低，维生素 B$_3$ 通过影响以巨噬细胞为主的一系列吞噬细胞的吞噬活性以提升免疫效应。维生素 B$_3$ 还能抑制巨噬细胞的 ROS 信号通路，表现为抗氧化作用，增加其对病原的清除功能。

4. 泛酸

泛酸是三羧酸循环中辅酶 A 的前体化合物，人体无法直接合成，主要来源于食物摄取。泛酸在机体内的活性形式通过转化为辅酶 A 参与到细胞的各种能量代谢进程中，调节抗体的合成，并且具有一定的抗氧化功能。泛酸对于免疫的影响主要体现在通过能量代谢间接影响免疫及相关应答。研究表明泛酸可作为免疫佐剂促进 IL-6 和 TNF-α 等细胞因子的分泌，激活巨噬细胞的免疫应答。

5. 维生素 B$_6$

维生素 B$_6$ 有吡哆醛、吡哆醇和吡哆胺三种活性形式。维生素 B$_6$ 是 B 族维生素中与免疫系统关系最密切和直接的种类之一，参与蛋白质、DNA 和 RNA 的合成，参与 DNA 转录、复制和翻译，同叶酸、维生素 B$_{12}$ 一样，是所有细胞分裂、繁殖所不可缺少的。维生素 B$_6$ 能促进中枢和外周免疫器官的发育及维持正常结构和功能，参与免疫球蛋白等免疫分子的合成，促进和维持细胞免疫以及影响细胞因子的合成。总之，维生素 B$_6$ 对细胞和体液免疫存在决定性的影响，其最根本的机制在于维生素 B$_6$ 的缺乏会阻碍 DNA 和蛋白质的合成，阻碍细胞分裂。

6. 生物素

生物素广泛分布于动植物的组织中。生物素是参与脂肪酸代谢、亮氨酸降解和糖异生羧酸酶的必需辅助因子，有助于维系人体的生长和发育。生物素在自身免疫性疾病的治疗中起到了一定的作用。多发性硬化（multiple sclerosis，MS）是一种慢性炎症性脱髓鞘中枢神经系统疾病，2015 年，Sedel 等报道在 MS 等自身免疫性疾病中，生物素作为乙酰辅酶 A 羧化酶（acetyl CoA carboxylase，ACC）的辅助因子，辅助 ACC 合成髓鞘修复所需的脂肪酸。生物素同时还可以促进轴突髓鞘的再生，减少轴索缺氧。因此，适当增大生物素的剂量可以减缓 MS 的病程。

7. 叶酸

叶酸在人体内参与 DNA 和 RNA 的合成、氨基酸的代谢和血红蛋白的合成，是机体细胞生长和增殖所必需的物质。叶酸的缺乏会导致巨幼红细胞性贫血症和白细胞减少症。

2017 年，Kunisawa 等报道甲氨蝶呤作为叶酸的拮抗剂，可以阻断叶酸介导的核苷酸合成，在肿瘤治疗中起到作用。叶酸结合 Treg 细胞表面的叶酸受体 4 可以促进 Treg 细胞的分化和生长，Treg 细胞的分化有助于维持肠道免疫系统的稳态。

五、微量元素与免疫

至今为止，在地壳中发现的 90 多种元素几乎全部能在动物体内找到，其中已确定有 45 种微量元素参与动物体的组成。习惯上把含量高于 0.01% 的元素，称为常量元素；低于 0.01% 的元素，称为微量元素，包括铁、铜、锌、铬、钴、锰、镍、锡、硅、硒、钼、碘、氟、钒等多种矿物元素。

微量元素之间、微量元素与维生素和其他营养素之间有着密切的相互作用，形成功能互补或关联的生理网络，任何一方的缺乏或不均衡摄取都会影响机体生理和免疫功能。微量元素还是构成全身各种元素的极小一部分，但涉及全身各系统、各种细胞，特别是增殖能力非常活跃的免疫系统。这些免疫因素都直接或间接受微量元素的影响，一旦微量元素不足，则免疫功能可全面下降。常见报道的微量元素有铁、铜、锌、硒、铬等。

1. 铁与免疫功能

铁是人体需要量最多的微量元素，在人体中含量为 4~5g，正常成年人每日铁需要量为 10~18mg。人体中 27% 的铁组成血红蛋白，3% 的铁组成肌红蛋白，0.2% 的铁构成多种含铁酶。铁是较容易缺乏的一种营养素，生长发育期、孕妇和乳母易发生缺铁，患某些寄生虫病感染也易造成机体缺铁。铁与免疫应答的许多方面都有关系，缺铁不仅会造成贫血，也会导致免疫力降低。铁能维持免疫器官的结构和功能，铁缺乏时胸腺萎缩、胸腺质量减轻、体积变小，胸腺内淋巴组织分化不良，不成熟的 T 淋巴细胞明显增多，这种 T 细胞对有丝分裂原诱导的增殖反应性低。铁缺乏对体液免疫的影响不很明显，但可影响细胞免疫功能。铁缺乏可使 T 淋巴细胞数量和淋巴细胞增殖应答能力明显下降，多形核白细胞的细胞活性，自然杀伤细胞、巨噬细胞的活力明显降低，干扰素活性及白细胞介素产量下降。然而，因为它可引起氧化损伤，所以，体内铁的储存量必须要严格控制。慢性铁过多也能损伤机体的免疫应答，血清铁过高的患者细胞毒 Tc 细胞活性受损，Ts 细胞活性增高，而

Th 细胞功能降低。

2. 铜与免疫功能

铜元素对于人体也至关重要，人体铜含量一般为 100~150mg，它是生物系统中一种独特而极为有效的催化剂。铜是体内许多酶的辅助因子，在体内合成铜蓝蛋白、含铜细胞色素氧化酶、单胺氧化酶、超氧化物歧化酶（SOD）等重要蛋白，参与机体的免疫反应。铜缺乏主要见于早产儿、长期腹泻、长期肠外营养和铜代谢障碍等特殊情况。铜不足引起免疫功能下降，虽其机理尚未被完全阐明，但可以认为，淋巴细胞中所含超氧化物歧化酶、细胞色素 c 氧化酶都含有铜，铜不足会影响酶活性，从而导致淋巴细胞免疫功能下降。

缺铜可导致抗体减少，细胞活性受到损伤。铜缺乏导致白细胞的吞噬能力减弱、细胞因子的活性下降、血液免疫球蛋白水平降低、天然杀伤细胞功能受到损害、嗜中性白细胞数量减少、巨噬细胞内铜锌－超氧化物歧化酶活性及其杀伤白色念珠菌的活性降低，导致感染加重。

3. 锌与免疫功能

锌在体内的含量仅次于铁，是体内 80 多种酶的组成成分或激活因子，直接参与细胞内核酸蛋白质的合成，通过细胞增殖和生物稳定作用影响机体免疫功能，从而影响着整个免疫系统。

锌是合成胸腺素的必需成分。锌能提高 T 淋巴细胞蛋白激酶 C 的水平，T 细胞特异性酪氨酸激酶与 CD4 细胞作用需锌的参与。白细胞介素是调节白细胞生理功能的信使，它通过与胞膜上的含锌受体结合才能发挥作用。锌是胸腺嘧啶核苷酸激酶和 DNA 聚合酶的辅助因子。锌还与巨噬细胞膜 ATP 酶、吞噬细胞中的 NADH 氧化酶等的活性有关。细胞内的锌浓度对巨噬细胞和嗜中性白细胞的活力起决定作用。锌可与细胞膜磷脂部分中的酶和蛋白质中的巯基结合构成牢固复合物，以减少细胞脂类过氧化作用。锌还是超氧化物歧化酶的辅助因子。

锌对免疫细胞的作用如下所述。

（1）锌与巨噬细胞结合，可改变膜的稳定性，影响组氨酸的释放，有利于巨噬细胞的吞噬和杀伤作用。

（2）锌与 T 淋巴细胞、B 淋巴细胞，通过调节 T 淋巴细胞、B 淋巴细胞的免疫应答功能，促进胸腺素的分泌，影响淋巴细胞的增生和功能，提高分化速度，但长期过量补充会导致细胞免疫系统损伤。

（3）锌对 NK 细胞表面的各种酶和淋巴因子的释放影响较大，能刺激 NK 细胞微管装配，促进其生物膜的形成和钙离子的流通，有利于充分发挥细胞杀伤活性。

与铁过量同样，锌过量也可损害免疫功能，也可导致 T 淋巴细胞和吞噬细胞功能的下降，使淋巴细胞对 PHA 诱导的增殖反应降低，影响中性粒细胞及巨噬细胞活力，抑制其趋化活性、吞噬功能及细胞的杀伤活力。

4. 硒与免疫功能

硒可通过形成硒蛋白（包括半胱氨酸硒和蛋氨酸硒）的化学结构，活化细胞内的很多酶类。无论硒是否与蛋白质结合，都能调节某些复制因子和激酶的活性。硒的不同含量及化学组成可促进或抑制细胞的生长。硒能促进免疫系统的功能，辅助有丝分裂，促进干扰素的生成，间接提高细胞的活性，提高免疫功能。

硒对免疫的影响有：①缺硒降低嗜中性白细胞和巨噬细胞谷胱甘肽过氧化物酶活性，使免疫细胞不能及时清除过氧化物而降低活力；②硒影响淋巴细胞增殖；③硒在胸腺、脾脏、血浆中的主要存在形式是硒蛋白；④硒通过激活 NK 细胞和靶细胞表面的某些结构，促进二者结合从而增强 NK 细胞的杀伤活力；⑤硒选择性地调节某些淋巴细胞亚群产生、诱导免疫活性细胞合成和分泌细胞因子。缺硒表现为机体抗氧化作用的减弱或丧失，免疫细胞质膜完整性受到破坏，进而影响机体的免疫功能。

5. 铬与免疫功能

铬对机体免疫功能的影响主要表现在两个方面：一是缺乏时会直接引起机体内免疫器官、免疫细胞等的损伤、改变或分化，导致免疫缺陷；二是通过影响体内其他组织的营养、生长和代谢，间接引起免疫功能下降。铬的吸收与其化学形式密切相关。

6. 其他微量元素与免疫功能

适量氯化锰，可刺激免疫器官细胞增殖从而增强免疫功能，锰与增强干扰素的生成有关，是刺激体内巨噬细胞必不可少的物质。实验证明，低浓度的锰可提高淋巴细胞对刀豆蛋白的反应性。有机锗化合物具有免疫调节的作用，可增强免疫反应。锂盐可增强淋巴因子激活杀伤细胞活性，促进外周血细胞总量增加。适量钼增强细胞对病毒的抵抗力，抑制病毒在细胞内的繁殖。钛元素在淋巴结中含量很高，并且证实钛在增强免疫功能上能起主要作用。

第二节　食物活性成分与免疫

食物中的化学成分非常复杂，除了第一节介绍的营养素外，还有一些活性成分能直接或间接地影响免疫调节。

一、核苷酸与免疫

核苷酸是一切生物体的基本成分，是核酸的基本组成单位和生物体合成的前提物质。核苷酸存在于所有生物体细胞中，几乎在所有细胞的结构、代谢、能量传输及功能调节等方面都起着很重要的作用，它们构成了单基因单位的 DNA 和 RNA，对生物体的生长、发育、繁殖、遗传等重要生命现象起主宰作用。

核苷酸在免疫功能中具有重要作用，其能刺激淋巴细胞分化和增殖，在一定程度上，核苷酸代谢也受淋巴细胞激活的阶段和功能的影响。

1. 特异性免疫

核苷酸的缺乏严重降低了宿主的免疫应答，抑制了 T 细胞功能和抗原刺激。缺乏核苷酸可抑制细胞介导的免疫应答，这可能是由于 T 细胞的细胞周期被阻隔在 S 期，从而阻滞了 T 细胞的成熟引起的，而加入 RNA 即可恢复 Th 细胞的正常成熟。核苷酸还可以促进噬菌作用和提高 NK 细胞的活力，核苷酸不足可能降低 NK 细胞的溶细胞活性。核苷酸饮食可能有利于 T 细胞分化为 Th2 细胞，主要参与 B 细胞的体液免疫应答。长期无核苷酸饮食可抑制小鼠 T 细胞依赖抗原的抗体应答，补充核苷酸后免疫功能可迅速恢复。而且，小鼠脾细胞在核苷酸存在时，抗原特异性免疫球蛋白分泌细胞数目显著增加，添加 AMP、GMP 或 UMP 也可导致 IgG 增加反应，GMP 也可增加 IgM 反应。喂养添加核苷酸组的早产儿血清中 IgM 和 IgA 抗体浓度及 α - 酪蛋白、β - 乳球蛋白的 IgG 抗体浓度，显著高于喂养无核苷酸配方乳的早产儿。6 个月内用核苷酸配方乳喂养足月儿的研究发现，足肌血清中低反应抗原的特异 IgG 水平高于用无核苷酸配方乳喂养或母乳喂养的足月儿，这说明饮食添加核苷酸可以影响新生儿体液免疫应答反应的成熟程度。用含核苷酸配方乳（72mg/L）喂养的婴儿与对照配方组的婴儿相比，腹泻率显著降低，而免疫球蛋白 IgA 含量显著升高。与安慰剂组和对照组比较，补充核苷酸人群在运动后，唾液 IgA 水平可持续明显升高，运动后皮质醇水平显著降低，这说明长期补充核苷酸可能抵消生理应激产生的激素反应，从而使免疫反应增强。

2. 抗炎作用

核苷酸表现出强大的抗炎能力，体外研究表明细胞外的腺苷可以抑制巨噬细胞和内皮细胞的炎性细胞因子的应激反应。核苷酸抗氧化应激的潜能仅次于抗炎和增加免疫力，腺苷和 ATP 可舒张血管，治疗出血性休克、组织缺血和肺动脉高压。而且，核苷和核苷酸混合物的应用可以恢复心肌收缩力、减少心肌缺血，在肝部分切除术后加快肝脏生长，并提高肌肉和肝脏蛋白合成率。

3. 抗感染

研究发现，与投喂无核苷酸饮食的小鼠相比，投喂核苷酸饮食的小鼠对金黄色葡萄球菌有更强的抵抗力。核苷酸缺乏会降低机体对细菌和真菌感染的抵抗力，其部分原因与细胞调节的免疫受损有关。无核苷酸饮食的小鼠在感染白色念珠菌后存活时间变短，而在饮食中加入 RNA 或尿嘧啶可提高小鼠的存活期，而在饮食中加腺嘌呤则未观察到这种作用，这些实验表明 T 淋巴细胞要依靠体外的核苷酸来完善其功能。C57BL/6 小鼠加用地塞米松后免疫功能受到抑制，感染隐孢子虫前后喂食含或不含核苷及核苷酸混合物，实验组呈现出更少的隐孢子虫感染和更高的累计存活率，这种效应可能和 Th1 主导的细胞免疫应答有关。

4. 造血系统

造血的骨髓细胞中核苷酸只能依赖"补救合成"或饮食摄入来补充。蛋白缺乏的小鼠易受金黄色葡萄球菌侵袭，在腹膜内注射核苷 – 核苷酸混合物后，骨髓细胞增殖旺盛，骨髓DNA 含量增加，外周中性粒细胞数增加。相反，无核苷酸饮食的小鼠体内造血生长因子下降，可进一步引起免疫应答的降低。因此，外源性核苷酸可能通过加快骨髓干细胞的新陈代谢，或产生其增殖或分化所必需的物质，影响细胞因子的产生进而影响机体的免疫状态。

5. 营养失调

能量和蛋白失调是导致细胞免疫抑制和抵抗力低下的主要原因，核苷酸可维护和增强机体的免疫功能及在 Th1 免疫应答中发挥重要作用。在蛋白质营养不良和匮乏的动物模型中，饮食核苷酸在恢复和维持免疫功能方面有着显著作用，单纯补足蛋白质可使营养不良的小鼠体重恢复，而仅提供平衡的热量和氮不能使受损的细胞免疫功能恢复，补足 RNA 才能使其恢复，这表明饮食中的核苷酸，对恢复和维护营养不良后的免疫系统是至关重要的。无核苷酸饮食对免疫反应的不良影响，主要表现为 T 细胞功能受损、NK 细胞活性减弱、抑制淋巴细胞增殖、减少 IL – 2 产生、减少吞噬作用，及降低对病原微生物抵抗力。值得注意的是，这些负面影响可以通过添加核苷酸来消除。近年来，人们还认识到在婴幼儿配方乳粉中添加核苷酸的重要性，但核苷酸作为婴幼儿食品添加剂的安全性还有待于进一步的研究。

二、植物化学成分与免疫

（一）类胡萝卜素与免疫

类胡萝卜素是维生素 A 的前体物质，其本身在进行光合作用时可以捕获自由基，因此能保护类脂或 DNA 免受氧化分解，可对上皮细胞的分化起调控作用。研究显示类胡萝卜素可提高机体先天性免疫和获得性免疫反应，增强动物的抵抗力。当 β – 胡萝卜素存在时，中性粒细胞可有效杀死外源性抗原，且自身不被自由基损伤。淋巴细胞也会受到自由基和脂质过氧化物以及其他氧化性产物的不良影响，而类胡萝卜素和维生素 A 都能防止由应激诱发的胸腺萎缩；类胡萝卜素的补充可增加循环中淋巴细胞的数目，增强小鼠对异体皮肤移植的排斥反应；类胡萝卜素可保护胸腺和淋巴细胞免受放射线的损伤，促进细胞毒性 T 细胞增殖，并可诱导细胞毒性 T 细胞生长。

（二）多酚类物质与免疫

多酚类是一类重要的植物化学物质，为植物体内的复杂酚类次生代谢产物，主要存在于植物的皮、根、叶和果实中，在植物中的含量仅次于纤维素、半纤维素和木质素。常见的植物性食物如可可豆、茶、大豆、蔬菜和水果等均含有丰富的多酚类物质。近年来的研究表明，多酚类物质是一类具有多种生物活性（抗癌、抗氧化、免疫调节、保护血管内皮、调节血脂等）的植物化学物质，特别是多酚类物质对心脑血管的保护作用受到人们的普遍关注。

多酚类及富含多酚的植物的抗脂质过氧化作用，大多数是通过捕获自由基或螯合金属离子实现的。在大鼠心肌线粒体自由基损伤的体外实验中，人们发现，山葡萄多酚对氧化损伤的心肌线粒体具有保护作用。在此基础上，采用 Fe^{2+}/维生素 C 氧自由基生成系统，建立氧自由基损伤线粒体的体外模型，观察到山葡萄多酚对自由基引起的线粒体心磷脂相对含量减少、丙二醛（MDA）生成量增加和膜流动性降低均有显著逆转功效。此外，山葡萄多酚可防止 Fe^{2+}/维生素 C 诱导的大鼠心肌线粒体结构和功能的损伤，表现为线粒体膜磷脂的降解，减少过氧化产物 MDA 的生成，抑制呼吸链末端复合酶Ⅳ活性的降低。

（三） 黄酮类物质与免疫

黄酮类化合物是以色酮环为母核而衍生的一类化合物，根据化学结构可分为黄酮类、异黄酮类、黄烷酮类、异黄烷酮类等。其广泛存在于自然界的植物中，属植物次生代谢产物。已有研究发现，黄酮类物质提高机体免疫功能的机制体现在以下几个方面。①直接作用于免疫器官（胸腺、脾脏）或细胞（各种免疫细胞）上的雌激素受体，增强体液免疫功能。妊娠期随雌激素含量的升高，大量抗体进入乳腺，或通过胎盘转移给后代。②调节垂体生长激素（GH）或催乳素（PRL）的分泌。垂体 GH 和 PRL 具有明显免疫促进作用，可直接作用于免疫细胞上的 GH 和 PRL 受体，也可促进乳腺上皮细胞合成和分泌胸腺素，通过胸腺素来间接调节免疫功能。③降低体内生长抑素水平，解除其对免疫系统的抑制作用。同时生长抑素的降低又能促进垂体 GH 的分泌，从而明显提高机体免疫机能。

（四） 皂苷类物质与免疫

皂苷类（$C_{27}H_{42}O_3$）是豆科及其他一些植物中的低聚糖和萜烯类聚合物。食物皂苷类化合物中研究最多的是大豆皂苷。皂苷的生理活性较多，而且有剂量效应，单次摄入过多会引起中毒，而在低剂量下则有很多保健功效。

研究证明，大豆皂苷可显著增强 T 细胞的功能，促进 IL - 2 的分泌、促进 T 细胞分泌淋巴因子，提高 B 细胞转化和抗体的分泌。此外，对大豆皂苷的抗氧化、抗肿瘤和癌症、抗病毒作用均有充分的研究证据。

第三节 益生菌与免疫

益生菌（probiotic）源于希腊语"对生命有益"，是通过定植在人体内（主要是肠道和生殖系统），能改善宿主某一部位菌群组成及微生态平衡、发挥有益作用的有确切健康功效的活性有益微生物的总称。根据联合国粮农组织在 2001 年给出的定义："益生菌为经适量服用后，有益于其宿主健康的活的微生物"，益生菌又称活菌制剂、微生态调节剂、生态制品、促生素等。益生菌可以调节宿主肠道内菌群平衡；作用于肠道，刺激机体特异性或非特异性免疫；通过分泌不同的细胞因子，达到调节机体免疫系统的目的；其对治疗肠道疾病也发挥有益作用。

人体中的微生物主要定居于肠道，肠道菌群可分有益菌（约占 25%）、中性菌（约占50%）和有害菌（约占 25%）。人体、动物体内有益的细菌或真菌主要有酵母菌、益生芽孢杆菌、丁酸梭菌、乳杆菌、双歧杆菌、放线菌等。食物摄食或益生菌补充对调节肠道内菌群平衡、宿主黏膜与系统免疫功能具有重要意义。益生菌作为生命科学研究的一个新兴领域，对人类营养与健康具有重要意义。

一、益生菌种类

人体、动物体内有益的细菌或真菌主要有乳杆菌类（如嗜酸乳杆菌、干酪乳杆菌、詹氏乳杆菌、拉曼乳杆菌等）、双歧杆菌类（如长双歧杆菌、短双歧杆菌、卵形双歧杆菌、嗜热双歧杆菌等）和革兰阳性球菌（如粪链球菌、乳球菌、中介链球菌等）。此外，某些酵母菌也可归入益生菌范畴。其中，双歧杆菌和乳酸杆菌在临床上应用最为广泛。

（一）乳杆菌类益生菌

乳杆菌属（*Lactobacillus*）在自然界中分布很广，在植物体表、乳制品、肉制品、啤酒、葡萄酒、果汁、麦芽汁、发酵面团、污水以及人畜粪便中均可分离到。中国传统的食品如泡菜和酿酒等的制作保藏技术就是利用了乳杆菌。

该类菌体细胞呈现多样形，包括杆状，从短杆到细长，从直形到弯曲形，常有棒形、球杆状，有的呈长短不等的丝状但不分支。一般为单个存在或短链排列。革兰染色阳性，有些菌株革兰染色或美蓝染色显示两极体，内部有颗粒物或呈现条纹。通常不运动，有的能够运动，具有周生鞭毛，无芽孢，大多无细胞色素，菌落呈乳白色。

乳杆菌属为化能异养型，营养要求严格，生长繁殖需要多种氨基酸、维生素、肽、核酸衍生物等。pH6. 0 以上可还原硝酸盐，不液化明胶，不分解酪素，联苯胺反应呈阴性，不产生吲哚和 H_2S，多数菌株可产生少量的可溶性氮。耐氧或微好氧菌，接触酶反应呈阴性，厌氧培养生长良好。2 ~ 53℃均可生长，最适生长温度为 30 ~ 40℃。耐酸性强，生长最适 pH 为 5. 5 ~ 6. 2，在 pH ≤5 的环境中可生长，不耐热，采用巴氏杀菌可将其杀死。在自然界中分布广泛，极少有致病性菌株。根据葡萄糖发酵类型可划分为专性同型发酵群、兼性异型发酵群和专性异型发酵群三个类群。代表菌种如下文所述。

1. 保加利亚乳杆菌

保加利亚乳杆菌具有调节胃肠道健康、促进消化吸收、增加免疫功能、抗癌抗肿瘤等重要的生理功能，因此被规定为可用于保健食品的益生菌菌种之一，在食品发酵、工业乳酸发酵、饲料行业和医疗保健领域均有比较广泛的应用。该菌与嗜热链球菌混合培养时以共生关系生长，可以缩短发酵时间，常作为酸乳的发酵菌。

2. 嗜酸乳杆菌 （*L. acidophilus*）

嗜酸乳杆菌是能够在人体肠道定植的少数有益微生物菌群之一，其代谢产物的有机酸和抗菌物质 - 乳酸菌素（lactocidin）、嗜酸杆菌素（acidophilin）、嗜酸乳菌素（acidolin）可抑制病原菌和腐败菌的生长。另外，该菌在改善乳糖不耐症，治疗便秘、痢疾、结肠炎，激活免疫系统，抗肿瘤，降低胆固醇水平等方面具有一定的功效。

3. 干酪乳杆菌 （*L. casei*）

干酪乳杆菌，存在于人的口腔、肠道内含物、大便及阴道，也出现牛乳和干酪、乳制品、饲料、面团和垃圾中。干酪乳杆菌作为益生菌的一种，能够耐受有机体的防御机制，其中包括口腔中的酶，胃液中低 pH 和小肠的胆汁酸等，所以干酪乳杆菌进入人体后可以在肠道内大量存活，可以起到调节肠内菌群平衡、促进人体消化吸收的作用。同时，干酪乳杆菌具有高效降血压降胆固醇的作用，并且能够诱导产生抗菌素，促进细胞分裂，产生抗体免疫，增强人体免疫及预防癌症和抑制肿瘤生长等作用。干酪乳杆菌还具有缓解乳糖不耐症，缓解过敏等益生保健作用。

4. 瑞士乳杆菌 （*L. helveticus*）

瑞士乳杆菌是乳酸菌中营养缺陷最高的菌种之一，具有强大的蛋白水解能力，其蛋白水解产物具有抗高血压，消炎和抗癌等功能。同时瑞士乳杆菌也是一种安全的益生菌，能调节宿主菌群抑制致病菌。另外，瑞士乳杆菌能适应多种环境，包括高温、低 pH、低渗透压、低氧，从而比其他双歧杆菌和乳杆菌更适合制成益生菌制剂，在乳品中得到广泛的应用，例如在牛乳中产生大量的乳酸，能够迅速使干酪裂解以及表达复杂的蛋白水解酶序列。此外，它可作为主要的乳酸菌生产意大利和瑞士干酪。

5. 植物乳杆菌 （*L. plantarum*）

植物乳杆菌通过与病原菌对限制性营养素的竞争，来抑制病原菌的生长，调节肠道微生态的组成，形成生物学屏障。同时，通过其代谢所产生的有机酸、细菌素、过氧化氢以及双乙酰等对其他细菌的作用，改善调节肠道微生物菌群的平衡，增强机体的免疫力，降低胆固醇水平，缓解乳糖不耐症并抑制肿瘤细胞的形成等。

（二）双歧杆菌类益生菌

双歧杆菌属（*Bifidobacterium*）因其菌体尖端呈分枝状（如 Y 形或 V 形）而得名。细胞呈多样形态，短杆较规则形、纤细杆状带有尖细末端的球形、长而稍弯曲状、分枝或分叉形、棍棒状或匙状。排列方式有单个或链状、Y 字形、V 形、L 形和栅栏状，凝聚成星状等。无芽孢和鞭毛，不运动，革兰染色阳性，菌体着色不均匀，为专性严格厌氧菌。

该菌类属于化能异养型，对营养要求苛刻，生长繁殖需要多种双歧因子（能促进双歧杆菌生长，不被人体吸收利用的天然或人工合成的物质），能利用葡萄糖、果糖、乳糖和半乳糖，通过果糖 - 6 - 磷酸支路生成乳酸和乙酸及少量的甲酸和琥珀酸。双歧杆菌蛋白质分解力微弱，能利用铵盐作为氮源，不还原硝酸盐，不水解精氨酸，不液化明胶，不产生吲哚，联苯胺反应为阴性。专性厌氧，接触酶反应呈阴性，不同菌种或菌株对氧的敏感性存在差异，多次传代培养后，菌株的耐氧性可增强。生长温度范围为 25～45℃，最适生长温度为 37℃；生长 pH 范围为 4.5～8.5，最适生长起始 pH 为 6.5～7.0，不耐酸，酸性环境（pH≤5.5）对菌体存活不利。

双歧杆菌是人体肠道有益菌群，它可定植在宿主的肠黏膜上形成生物学屏障，具有拮抗致病菌、改善微生态平衡、合成多种维生素、提供营养、抗肿瘤、降低内毒素、提高免疫力、保护造血器官、降低胆固醇水平等重要生理功能，其促进人体健康的有益作用，远超过其他乳酸菌。

到目前为止，已报道的双歧杆菌有 32 个种，人体肠道中共有 12 种，其中两歧双歧杆菌（*B. bifidum*）、婴儿双歧杆菌（*B. infantis*）、青春双歧杆菌（*B. adolescentis*）、长双歧杆菌（*B. longum*）、短双歧杆菌（*B. breve*）是肠道中最常见的双歧杆菌。人体肠道内的双歧杆菌数量随着年龄的增大而逐渐减少，种类也逐步发生变化，初期以婴儿双歧杆菌和短双歧杆菌为主要优势菌，后转变为青春双歧杆菌和长双歧杆菌。代表菌种如下所述。

1. 两歧双歧杆菌（*B. bifidum*）

两歧双歧杆菌在人体肠内发酵后可产生乳酸和醋酸，能提高钙、磷、铁的利用率，促进铁和维生素 D 的吸收。其制剂可以抑制产生毒素的有害菌数量，从而对肝脏患者能起到良好的治疗作用。

2. 婴儿双歧杆菌（*B. infantis*）

婴儿双歧杆菌是肠道内的一种益生菌，所有人体内都有，但随着年龄的增长会越来越少；在母乳喂养儿肠道内大量存在，对婴幼儿有许多好处，如具有营养、免疫及抗感染作用，并且还具有抗过敏、抗肿瘤、调整肠道功能及改善营养的作用等。

3. 青春双歧杆菌 (*B. adolescentis*)

青春双歧杆菌是青年个体肠道中的优势菌，对人体产生许多益生作用，可分离自成人和婴儿粪便、阑尾、龋齿和阴道等。但由于青春双歧杆菌对氧非常敏感，对低 pH 的抵抗能力差，并对营养要求苛刻，在获取高活菌数培养物时有一定困难，有研究指出凝胶微球包囊法能够改善青春双歧杆菌暴露在胃肠道时的存活率。

4. 长双歧杆菌 (*B. longum*)

长双歧杆菌含 3 个亚种，即长双歧杆菌长亚种 (*B. longum* subsp. *longum*)、长双歧杆菌婴儿亚种 (*B. longum* subsp. *infantis*) 和长双歧杆菌猪亚种 (*B. longum* subsp. *sius*)。长双歧杆菌在人类健康中发挥着重要作用，具有防治便秘、抑制肠道致病菌、调节肠道平衡、降低胆固醇、促进营养物质的消化吸收、延缓衰老和增强机体免疫活性等生理功能。

5. 短双歧杆菌 (*B. breve*)

短双歧杆菌既可作为膳食补充剂，又可作为保健食品的功能成分，大量动物和临床试验研究表明，短双歧杆菌具有改善消化系统代谢、加强免疫系统调控、改善神经系统调节，以及安全无副作用等特点，已被广泛认可。

(三) 球菌类益生菌

1. 嗜热链球菌 (*S. thermophilus*)

嗜热链球菌与人类的关系密切，被认为是"公认安全性（GRAS）"成分，广泛用于生产一些重要的发酵乳制品，如酸乳和干酪。用嗜热链球菌和保加利亚乳酸杆菌混合培养发酵的酸乳制品能补充人体肠道内的有益菌，维持肠道的微生态平衡，且其中含有易于吸收的营养素，具有抑制腐败率、提高消化率、防癌及预防一些传染病等功效，并能提供芳香风味，使食品拥有良好的品质。嗜热链球菌的益生作用主要体现在被人体吸收后，定植在人体的肠道中，可调节肠道菌群平衡，提高机体免疫力，对机体的健康有较重要的影响。

2. 粪链球菌 (*S. faecalis*)

粪链球菌是人类和动物肠道正常菌群的一部分，参与宿主的物质代谢活动，是宿主正常生理活动的重要成员，在动物体内能发挥许多生理功能。大量研究资料表明，其能调节动物胃肠道正常菌群、维持微生态平衡，从而改善胃肠道功能；提高食物消化率和生物效价；降低血清胆固醇，控制内毒素；抑制肠道内腐败菌生长，提高机体免疫力等。

3. 乳酸片球菌 (*P. acidilactici*)

在不加啤酒花的麦芽汁中生长，但在啤酒花麦芽汁和啤酒中不生长。常见于酸泡菜和发酵的麦芽汁中。能产生乳酸片球菌素（pediocin），耐高、低温，耐酸，具有良好的热稳定性和安全性，可用于食品的保存和人类疾病的治疗。乳酸片球菌在抑制病原菌生长、改善肠道微生物群落结构、刺激宿主免疫等方面表现出了良好的益生性能。

4. 戊糖片球菌（*P. pentosaceus*）

戊糖片球菌能够抑制食源性致病菌，调节肠道免疫功能，降低胆固醇水平，发酵乳品和蔬菜等，戊糖片球菌的益生功能及其在发酵肉制品、发酵乳制品和发酵蔬菜等食品加工过程中的应用已受到食品科学领域学者的高度重视。

二、益生菌的免疫效应机制

黏膜屏障是机体抵抗外界有害物质的重要保障，主要由机械屏障、免疫屏障与生物屏障构成。其中，机械屏障由黏膜上皮细胞、细胞间紧密连接蛋白与菌膜三者构成；免疫屏障由细胞因子、免疫球蛋白与免疫活性细胞等共同组成；生物屏障由肠道菌群和肠上皮细胞结合产生的黏蛋白、活性肽等共同组成。益生菌可通过改善局部微生态菌群结构、改善黏膜免疫、调节非特异性免疫细胞活性以及增强特异性免疫应答等途径来增强免疫效应，进而维护机体健康状态。

（一）益生菌与宿主菌群

正常人体内有大量的共生菌群，这些细菌大部分寄生在人的肠道中，肠道作为机体最大的细菌库，寄居着超过 1000 万亿个细菌，是人体细胞总数的 10 倍。肠道微生物基因数量约 300 万个，大约是人类基因组基因数量的 100 多倍，如此众多的基因能够帮助微生物适应多变的环境，同时形成与人体密不可分的互惠共利关系。肠内微生物对肠道屏障功能扮演着双重角色，一方面作为抗原对肠黏膜存在潜在的危害；另一方面肠内寄生菌可为肠黏膜细胞提供某些营养成分，维持肠道微生态平衡，激活肠免疫系统，也是肠道屏障功能的组成部分。人体生物学由人体基因和人体微生物组两部分组成，其中人体基因组的改变是极为困难的，但是人体肠道内微生物构成的改变相对比较容易。

益生菌对宿主寄生菌群如肠道菌群等有着直接的影响，主要表现在以下几个方面。

1. 微生物屏障作用

益生菌能够有秩序地定植于胃肠道黏膜表面或上皮细胞间，占据消化道的微生物定植位点，从而形成微生物屏障结构，保护机体不被病原菌入侵。例如，鼠李糖乳杆菌和嗜酸乳杆菌可以竞争性附着于 Hep-2 细胞系和 T84 细胞系的黏附位点上，减少细胞表面的黏附位点从而阻止如肠致病性大肠埃希菌等病原微生物的入侵；经纯化的瑞士乳杆菌的表面蛋白能够阻止肠毒性大肠埃希杆菌对肠道上皮细胞的黏附，维持肠道屏障的完整性。

一些乳酸杆菌还能够直接与沙门氏菌等病原微生物竞争位于 Caco-2 细胞表面和黏液层的位点，替换已经结合在黏附位点上的病原微生物。相关研究显示，益生菌 EcN 能够分泌一种非细菌素的成分，作用于病原微生物或者宿主细胞来减弱一些病原微生物的黏附；

布拉氏酵母菌分泌的一种热不稳定的物质能够降低病原菌在上皮细胞上的黏附能力。这些结果表明益生菌能够通过多种方式阻止病原微生物黏附于肠道上皮细胞上，从而保护机体免受病原微生物入侵。

2. 竞争营养物质

肠道益生菌群能够与一些致病菌争夺营养物质，起到抑菌作用。肠道内的营养虽然多，但也是有限的，益生菌和有害菌会因为争夺稀缺的营养素而展开竞争，因此，机体内的益生菌越多，越能够战胜有害菌，防止疾病的产生。需氧益生菌进入消化道后，在生长繁殖过程中会消耗肠道内大量氧气，降低局部环境中的氧分子浓度，使肠道内形成相对的氧化环境，从而抑制了具有好氧特性的病原菌的生长，起到抑菌防病的作用。

3. 分泌抗菌物质

益生菌合成分泌的抗菌物质可以被看作是肠道上皮屏障的重要组成部分，尤其是一些能够抑制或者杀死病原微生物的抗菌因子。益生菌分泌的有机酸、抗菌肽、防御素、溶菌酶及其他抗菌物质可抑制病原菌的生长及繁殖。

乳酸杆菌等益生菌，可通过产生乳酸、乙酸等有机酸来降低 pH、提高肠道酸度，这些益生菌较致病菌（如大肠杆菌、金黄色葡萄球菌等）更能耐受酸性条件，可以在较低 pH 下生存，而致病菌则受到抑制。益生菌产生的短链脂肪酸能够破坏革兰阴性菌病原微生物如肠出血性大肠杆菌、绿脓杆菌和沙门氏菌等的外层细胞膜从而杀死病原微生物，短链脂肪酸的穿透能力能够辅助其他抗菌因子更加容易地进入病原微生物细胞内发挥抗菌作用。

在肠道抗菌多肽中有 2 大类家族，抗菌肽和防御素。肠道上皮细胞在受到病原微生物入侵时能够连续分泌 α - 螺旋抗菌多肽。防御素进一步可以分类成主要由小肠潘氏细胞合成分泌的 α - 防御素和由肠道上皮细胞分泌的 β - 防御素。β - 防御素具有抗菌功能，能够阻止病原微生物如细菌、真菌和一些病毒入侵上皮细胞。益生菌不仅可以提高肠道上皮合成和分泌抗菌肽和防御素，还可以通过产生短链脂肪酸或者细菌素直接阻止病原微生物的生长。

细菌素是一类可以由益生菌或者共生微生物合成分泌的多肽，能够杀死细菌或者抑制细菌生长。细菌素不仅能够穿透革兰阴性菌的细胞膜内层，还可以干扰细菌的细胞壁合成，唾液乳杆菌能够合成分泌细菌素 ABP - 118 抑制芽孢杆菌属、李斯特菌属、肠球菌属和葡萄球菌属等的生长繁殖，而大部分乳酸杆菌的生长不受其抑制，这说明细菌素 ABP - 118 对于肠道微生物定植具有选择性并限制病原微生物的生长繁殖。

有益菌除产生有机酸外，还可产生醇、过氧化氢、丁二酮等，还可合成溶菌酶以及其他抗菌物质，如乳酸菌素、乳链菌素、嗜酸菌素等。这些产物对肠道病原菌都具有抑制作用。

（二） 益生菌与宿主黏膜免疫

消化道、呼吸道以及生殖道黏膜免疫系统（mucosal immune system）是机体免疫系统的重要组成部分之一，其主要功能是清除通过黏膜表面入侵机体的病原微生物。定居于黏膜部位（尤其是肠道黏膜）的益生菌与宿主的黏膜免疫密切相关，益生菌对黏膜免疫的调节机制主要有以下几个方面。

1. 抑制黏膜上皮细胞凋亡，改善炎症病变

肠道上皮细胞（intestinal epithelial cells，IECs）被认为是胃肠道中的免疫"哨兵"，是肠道机械屏障重要组成部分，在维持宿主先天和适应性肠道黏膜免疫系统中起着重要的作用，包括肠道多能干细胞、M 细胞、杯状细胞、潘氏细胞、肠内分泌细胞和柱状上皮细胞。IECs 是宿主防御病原菌入侵或者致炎性物质刺激的第一道防线，通过产生大量细胞因子和趋化因子使分散在其周围的免疫细胞发挥免疫作用。

肠道黏膜上皮的完整性遭到破坏、通透性增加，具有潜在抗原性的病原微生物及其他大分子物质可以借助上皮细胞间的紧密连接通过肠道黏膜屏障进入人体产生免疫反应。上皮细胞在肠道内通过直接应答以及与细菌或微生物相关分子模式（microbe – associated molecular patterns，MAMP）的结合来维持肠道内环境稳定。肠道内上皮细胞通过调节特定的信号、上皮细胞膜顶部和基底部的受体及模式识别受体（pattern recognition receptor，PRR）的表达来抑制炎症。同时，上皮细胞与微生物之间的相互作用也是调节上皮细胞与其他免疫细胞间相互作用的重要的调节器。

研究表明，益生菌可通过影响肠道上皮细胞中 p38 – 丝裂原活化蛋白激酶/核转录因子 – kappa B（p38 – mitogen – activated protein kinase/nuclear factor – kappa B，p38 – MAPK/NF – κB）信号通路，降低炎症因子 IL – 6、TNF – α、IL – 8 的基因转录与蛋白表达，减少上皮细胞凋亡，改善炎症病变。例如，乳酸链球菌 ML2018 可通过抑制 p38 – MAPK/ NF – κB 炎症通路，下调 IL – 1β、TNF – α 和 IL – 8 细胞因子水平，减轻硫酸葡聚糖钠（dextran sulfate sodium，SDS）诱导的小鼠结肠炎；双歧杆菌 KCTC5727 能显著抑制 TNF – α 诱导的 NF – κB 信号通路，显著缓解小鼠急性结肠炎；副干酪乳杆菌 06Tca19 可通过抑制 p38 – MAPK 信号通路，下调 IL – 8 水平，从而提高上皮细胞在促凋亡因子环境中的存活率，并维持黏膜屏障细胞稳态，从而有效改善幽门螺杆菌患者的胃肠炎症情况。

2. 促进黏液层的形成

肠道组织中的杯状细胞能够分泌黏蛋白（mucin），并且高度糖基化的黏蛋白分布于细胞膜或者分泌进肠腔中形成黏液层，黏液层可有效地将肠道寄生菌与肠黏膜上皮细胞分开。在 18 种糖基化黏蛋白中，黏蛋白 2（mucin2，MUC2）是一类主要存在于肠道黏膜的糖基化黏蛋白。MUC2 的 N 端和 C 端没有被糖基化，中间的半胱氨酸残基处高度糖基化，多糖基团具有抑制蛋白质降解的作用，同时可以提高亲水性，通过二硫键的连接构成黏液层的骨

架。黏液层是肠道屏障的第一道防线，病原微生物必须先突破黏液层才能到达上皮细胞。黏液层能够保护肠道上皮细胞免受病原微生物的侵袭，同时是肠道蠕动的润滑剂。经过不断的进化，微生物形成了多种方法降解黏液层，从而达到入侵上皮细胞的目的，比如幽门螺杆菌能够切断二硫键，绿脓杆菌和阿米巴虫具有蛋白酶能够分解黏蛋白，一些微生物还具有糖苷酶功能，能够分解糖苷键等。当肠道某区域发生炎症反应时，则该区域的黏液层会变薄，使病原微生物入侵上皮细胞变得更加容易。

益生菌能够通过增加黏蛋白的分泌量来增强肠道化学屏障功能，阻止病原微生物的侵袭。一些研究显示，某些乳酸杆菌能够黏附在 Caco-2 细胞或者 HT29 细胞表面增加黏蛋白 MUC2 的分泌量，阻止大肠杆菌的入侵和黏附，但也有研究显示，嗜酸乳杆菌不需要黏附在 HT29 细胞表面就可以有效增加 MUC2 的分泌量。

3. 增进紧密连接形成

肠道上皮细胞的胞间连接，是肠道屏障发挥功能的基础。紧密连接（tight junction，TJ），又称闭锁小带，是相邻细胞膜共同构成的一个事实上液体无法穿透的屏障，是两个细胞间紧密相连的区域，它是一类只在脊椎动物中出现的细胞连接复合物。现已发现有 40 多种参与肠黏膜上皮细胞的相关蛋白，按照分布部位的不同可分为两类：一类为细胞膜蛋白，存在于细胞膜上，通常含有跨膜结构，如闭合蛋白（occludin）、密封蛋白（claudin）、连接黏附分子（junctional adhesion molecule，JAM），这些蛋白是构成选择性屏障功能的结构蛋白；另一类为细胞质蛋白，位于细胞内，如 ZO-1、ZO-2、ZO-3、7H6 以及 ZA-1 等，这些蛋白含有多个 PDZ 结构域，主要起到连接膜蛋白与细胞骨架或传递信号分子的作用。肠道上皮间 TJ 结构一旦受损，上皮细胞间的通透性就会增高，毒素或微生物代谢产物就可经肠黏膜进入体循环，引起肠道局部感染或脓毒症等全身性反应。

益生菌可通过提高紧密连接蛋白的表达量来增强肠道上皮的屏障功能。例如，益生菌 VsL#3 能够通过激活 p38 和胞外信号调剂激酶（ERK）信号分子通路保护肠道上皮屏障，提高紧密连接蛋白的表达量，增强肠道上皮屏障功能；嗜热乳酸链球菌和嗜酸乳杆菌能够激活 p38、ERK、c-Jun 氨基末端激酶（JNK）、磷酸肌醇 3 激酶（P13K）信号分子通路，提高 ZO-1 和 occludin 蛋白磷酸化表达量，增强 HT-29 细胞和 Caco-2 细胞的屏障功能。基因水平的研究显示，植物乳杆菌 MB452 能够改变肠上皮细胞紧密连接相关基因的表达量，如编码 occludin 和细胞骨架的基因。用大肠杆菌 Nissle 株益生菌（E. coli strain Nissle 1917，EcN）喂小鼠后，ZO-1 的 mRNA 表达量和蛋白表达量都相应上升，同时也可修复肠道黏膜层，增强上皮屏障功能。

4. 促进肠黏膜免疫系统的发育

益生菌的抗原可刺激黏膜 M 细胞，从而促进肠道黏膜免疫系统的发育；激活吞噬细胞和 B 淋巴细胞，使 B 淋巴细胞在黏膜淋巴样组织中形成生发中心（淋巴滤泡），并转化为浆细胞分泌黏膜抗体 IgA。

益生菌不仅可以促进幼龄动物免疫系统发育成熟，而且还可以改变其生成抗体的类型，表现出一定的免疫调节活力。无菌动物肠黏膜派氏淋巴结数量比正常动物少很多，而且分泌 IgA 的 B 淋巴细胞数量大约是正常动物的 10%。恢复到有菌环境时，实验动物免疫系统就可正常发育。新生儿肠道内益生菌定植越早，外周血分泌 IgA 的 B 淋巴细胞出现就越早，同时外周血 IgA 出现也越早。

（三）　益生菌对非特异免疫细胞活性的影响

黏膜免疫细胞包括黏膜上皮及固有层内淋巴细胞、巨噬细胞、树突状细胞、NK 细胞、微皱褶细胞等。巨噬细胞（Mφ）、树突状细胞（DC）及 NK 细胞是构成黏膜免疫系统的主要非特异性免疫细胞，这两种关键的免疫细胞对于天然免疫向获得性免疫的转化也至关重要。黏膜组织的淋巴样器派伊尔结（peyer's patches，PP 结）和固有层（lamina propria，LP）内存在大量的树突状细胞和巨噬细胞。

树突状细胞（DC）在肠道感染时的免疫调节过程中发挥重要作用，肠道感染时，肠道菌群紊乱，原黏膜表面的共栖微生物给易感宿主的 DC 提供了抗原成分或共刺激因子，通过 DC 的成熟、活化启动黏膜炎症免疫反应。益生菌可以减少 DC 数量，降低 T 细胞的增殖能力，使抗原提呈和活化的 T 细胞数量减少，减轻异常免疫应答。研究表明给小鼠饲喂双歧杆菌、干酪乳杆菌能提高小鼠腹腔中巨噬细胞、血液中单核细胞和 NK 细胞的活性，调节吞噬细胞释放细胞因子进而影响免疫反应。

（四）　益生菌对特异性免疫的作用

益生菌发挥免疫效应的一个重要机制是通过对特异性免疫进行调节，尤其是使分泌型免疫球蛋白 sIgA 表达增加，从而增加对潜在抗原的免疫反应。

IgA 是体内主要分泌型免疫球蛋白，成人肠道平均每天分泌 3g，超过其他免疫球蛋白分泌量的总和。sIgA 能中和病毒、毒素和酶等生物活性抗原，对机体有广泛地保护作用，其主要功能是阻止细菌对肠上皮细胞的吸附。在肠道屏障的黏液层中，sIgA 通过与病原微生物的表面抗原结合来保护肠道上皮细胞不受微生物侵袭。sIgA 包裹病原微生物后形成一层亲水性的膜，能被肠道上皮细胞上的多糖黏蛋白所排斥。IgA 与抗原结合形成的复合体还能结合到一些免疫细胞（如中性粒细胞、树突状细胞、单核细胞以及巨噬细胞等）的人 IgA Fc 受体 FcαRI 上，受体被激活后能够使免疫细胞发挥抗菌作用，包括细胞毒性作用、吞噬作用和生成抗菌性过氧化物等，根据细胞种类的不同以及 IgA 配体的不同还能激活抗炎性信号通路或者致炎性信号通路。免疫排斥功能不仅能保护肠道上皮细胞免受病原微生物的侵袭，同时还能维持肠道微生物菌群的稳态。

研究表明，当用酪乳杆菌饲喂小鼠之后，IgA 和 IL-6 的分泌量增加，但并不产生对益生菌酪乳杆菌特异性的抗体，表明肠道免疫系统对于益生菌没有特异性。不是所有的益生菌在 sIgA 表达方面都具有一样的效果，益生菌鼠李糖乳杆菌和乳双歧杆菌混合物并没有引起小鼠肠道 sIgA 分泌量的增高，而当小鼠用益生元或者合生元饲喂后却引起 sIgA 的分泌量提高，表明刺激物的多样性能够增强肠道免疫系统的免疫排斥反应。

综上所述，益生菌有利于维持机体内环境的稳定，增强先天免疫，调节免疫应答反应等。益生菌不仅增强了肠黏膜的免疫功能，对系统免疫功能也有调节作用，另外在调整肠道菌群组成、调控人体肠道炎症反应、抑制肠道致病菌的定植、降低肠道内有毒有害物质浓度等方面也具有调节作用。

本章小结

本章介绍了食品中富含的各种营养及活性物质对于免疫系统的调控作用。食品中各种营养物质在机体维持最佳免疫状态方面发挥着举足轻重的作用，营养对免疫的影响是自上而下、无处不在的，任何营养物质的缺乏或摄入过多都会给免疫功能带来危害，增加机体对疾病的风险。

大量营养素（糖类、脂类、蛋白质）和微量营养素（维生素和微量元素），不但是机体维持正常的生长发育所必需，而且是维持免疫系统的功能并使免疫活性得到充分表达的决定性因素。除此之外，包括核苷酸、植物化学成分、益生菌在内的多种食物活性成分，其在机体免疫过程中也发挥着关键作用，有些种类已成为开发功能性食品的热门对象。对于增强免疫功能的食品这一新兴产品，要明确其免疫作用机理，了解产品的生产与评价标准，探索规范的检测方法。

通过本章节的学习，希望学生能够拓展免疫调节的相应知识，理解营养均衡与免疫协调的相互联系，掌握营养物质对免疫活动的调节作用。

思考题

1. 活性多糖的免疫学功能包括哪些？
2. 膳食纤维对免疫系统的影响有哪些？
3. 功能性低聚糖参与免疫调节的途径有哪些？
4. 与饱和脂肪酸相比，不饱和脂肪酸对于免疫调节有哪些优势？
5. 蛋白质缺乏会使免疫系统面临哪些风险？
6. 简述氨基酸对于细胞和体液免疫应答的调节作用。
7. 举例说明维生素和微量元素如何参与免疫调节。
8. 核苷酸的营养功能有哪些？如何参与调节非特异性免疫？
9. 举例说明植物化学成分的免疫促进作用。
10. 常见益生菌分为哪几类？举例说明益生菌在肠道疾病治疗中的应用。
11. 哪些食品中富含益生菌？

12. 益生菌对肠道微生物菌群有哪些影响？

13. 益生菌对肠道黏膜免疫有什么影响？

14. 简述益生菌对特异性免疫应答的影响作用。

第十一章

食品免疫毒性

早在 20 世纪初人们就注意到职业接触化学物所致的免疫损伤现象，进一步研究发现，外来化合物对免疫系统的影响出现早、损害剂量低且个体差异大。对免疫毒性的研究既为化学物毒性评价提供了早期诊断指标，也拓展了化学物质毒性作用机制的研究范围，由此逐渐形成了毒理学的分支学科——免疫毒理学。

免疫毒理学（immunotoxicology）是在免疫学和毒理学基础上发展起来的一门学科，与免疫学、分子生物学、微生物学、药理学、临床医学等多门学科结合紧密、相互交叉，主要研究外源物（化学性，物理性和生物性）对机体免疫系统的不良影响及其作用机制，在保护人民身体健康、预防疾病上具有重要意义。近年来国际上越来越强调对外源物的免疫毒性作用的评价，因此需要敏感的免疫毒理学评价策略和完善统一的检测方案以更加准确地评价外源物的免疫毒性。食品中的植物毒素、动物毒素、真菌毒素、重金属、食品加工中有害化学物以及农药残留等的免疫毒性研究也在不断深入。

第一节　免疫毒理学定义与研究内容

一、免疫毒理学定义

免疫毒理学起源于药物药理学的研究，可以追溯至 20 世纪 60 年代中期，许多免疫学研究人员发现，免疫抑制药物会导致严重的感染并发症，甚至会危及生命。1979 年，Vos 在国际性杂志《药物和化学毒理学》（Drug and Chemical Toxicology）上发表的《与毒理学有关的免疫抑制》一文将外源化学物质对免疫系统的影响与毒理学联系在一起，首次提出

"免疫毒理学（immunotoxicology）"概念。1984 年，国际化学品安全规划署（IPCS）和欧共体委员会（CEC）共同在卢森堡组织的"免疫系统作为毒性损伤靶点"的免疫毒理学国际研讨会上提出：免疫毒理学是毒理学研究外源化学物与免疫系统相互作用引起不良效应的分支学科。这一定义的出现是免疫毒理学发展的重要里程碑，此后，免疫毒理学才有了迅速的发展。1991 年，美国技术评估局（US Office of Technology Assessment）提出："免疫毒性是指暴露于外源物质后引起免疫系统的结构和功能上不良的或不适宜的变化，不良效应可表现为免疫抑制、超敏反应或自身免疫。"

我国免疫毒理学研究萌发于 20 世纪 60 年代初。1989 年，中华预防医学会卫生毒理学会正式建立了全国免疫毒理学组。1993 年，中国毒理学会建立免疫毒理专业委员会，并召开了多次全国免疫毒理学术交流会，对推动我国免疫毒理学发展起到了积极作用。我国的《毒理学辞典》（吴中亮等，2005）将"免疫毒理学"解释为"免疫毒理学是一门研究外源物（化学性、物理性和生物性）对机体免疫系统的不良影响及其作用机制的学科，在保护人民身体健康、预防疾病上具有重要意义"。

现普遍认为，免疫毒理学是应用毒理学与免疫学的理论及实验手段研究外源物等有害因素对机体免疫系统结构和功能的影响及其作用机制，并评价这些有害因素的免疫毒性和/或针对其损害提供防治措施的科学。

二、免疫毒理学研究内容

免疫毒理学的首要研究的任务是：预测人群或实验动物接触、暴露外源物（化学性、物理性和生物性）对机体免疫系统的可能不良临床后果并评估其危险度。外源物可以直接损伤免疫器官和组织、免疫细胞的结构和功能，影响免疫分子的合成、释放和生物活性，或通过干扰神经内分泌网络等间接作用，使免疫系统对抗原产生不适当的应答。不适当的应答/不良临床后果包括免疫抑制与免疫低下、免疫刺激与免疫调节、超敏反应（变态反应）和自身免疫（自体免疫），这四个方面是当今免疫毒理学的研究范畴。每个方面均需要不同的非临床和临床的评估程序去阐明其涉及的免疫毒性作用、预测可能不良后果的危险度并探究其毒性机理。因此，免疫毒理学的主要研究内容有以下三个方面。

（一）建立和改进免疫毒性检测与评价方法

进一步改进和确立免疫功能检测与宿主抵抗力试验；建立外源化学物免疫毒性的体外试验方法；建立评价外源化学物对局部免疫功能（肺、皮肤、胃肠道）影响的方法；建立从动物免疫毒性检测结果外推到人的数学模型等。

改进、规范和完善已有的免疫毒理学试验方法，探索更灵敏、特异，更有预测价值的新方法和更全面合理的试验组合，提高试验的可靠性和效能，验明化学物和药物对实验动物诱导免疫毒性损害的可能性。由于动物与人类种属差异的局限性和动物保护与福利要求的日益加强，传统的动物实验已经不能满足对毒理学安全性评价的要求了。寻找与人类的在体实验原理更接近并且高效、灵敏又快速的体外毒理学安全性评价方法成为近几年国际上的研究热点。

（二） 预测和评估免疫毒性的危险度

研究适用于人群危险度评价的免疫毒性试验的观察终点，研究实验动物和人群免疫毒性的剂量反应规律和特性，建立合理的外推模型，分析免疫毒性的人群易感性和不同免疫危害的可接受危险水平等。

（三） 探究免疫毒性的作用机制

采用各种有效的研究手段，从整体、器官、细胞和分子等不同水平研究有害外源物质（化学性、物理性、生物性）作用于机体免疫系统后造成的免疫系统功能障碍及结构损害，以及有害因素作用于机体其他系统后引起的免疫系统的继发性损害，包括免疫抑制、超敏反应和自身免疫反应，并分析其作用机制。

1. 免疫抑制与免疫低下

免疫抑制指外来化合物或其他环境因子对机体免疫应答的抑制作用，即外因导致的免疫系统功能减弱，包括体液免疫功能、细胞免疫功能、巨噬细胞功能、NK 细胞功能及宿主抵抗力等。严格来说，免疫抑制只有在免疫反应完全消除的情况下才能应用，如果免疫反应只是有所减弱，即免疫系统功能减缓、受损，则应称为免疫低下。

免疫抑制和免疫低下之间的主要区别是：①在大多数情况下，免疫抑制或免疫低下的不良临床反应在性质上是相似的，但两者变化的数量级、发生率和严重程度是不同的；②由于免疫系统的功能储备，用于评估免疫抑制和免疫低下危险度的模式是不同的；③在分析药物的危险度与效益时，需要使用区别于免疫抑制的标准来分析免疫低下的情况。例如，发现许多市售药物在使用后，不会对机体产生不良的临床后果，而只会表现出轻度至中度的免疫功能减弱，这种现象属于免疫低下。

（1）外源物免疫抑制的主要表现　外源物对机体免疫抑制的结果是宿主抵抗力降低，主要表现为对各种病原微生物感染抵御能力的降低和肿瘤发生率的增加。各种宿主抵抗力试验，在动物身上已经得到充分的证明。

（2）外源化学物免疫抑制的机制　外源化学物引起免疫抑制的机制并未完全明了，而且不同的外源化学物可以通过不同的机制影响机体的免疫功能，大多外来化合物可对机体的免疫功能产生抑制作用，包括体液免疫功能和细胞免疫功能，抑制程度取决于接触的剂量，总的来说，可以分为直接作用和间接作用两大类。外源化学物可以直接作用于不同的免疫器官、免疫细胞和免疫分子，影响正常的免疫应答，也可以通过影响神经内分泌系统的调节功能，造成免疫功能紊乱，或者继发于其它靶器官毒性而引起免疫损伤（表 11-1）。

表 11-1　外源化学物引起免疫抑制的可能机制

作用类型	作用机制	举例
直接作用	功能改变	改变抗体介导的反应
		改变细胞介导的反应
		改变组胺等介质的释放
		改变宿主抵抗力
		一种或多种细胞不能发挥以下功能：
		产生抗体
		释放细胞因子
		处理和提呈抗原
	结构改变	增殖和分化
		受体介导的信号传导
		表面受体或配体改变
		受体或配体的表达改变
	混合改变	淋巴器官的组织病理学改变
		改变脾淋巴细胞 $CD3^+$、$CD4^+$、$CD8^+$、$B220^+$ 和/或 Ig^+
		改变胸腺淋巴细胞 $CD4^+$、$CD8^+$、$CD4^+/CD8^+$ 和/或 $CD4^-/CD8^-$
		改变血液细胞学参数
		改变循环免疫球蛋白
		改变骨髓祖细胞集落（CFU）组成
间接作用	代谢活化	转化为活性代谢产物
	激素水平改变	肾上腺释放皮质激素增加
		改变神经内分泌调节
		改变中枢神经系统的自律性输出（autonomic output）
		改变性腺释放的甾体激素
	继发于其他靶器官的毒性	肝损伤诱导的急性期反应蛋白（如 C 反应蛋白）

此外，随着分子生物学、分子免疫学和分子遗传学的发展，人们对外源化学物免疫损伤的分子机制也有了进一步的认识。例如，外源化学物可以作用于核转录因子 - κB（nuclear factor kappa B，NF - κB）或活化 T 细胞核因子（nuclear factor of activated T - cell，NF - AT）引起免疫抑制。

外源物质还可以通过氧化应激反应、破坏细胞内钙稳态、抑制 cAMP 等机制调节淋巴细胞的正常功能，引起免疫抑制。

2. 免疫刺激

免疫刺激指外来化合物或其他环境因子对机体免疫应答的增强作用，即提高免疫系统的功能，包括体液免疫功能、细胞免疫功能、巨噬细胞功能、NK 细胞功能及宿主抵抗力等。

免疫刺激的机制大致体现为：活化血淋巴中的吞噬细胞，提高其吞噬病原的能力；刺激血淋巴中的抗菌溶菌活力的产生；激活酚氧化酶原系统，产生识别信号及介导吞噬；同时又能激活嗜中性粒细胞和白细胞的吞噬作用，刺激淋巴细胞的产生或分泌淋巴因子，协调细胞免疫和体液免疫；诱发抗体及补体的产生等。

3. 超敏反应

超敏反应（hypersensitivity）指机体接触抗原并致敏后，再次受到同一抗原刺激时，机体表现出的迅速而更加剧烈的反应，可导致机体生理功能紊乱和组织损害的免疫病理反应，又称变态反应。引起超敏反应的抗原性物质称为变应原，它可以是完全抗原，也可以是半抗原；可以是外源性的，也可以是内源性的。

超敏反应往往表现为一组临床表现各异的免疫学疾病。决定此类疾病的临床与病理表现的两个关键因素为：免疫应答类型和激发超敏反应抗原的性质及定位。Gell 和 Coombs 将超敏反应分为四类：免疫球蛋白介导的超敏反应称为 Ⅰ、Ⅱ、Ⅲ型超敏反应，淋巴细胞介导的超敏反应称为Ⅳ型超敏反应。这种分类是目前最常用的分类方式。在四类超敏反应中，Ⅰ、Ⅱ、Ⅲ型由抗体介导，因此可通过识别的抗原类型和参与的抗体类别加以区分。Ⅳ型超敏反应由 T 细胞介导（详见第九章）。

除上述 4 种类型外，还有些学者提出 Ⅴ型超敏反应（又称刺激型变态反应）、Ⅵ型超敏反应（又称抗体依赖性细胞毒性反应），甚至更多的类型。有些变应原（如青霉毒）也可在同一个体中引起不同型的超敏反应，且同时出现。

4. 自身免疫

现代免疫学中自身免疫（autoimmunity）的概念泛指把自身的组织当作异物，而产生高滴度自身抗体和（或）自身反应性淋巴细胞攻击相应的自身正常细胞和组织，且导致组织器官损伤和功能障碍的反应，这种反应被称为自身免疫反应。

一般情况下，自身免疫应答是自限性的，属生理性自身免疫。但是，当免疫系统对自身抗原失去免疫耐受性，造成自身组织结构或者器官的炎症性损伤，引起功能障碍时，就会引发自身免疫性疾病。

外源化学物引起自身免疫的关键过程是使机体失去自身免疫耐受，针对自身抗原产生自身抗体和/或自身应答性 T 细胞，进行免疫应答，其机制类似于Ⅱ型、Ⅲ型和Ⅳ型超敏反应。

外源化学物可以造成自身隐蔽抗原的暴露或释放、改变自身抗原或形成新的自身抗原，从而引起自身免疫。外源化学物还可以影响正常的免疫调节功能，如激活对自身抗原处于耐受态的 T 细胞，或通过抗原提呈细胞表面辅助刺激因子异常表达，或引起 Th1 和 Th2 功能失衡，引起自身免疫。

此外，虽然自身免疫疾病是免疫系统疾病，但也受许多非免疫因素的影响，包括 T 细胞受体多态性、药物代谢表型等遗传因素和感染、应激、膳食等非遗传因素。

第二节　免疫毒性分级与评价

一、免疫毒性分级

根据不同化合物的免疫毒性的性质和程度，对其进行免疫毒性分级。

（一）接触性致敏剂的强度分级

依据皮肤致敏的动物试验，采用经过实验室间验证的局部淋巴结试验（简称为 LLNA）指标，得出无可见作用剂量（no observed effect level，NOEL）的刺激指数（stimulation index，SI）的化学物浓度，与诱致 3 倍 SI 值（简称为 EC3）的浓度作比较，得出 EC3 值（%）进行相对皮肤致敏强度分级——中、强和极强（表 11 - 2）。

表 11 - 2　皮肤致敏强度分级

EC3 值/%	强度分级	EC3 值/%	强度分级
10 ~ 100	弱	0.1 ~ 1	强
1 ~ 10	中	<0.1	极强

本分级法只局限于皮肤致敏，是依据动物试验的结果，而且只按单一指标进行分级，如何外推到人有待研究。

（二）免疫毒性五组分级法

1. 第 1 组　无法分类的免疫毒性外源物（unclassifiable immunotoxicity xenobiotics）

由于该组外源物其相关的有效资料缺乏，因而不能按照免疫毒性危害为标准进行分类。通常，这些资料来自于不切实际的暴露条件（尤其是暴露水平过高），或者来自使用过时的或不恰当的实验程序来获得的数据。值得注意的是，当今大多数商业药物和其他化学品都属于这一类，这凸显出在人类和动物中进行其他更多的、更切实际的免疫毒性研究的必要性。

2. 第 2 组　可能的免疫毒性外源物（possibly immunotoxicity xenobiotics）

虽然此组外源物可参考资料有限，但归入这一类的外源物一般都被怀疑与免疫毒性危害有关。由于与已知免疫毒物在结构或作用机制上存在相似性，接受或暴露于此类外来物质的人可能具有免疫毒性作用。

3. 第3组 很可能的免疫毒性外源物 （probably immunotoxicity xenobiotics）

这些外源物由于拥有足够数量相关动物数据资料，而被认为很有可能具有免疫毒性危害。第3组可以进一步细分为3A（只有可用的动物资料）和3B（有有限的人类资料支持动物的证据）。

4. 第4组 确定的免疫毒性外源物 （certainly immunotoxicity xenobiotics）

这些外源物不论是否在动物实验中有力验证，但在人类中有明确的证据证明能诱发免疫毒性作用。例如环抱菌素（cyclosporine），其超敏反应，自身免疫反应的动物资料较少；但免疫抑制作用的证据表现为人类淋巴瘤和皮肤恶性肿瘤，以及一致性的动物资料。因此，将环弛菌素的分类建议判定为确定的免疫毒物（第4组）。

5. 第5组 非免疫毒性外源物 （nonimmunotoxicity xenobiotics）

有足够的证据表明，大量人群暴露在高浓度下，对免疫系统从未产生有害影响的外源物可以被认为是非免疫毒性物质。由于目前可用的数据库数量有限，因此，只有极少数的外源物可以归入第五组。

上述免疫毒性分级方法的现实意义在于，第一，必须获得科学机构和管理单位的共同意见，才能在具体的分级操作中体现其真实价值；第二，拟进行的判断是基于当时获得的重要证据，未来随着新证据的出现，分类判断可能会发生变化；第三，建议的免疫毒物分类可作为评估人类免疫毒性的现有证据，并以此为基础获得更多的相关数据。

在使用某种方法对免疫毒物进行分类时，应考虑以下问题。

（1）观察到的免疫毒性风险是否仅基于免疫反应的定性或定量变化，或者是否有必要与人类的不良临床影响相关联；

（2）当单个免疫参数发生变化时，它能否成为对化学品的免疫毒性进行分类的充分证据，是否需要一个多参数变化的一致模型才能得到分类结论；

（3）观察到的变化属于形态学的还是功能上的，或者两者兼而有之。

如果能够检验以上问题，相信会得出更合理的结论。毫无疑问，绝对有必要使用从尽可能多的化合物中获得的实际数据进行完整的分析，以确定这种分类方法的适用性和缺点。

二、免疫毒性评价程序策略

20世纪80年代初，许多国家的相关部门相继尝试制定免疫毒性的评价策略。由于免疫系统组成和功能具有高度复杂性，以及免疫毒物毒作用的靶细胞和靶分子的多样性，目前尚未有一种免疫毒理学试验能够反映外源性化学物对整个免疫系统的影响。因此，国际上一般采用一组试验多项指标来进行综合评价，而且分级筛选的试验方案也逐渐被多家国际机构所认可，成为免疫毒理学安全评价的试验金标准。目前，世界各国和有关国际组织将免疫毒理学安全评价方法的重点放在分级试验策略的优化和国际间的协调统一上。

（一）美国的免疫毒性评价指南

1. 美国 FDA 的免疫毒性评价指南

1982 年，美国 FDA 颁布了红皮书Ⅰ，就免疫毒性评价而言，内容仅涉及在一般毒理学试验中进行血液学指标、血生化指标以及免疫器官脾的组织病理学检测。

1993 年，FDA 颁布的红皮书Ⅱ《直接食品添加剂和着色剂的毒理学安全评价指南》中将免疫毒理学安全评价方法纳入其中。该指南适用于食品添加剂、药品、生物制品及医疗器械等的免疫毒理学安全性评价。在具体实施过程中，推荐采用个案处理原则。制定了标准试验，同时建议根据具体情况选择其他合适的试验或指标。试验分为两个水平：水平Ⅰ，无需向动物注射抗原，可以采用标准的毒理学试验进行免疫指标的测定；水平Ⅱ是免疫功能试验，通常需要多个系列组，每个系列组用来进行不同的试验。

2002 年，美国 FDA 的药物评价与研究中心（Center for Drug Evaluation and Research，CDER）公布了审查新药的免疫毒理学评价行业指南。该指南对各方面的内容阐述较为全面和详细，涵盖了免疫毒性概念中的所有内容如免疫抑制、免疫原性、超敏反应、自身免疫和不良免疫刺激。

2. 美国 EPA 的免疫毒性评价指南

1982 年，美国 EPA 最早出台了农药免疫毒性评价指引，要求对新农药按照两级筛选程序进行评价。但当时该指引所推荐的方法和动物模型没有被标准化和验证，是不成熟的。之后的十多年时间里多次对早期版本进行了修订，曾先后提出了 OPPTS 800.3550、OPPTS 880.3800 和 OPPTS 870.7800 等指南，用以指导免疫毒性评价。OPPTS800.3550，该指南主要针对农药和有毒有害物质的免疫毒理学安全性评价。但该指南仅限于免疫抑制。作为受试物免疫毒理学安全评价的Ⅰ级筛选试验，包括标准毒性试验和免疫功能试验。前者测定血液学指标，血生化指标，组织病理学，免疫器官重量及其脏体比，脾、胸腺和骨髓细胞数和细胞存活率。免疫功能试验中体液免疫包括抗体空斑形成细胞试验、血清免疫球蛋白测定；细胞免疫包括混合淋巴细胞试验、迟发型变态反应、细胞毒性 T 细胞杀伤试验；非特异性免疫毒性试验包括 NK 细胞活性测定、巨噬细胞活性测定。如果以上试验出现一项阳性结果、结果无法解释、有资料显示该受试物具有免疫毒性或与其结构相关的产品具有免疫毒性，均需进行Ⅱ级筛选试验。随后美国 EPA 公布了 OPPTS 880.3800，本指南为Ⅱ级筛选试验，如果 OPPTS 800.3550 Ⅰ级筛选试验中细胞免疫或体液免疫出现异常则必须进行宿主抵抗力试验，另外，可采用其他的试验如血清补体、抗体对 T 细胞非依赖抗原反应、T 淋巴细胞和 B 淋巴细胞亚群分析、粒细胞功能测定、骨髓功能测定、细胞因子测定、空斑形成细胞反应。

1998 年，美国 EPA 制订了 OPPTS 870.7800，该指南主要针对农药和有毒有害物质重复暴露的免疫抑制评价，并且引入限制试验的概念，即如果受试物经口摄入量至少 1000mg/kg 或经呼吸摄入量达到 2mg/L 仍未观察到毒性反应，则不需设计 3 个剂量，只需依据人体暴露量进行较高剂量的试验即可。小鼠和大鼠为首选试验动物，可选择单一性别的动物，但必须保证该性别动物对受试物更为敏感，每组动物至少 8 只，连续给予受试物至少 28 天。

（二） 欧洲的免疫毒性评价指南

欧洲医药评价署（European Agency for Evaluation of Medical Product，EMEA）的专卖药品委员会（Committee for Proprietary Medicinal Products，CPMP）在 1998 年首次引入免疫毒性的新概念，即免疫毒性评价的重点不再局限于免疫抑制，明确强调药物诱导的自身免疫和超敏反应也是免疫毒性评价的重点内容。2000 年 CPMP 发布了重复剂量毒性试验指南，其中第 6 部分对上述免疫毒性指导原则进行了更新，可适用于人用药物如生物技术衍生物、疫苗、抗癌药物等的毒性评价。一般选用两种哺乳动物进行试验，其中必须有一种为非啮齿动物。试验设阴性对照组、阳性对照组和受试物 3 个不同剂量组，试验周期为 28 天。

EMEA 更名为欧洲医药署（European Medicines Agency，EMA）于 2005 年加入了"人用药物免疫毒性研究 ICH S8"，并于 2006 年实施。该指南用于对人用药物的非临床免疫抑制和免疫刺激的评价，而不包括自身免疫和超敏反应。值得一提的是，该指南并不适用于 ICH S6 所评价的生物技术衍生药物和其他生物制品。试验包括标准毒性试验和追加试验。

2008 年，EMA 下属的人用医药产品委员会（Committee for the Medicinal Products for Human Use，CHMP）发布的"基因治疗药物临床使用前的非临床研究指导原则"也指出，有些基因治疗药物可能携带可编码对免疫系统具有影响的生长因子、细胞因子或大分子的基因，要评价其免疫原性和免疫毒性需进行体液和细胞免疫功能试验。

（三） 国际组织的免疫毒性评价指南

1. ICH 的免疫毒性评价指南

1997 年国际协调委员会（International Conference of Harmonization，ICH）制订了《人用药物登记技术要求的生物技术衍生药物的临床前安全性评价指南 S6》，其中，涉及免疫毒性效应的有免疫抑制、免疫原性、自身免疫。

2005 年 9 月 15 日，ICH 发布了专门针对免疫毒性评价的 ICH S8 指导原则即《人用药物免疫毒性研究》。ICH S8 将欧洲医药署（EMEA）、美国 FDA 药品评价和研究中心（CDER）以及日本厚生劳动省（MHLW）三方关于免疫毒性评价的观点中一致的方面统一起来，即关于免疫抑制和免疫刺激的评价。

2010 年初，ICH 又发布了 ICH M3，即《药物在人体临床试验和上市授权前的非临床试验指引》，该指引在欧洲、美国和日本之间达到共识，并且希望能对药物的非临床试验方法达成国际间协调，以尽量减少各国和地区间的分歧。对免疫毒性评价仍采用个案处理的原则，并依据 ICH S8 指导原则进行。

2. WHO 的免疫毒性评价指南

WHO 推荐的方案包括 7 个方面：血液学检查、体液免疫、细胞免疫、非特异性免疫、淋巴细胞的表面标记、自身抗体、临床化学检查等。

三、免疫毒性评价方法和技术

近年来，国际上越来越强调免疫毒性作用的评价，在免疫毒性评价常用方法的基础上，更多的新方法和新技术被开发。越发敏感的免疫毒性评价方法和完善统一的检测方案被用来更加精准评价化合物的免疫毒性。

（一）免疫毒性评价常用方法

1. 免疫抑制评价

免疫抑制一直是免疫毒理学研究的重点，目前已建立了许多检测方法和动物模型。免疫抑制评价方法主要包括以下几个方面：①免疫病理学检查，包括血液学检测、临床生化检测、淋巴器官称重及组织学检查；②体液免疫的检测，包括 T 细胞依赖性抗体应答试验（用空斑形成细胞 PFC 试验法、ELISA 法等测定）、血清溶血素测定；③细胞免疫的检测，如迟发型超敏反应动物模型、T 淋巴细胞增殖试验、混合淋巴细胞反应、细胞毒性 T 淋巴细胞活性测定；④非特异性免疫的检测，包括自然杀伤细胞活性测定、巨噬细胞和嗜中性粒细胞功能测定等；⑤细胞因子测定，主要方法有生物分析法、免疫分析法等；⑥宿主抵抗力试验，常用病毒感染模型、细菌感染模型、寄生虫感染模型、移植肿瘤模型等。

2. 免疫刺激评价

免疫刺激评价模式尚未完全建立，如果应用与免疫抑制相同的评价策略，得到的结果可信度尚不确定。细胞因子释放引起的流感样反应是免疫刺激药物和化学物的不良效应，可用体外系统筛选细胞因子的释放能力。宿主抗性模型有自身免疫倾向啮齿动物模型、实验性自身免疫性疾病动物模型，这些模型的预测性尚需验证。

3. 超敏反应评价

Ⅰ型超敏反应通常用主动皮肤过敏试验、主动全身过敏试验、被动皮肤过敏试验、血清特异 IgE 应答检测等方法检测。Ⅳ型超敏反应中接触性致敏常用豚鼠最大化试验、封闭斑贴试验、小鼠耳肿胀试验、小鼠局部淋巴结试验等检测，光变态反应可用小鼠或豚鼠模型进行预测。Ⅱ型和Ⅲ型超敏反应尚无标准的试验方法进行预测。

4. 自身免疫评价

由于对自身免疫的机制了解甚少，当前尚不能预测化学物诱导的自身免疫疾病。全身性自身免疫反应可用自身免疫倾向动物模型和腘淋巴结试验（popliteal lymph node assay, PLNA）预测，动物模型的预测性尚无确切结论，腘淋巴结试验研究地较为广泛，包括直接PLNA、次级 PLNA、过继转移 PLNA 和改良 PLNA，然而由于资料少、报道结果不一致以及对 PLNA 的机制缺乏认识，该方法的应用仍受限制。器官特异性自身免疫反应尚无预测方法或动物模型。

（二）免疫毒性评价新方法和技术

1. 体外替代试验

动物实验存在耗时长、成本高、引发伦理问题、试验结果外推至人有误差的实际情况，所以发展体外替代试验方法非常重要。欧洲替代方法审核中心于 2003 年组织了"体外系统在评价免疫毒性中的应用"研讨会，对可替代动物实验的程序进行预验证和验证并提出了一些建议。

眼刺激试验离体替代方法主要用离体器官模型、基于鸡胚绒毛膜尿囊膜的试验、基于细胞功能试验及组织工程等替代方法模拟在体兔眼刺激试验（Draize 试验）。Draize 试验大部分原理可以通过蛋白变性和细胞膜破坏来解释，由此发展而来的血红细胞溶血试验，可以通过测定漏出红细胞的血红蛋白量来评价膜损伤。皮肤刺激、腐蚀的体外替代试验建立的模型有皮肤角质形成细胞培养、皮肤成纤维细胞培养等单层细胞模型。

欧洲在 2013 年颁布了针对化妆品及其原料禁止使用动物做实验的禁令。为适应这一要求，各组织开发了一些评估过敏反应体内生物信号通路中一个或多个步骤的试验方法。在欧洲，进入预验证最终阶段的试验包括了直接肽反应性分析（DPRA）、人细胞系活化试验（h－Clat）、粒细胞皮肤致敏性试验和 KeratinoSens™ 试验。DPRA 假设多肽的损失都是由于与待测物产生共价修饰造成的。将合成的含半胱氨酸或赖氨酸的多肽与过量的待测物共孵育，然后用 HPLC 检测未经共价修饰的多肽的吸收量。人细胞系活化试验是（h－CLAT）使用人类单核/巨噬细胞系的一种－THP－1 细胞，评估 THP－1 细胞与待测物共孵育 24 小时后，细胞表面 CD54 或者 CD86 的表达发生变化。与此类似的，粒细胞皮肤致敏性试验（MUSST）也是使用人类单核/巨噬细胞系的一种 U－937 细胞。

根据迟发型超敏反应触发的细胞通路，研究人员设计将含 ARE 元件控制的荧光素酶报告基因的人类 AKRIC2 基因稳定嵌入 HaCaT 角质细胞，从而获得 KeratinoSens™ 细胞系。该细胞系与待测物共孵育一定时间后，再与荧光素底物相互作用，所测荧光强度可在一定范围内指示致敏物的致敏能力。

2. 生物学技术

（1）细胞因子的分子生物学检测方法　以往检测细胞因子多采用生物学和免疫学方法，

但由于细胞因子含量低、细胞因子间的相互干扰等自身特点，使这两种方法的检出率低，灵敏度不高。细胞因子分子生物学检测方法包括细胞因子 mRNA 的 RNA 印迹实验、原位杂交、细胞因子 mRNA 的聚合酶链反应等。细胞因子分子生物学方法特异、简便、稳定、敏感度高，但应注意的是该法仅能检测细胞因子的基因表达，不能反映细胞因子的含量及生物活性。

（2）基因组学技术　微阵列技术，也称基因芯片，是利用核酸具有碱基配对的特点，结合有序排列的芯片技术、核酸检测技术和信息自动化处理技术而创立的基因检测技术。基因组学技术可在免疫毒理学分子机制方面提供更为深入的信息，并可进行高通量筛选，然而基因表达谱平台和方法的不同阻碍了不同实验室间数据的搜集，因此此应建立微阵列数据的产生、报告和管理的标准，且获得的基因表达谱应与病理学及功能性终点结合来正确解释结果。

（3）荧光细胞芯片技术　该方法采用一些基因修饰的荧光蛋白指示细胞系来指示细胞因子的表达，由于指示细胞系调控荧光蛋白和细胞因子表达的路径相同，因此荧光密度的变化就代表了细胞因子表达水平的变化，并以此初步判断化合物是否有免疫毒性。荧光细胞芯片具有高通量筛选大量化学物的优势，但是由于体外测定与体内环境有差异，其有效性和灵敏性有待进一步的确认。

（4）酶联免疫吸附反应（ELISA）　酶联免疫吸附反应是将抗原－抗体特异性免疫反应与酶催化作用相结合起来的一种检测技术，具有特异性强、灵敏度高、方便快捷、操作简单、便于易携、快速准确等优点，不需贵重的仪器设备，需要专业熟练地技术人员，操作简单，比较容易普及和推广。

（5）免疫组织化学技术　免疫组化技术采用能与特异性抗原决定簇结合的一级抗体和二级标志物，后者能与荧光色素结合的二级抗体或链霉抗生物素蛋白——生物素标志物，能使一级抗体的特异结合呈可视性。免疫组化法的优势是可对标准毒性研究中的组织进行回复性研究，并可观察淋巴组织内特异区域细胞类型的改变。其应用的局限性在于：不能做定量测定，必须测试抗体对靶分子的特异性。

（6）流式细胞术　流式细胞术，是对单细胞定量分析的一种技术，选择不同的单克隆抗体及荧光染料可以利用流式细胞仪同时测定一个细胞上的多个不同的特征。目前，流式细胞技术已被广泛应用，可用于多种免疫细胞的检测、细胞因子检测、细胞凋亡检测、细胞内钙浓度的测定等。

（7）免疫表型分析　免疫表型分析通过抗体识别及结合免疫细胞的抗原表位，从而鉴定或计数白细胞亚群，进而反映淋巴细胞亚群的变化情况。根据需要与流式细胞分析或免疫组织化学法联用以达到快速、精确地计数淋巴细胞亚群的目的。此方法现已应用于药物和化学物质的免疫毒性研究。

（8）磁珠分选法　磁珠分离术是一种细胞分选方法，有直接分离和间接分离种方法。和流式细胞术分选细胞相比，具有高效、快速、对靶细胞的活性和功能干扰少的优点，因此，在对特定亚群细胞的功能和应用的研究中，被越来越广泛地运用。

（9）羧基荧光素乙酰乙酸（CFDA－SE）淋巴细胞转化试验 该试验是一种利用 CFDA－SE 染料标记淋巴细胞，通过流式细胞术检测淋巴细胞增殖的技术。此方法不仅可检测单细胞水平上细胞分裂的次数，还可以确定细胞的增殖能力，得到多项增殖相关指数，实现对细胞增殖研究的可视化与数量化。

（10）鼠钥孔戚血蓝素试验 钥孔戚血蓝素是一种含铜的糖蛋白，可引起Ⅳ型超敏反应，被用作免疫原来测定免疫能力。KLH 试验中血清特异性、抗原的抗体反映整个免疫系统的功能效应。

3. 转基因动物和基因敲除动物模型的应用

将基因打靶方法击中的胚胎干细胞转入胚胎使其生长，如将新功能基因加至发育动物的基因组中，称为转基因动物；或将基因改变或沉默，称为基因敲除动物。转基因动物和基因敲除动物能提高筛查免疫毒性作用或机制研究的敏感性，用"人源化"转基因动物进行试验有利于实验结果的外推，但这方面的研究还有待发展和标准化。

第三节　食品中各类化学物质的免疫毒性

一、植物毒素的免疫毒性

植物毒素是由植物产生的能引起人和动物疾病的有毒物质。植物毒素的产生主要缘于植物在系统发育过程中的自我保护和防御机制，即植物抵抗对生物或非生物胁迫反应而产生的代谢物。一些植物源食物或药食同源性植物所含的植物毒素对人体或动物具有免疫毒性。

1. 苦瓜

苦瓜属于葫芦科苦瓜属植物，作为药食同源的植物，苦瓜提取物被广泛用于清凉解热和治疗糖尿病，也可用于中暑发热、牙痛、泄泻、痢疾、便血的预防与治疗。近年来人们从苦瓜中提取出多种有效成分，如多种核糖体失活蛋白（ribosome inhibiting protein，RIP），包括 α－苦瓜素、β－苦瓜素、γ－苦瓜素、δ－苦瓜素和苦瓜籽抗人免疫缺陷病毒蛋白 30（MAP30）等，它们都属于Ⅰ型核糖体失活蛋白。RIP 是一类专一修饰核糖体的大亚基 rRNA，从而抑制蛋白质生物合成的蛋白毒素，广泛存在于植物中，现从 350 余种植物中筛选到 110 多种。

苦瓜籽 RIP 为植物源蛋白，与其他天然蛋白药物一样，具有较强的免疫原性，在体内长时间应用会产生大量的抗 RIP 抗体，可能引起超敏反应。研究表明，受试小鼠给药后，全部小鼠出现饮水摄食活动异常、毛发蓬松、腹泻、呼吸困难、便血、痉挛、进而部分动物死亡等现象，结果提示 RIP 的 LD_{50} 为 25.2mg/kg，属于毒性较大的物质。

全身主动过敏反应试验结果显示，RIP 组豚鼠产生了强烈的超敏反应，且高剂量组全部死亡。被动皮肤过敏试验是一种间接的皮肤过敏实验，是较敏感的测试特异抗体的方法。用 RIP 致敏的大鼠血清做 PCA，证实用 RIP 抗原攻击时可出现蓝斑反应，说明该血清中存在 RIP 特异性抗体，由此证明 RIP 具有明显的抗原性，可以使大鼠致敏，并使体内产生特异性抗体。

2. 银杏

银杏酚酸（ginkgolic acids，GAs）属于漆酚酸类物质，对小鼠的免疫功能有免疫抑制作用，主要表现在对小鼠的某些脏器具有免疫病理性损害，对小鼠的体液免疫功能、细胞免疫功能和非特异性免疫功能有抑制作用。

研究表明，银杏酚酸显著降低小鼠体重、脾脏质量和肾脏质量，增加小鼠脾小结增生发生率，明显破坏小鼠的体液免疫功能。同时，银杏酚酸显著升高小鼠 T 淋巴细胞和 Th 淋巴细胞百分比，而显著降低 B 淋巴细胞百分比，并且显著降低小鼠细胞活性，明显抑制小鼠的细胞免疫功能和非特异性免疫功能。

3. 甜叶菊

甜菊糖苷（steviol）是一种从甜叶菊中分离出来的天然二萜苷，广泛用作无热量甜味剂，被誉为继甘蔗和甜菜之后的"世界第三糖源"，广泛用于食品、饮料、医药、日化工业等。除了它们的甜味，甜菊糖苷也能起到降血糖、降血压、抑菌抗炎、抗肿瘤等治疗作用。研究结果显示，甜菊糖苷会引起 $CD4^+$、$CD8^+$ 和 $CD4^+/CD8^+$ 亚群的下降而减少淋巴细胞的数量。尽管甜菊糖苷在全球范围内被用作甜味剂，但它的使用应该谨慎，有研究指出，甜菊糖苷在人类淋巴细胞培养中测试的浓度和条件下具有细胞毒性、基因毒性和诱变效应。

二、动物毒素的免疫毒性

动物毒素大多是有毒动物毒腺制造的并以毒液形式注入其他动物体内的蛋白类化合物，如蛇毒、蜂毒、蝎毒等，以及由水生动物产生的河豚毒、石房蛤毒素、海兔毒素等。动物毒素是高效、专一的酶，或是离子通道和受体的抑制剂/激活剂，是解析人类重大疾病机制的工具和治疗人类疾病的优秀先导药物分子，有巨大的临床应用潜力。然而，动物毒素对人与动物有毒害作用，某些动物毒素会产生免疫抑制从而产生免疫毒性。

1. 蛇毒

蛇毒是由蛇的毒腺分泌的一种天然毒蛋白，成分复杂，主要含蛋白质、多肽及一些酶类，具有广泛的生物学活性，可作为天然的药用资源，在抗血栓、止血、镇痛及抗肿瘤方面很有潜力。但蛇毒所具有的免疫毒性，明显抑制人体免疫功能。

蛇毒磷脂酶 A2（snake venom PLA2s，sv PLA2s），是一类脂解酶的超家族，主要催化甘油磷脂 sn－2 位点的酯键水解，生成脂肪酸（花生四酸酯）和溶血磷脂。sv PLA2s 具有广泛毒性效应，包括肌毒性、心毒性、神经毒性、肾、肝毒性和全身出血等损伤，还可诱导炎症介质、血管舒张和血管收缩介质的释放。研究结果表明，蛇毒会引起 CD4$^+$ 和 CD4$^+$/CD8$^+$ 比例的下降，同时破坏细胞免疫功能。

2. 蜂毒

蜂毒（venom）为某些蜜蜂科动物工蜂尾部螫刺腺体中排出的毒汁，存在于蜜蜂毒囊内，系透明液体，呈酸性。蜂毒是具有高度药理学和生物学活性的复杂混合物，主要为蜂毒肽、活性酶、生物胺、蜂毒肥大细胞脱粒肽等 10 多种活性肽。蜂毒肽（melittin，MT）是蜂毒的主要成分，具有抗炎、降压、抗风湿性关节炎及抗肿瘤等多种药理活性，同时具有免疫毒性。

研究证实，MT 能够降低 Th1 细胞比例，提高免疫抑制因子 1L－10 的比例，降低 TNF－α 浓度，同时能上调 Treg 细胞、降低 Th17 细胞，起到免疫抑制作用。

3. 鱼类

金枪鱼又名鲔鱼、吞拿鱼，属鲈形目鲭科，是一种大型远洋性洄游鱼类。因其生活环境的特殊性，金枪鱼几乎不受污染，再加上其肉质鲜美，营养丰富，含有大量的 DHA 和 EPA 等不饱和脂肪酸，从而深受全球各国消费者的喜爱。但是食用金枪鱼也存在一定的潜在危险，其中生物胺对人体的影响是目前最受关注的一个方面。由于金枪鱼含有高蛋白质以及高游离氨基酸的含量，使得金枪鱼在存放过程中极易出现腐败变质的现象，在腐败过程中，蛋白质以及游离氨基酸在氧化作用下会产生大量的生物胺，使鱼肉品质受到影响，严重情况下会引起食物中毒。

生物胺是具有生物活性的低分子质量有机碱，微量的生物胺对人体有一定的益处，但是过量就会对人体造成危害，其中以组胺为代表，过量组胺强烈影响 Th1 和 Th2 细胞的细胞因子平衡，过量上调 Th2 细胞因子，在某些过敏/特应性反应的诱导和进展中发挥作用。

三、真菌毒素的免疫毒性

真菌毒素是由霉菌在适宜条件下产生的有毒次级代谢产物，也是食品和饲料的重要污染物，被世界卫生组织列为食源性疾病的重要根源，会对人和动物的健康造成严重的威胁。研究也表明，多种真菌毒素会对免疫系统造成影响，例如会抑制免疫细胞的增殖、损坏免疫器官等从而引起免疫抑制。对安全威胁较大的真菌毒素主要有以下几种：黄曲霉毒素（aflatoxins，AF）、赭曲霉毒素（ochratoxins，OT）、玉米赤霉烯酮（zearalenone，ZEN）、脱氧雪腐镰刀菌烯醇（deoxynivalenol，DON）、T－2 毒素（T－2 mycotoxin，T－2）以及伏马毒素（fumonisins，FB）等。

1. 黄曲霉毒素

黄曲霉毒素（AF）是黄曲霉（*Aspergillus flavus*）和寄生曲霉（*Aspergillus parasiticus Speare*）等菌株的有毒代谢产物，分为 B1、B2、G1、G2、M1 和 M2 几型，具有非常强的毒性和致癌性。黄曲霉毒素对粮食和食品的污染很广泛，主要容易受污染的食品有花生及其制品、玉米、棉籽、大米、小麦、大麦、豆类及制品。其中花生及其加工产品、玉米污染严重，其次是大米、大麦，豆类很少受污染。在畜牧业生产中，黄曲霉毒素是对养殖业危害最严重的毒素，其对免疫抑制作用最强。

黄曲霉毒素会影响家禽免疫器官的发育，引起免疫器官的肿胀、萎缩甚至坏死，从而影响家禽的免疫机能。利用 AFB1（0.3mg/kg、0.6mg/kg）处理 1 日龄雏鸡，14 日龄时剖检发现，雏鸡法氏囊、胸腺与脾脏的体积缩小，颜色加深；21 日龄时剖检，0.6mg/kg 组的法氏囊、胸腺与脾脏的脏器指数显著低于对照组；经过病理组织学观察发现，AFB1 会导致雏鸡的免疫器官损伤，胸腺和脾出现淤血，细胞核碎片增多，法氏囊细胞碎片增多且淋巴细胞减少。

黄曲霉毒素除了对免疫器官的结构和功能有重要影响，还可能影响免疫相关基因的表达活性，从而影响分子水平的免疫反应。使用 0.5mg/kg、2.0mg/kg 浓度的 AFB1 处理 7 日龄的小鸡，其中 2mg/kg 污染的雏鸡肝脏白介素 – 2（IL – 2）基因表达量显著下降；白介素 – 6（IL – 6）mRNA 和 CRP mRNA 的相对丰度在 AFB1 处理组都有着不同程度的升高。

2. 赭曲霉毒素

赭曲霉毒素（OT）是继黄曲霉毒素后被发现的第一大类真菌毒素，是一些曲霉属和青霉属真菌的代谢产物，根据其化学结构的不同通常被分为 A、B、C 三类，其中 A 类毒性最大、污染最广。

OTA 是一种真菌性免疫抑制剂，可对免疫系统产生毒性，导致胸腺、脾脏及淋巴结等重要免疫器官相对重量减轻，引起免疫细胞数量和功能发生改变，会对体液免疫和细胞免疫产生影响，抑制 B 淋巴细胞和 T 淋巴细胞的增殖，抑制免疫因子、免疫球蛋白的产生，并抑制白细胞介素 2（IL2）及其受体的出现，造成机体特异性和非特异性免疫功能障碍。

OTA 对肉鸡肠黏膜淋巴组织产生毒性作用并诱导肉鸡十二指肠及空肠上皮细胞和黏膜淋巴细胞 CD4$^+$、CD8$^+$ 显著减少，证明了 OTA 也对特异性免疫应答的产生显著抑制作用。OTA 还会影响乳牛免疫细胞增殖，抑制乳牛细胞免疫和体液免疫功能，降低乳牛对病原微生物的抵抗力。OTA 不仅会导致禽类法氏囊、胸腺和脾脏等免疫器官的重量减少，还会引起肠道淋巴结坏死、胸腺损伤，产生严重的免疫抑制。

3. 玉米赤霉烯酮

玉米赤霉烯酮（ZEN）又称 F – 2 毒素，是禾谷镰刀菌、三线镰刀菌等真菌所产生具有雌激素毒性的真菌毒素，是污染粮食最广泛的真菌毒素之一。ZEN 主要污染玉米、小麦、大米、大麦、小米、燕麦等谷物，其中，玉米的阳性检出率最高，也可通过饲料污染畜禽类产品。玉米赤霉烯酮的毒性主要作用于生殖系统、中枢神经系统和免疫系统，给人们健康带来巨大危害。

研究表明，ZEN 可抑制小鼠 T 淋巴细胞中活化信号的形成和传递，干扰活化 T 细胞核因子（NFAT）和核转录因子 – κB（NF-κB）的信号通路，并且在活化后减少细胞因子的分泌。ZEN 能诱导断乳后母猪脾脏白细胞介素 – 2（IL-2）含量呈线性下降，白细胞介素 – 1β（IL-1β）和白细胞介素 – 6（IL-6）的 mRNA 表达呈线性上调，而干扰素 – γ（IFN-γ）的 mRNA 表达呈线性下调。

4. 脱氧雪腐镰刀菌烯醇

脱氧雪腐镰刀菌烯醇（DON）又名呕吐毒素，是一种单端孢霉烯族毒素，主要由禾谷镰刀菌（*fusarium graminearum*）和粉红镰刀菌（*fusarium roseum*）产生。

研究表明，低剂量 DON 上调了猪肺泡巨噬细胞（PAMs）中肿瘤坏死因子和 IL – 6 基因表达量，促进了 PAMs 的趋化和吞噬能力，引起免疫刺激；而高剂量 DON 促进了 PAMs 中 IL – 10 的基因表达，抑制了 PAMs 的趋化和吞噬作用，导致免疫抑制；探究其机制发现，DON 可能通过激活 TLR4/NF – κB 通路引起免疫刺激，阻断线粒体自噬导致免疫抑制。

5. T – 2 毒素

T – 2 毒素（T – 2）是由镰刀菌（*fusarium*），主要是三线镰刀菌（*fusarium trillium*）产生的有毒次生代谢产物，是一种单端孢霉烯族倍半萜烯化合物，属于毒性最强的 A 型单端孢菌毒素。

T – 2 毒素的毒性作用与暴露剂量有很大关系。低剂量 T – 2 毒素可短暂上调免疫相关基因的表达，增加免疫球蛋白水平和免疫细胞数量，达到刺激免疫应答的效果；而高剂量则会引起免疫抑制，导致脾脏、胸腺、淋巴等免疫器官萎缩，淋巴细胞损伤和坏死，血清免疫球蛋白含量降低，易受沙门氏菌、大肠埃希菌等病原菌或新城疫病毒、传染性法氏囊病病毒的浸染。

6. 伏马毒素

伏马毒素（FB）又称烟曲霉毒素，主要由串珠镰刀菌（*fusarium moniliforme*）、轮状镰刀菌（*fusarium verticlllioides*）和多育镰刀菌（*fusarium proliferatum*）等真菌产生，是一类由不同的多氢醇和丙三羧酸组成的结构类似的双酯型水溶性代谢产物，广泛污染世界各地的玉米、小麦、高粱、水稻等农作物。迄今为止，FB 已被发现至少有 15 种，其中伏马毒素 B1（FB1）的毒性最强，污染最广泛，也是目前研究最多的类型。

给 BALB/c 小鼠每天皮下注射 FB1 2.25mg/kg，五天后雌性小鼠脾和胸腺的重量显著降低，雌性小鼠脾脏中 IL – 2 mRNA 的表达减少而 T 淋巴细胞数量却相对增加，雌性小鼠胸腺中不成熟的 CD4$^+$/CD8$^+$ 双阳性细胞数量显著降低，这表明 FB1 对小鼠有免疫抑制作用，并且雌性比雄性更易受影响。不同剂量的 FB1 对小鼠免疫产生刺激和抑制的双重作用。对 BALB/c 小鼠染毒 5 ~ 100μg FB1 后，空斑形成细胞（PFC）数目减少；而当每天染毒 1 ~ 50μg FB1 时，引起 PFC 的数量呈 4 ~ 12 倍增加。

四、重金属免疫毒性

金属元素种类很多，通常将相对密度大于 4 或 5 的称为重金属。重金属元素中大部分对动物机体具有明显的毒害作用，尤其是铅（Pb）、镉（Cd）、汞（Hg）等，其毒害作用更为明显。当对一些污染处理不当时，就会使得重金属在江湖、土壤等生态系统内长期残留，进而进入动物机体内对其造成危害，其中包括对机体免疫功能的影响。

1. 汞

汞（Hg）又称水银，是毒性最强的重金属污染物之一。汞在自然界中主要以三种形态存在：单质汞（Hg^0）、无机汞（Hg^{2+}）及甲基汞（MeHg）。

汞具有免疫毒性，可引起机体免疫抑制、免疫紊乱及自身免疫疾病；低剂量的汞暴露引起自身免疫反应，而高剂量的汞暴露则抑制免疫功能。研究表明，经饮用水接触甲基汞，会抑制自然杀伤性细胞（NK）和淋巴细胞的增殖功能，并使 $CD4^+$、$CD8^+$ T 细胞及 NK 细胞在脾细胞中的百分比明显下降。因此，如果发生汞暴露，不仅会间接或直接地伤害细胞或者免疫器官，并且还会影响免疫系统。实验发现，低浓度的氯化汞可引起小鼠脾细胞中的淋巴细胞 DNA 损伤，甲基汞能使胸腺淋巴细胞 DNA 发生链断裂损伤，这也意味着 DNA 的损伤引起淋巴细胞的免疫功能下降，最终影响机体免疫功能。

2. 铅

铅是环境中最常见的毒物之一，主要损害血液、神经、消化等系统，在机体内无任何生理功能。铅不仅对天然免疫系统有影响，还对机体调节性免疫系统有重要的作用；铅主要损伤 T 细胞、巨噬细胞，改变 B 细胞表面补体受体的结合点，抑制体液免疫。对于铅来说，在对免疫系统进行调节时主要依靠对辅助性 T 细胞 1（Th1）反应进行抑制，由此促使辅助性 T 细胞 2（Th2）反应不断增强。

3. 镉

镉（Cd）对免疫系统的影响大多表现为免疫抑制，且与动物的种属及染毒途径、染毒剂量、染毒时间等有一定的关联。镉能抑制 T 细胞增殖，引起 T 细胞的亚群发生改变，L3 $T4^+$、L3 $T4^+$/$Ly2^+$ 比值下降，$Ly2^+$ 亚群升高，并且能诱导淋巴细胞超氧化物歧化酶（SOD）的抗氧化性升高。还可以改变胸腺细胞表面标志的表达，导致其出现明显的表型改变，典型的变化为 $CD4^+$、$CD8^+$ 细胞减退，CD4 细胞比率下降，而且胸腺细胞的不同亚型对镉诱导凋亡的敏感性不同，表现为 CD8 > $CD4^-CD8^-$ > $CD4^+$ $CD8^+$ > CD4。

4. 有机锡

有机锡是一类至少含有一个 Sn—C 共价键的化合物的总称，三丁基锡（tributyltin，TBT）是有机锡类化合物中比较常见的一种，研究也较多。对 TBT 最敏感的器官是胸腺，主要表现为胸腺皮质层萎缩。TBT 短时间暴露即可影响胸腺组织，增加细胞凋亡率。研究表明，TBT 可以干扰人体 NK 细胞溶解靶细胞的过程，导致机体的抑菌能力、溶菌酶活性和酚氧化酶水平下降，使机体非特异性免疫功能受到抑制；阻碍肿瘤坏死因子 TNF - α 的分泌，而对正常细胞无明显毒性。

5. 砷

大量动物试验表明，砷中毒可以影响免疫器官的发育。当砷的剂量达到 0.74 ~ 1.00mg/（kg 体重）时，可引起小鼠外周免疫器官脾脏重量明显减小，足趾迟发型变态反应受到明显抑制。剂量在 1.0mg/（kg 体重）时，小鼠细胞免疫功能、体液免疫功能和单核/巨噬细胞系统功能均受到抑制。研究表明，染砷后脾脏中 T 淋巴细胞、B 淋巴细胞胞膜或胞质中的 CD45RO、CD45RB 的量减少或失去活性，导致淋巴细胞间的信号传导障碍，从而干扰了小鼠的细胞免疫和体液免疫功能。同时砷同前面所提到的镉一样都可导致小鼠的免疫球蛋白 IgG、IgM 和 IgE 含量下降，$CD4^+T$ 淋巴细胞亚群减少，$CD4^+/CD8^+T$ 的比值下降。

五、食品加工中有害化学物的免疫毒性

在现代社会中，经过加工的食品越来越多，各种食品加工技术也得到更加充分和广泛的应用。这些技术，如烟熏、煎炸、焙烤、盐腌、高温杀菌、辐照杀菌、冷冻和罐装等，不仅增加了食品的风味，改善了食品的外观和质地，而且极大地提高了食品的可利用程度。但是，一些技术在提高食品外在品质的同时，也不同程度地破坏了食品原有的成分，如煎炸、焙烤等食品处理方法常常引起食品成分（如氨基酸、维生素和脂类）的化学变化。有的加工技术甚至能产生一些有毒有害的物质，比如多环芳烃、杂环胺和 N - 亚硝胺，这些物质大多有较强的致癌性，从而危害了人们的健康。

1. 多环芳烃

肉制品加工过程中产生的杂环胺、多环芳香烃、N - 亚硝基化合物、丙烯酰胺等有害物质是增加致癌性的外部因素。多环芳烃（polycyclic aromatic hydrocarbons，PAHs）也可能在各种食品组合的烹饪过程中产生，如乳制品、水果、蔬菜和谷物。必须指出的是，那些具有致癌性的 PAHs 也具有较强的免疫抑制特性，而不具有致癌性的 PAHs 却没有明显免疫毒性。

苯（a）并芘（BaP）是一种广泛存在于烟熏和烧烤食品中的多环芳烃类污染物，具有致癌、致突变等多种毒性，对人危害极大，同时苯并芘对人体的毒作用具有潜伏性和蓄积性。研究发现，BaP 暴露总体上会抑制褐昌鲉的免疫机能；使褐昌鲉脾脏淋巴细胞增殖并发生血液吞噬细胞呼吸暴发（即免疫细胞的一种氧依赖的杀伤机制），可作为敏感的免疫毒理生物标志物；BaP 暴露可诱导肝脏 AKP 酶和 ACP 酶活性，是褐昌鲉机体癌变的前兆。

2. 杂环胺

杂环胺（HCAs），如色氨酸 – P – 1（Trp – P – 1）、2 – 氨基 – 1 – 甲基 – 6 – 苯咪唑 [4,5 – b] 吡啶（PhIP）和咪唑喹啉（imidazoquinoline，IQ），是一种主要的食物致癌物。

（1）色氨酸 – P – 1（Trp – P – 1）　研究检测 HCA 对白细胞介素 – 8（IL – 8）表达的抑制作用，IL – 8 是启动先天免疫反应的重要趋化因子，其功能是招募免疫细胞到炎症位点。在检测的 HCA 类型中，只有 Trp – P – 1 在人单核细胞系 THP – 1 中显示了对脂多糖（LPS）诱导的 IL – 8mRNA 和蛋白水平的强烈抑制。这种抑制作用是由于 Trp – P – 1 通过下调细胞内钙/p38MAP 激酶依赖途径可抑制人单核细胞中 LPS 诱导的 IL – 8 的产生，导致 IL – 8mRNA 的稳定性降低而产生的。

（2）2 – 氨基 – 1 – 甲基 – 6 – 苯咪唑 [4,5 – b] 吡啶　2 – 氨基 – 1 – 甲基 – 6 – 苯咪唑 [4,5 – b] 吡啶（PhIP）是一种具有强致癌和诱变潜力的杂环胺，在过度烹煮肉类和鱼类时大量产生。

致癌性毒物通常涉及免疫抑制，癌细胞不容易被宿主免疫系统消除。研究表明，PhIP 通过降低 TNF – αmRNA 的稳定性和与 PKC、ERK1/2 和 JNK 激活相关的信号通路，下调了 LTA 刺激的巨噬细胞中 TNF – α 的表达。

3. 亚硝胺

形成 N – 亚硝基化合物的前体包括 N – 亚硝化剂和可亚硝化的含氮化合物。N – 亚硝化物质包括硝酸盐和亚硝酸盐以及其他氮氧化物，还包括与卤素离子或硫氰酸盐产生的复合物。

采用小鼠免疫器官相对质量、抗体形成细胞数、外周血 T 淋巴细胞百分率、血清溶血素水平及迟发型超敏反应等指标，探讨二乙基亚硝胺（DEN）对机体免疫系统的影响，结果表明 DEN 是通过脾脏作为靶器官来抑制机体的体液免疫及细胞免疫功能的。DEN 剂量为 10mg/kg 及 20mg/kg 时，可使 T 淋巴细胞百分率、抗体生成细胞数及迟发型超敏反应降低；且 T 淋巴细胞百分率与染毒剂量呈负相关。

4. 丙烯酰胺

丙烯酰胺（acrylamide，AA）也会损伤胸腺和脾脏等免疫器官，从而抑制细胞免疫功能。研究人员发现在雌性 BALB/c 小鼠中 AA 会导致大鼠的体重、脾脏、胸腺及肠系膜淋巴结质量显著下降，淋巴细胞数减少，脾细胞增殖受到抑制，且淋巴结、胸腺、脾脏等组织病理学也发生改变。研究人员在美国人群中观察到 AA 和 GA 神经节脑苷脂会诱导如哮喘、发烧、打喷嚏和湿疹等过敏类似反应，猜测这也可能与 AA 导致的免疫缺陷相关。

六、农药的免疫毒性

自 20 世纪 40 年代滴滴涕问世以来，化学农药进入鼎盛时期。由于农药性质、使用方法、使用时间不同，各种农药在食品残留程度有所差别。农药的大量使用，在促进农业发展的同时，也带来了许多负面影响。在许多国家，目前均对农药产生的健康危害感到关切。

农药的免疫毒性已有很多报道，由于这一类化合物的化学异质性，所报道的免疫毒性效应有很大差异。已知农药可能具有的毒理学作用模式包括在生物体中诱导氧化应激、线粒体功能障碍和内质网（ER）应激等。既往研究表明，atrazine（ATR）、有机磷（OP）化合物、氨基甲酸酯、拟除虫菊酯等农药通过诱导细胞凋亡或细胞周期阻滞，干扰各类免疫细胞的特异性免疫功能，抑制白细胞的生存和生长。

（一）有机磷农药

有机磷农药（organophosphate pesticide，OP）是指含磷元素的有机化合物农药，其种类较多，应用较为广泛。由于大量使用导致的植物、蔬果上的残留及在环境中的残留，也是人们接触最多的毒物之一。

1. 马拉硫磷

近交系小鼠一次急性暴露马拉硫磷（malathion）后引起抗绵阳红细胞（SRBC）的 PFC 应答明显降低。多次暴露的结果表现不一致，如 C57BL/6 小鼠 8d 内暴露马拉硫磷 240mg/（kg 体重）4 次，抗 SRBC 的 PFC 应答无异常；反而家兔暴露 5 ~ 10mg/（kg 体重）5 ~ 6 周，出现抗鼠伤寒沙门氏菌抗体滴度降低。另一研究中家兔经口暴露 5 ~ 100mg/（kg 体重·d）出现抗 Ty3 疫苗抗体滴度降低。

2. 敌敌畏

家兔经口暴露敌敌畏（dichlorvos，DDVP）1.25 或 2.5mg/（kg·d）共 6 周，出现抗 Ty3 疫苗抗体减少；家兔暴露 0.31，0.62 或 1.25mg/（kg 体重·d）4 周，出现结核菌素皮肤反应降低的情况，有剂量依赖关系，Wistar 大鼠三代的 DDVP 暴露试验（1.85、1.24 或 0.972mg/kg），第二代大鼠最高剂量组出现白细胞数减少、脾细胞构成降低和 PFC 减少，第三代大鼠出现股骨骨髓细胞构成减少，有剂量依赖关系。

3. 乐果

Wistar 大鼠暴露于乐果（dimethoate）14.1mg/kg、9.39mg/kg 或 7.04mg/kg 的三代试验结果显示，第一代大鼠最高剂量组出现脾细胞的 PFC 功能降低，第二代和第三代大鼠出现胸腺重量增加。

在免疫系统中发现，OP 能抑制细胞、体液的免疫机制，引起免疫器官机能下降，尤其在多种农药联合使用时，这种毒性更为明显。将 4 种蔬菜常用有机磷农药（CPF、马拉硫磷、氯氰菊酯和氯氟氰菊酯）染毒小鼠后发现，当单独染毒时，任何一种农药均未显示出免疫毒性，但当其联合染毒后，NK 细胞的杀伤活性明显下降。

（二） 有机氯农药

有机氯杀虫剂有多种，表 11 - 3 是氯丹（chlordane）、十氯酮（chlordecone）、毒杀酚（toxaphene）等有机氯农药的免疫毒性。

表 11 - 3　5 种有机氯农药的免疫毒性研究

有机氯农药	实验动物	剂量与实验设计	实验结果
氯丹	B6C3F$_1$ 小鼠	8mg/kg	淋巴细胞增殖反应升高
十氯酮	Fisher 大鼠	10mg/（kg·d） <5mg/（kg·d）	胸腺和脾重减少无异常
毒杀酚	Swiss 小鼠	100～200mg/kg 饲料，8 周	抗牛血清蛋白抗体滴度降低

（三） 拟除虫菊酯类农药

拟除虫菊酯类杀虫剂因其具有高效、对哺乳动物低毒和易降解等特性已被广泛使用，目前对其生态毒理学的研究主要集中在神经及内分泌干扰、发育和生殖毒性方面，而关于其免疫毒性的研究也越来越受到关注。

1. 对免疫器官的影响

在小鼠试验中，按 220～1100mg/（kg 体重）的剂量单次经皮给予氯菊酯（permethrin），2d 后，发现 C57BL/6N 小鼠胸腺和脾脏质量呈现浓度依赖性降低。但 Roma 等采用 50% LD$_{50}$［160mg/（kg 体重）］剂量的氯菊酯单次腹腔注射瑞士小鼠 7d 后，小鼠脾脏的组织形态学并未出现显著变化。这表明，拟除虫菊酯类农药对哺乳动物免疫系统的损伤与暴露方式、剂量及动物种类有关。

2. 对免疫细胞的影响

采用 5、10mg/kg 体重·d 剂量的溴氰菊酯经口给予瑞士白化小鼠 14d 后，小鼠血液中总白细胞、淋巴细胞及粒细胞数量均出现下降情况，但红细胞及血红蛋白水平未受影响。分别采用 660mg/（kg 体重）和 110mg/（kg 体重）剂量的氯菊酯一次性皮肤暴露 48h 后，C57BL/6N 小鼠胸腺细胞和胸腺中 CD4$^+$ 和 CD8$^+$ T 细胞亚群数量均出现下降，CD4$^+$CD8$^+$ 双阳细胞数量甚至降低了 85%。研究表明，不同拟除虫菊酯类杀虫剂对动物免疫器官和外周血液中免疫细胞数量的影响存在差别，同时该影响可能还存在性别差异。

3. 对细胞因子及其受体的影响

拟除虫菊酯类农药也会影响非免疫细胞中细胞因子的水平。雄性 Wistar 大鼠经口给予 14.5mg/（kg 体重·d）的 α-氯氰菊酯 84d，其肺组织中 IL-1β、TNF-α 和 NF-κB 基因的转录水平上升。采用丙烯菊酯暴露人角膜上皮细胞，炎性因子 TNF-α 和 IL-1β 基因的转录水平显著上升。

4. 对免疫功能的影响

研究发现，经口给予溴氰菊酯的雄性瑞士白化小鼠，在受到疟原虫感染后其生存时间缩短，感染速度加快，表明溴氰菊酯降低了小鼠对疟原虫的宿主免疫功能。采用 66mg/kg 体重/d 和 220mg/kg 体重·d 的溴氰菊酯经皮暴露 10d，可抑制 C57BL/6N 小鼠的空斑形成细胞数量，表明溴氰菊酯抑制了小鼠的体液免疫功能。但也有研究发现，采用 5mg/kg 体重·d 和 10mg/kg 体重·d 的溴氰菊酯经口给予雄性 F344 大鼠 28d，反而提高了大鼠脾脏中空斑形成细胞数量及 NK 细胞的吞噬活力。这样说明拟除虫菊酯类农药的免疫毒性与其剂量、暴露时间和动物品种等因素相关。

（四）敌螨普

敌螨普（dinoeap，anthane 或 karathane，或称消螨普）是一种二硝基酚类化合物。雌性 C57BL/6J 小鼠经灌胃暴露 12.5 ~ 50mg/（kg 体重）敌螨普 7d 或 12d，最高剂量组在暴露 4d 时全部死亡，25mg/kg 组于 12d 时见胸腺重及其细胞构成减少，脾脏增重但与体重比无变化；白细胞数、脾细胞的 B 淋巴细胞和 T 淋巴细胞有丝分裂原诱导的淋巴细胞增殖反应、混合淋巴细胞反应或 NK 细胞活性均无异常，但胸腺细胞的 Con－A 和 PHA 诱导的淋巴细胞增殖反应则降低。小鼠暴露 25mg/（kg 体重·d）的敌螨普共 7d，抗 SRBC 的 IgG 和 IgM PFC 应答明显降低，但对肥大细胞瘤 P815 的细胞毒性 T 淋巴细胞应答则增高。

小鼠胸腺细胞的体外实验表明，与 10μg/mL 的敌螨普共培养 72h，见 Con－A 和 PHA 诱导的淋巴细胞增殖反应抑制，培养时间低至 30min 都能见到这种有丝分裂原刺激应答抑制，但未出现细胞毒性。

📖 本章小结

免疫毒理学是在免疫学和毒理学基础上发展起来的一个毒理学分支学科，主要研究外源物（化学性、物理性和生物性）对机体免疫系统的不良影响及其作用机制。近年来，不断有新方法和新技术应用于免疫毒理学研究，经济合作与发展组织、国际协调委员会、欧盟、美国及日本等国际组织和国家的免疫毒性评价指南也在不断完善。免疫系统的复杂性以及人们对其基本机制的有限认识是免疫毒性评价方法发展的主要障碍，相信随着新技术和方法的介入，以及进一步的研究和验证，一定会逐渐加深人们对于免疫机制的了解，使免疫毒性评价程序更加完善、更具预测性。

食品原料以及食品生产的各个环节都可能伴随具有对机体的免疫毒性的物质：动植物毒素主要是通过影响人和动物的免疫器官、免疫细胞以及一些免疫活性物质，从而表现出免疫毒性；多种真菌毒素对包括人在内的多种动物会产生严重的免疫毒性，例如破坏免疫系统，抑制免疫细胞的活性等。虽然目前对多种真菌毒素的毒性及其作用机制已进行了大量的研究，但由于其吸收、代谢及在体内的转运比较复杂，同时又与体内激素、生物大分子之间复杂的相互作用，致使现在对其毒性作用机制还未完全阐明，因此，有必要再做进一步研究。重金属是严重危害人类健康的环境污染物，具有较强的免疫毒性，免疫系统作为人体对抗外来侵害的重要器官，在抗感染、抗肿瘤等多方面起主要作用，免疫系统的损伤必将带来对肿瘤和传染性疾病的易感性增高以及引发免疫功能紊乱等严重后果。近年来，越来越多的研究都集中在重金属的免疫毒性上，这对深入全面了解作用机制、科学评价各种重金属及其化合物危害后果具有重要意义。食品加工过程中，会导致食品内的蛋白质、碳水化合物、胆固醇等一系列成分发生反应，由此产生新的有害物质，例如丙烯酰胺、亚硝基化合物等，并会对人体免疫系统造成损害。认识食品中有毒有害物质的危害，研究并鉴定食品中的有毒有害物质，对生物学、化学、医药学等研究具有重要意义。此外，农药的滥用给健康带来了严重的危害。如今很多农药均已被实验证实会导致免疫功能异常改变，但其机制还远未明了，因此，对农药免疫毒性及其分子机制的研究将是一个重要的研究领域。

📝 **思考题**

1. 研究免疫毒理学的必要性是什么？免疫毒理学的研究范畴有哪些？

2. 常见食品中动物毒素有哪些？对人体健康有何危害？

3. 常见的真菌毒素有哪几种？并简述黄曲霉毒素对免疫系统的毒性。

4. 对免疫系统危害较大的重金属有哪些？其中汞以哪三种形式存在？

5. 食品加工过程中主要会产生哪些有害物质？这些有害物质对人体免疫会产生什么影响？

6. 简述有机磷农药、拟除虫菊酯类农药的免疫毒性主要体现在哪几个方面。

第十二章
食源性病原微生物与免疫

与食品相关的微生物种类繁多，有被人类利用进行食品制造的有益菌，有可引起食品腐败变质，与食品品质密切相关的有害菌，还有一部分在特定的微生物群或宿主环境中具有致病因素或变得致病，作为特定疾病的病因使人、动物患病，属于食源性病原微生物，也称食物中毒微生物或病原微生物。病原微生物通过一定的机制突破宿主的免疫防御系统入侵宿主机体，进行生长繁殖引起各种病理症状的特性称为致病性，而这一过程即称为病原微生物的感染或传染。凡是通过摄食进入人体的病原微生物使人体患上感染或中毒性疾病，这类疾病统称为食源性疾病。食源性疾病以食物为主要载体，通过消化道进入人体，粪—口途径是主要的感染途径。

第一节　食源性病原微生物种类

食源性疾病是由病原微生物、宿主和环境之间的动态相互作用引起的。食源性病原微生物不仅会造成食物中毒、肠道感染、病毒感染、人畜共患病等，还会引起一些全身的慢性疾病（表 12 - 1）。

表 12 - 1　病原致病微生物引起的疾病

疾病或临床症状	涉及的病原微生物
呕吐、腹泻、痢疾	葡萄球菌、芽孢杆菌、克罗诺杆菌、沙门氏菌、志贺氏菌、弧菌、诺如病毒、轮状病毒、环孢菌；胞质异孢菌
关节炎（反应性关节炎，Reiter's 综合征、类风湿性关节炎）	弯曲杆菌、沙门氏菌、志贺菌、耶尔森菌

续表

疾病或临床症状	涉及的病原微生物
出血性尿毒症综合征、肾脏疾病	产志贺毒素的大肠杆菌（STEC）；志贺菌属
肝炎和黄疸	甲型肝炎病毒（HAV）、戊型肝炎病毒（HEV）
吉兰 – 巴利综合征	弯曲杆菌
中枢神经系统/脑膜炎/脑炎	李斯特菌
新生儿感染	李斯特菌

一、食源性细菌

细菌感染的食源性疾病是由于食用被细菌病原微生物或代谢物污染的食物或/和水而引发的，在食源性感染疾病中占比最大。动物性食物是引起细菌性食物中毒的主要食品类型。受到食源性细菌污染的食品经过人体的消化道进入机体从而引起肠道或其他部位的感染。

（一）致病性大肠杆菌

大肠杆菌是一种能运动、不产生孢子、杆状、兼性厌氧的革兰阴性细菌，正常定植在人、温血动物和鸟类的肠道中。大肠杆菌主要有菌体抗原（O）、鞭毛抗原（H）和表面抗原（K）。致病的物质是与细菌侵袭力有关的菌毛、K抗原，以及与菌体致病特征和感染程度有关的外毒素、内毒素。根据致病性大肠杆菌产生毒素、黏附和侵入上皮细胞的能力，将它们细分为六组：产肠毒性大肠埃希菌（Enterotoxigenic *E. coli*，ETEC）、肠致病性大肠杆菌（Enteropathogenic *E. coli*，EPEC）、侵袭性大肠杆菌（Enteroinvasive *E. coli*，EIEC）、肠出血性大肠杆菌（Enterohemorrhagic *E. coli*，EHEC）、肠聚集性大肠杆菌（Enteroaggregative *E. coli*，EAEC）和黏附性大肠杆菌（Diffuse – adhering *E. coli*，DAEC）。这些致病性大肠肝菌感染的机制和产生的症状有些不同，但是可能会表现出一些重叠的特征（图12 –1）。致病性的主要为EIEC、EPEC、EAEC、EHEC和ETEC。

（二）沙门氏菌

沙门氏菌属（*Salmonella*）是肠杆菌科杆状兼性厌氧革兰阴性菌，能够感染包括动物、植物和原生动物多种宿主，目前已经发现2000多个血清型。沙门氏菌的多种感染途径使这种病原微生物引发的公共卫生威胁无法根除，只能识别和控制。沙门氏菌主要有O和H抗原，少数有Vi抗原。O抗原产生IgM类抗体维持时间短，不产生回忆反应；H抗原产生IgG类抗体维持时间长，产生回忆反应；Vi抗原抗原性弱，产生的抗体效价低，可用于检出伤寒带菌者。与食物传染有关的主要是猪霍乱沙门氏菌（*Salmonella choleraesuis*）、鼠伤寒沙门氏菌（*Salmonella typhimurium*）、肠炎沙门氏菌（*Salmonella enteritidis*）、都柏林沙门氏菌（*Salmonella dublin*）、汤卜逊沙门氏菌（*Salmonella thompson*）。图 12 - 2 是伤寒沙门氏菌通过身体引起的全身感染。

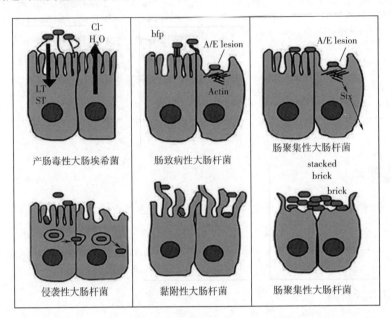

图 12 - 1　致病性大肠杆菌诱导肠绒毛上皮细胞损伤的机制

LT—热不稳定毒素；ST—热稳定毒素；bfp—成束菌毛；A/E lesion—肌动蛋白
积聚的附着/消失病变；Stx—志贺样毒素。

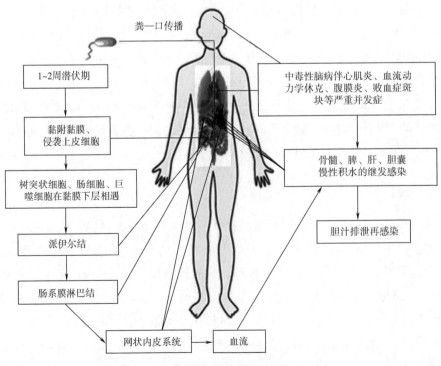

图 12 - 2　伤寒沙门氏菌感染全身示意图

（三） 志贺氏菌

志贺氏菌 (*Shigellae*) 俗称痢疾杆菌 (*Dysentery bacterium*) 为革兰阴性兼性厌氧杆菌，不产生孢子，不运动。根据生化、血清学和临床表型差异，志贺氏菌分为四个组：A 组，即痢疾志贺菌 (*Shigellae dysenteriae*)；B 组，即福氏链球菌 (*Shigellae flexneri*)；C 组，即鲍氏志贺菌 (*Shigellae S. boydii*)；D 组，即宋内志贺氏菌 (*Shigellae S. sonnei*)。血清学分型仅基于 O（脂多糖）抗原。志贺氏菌的侵袭力是其致病的主要因素，菌体通过菌毛黏附在肠黏膜上皮细胞后侵入细胞内进行生长繁殖和细胞间扩散。K 抗原具有抗吞噬作用。毒素感染是志贺氏菌另一致病机制。各种志贺氏菌均能产生毒性强的内毒素通过增加肠壁通透性引起全身中毒，损害肠壁自主神经系统导致肠道功能失调，破坏肠黏膜引发炎症、溃疡。

（四） 小肠结肠炎耶尔森菌

小肠结肠炎耶尔森氏菌 (*Yersinia enterocolitica*) 是肠杆菌科革兰阴性、不产生孢子、无毒素的兼性厌氧杆状细菌。只有鼠疫杆菌 (*Yersinia pestis*)、假结核耶尔森氏菌 (*Yersinia pseudotuberculosis*) 和小肠结肠炎耶尔森氏菌 (*Yersinia enterocolitica*) 三种耶尔森氏菌是人类致病菌。耶尔森氏菌病是一种人畜共患的胃肠道疾病，猪是人类耶尔森氏菌病的主要来源，感染主要与生食或进食有关。耶尔森菌病食源性疾病暴发较少，大多数是散发性的。人类经口途径导致食源性耶尔森氏菌引起肠道疾病，如腹痛、腹泻和发烧，严重时可导致长期急性感染、假性阑尾炎和长期后遗症，如继发性免疫诱导后遗症即引发反应性关节炎和红斑结节。

（五） 单核细胞增生李斯特菌

单核细胞增生李斯特菌 (*Listeria monocytognes*) 为李斯特菌属，革兰阳性短小无芽孢杆菌。李斯特菌属目前包含 19 个种，在李斯特菌属中，只有单核细胞增生李斯特菌 (*L. monocytogenes*) 和伊凡诺氏李斯特菌 (*L. ivanovii*) 被认为是致病菌。单核细胞增生李斯特菌是唯一引起重大公共卫生问题的人类致病李斯特菌，伊凡诺氏李斯特菌感染主要限于动物。单核细胞增生李斯特菌病主要引发非典型食源性重大公共卫生疾病，疾病有脑膜炎、败血症和自然流产，主要攻击那些由潜在疾病导致的 T 细胞介导的免疫功能受损的人群。人类感染食源性单核细胞增生李斯特菌的自然途径是通过胃肠道传播的（图 12 - 3），细菌从肠腔穿过上皮细胞层后通过血流再传播到其他器官如肝脏、脾脏。在感染的初始阶段，受感染的肝细胞是中性粒细胞的目标，随后才是负责控制和解决感染的单核/巨噬细胞的目标，细菌细胞随后通过血液运输到区域淋巴结，进一步通过血液传播进入大脑，或者进入胎盘导致胎盘脓肿、绒毛膜羊膜炎，最后感染胎儿。

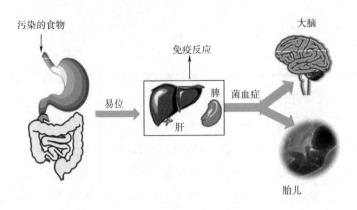

图 12 -3   李斯特菌感染的示意图

（六）肉毒梭状芽孢杆菌

肉毒梭状芽孢杆菌（*Clostridium botulinum*）属于厌氧性梭状芽孢杆菌属，革兰阳性菌，是一种严格厌氧的腐物寄生菌。肉毒梭状芽孢杆菌中毒是细胞在厌氧条件下产生肉毒梭状芽孢杆菌神经毒素（BoNT）引起人类和动物神经肌肉麻痹的一种疾病。肉毒梭状芽孢杆菌产生七种血清型 BoNT（A、B、C1、D、E、F 和 G），引起人患病的主要为 A、B 和 E 型。人类肉毒梭状芽孢杆菌中毒分为四类，包括食物性肉毒梭状芽孢杆菌中毒（毒素型肉毒梭状芽孢杆菌中毒）、婴儿肉毒梭状芽孢杆菌中毒、创伤性肉毒梭状芽孢杆菌中毒和吸入性肉毒梭状芽孢杆菌中毒。肉毒梭状芽孢杆菌中毒是一种严重的神经系统疾病，可因呼吸麻痹和窒息而威胁生命，偶见于继发性疾病后遗症。BoNT 在被吸收到循环中后，与神经末梢结合并被内化。BoNT 的主要目标是神经元终板，特别是运动神经的神经肌肉接头。虽然肉毒梭状芽孢杆菌中毒是急性中毒而非永久性中毒，但该综合征可使全身所有肌肉麻痹，并且持续数天至数月，发病率高，死亡率约 5%。

（七）葡萄球菌

葡萄球菌为微球菌科革兰阳性兼性厌氧菌。葡萄球菌属进一步细分为 53 种，由于人类、动物或环境的污染，许多葡萄球菌存在于食物中。葡萄球菌食物中毒（Staphylococcal food poisoning，SFP）是全球肠胃炎最普遍的病因。它是由于摄入了受葡萄球菌一种或多种预先形成的葡萄球菌肠毒素（SE）污染的食物引起的。SFP 的病原微生物主要是葡萄球菌属的金黄色葡萄球菌（*Staphylococcus aureus*）。金黄色葡萄球菌是人类和动物共同的物种，是两种最常见的食物污染源之一。基于金黄色葡萄球菌的动物宿主将金黄色葡萄球菌分为六种生物型。到目前为止，产生 SE 的生物型 A 在人类分离株中最为普遍，其他生物型很少见。尽管原因尚不清楚，但是葡萄球菌肠毒素 A ~ E（SEA ~ E）为超抗原，是潜在的免疫调节剂。

SFP 通常是一种自限性疾病，在短暂的潜伏期后表现为呕吐、恶心、腹部绞痛、腹泻、头痛、肌肉痉挛和/或虚脱、全身无力、头晕、发冷、出汗。通常会因为严重脱水或电解质失衡而死亡，但仅发生在小部分患者如儿童和老年人中，死亡率从普通大众的 0.03% 到易感人群的 4.4%。

（八） 蜡样芽孢杆菌

蜡样芽孢杆菌（*Bacillus cereus*）为革兰阳性，有鞭毛无荚膜，为需氧或兼性厌氧芽孢杆菌。蜡样芽孢杆菌可引起由肠毒素导致的腹泻型和呕吐毒素导致的呕吐型食源性疾病。食物热处理不够充分，以及残存的芽孢是这两种类型食物中毒的主要根源。蜡样芽孢杆菌相对于其他食源性病原菌竞争力较弱，但是烹饪后在食物中生长良好。热处理诱导芽孢萌发，并且在没有竞争菌群的最佳生长条件下，蜡样芽孢杆菌生长时甚至可以短至 12min。蜡样芽孢杆菌是常见的土壤腐生菌，所以很容易感染许多食物类型，它经常出现在食品工业使用的材料和配料中，尤其是植物来源的食物（如大米、小麦和香料等），但也经常从肉、蛋和乳制品中分离出来。在乳制品中也可检测到越来越多的蜡样芽孢杆菌常规和耐冷菌株，主要通过土壤和草传播到牛乳和乳制品以及乳牛的乳房然后感染生牛乳。蜡样芽孢杆菌的芽孢是引起食源性疾病的一个重要因素。蜡样芽孢杆菌的芽孢比其他任何芽孢的疏水性都更强，使它们能够黏附在多种类型的表面上，在清洁过程中较难被去除，并且可以抵抗消毒剂。呕吐型中毒主要表现为恶心、呕吐头晕、无力。腹泻型中毒主要表现为腹痛、腹泻。摄入感染了呕吐型和毒素型蜡样芽孢杆菌毒素的食品可能会同时引起呕吐和腹泻。

二、食源性真菌

真菌有细胞壁无叶绿素，通常以寄生或者腐生的方式生存，在自然界分布广泛。根据真菌的形态不同，真菌主要分为单细胞真菌和多细胞真菌。单细胞真菌如酵母菌和类酵母菌，多细胞真菌由菌丝和孢子组成。与食品密切相关的真菌主要是结核菌的毛霉属（*Mucor*）、子囊菌的酵母菌属（*Saccharomyces*）、担子菌的伞菌属（*Agaricus*）、曲霉属（*Aspergillus*）、青霉属（*Penicillium*）等。土壤、水、空气、与食品接触的容器等都有可能使真菌进入正常食品，所以，几乎在所有的食品上都可能存在真菌。

真菌污染食品后引起的危害主要有两种，一种为导致食品腐败变质；另一种为摄入真菌的有毒代谢产物——毒素会引起食源性疾病，如能引发急性、慢性食物中毒以及具有致癌性、致畸性和致突变性。有些过敏倾向的个体接触曲霉、青霉、镰刀菌等可能会引发变态反应性疾病，如鼻炎、哮喘、荨麻疹等。在通常情况下，食品中的真菌并不直接引起疾病，导致食源性疾病的主要是真菌毒素包括霉菌毒素和蕈菇毒素。真菌毒素主要是生长在农作物、食品、饲料上的真菌代谢过程产生的，目前已知的已有200多种，霉菌毒素的分子结构差异很大，会造成不同程度的肝、肾、心脏、神经组织、造血系统的损伤，部分曲霉毒素还具有致癌作用，所以，通常真菌引起的食物中毒较为复杂（表12-2）。毒蕈的化学成分相对较复杂，一种毒蕈可以产生多种毒素，而同一种毒素又可以由多种毒蕈产生。毒蕈中毒主要分为光过敏皮炎型、神经精神型、胃肠毒型、肝肾损伤、溶血型和呼吸与循环衰竭型6种。

表12-2　常见真菌毒素及所致疾病

真菌毒素	主要产毒菌	毒性、症状	主要污染的食品
黄曲霉毒素	黄曲霉、米曲霉、寄生曲霉、灰绿曲霉、绿青霉、苹果青霉、软毛青霉等	肝毒性、致癌、致畸、致突变	花生及其制品、坚果及籽类、粮谷、以粮食为原料的自制发酵食品
杂色曲霉毒素	杂色曲霉、构巢曲霉、寄生曲霉、黄曲霉等	肝毒性、食欲减退、进行性消瘦、精神抑郁、虚弱、致癌、致畸、致突变	花生、大米、小麦、玉米等谷物
赭曲霉毒素	赭曲霉、洋葱曲霉、鲜绿青霉、徘徊青霉、菌核曲霉等	肾脏毒性、肠炎、肝肿大、致癌、致畸、致突变	粮食、花生、蔬菜、豆类
3-硝基丙酸	节菱孢、黄曲霉、米曲霉、白曲霉、链霉菌	神经毒性、呕吐、眩晕、阵发性抽搐、昏迷、死亡	甘蔗
麦角毒素	麦角菌	恶心、呕吐、腹痛、腹泻、头晕乏力、呼吸困难、血压上升、心脏衰竭、昏迷等	黑麦、大麦、小麦、燕麦、大米等
黄绿青霉素	黄绿青霉	神经毒、瘫痪、麻痹、呕吐和呼吸衰竭	大米
橘青霉素	橘青霉菌	肾脏毒性、致癌、致畸、致突变	稻谷、玉米、小麦、大麦、燕麦、马铃薯、饲料、柑橘类、红曲产品
青霉酸	圆弧青霉、软毛青霉、托姆青霉、徘徊青霉、棒青霉、赭曲霉	肝毒性、细胞毒性、肺泡毒性、抑制动物细胞DNA合成、致动物细胞DNA断裂、致食管癌	玉米、青豆、高粱、大麦、燕麦

续表

真菌毒素	主要产毒菌	毒性、症状	主要污染的食品
岛青霉毒素	岛青霉	肝毒性、致癌	大米、玉米、大麦、竹笋
展青霉毒素	棒曲霉、扩展青霉、展青霉、荨麻青霉、巨大曲霉、曲青霉	神经毒性、损害消化道系统和皮肤组织、致癌、致畸	苹果及其制品、香蕉、梨、菠萝、葡萄、大麦、小麦、面包、香肠
串珠镰刀菌素	串珠镰刀菌、增殖镰刀菌、花腐镰刀菌、禾谷镰刀菌、燕麦镰刀菌、尖孢镰刀菌、拟枝孢镰刀菌、半裸镰刀菌	肝毒性、心肌毒性、损伤软骨细胞和骨细胞、致癌	玉米、小麦、大米、燕麦、大麦等
伏马菌素	串珠镰刀菌、多育镰刀菌、轮状镰刀菌、花腐镰刀菌、尖孢镰刀菌、芜菁状镰刀菌	损害肝肾功能、致食道癌	玉米及其制品、小麦、大麦、高粱
玉米赤霉烯酮	禾谷镰刀菌、分红镰刀菌、木贼镰刀菌、黄色镰刀菌、半裸镰刀菌	雌激素过多症、性早熟、致癌	玉米、大米、大麦、小麦、燕麦
脱氧雪腐镰刀菌烯醇	禾谷镰刀菌、黄色镰刀菌	无特殊的靶器官，具有很强的细胞毒性、厌食、呕吐、腹泻、发烧、站立不稳和反应迟钝、损害造血系统，致胃癌、食管癌，有胚胎毒性和致畸作用	玉米、大米、小麦、大麦、燕麦
T-2毒素、二醋酸蔗草镰刀菌烯醇	三线镰刀菌、拟枝镰刀菌、梨孢镰刀菌、木贼镰刀菌	肝肾毒性、细胞毒性、消化道损伤、恶心呕吐、头疼、腹痛、腹泻、白细胞缺乏、骨髓再生障碍、致癌、致突变	玉米、大米、小麦、大麦、燕麦

特定的真菌毒素仅由少数特定的真菌物种产生，但特定种类的真菌可产生不止一种真菌毒素。环境条件特别是适合真菌生长的温度和水分活度有利于真菌毒素的产生。因此，在食品的种植、收获、加工、储存或销售环节的任何时期毒素都有可能产生。真菌毒素形成后在化学上是很稳定的，即使产生真菌毒素的真菌被杀灭，食品中的真菌毒素仍然存在。

三、食源性病毒

病毒进入人体后突破机体的非特异免疫屏障，特异地进入易感宿主细胞，胞内脱壳酶水解去除衣壳蛋白，暴露出核酸进行复制，利用宿主细胞的物质转性寄生，最终引起细胞损伤和病变，产生疾病体征。病毒的致病性主要有这些特点：在宿主细胞内增殖破坏细胞或引起细胞凋亡；受感染的细胞表达病毒抗原作为细胞成分，或膜融合形成多核巨噬细胞，病毒基因与宿主细胞染色体整合使细胞基因发生突变恶化；病毒诱发免疫损伤。

可通过食源性途径传播的病毒包括人类肠道病毒、肠道腺病毒、星状病毒、甲型和戊型肝炎病毒、轮状病毒、诺瓦克病毒等（表12-3）。从流行病学角度来看，诺瓦克病毒和甲型肝炎病毒是两种最重要的食源性病毒，诺瓦克病毒是食源性病毒性疾病中发生率最高的，而甲型肝炎病毒可导致严重的食源性病毒性疾病。除了食物来源的病毒以外，还有部分病毒性疾病由人兽共患病毒引起，主要有朊病毒（prion virus）、禽流感病毒（avian influenza virus）、口蹄疫、SARS、甲型H1N1流感等，不光涉及到动物源食品的安全，还会引发大规模爆发的公共卫生事件，感染率和致死率较高，引起社会高度恐慌。所以，从食源性疾病的角度来看，三类食品通常与病毒性疾病发生有关：①病毒粪便污染水域里生长的软体动物、贝类；②新鲜生产且在生产过程中被人类粪便污染的物品或包装，带毒人员或与受污染的水接触；③由受感染人员处理的即食和预制食品。

表12-3 人类肠道病毒

科	属（模式种）	疾病综合征
腺病毒科	乳腺腺病毒 （人腺病毒C）	六个亚组（A～F）；F组中的40和41血清型是幼儿肠胃炎的主要原因；流行率仅次于轮状病毒
星状病毒科	哺乳动物星状病毒 （人类星状病毒）	A和B两个基因组，引起儿童、老人和免疫功能低下者急性肠胃炎
杯状病毒科	诺如病毒 （诺瓦克病毒）	七个基因组（I～VII），I、II和IV导致人类疾病，其中II最常见；引起的急性胃肠炎通常具有自限性

续表

科	属（模式种）	疾病综合征
杯状病毒科	沙波病毒（札幌病毒）	五个基因组（I～V），四个感染人类；引起具有自限性的胃肠炎，散发性暴发
肝炎病毒科	戊肝病毒（戊型肝炎病毒1型）	引起自限性肠道传播急性肝炎的暴发，增加孕妇死亡的风险，通过旅行传播
小核糖核酸病毒科	肠道病毒（脊髓灰质炎病毒）	引起无症状或轻度胃肠炎，脑膜炎、脑炎、脊髓炎、心肌炎和结膜炎
小核糖核酸病毒科	肝病毒（甲型肝炎病毒）	引起相对轻微的自限性急性肝炎，症状和严重程度随着年龄的增长而增加
小核糖核酸病毒科	副肠病毒（人类细小病毒）	幼儿的呼吸道和胃肠道症状，偶尔感染中枢神经系统
小核糖核酸病毒科	科布病毒（爱知病毒）	三种（A～C），物种A1型引起人类肠胃炎
呼肠孤病毒科	轮状病毒（轮状病毒A）	五组（A～E），A型主要导致<24个月儿童肠胃炎和脱水，年龄较大的儿童病情较轻；全世界儿童的死亡的主要原因

　　人类肠道病毒是全世界食源性疾病发生的主要原因之一，它们来源于不同的病毒科和属。肠道病毒可以通过人与人之间的接触直接传播，也可以通过食用受污染的食物或水或接触污染物而间接传播（图12-4）。肠道病毒污染的常见来源是人类粪便。人类肠道病毒与细菌性食源性病原微生物特性不同，病毒通常具有物种特异性和组织嗜性，这意味着人类肠道病毒通常只感染人类。人类肠道病毒必须抵抗在胃肠道中遇到的酶解条件和极端pH。此外，人类肠道病毒在食物和环境中通常可以存活数天、数周甚至数月而不会显著降低传染性。虽然人类肠道病毒出现在受污染食物的数量很少，它们的感染剂量也很低，但是极低水平的污染也可对人类造成较大的健康风险。

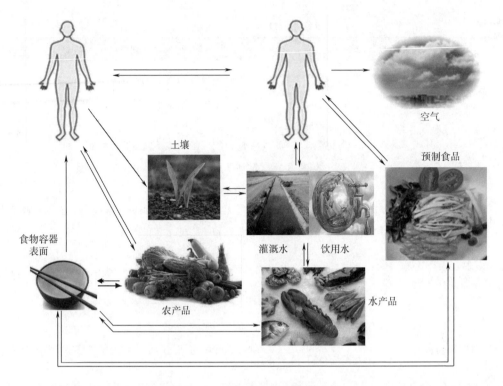

图12－4　食源性病毒的传播途径

第二节　食源性病原微生物对机体免疫及肠道菌群的影响

　　食源性病原微生物侵入和感染时，机体以非特异性和特异性免疫机制抵抗病原微生物，使机体能够抵御病原微生物的侵袭、恢复健康、防止二次感染等。但是受到遗传、环境、内分泌、代谢等多种因素的影响，部分感染可能会抑制和削弱机体的免疫作用，甚至诱发免疫疾病，如自身免疫病、超敏反应。

　　肠道微生物组通过优化免疫反应产生保护上皮细胞免受细菌侵袭和毒素感染以及肠道不同区域之间的串扰，抑制食源性致病微生物的生长，并可介导一系列病原微生物清除的反应。反过来，食源性致病微生物利用人类肠道的各个方面来支持其自身的成长、与其他微生物竞争、与肠道免疫系统抗争。

一、食源性病原微生物对机体免疫的影响机制

　　食源性病原细菌、病毒、真菌等可引起生物性食物中毒、细菌性肠道感染症、病毒性

肠道感染症、人畜共患感染症和食源性寄生虫病等食源性疾病，与人群健康密切相关，对机体免疫功能也具有明显影响。

首先，食源性病原微生物的感染会削弱免疫系统的功能、加剧疾病的发展。当有外源病原微生物入侵时，机体免疫系统会迅速启动抗感染免疫应答反应以杀伤、清除病原微生物。同时，病原微生物也可能会在 T、B 细胞和/或巨噬细胞内增殖而引起免疫细胞坏死或者凋亡，部分病毒还可以活化 Ts 细胞抑制机体的免疫功能。

其次，食源性病原微生物的感染会导致机体自身免疫异常，即自身抗体和（或）自身反应性淋巴细胞会攻击表达靶抗原的组织或器官，引起自身免疫性疾病。例如，金黄色葡萄球菌与多发性硬化症（MS）呈正相关；肠道空肠弯曲菌、伯克氏菌、肠耶尔森氏菌的感染均能导致自身免疫性疾病的发生或加重；朊病毒（一种隐蔽抗原）表达，会导致自身免疫性疾病，临床表现为阿尔茨海默病。食源性病原微生物引起自身免疫性疾病，可能与以下因素有关。①免疫耐受的丢失。机体对特异性抗原不产生免疫应答的状态称免疫耐受，外源微生物入侵机体后，抗原性质变异以及交叉免疫反应都会导致免疫耐受丢失。②病毒因素。部分病毒也可诱发自身免疫性疾病，可能是通过改变自身抗原载体的决定簇而回避了 T 细胞的耐受作用导致的；也可能是作为 B 细胞的佐剂（如 EBV）促进自身抗体形成的；或感染、灭活 Ts 细胞，使自身反应 B 细胞失去控制，产生大量自身抗体导致的。③部分胞内寄生的细菌、病毒可与机体相应的 IgG 或 IgM 类抗体形成相应的免疫复合物，或与效应 T 细胞作用，引起机体超敏反应的发生，能否发生超敏反应与机体反应性相关。④此外，有些病毒基因可整合到宿主细胞的 DNA 中，从而引起体细胞变异（不能被识别）而引起自身免疫反应。

细菌或病毒的感染会使肠道微生态失衡，可能伴随肠道炎症和感染的发生，使肠道黏膜出现大量的 IgA 细胞浸润，IgG 和 IgM 细胞增加。部分食源性病原微生物可通过促进肠道上皮细胞内吞和外吐引发肠道炎症。例如，肠道免疫系统通过肠道上皮细胞表面和胞浆受体感知弯曲杆菌，激活各种受体依赖的信号通路，并将固有免疫细胞召集到炎症部位的初步细胞。弯曲杆菌的黏附、侵袭和细胞内生存促进了其在上皮细胞内的细胞易位，并可释放毒素，以触发宿主细胞的细胞凋亡和孔隙形成，增强了肠道细胞炎症反应。单核细胞增生李斯特菌通过依附于聚集性淋巴结节，通过胞吞转运快速通过肠道屏障。

食源性病原微生物还会攻击肠道免疫细胞，破坏肠道上皮细胞和肠黏膜保护屏障，降低肠黏膜的免疫耐受能力，诱导和促进炎症反应。对于细胞免疫或体液免疫缺陷的人群容易由霉菌引起继发性感染而引起腹泻，他们的胃肠道黏膜 IgA 产生细胞显著减少。细菌侵入肠道黏膜，可通过微折叠细胞和吞噬细胞扩散到淋巴管和血流，最终扩散到脾脏和肝脏。沙门氏菌可能通过 SPI-1 基因表达分泌特定的效应物破坏肠上皮细胞紧密连接的结构，导致其对管腔抗原的渗透性增加，从而降低黏膜的屏障功能。反过来，肠道免疫系统在预防食源性病原微生物在肠道中定植、生长的过程中起到了关键作用。

二、食源性病原微生物对肠道菌群的影响

包括细菌、病毒和真菌的肠道微生物区系。肠道微生物区系参与营养、新陈代谢、免疫功能和抗病已得到充分证实。现代食物链中最普遍的毒素是黄曲霉毒素、赫曲霉毒素、棒曲霉素等。通过诱导肠道损伤、炎症和肠道微生物区系失调来扰乱肠道稳态。毒素–肠道微生物相互作用可分为两类：毒素对肠道微生物组的影响和肠道微生物组对毒素的降解调节。

食源性病原微生物进入肠道使肠道菌群不断暴露在源于饮食摄入的外来病原微生物之中，并与之相互作用。部分肠道菌群在食源性病原微生物对机体感染和肠道菌群结构的破坏上具有促进作用。例如，沙门氏菌在肠道中定植后，通过破坏肠道菌群结构，促进肠道中肠炎链球菌生长，感染肠道上皮细胞，加速诱导肠道炎症。并且，由于儿童与老人肠道菌群组成中大肠杆菌等兼性厌氧菌丰度较高，沙门氏菌能够促进大肠杆菌的生长。因此，儿童和老人比成人更容易感染沙门氏菌病。受到气荚膜梭菌、金黄色葡萄球菌感染后，乳杆菌的生长受到抑制，促进了空肠弯曲杆菌的生长。而部分肠道益生菌能够拮抗病原微生物的生长、定植，竞争成为优势菌群，维护肠道免疫功能。例如，罗伊氏乳杆菌可通过代谢生产有机酸，抑制蜡样芽孢杆菌的生长；阿克曼菌和杜氏藻菌代谢产生短链脂肪酸，维持肠道屏障功能，调节免疫反应，抑制食源性病原微生物的生长。

第三节　抗食源性致病微生物免疫效应

机体建立的对抗病原微生物的免疫即称为抗感染免疫（immunity to infection）。当机体受到病原微生物感染时，机体启动包含在长期进化过程中形成的固有免疫，以及与病原微生物及其代谢产物接触后获得的适应性免疫，抵御病原微生物。针对不同微生物种类引起的感染，机体会以其中一种免疫作用来抵御病原微生物的感染。

在非特异性免疫基础上建立起来的适应性免疫主要由 B 细胞介导的体液免疫和 T 细胞介导的细胞免疫构成。体液免疫抗感染的作用包含中和作用、局部免疫作用、调理作用和溶菌作用，细胞免疫包含迟发型超敏反应 T 细胞作用和细胞毒 T 细胞的杀伤作用。抗感染能力是机体的一种生理功能，所以，遗传、年龄、营养、内分泌、体育锻炼等都会对机体的生理功能有不同程度的影响，进而影响机体的抗感染能力。

机体抗感染免疫效应除了体液免疫和细胞免疫以外，还涉及免疫病理损伤。抗感染免疫对食源性病原微生物的侵袭和感染起抑制作用，但产生的免疫应答也会引起组织损伤，如抗 A 群链球菌抗体导致的风湿性心脏病。针对一些细胞内寄生的细菌或病毒的机体免疫

保护会造成宿主细胞的损伤，受感染的轻重程度主要由病原微生物的致病性和 T 细胞介导的组织损伤之间的平衡决定，受病毒和机体因素影响。部分病毒还可以降低机体的免疫应答或引起机体暂时性免疫抑制，或垂直感染胎儿，或引起机体免疫耐受成为长期病毒携带体。

一、抗细菌免疫

1. 体液免疫

抗体对食源性致病细菌的作用主要表现为这几个方面：①抗毒素对食源性致病细菌外毒素的中和作用；②分泌型 IgA 阻止食源性致病细菌黏附于黏膜上皮细胞，阻止致病菌的感染；③抗体与抗原结合，Fc 上的补体结合点暴露激活补体系统，在抗体和补体的协同作用下溶解靶细胞；④与吞噬细胞的 Fc 受体或 C3b 受体的结合，再经过补体调理、免疫黏附、炎性趋化等作用调动吞噬细胞清除入侵的抗原。

2. 抗体、补体、吞噬细胞介导的免疫

对食源性致病细菌产生的内毒素的感染，机体则通过补体系统发挥免疫作用，同时通过单核/巨噬细胞系统解除内毒素的毒性。

3. 细胞免疫

对部分可以在吞噬细胞内生长的致病细菌，如沙门氏菌、单核细胞增生李斯特菌、小肠结肠炎耶氏菌等，最开始的时候机体对致病细菌未建立特异细胞免疫，吞噬细胞也不完全吞噬致病细菌，所以它们可以借助吞噬细胞的屏障来阻碍特异性抗体和抗菌药物的作用，且迅速在机体内扩散引发全身性感染。机体响应致病细菌的刺激后，T 细胞活化、增殖、分化为效应细胞发挥细胞免疫应答。$CD4^+Th1$ 释放 TNF、MIF、MAF 等细胞因子，募集、活化吞噬细胞并增强其吞噬杀伤能力，通过完全吞噬杀灭、清理致病细菌。

二、抗真菌免疫

皮肤和黏膜的非特异性免疫负责抗真菌进入机体，进入后以特异性免疫机制发挥抗真菌作用，主要表现为致敏性淋巴细胞释放细胞因子招募吞噬细胞集结并增强吞噬细胞吞噬菌体，最终破坏致病真菌。

三、抗病毒免疫

病毒侵入宿主细胞进行核酸物质的复制不断增殖引发疾病。抗病毒免疫以抵抗病毒入侵细胞和抑制病毒在细胞内的复制为主。机体对病毒的免疫防御作用主要有以下几种。

1. 非特异性免疫

机体非特异性免疫迅速通过阻挡、吞噬、杀伤、分泌抑制微生物物质等作用阻止病毒的入侵。机体的屏障是抵御病毒的首道防线。

体液中的抗病毒物质主要是干扰素和补体系统的作用。病毒或干扰素诱生剂刺激机体细胞产生一系列具有广泛生物学效应的糖蛋白－抗病毒蛋白，发挥抑制病毒在体内增殖和免疫调节的作用。抗病毒蛋白主要通过阻止宿主细胞译制病毒蛋白进而阻止病毒在宿主细胞的增殖，从而发挥抗病毒作用。补体系统中的 C1、C2、C3 以中和病毒的作用阻止病毒吸附进入易感宿主细胞或干扰细胞增殖。

2. 体液免疫

侵入人体的病毒能够刺激机体的免疫系统产生免疫应答，使机体具有特异性抵抗病毒的能力。体液免疫的抗病毒作用主要是抗体对细胞外的病毒进行中和以及杀伤。抗体对病毒的中和作用是特异性的抗体与病毒结合，通过将病毒覆盖形成病毒－抗体复合物的空间位阻使病毒丧失与易感宿主细胞结合的能力，延长病毒在细胞外的停留时间以利于吞噬细胞发挥吞噬功能，发挥抵抗病毒感染的作用。抗病毒的抗体有 IgG、IgA 和 IgM。

3. 细胞免疫

由致敏 T 淋巴细胞、NK 细胞、K 细胞和活化的巨噬细胞共同作用的抗病毒细胞免疫系统，先是受体识别被病毒感染的细胞表面抗原，杀伤被病毒感染的细胞，诱导感染细胞凋亡释放病毒，胞外的中和抗体和补体将病毒杀灭。细胞免疫对机体病毒感染的控制和病毒性疾病的康复起主要作用。

四、抗感染免疫的共同特征

虽然不同宿主针对不同的病原微生物的免疫保护机制各不相同，但都具有一些共同的特征。

1. 抗感染基于固有免疫和适应性免疫协同作用

固有免疫在感染早期发挥主要作用，当病原微生物突破固有免疫系统，在免疫后期，适应性免疫应答能提供更为持久、作用更强的免疫保护作用。许多病原微生物通过长期进化可逃避固有免疫，这使得针对此类病原微生物的适应性免疫防御成为抗感染关键。适应性免疫通过产生的效应分子抗体和效应细胞清除病原微生物，并产生记忆性免疫细胞以保护机体免受再次感染。

2. 抗感染效应决定了病原体在宿主体内的存活情况和致病性

病原微生物是否能够引起机体的感染取决于其自身的致病性与机体的抗感染能力。感染建立以后，病原微生物与宿主之间发生"宿主抗感染免疫应答"与"病原微生物抵抗免疫"的博弈，这通常决定了感染的结局。针对机体强有力的抗感染免疫防御反应，病原微生物则可发展出不同的免疫逃逸机制。

3. 不同类型的病原体需诱导不同类型的抗感染免疫应答

不同种类的病原微生物，其入侵机体和克隆定植的机制各不相同，清除不同病原微生物则需要不同的免疫机制。针对病原微生物的特异性免疫应答可使机体的应答效应最优化。

4. 抗感染免疫效应可能导致免疫病理损伤

感染激发免疫，免疫终止感染。但也有例外，比如病毒性感染可以抑制机体免疫力，导致继发性感染的发生，而有时抗感染免疫本身也可导致组织损伤，引起免疫病理损伤。

第四节　食源性病源微生物防控

食源性疾病是在两个或两个以上的人因食用相同来源的相同食物而患上类似的疾病（症状），并且流行病学调查表明，直接或间接食用与疾病病因相同来源的相同食物。在实施了必要防控措施，如食品生产和处理规程、良好的卫生和卫生操作规范，以及提供必要的设施的前提下可以减少感染。食源性疾病使患者遭受痛苦和不适，甚至可能是致命的。同时，医疗、死亡、诉讼、生产力损失、业务损失、产品召回和销毁以及疫情调查等各种因素造成的经济损失也非常高。所以，食源性病原微生物的防控对于国民健康、社会稳定和经济发展极为重要。

一、食源性病源微生物的控制

针对不同的食源性病原微生物的生理生化性质采用单一或多种方法结合的微生物控制措施从固体和液体食物中部分或全部去除微生物，通过降低微生物水平可帮助随后的其他抗菌步骤变得更有效，一般有以下几个方面的控制。

①物理控制，主要有清洗、修剪、过滤、离心；

②热控制，主要有低温加工或巴氏杀菌、高温加工食品、微波加热；

③低温控制，主要有冰镇、冷藏、冷冻；

④减少水分活度和干燥控制，主要有自然脱水、机械干燥、冷冻干燥、泡沫干燥、烟熏；

⑤低 pH 和有机酸控制，主要有食用醋酸、丙酸、乳酸、柠檬酸、山梨酸、苯甲酸、对羟基苯甲酸酯等；

⑥气调或降低氧化还原电位控制，主要有真空包装和充气；

⑦抗菌物质控制，主要有食品级的化学抗菌物质（如硝酸盐、亚硝酸盐、单月桂酸酯、

对羟基苯甲酸酯、环氧化物、SO_2、CO_2等）、微生物来源的抗微生物剂（如细菌素、纳他霉素、聚赖氨酸等）、动物源抗菌剂（如壳聚糖、溶菌酶、乳铁蛋白、乳过氧化物酶、卵转铁蛋白、鱼精蛋白、抗菌肽、防御素等）、植物源抗菌剂（如香草、香料、木烟）、噬菌体；

⑧辐照控制；

⑨新型加工技术控制，主要有微波和射频处理、欧姆和电感加热、红外线加热、脉冲电场、高静水压、脉冲光技术、振荡磁场、超声波、高压电弧放电、脉冲 X 射线、等离子技术等；

⑩组合技术控制（栅栏概念），与病原微生物生长存活的因素包括温度、水分活度、pH、氧化还原电位和防腐剂。

二、食品全过程控制

从农田到餐桌的食品全过程控制受到多种因素的影响。食用农产品种养殖源头的环境因素，包括大气、水、土壤，可以直接、间接导致食品受到食源性病原微生物的污染，所以应保护水源，加强粪便的管理，确保食用农产品灌溉水不受人类粪便污染。

食品加工要考虑的主要是尽量减少食物中微生物的进入：包括加工环境微生物的数量、食品接触面以及添加到食品中的成分应具有尽量低的微生物量。食源性病原微生物在食品加工过程的控制应包含有效的消杀设备，并建立高效的清洁卫生程序、各环节的质量安全控制措施和科学严格的人员管理。为了实现这些目标，需要考虑几个因素：①原料的清洁去污；②加工技术和卫生规范；③储运和销售控制措施；④食品加工人员健康和个人卫生。食源性病原微生物可以从各种来源进入食物，但适当的清洁去污处理可降低食源性病原微生物的水平。保持食物中的微生物水平较低可以更有效地确保食品的稳定性和安全性，即使是在初始微生物含量较高的情况下。

对于新鲜农产品而言，去污工作侧重于洗涤。在进行农产品洗涤时，经常在洗涤水中补充消毒剂，其中最常见的是氯，也可使用二氧化硫和有机酸。一般情况下，清洗净农产品可以减少但不能消除食源性病原微生物，冷却、冷冻、酸化（pH≤4.5）等保存和中等热处理（巴氏杀菌）通常也不足以完全灭活食源性病原微生物。采用安全有效的防腐技术、新的食品物理非热处理工艺可以解决传统热处理方法微生物的安全问题且不会严重降低食品品质。针对食品生产中的安全性和质量控制的良好操作规范体系、危害分析与关键控制点体系使得食品在整个制造、包装、储运过程中，涉及到与食品安全和质量相关的环境、人和物都能符合卫生要求，应用广泛、有效的防范体系防止食品污染。

另外，食品加工环节人员的个人卫生和健康状况的监控和控制食源性病原微生物的人员污染第一道防线就是要做好员工教育和定期监督员工。最基本的要求要做到：①排除和限制生病的员工；②注意手卫生；③禁止用手直接接触食品。

三、食源性病源微生物相关疾病监控与调查研究

食源性疾病是一个世界性的公共卫生问题，公共卫生监控是政府的职能。《中华人民共和国食品安全法》对食源性疾病的报告、监测、通报、管理等工作做出相关规定。加强食源性疾病监控已成为保障食品安全的重要措施之一。在我国，参与食源性疾病监控与调查研究的机构包括当地卫生、食品和药品监督管理、农业、疾病预防与控制、高校研究所等部门。对食源性致病微生物的调查研究可从致病微生物生物学、食品生态环境、食品加工方式及种类等方面的数据资源着手，是确定疾病源、感染传播途径、风险评估、防御措施的基础。进行食源性疾病调查研究的目的主要有四个：①识别、控制和预防食源性疾病的暴发；②确定食源性疾病的原因，以确定可预防的方法；③监测食源性疾病的发生和归因趋势；④量化和减轻食源性疾病的负担。

（一）食源性疾病样本的采集分析

食源性疾病样本的采集基本要求要做到采集具有代表性且满足检测要求和数量的样本，执行严格的无菌操作，采样避免样品受到污染，采集好的样品要及时送到实验室检测，需要冷藏或冷冻运输、保存的样品使用专用保温设备进行传送保存。

（二）食源性致病微生物的有效检测方法

对于食源性病原微生物的检测的要求主要是快速、准确、灵敏、简便、低成本等，尽管各检验机构做出了大量努力来开发稳健的方法，但是对于部分食源性病原微生物还缺少可靠灵敏的检测方法。常规培养计数和分子生物学的方法，以及免疫学、生物传感器、DNA指纹图谱分析等检测方法的不断改进和应用，有效提高了对食源性病原微生物的监控。

（三）食源性疾病监控

风险评估正是针对食品全过程可能存在的系列危险，对人体暴露于食源性病原微生物所产生的人体健康潜在危害发生的可能性和严重程度进行科学的评估，定性或定量描述风险的特征，提出和实施风险管理措施。

《中华人民共和国食品安全法》规定，国家建立食品安全风险监督检测和评估制度，对食源性疾病、食品污染以及食品中的有害因素进行监测，对食品、食品添加剂中生物性、化学性和物理性危害进行风险评估。我国也建立了主要由食源性疾病监测报告系统、食源性疾病暴发事件信息的监测系统、食源性疾病分子溯源系统等组成的食源性疾病监测体系网络，体系由遍布全国的三千多家医院构成，收集了大量食源性病原微生物污染情况、生物特性、耐药情况、人群调查等数据，能够有效准确地对每个患者的信息进行关联分析，识别和判定食源性疾病发生的原因，通过预警和干预措施防控疾病的蔓延。

四、食源性疾病的免疫预防

免疫预防是基于免疫应答的原理，向人体接种菌苗、疫苗、类毒素等抗原或免疫血清抗体，使机体获得抑制病原微生物生长繁殖特殊性的过程。孕妇、婴儿、老年人、免疫缺陷病患者和与免疫抑制治疗有关的人群、动物饲养人员以及食品加工与食品亲密接触的人员是食源性疾病的易感人群，有必要采取适当的免疫预防措施。

目前对食源性致病病毒的预防主要采用免疫预防和免疫调节的方式，即接种灭活疫苗、减毒活疫苗、基因工程疫苗的人工主动免疫和人工被动免疫的免疫预防，以及干扰素防治、中草药防治和食品的免疫调节。机体干扰素产生快且能即刻阻止病毒增殖，常用于预防和治疗各种病毒性传染病。最终的抗病毒感染还需要机体的体液免疫和细胞免疫的共同作用，对于再感染的预防以体液免疫为主，对疾病的康复以细胞免疫为主。因此，接种活疫苗可以同时提高机体的体液免疫和细胞免疫。

📖 本章小结

病原微生物及其代谢物是重要的抗原物质，能够刺激机体的免疫系统发生免疫应答。食源性病原微生物主要有细菌、真菌和病毒，种类多样，感染方式和途径不同，感染机体产生的危害多样、程度也不同。食源性病原微生物可改变肠道菌群，能对肠道免疫和机体免疫产生影响。抗感染免疫是机体免疫系统抵抗食源性病原微生物感染的防御功能，主要包括固有免疫和适应性免疫。食源性病原微生物的免疫防控主要用于疾病防御的人工免疫和用于食源性病原微生物引起的疾病急性预防和人工被动免疫治疗。

📝 思考题

1. 常见的食源性致病菌有哪些？
2. 细菌的抗原类型主要有哪些？
3. 食源性病原微生物对机体免疫有什么影响？
4. 简述机体抗感染免疫的构成。
5. 简述食源性病原微生物的免疫预防方法。

第十三章
抗原和抗体的制备及应用

近年来，随着免疫学生物技术的迅猛发展，利用体外 – 抗体反应建立一系列免疫分析研究已经成为生命科学领域不可或缺的经典。抗原和抗体是免疫学检验的两大重要因素，也是整个免疫反应的基本条件，而抗原和抗体的制备作为免疫学实验技术的基础显得尤为重要。

第一节　抗原的制备及应用

自然界的许多物质都可以作为抗原，但很少为单一成分，所以必须将所需的抗原从复杂的组分中提取出来。按照抗原的来源及抗原的制备方法不同，可将抗原分为天然抗原和人工抗原两种类型。

一、天然抗原的制备

天然抗原是不加修饰的天然物质，可以是不溶于水的颗粒性物质如微生物，也可以是水溶性的蛋白质、核酸和多糖等。

（一）颗粒天然抗原的制备

所谓颗粒天然抗原主要是指细胞抗原或细菌抗原，不仅包括动物、植物、微生物（细菌）和寄生虫的细胞，也包括病毒颗粒和有关的细胞组成结构。颗粒抗原的种类繁多，虽然具体制备方法有所不同，但基本操作过程是相似的。首先需要收集含有靶标抗原细胞的组织，或通过细胞培养的方法扩增细胞的数量，然后离心或过滤收集细胞或者细胞的组成结构物。对于病原微生物抗原，还需要采取适当的方法降低或消除其致病性。

1. 细菌抗原的制备

每一种细菌都是由多种抗原组成的复合体，在细菌抗原的制备过程中，一般采用液体或者固体培养基对细菌进行大规模的富集以增加其菌种浓度，收集增殖的细菌培养物后通过反复的离心和洗涤，使得菌体从培养液或浸提液中分离出来。若以全菌作为抗原，必须进行严格灭活以消除其对机体的致病性，例如细菌 H 抗原用有动力的菌株，菌液需用 0.3%~0.5% 的甲醛处理；O 抗原则需在 100℃ 下处理 2~2.5h 后才可应用；Vi 抗原则在杀菌后再加 0.5%~1% 氯化钙溶液处理；亚细胞抗原，如某些细胞器及细胞膜成分，一般应先破碎组织细胞膜，再通过超速或密度梯度离心、凝胶过滤等方法分离获得所需抗原成分。

2. 鞭毛抗原的制备

鞭毛抗原是存在于细菌鞭毛上的抗原即 H 抗原，与相应的抗体呈絮状凝集。细菌鞭毛耐甲醛，不耐热易被高温、石碳酸或酒精等破坏，在 H 抗原制备过程中一般选取鞭毛丰富的菌株接种在肉汤或者湿润的琼脂培养基上，菌落达到一定数量后加入甲醛溶液终浓度为 0.3%，在室温条件下或者 37℃ 作用 24h 制备而成。

3. 病毒抗原的制备

病毒的严格细胞内寄生性决定培养病毒必须使用活细胞，换句话说就是病毒只有在相应的寄主细胞内才可以繁殖，因此病毒抗原的获得首先要培养其寄主活细胞。病毒抗原的制备一般采用的方法包括细胞培养、动物接种和鸡胚接种三个类型，其中细胞培养的方法最为安全和常用，它是采用人工方法培养寄主细胞后再接种病毒使其大量增殖而获得病毒抗原的方法。

（1）病毒的增殖

①动物接种：病毒种类繁多，但每一种病毒都有其易感的宿主，选取病毒感染敏感及易感的动物机体，将病毒按照一定的方式接种于动物体内，使其在适宜的条件下增殖，从而解剖动物体分离获得所需病毒。一般最为常用的病毒敏感实验动物有小鼠、大鼠、豚鼠、兔子等。

②鸡胚培养：鸡胚培养是用来培养某些对鸡胚敏感的病毒的一种病毒增殖方法，该方法比组织培养病毒容易，也比接种动物的动物来源容易，无饲养管理及隔离等的特殊要求，鸡胚一般无病毒隐性感染，且可选择不同的接种部位（如绒毛尿囊膜、卵黄囊、羊膜腔、尿囊膜等，见图 13-1），同时它的敏感范围广泛，

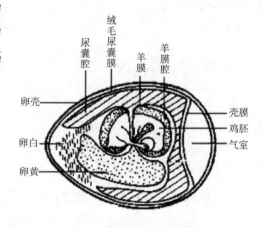

图 13-1　鸡胚结构示意图

多种病毒均能适应，例如牛痘病毒、鸡新城疫病毒等。病毒在鸡胚中易于增殖，部分病毒感染鸡胚以后可以产生痘斑，引起充血、出血、坏死灶和死亡等特异性的感染指征。感染病毒的鸡胚组织和液体中含有大量病毒，容易采集和处理，而且来源充足，设备和操作简便易行。

③细胞培养：细胞培养是实验室常用方法，几乎所有的动物病毒均可进行细胞培养。在体外将组织细胞分散成单个细胞再培养长成的细胞为细胞培养，用于病毒学研究、诊断及疫苗制备等方面。由于细胞培养源自组织培养，现组织培养和细胞培养基本被看作是同义词，前者是包括后者在内的更广义的动物细胞、组织、器官的离体培养。利用细胞培养来增殖病毒具有以下特点：a. 细胞培养中的每个细胞具有基本一致的生理特性，对病毒的易感性相同，没有实验动物的个体差异；b. 可用于试验的数量远远超过动物或鸡胚，并且易于进行人工控制，可在无菌条件下进行标准化的试验，重复性好；c. 病毒增殖可通过观察细胞产生的变化如细胞病变等来判定结果，也可结合免疫学技术检测细胞内有无增殖的病毒；d. 用细胞培养可从感染动物组织内分离病毒并进行病毒克隆，以分离获得纯化的单一毒株。

细胞培养中有三种标准的细胞系可供选用。a. 原代细胞：动物组织经胰蛋白酶等消化、分散，获得单个细胞，再于培养器皿中生长的细胞。b. 二倍体细胞株：将长成的原代细胞消化分散成单个细胞，继续培养传代，而获得其染色体数目与原代细胞一样的细胞株，即为二倍体细胞株。c. 传代细胞系：由肿瘤组织或转化细胞培育而成的染色体数目异常、可无限传代和性状稳定的细胞株。

（2）病毒的分离纯化与灭活　病毒培养物收集后需要进行严格的定性、定量测定由于病毒培养液中含有大量杂质，包括缺损颗粒、病毒外壳、细胞毒素、培养基、血清以及细胞碎片等，这些杂质若被注入动物体内，会引起宿主强烈的免疫反应，因此需要对病毒进行提纯，提纯方法包括以下六种方法。①超过滤法：利用超滤膜将水、盐和小分子滤除，将大分子或病毒等颗粒截留，从而达到纯化的目的。②吸附法：利用病毒颗粒或杂质的表面离子与吸附剂之间的亲和作用，将病毒或杂质吸附后，用一定的盐溶液将病毒或杂质洗脱下来。③层析法：利用物质中各组分的理化性质差异，使各组分在固定相和流动相中的分布程度和移动速度不同，从而达到分离的目的。④离心法：根据物质的沉降系数或浮力密度的不同，利用离心力将物质分离纯化。⑤沉淀法：利用悬浮液中的病毒颗粒在重力作用下产生沉降作用，达到分离纯化的目的。⑥电泳法：利用病毒带电粒子在电场作用下，向着与电性相反的电极的移动速度不同，将组分分离成狭窄的区带，最后收集病毒区带部分。

用作抗原的病毒必须进行灭活处理。病毒受物理或化学因素作用后失去感染活性但依然保留其抗原性、红细胞吸附、血凝和细胞融合等特性称为灭活。常用的病毒灭活方法包括以下五种方法。①加热：大多数病毒于 55~60℃下，几分钟至十几分钟即可灭活，100℃

时在几秒钟内即可灭活病毒，常用巴氏消毒法（60℃，10h）。②冻融：特别是反复冻融可使许多病毒灭活。③pH：一般来说，大多数病毒在 pH 6～8 的范围内比较稳定，而在 pH 5.0 以下或者 pH 9.0 以上容易灭活。④乙醚、氯仿、丙酮、阴离子去垢剂等均可使有包膜病毒灭活。⑤病毒对各种氧化剂、卤素、醇类有机溶剂敏感，如 H_2O_2、甲醛、酒精、甲醇等均可灭活病毒，电离辐射及紫外线都能使病毒灭活。

4. 红细胞抗原的制备

通过静脉采血或处死放血的方式采集动物的新鲜血液，加入适量抗凝血剂，轻轻地混合均匀，4℃，2000r/min 离心 10min，弃去上清，下层血细胞用无菌生理盐水悬浮，洗涤 3 次后，以无菌生理盐水将血细胞配制成 2%～5% 的血细胞悬液，即为血细胞抗原，即可用于免疫动物制备抗体，有溶血现象者应弃去。

5. 组织细胞粗抗原的制备

针对动植物的组织细胞粗抗原的制备一般都是通过物理或者化学方法破碎组织释放出细胞，将细胞间质蛋白分离后，获得游离的单个细胞。组织细胞抗原的制备所用组织必须是新鲜的或低温（＜-40℃）保存的。得到器官或组织后立即去除表面的包膜或结缔组织以及一些大血管。如有条件，应对脏器进行灌注，除去血管内残留的血液。处理好的组织用生理盐水洗去血迹及污染物。然后将洗净的组织剪成小块，进行粉碎。粉碎的方法包括以下两种。①高速组织捣碎机法。将组织加生理盐水（约1/2）装入捣碎机筒内，用高速（约1000r/min）间断进行，每次 30～60s，时间过长会产热。②研磨法。可用玻璃匀浆器或乳钵研磨。

（二）可溶性抗原的制备

可溶性抗原是存在于宿主组织或体液中游离的抗原物质，包括蛋白质、糖蛋白、脂蛋白等。这些物质成分复杂，可以存在于细胞外，也可以存在于细胞内，并且和其他物质混合在一起，制备这类抗原时，必须采取适当的方法进行分离和纯化。对存在于细胞外的抗原只需收集胞外分泌液或细胞培养液进行分离、提取和纯化；对存在于细胞内的抗原，首先必须将组织和细胞破碎，然后从其匀浆中提取蛋白或其他抗原，提纯的抗原需鉴定后才能作为免疫原。抗原的制备过程一般包括：收集材料，加提取液（鲜组织细胞可不加），破碎或裂解组织细胞，分离纯化抗原，对产物的分析鉴定。

1. 细胞破碎

细胞抗原包括膜蛋白抗原、细胞浆抗原（主要为细胞器）、细胞核及核膜抗原及大量的可溶性抗原，提取细胞的可溶性抗原，需将细胞破碎。根据细胞类型不同，选择破碎的方法也有一定的差异，常用的细胞破碎方法有以下四种。

（1）酶处理法　溶菌酶、纤维素酶、蜗牛酶等在一定的条件下能消化细菌和组织细胞。该方法具有作用条件温和、内含物成分不易受到破坏、细胞壁损坏程度可以控制等特点。

（2）冻融法 细胞主要因突然冷冻，细胞内冰晶的形成及胞内外溶剂浓度突然改变而被破坏。其方法是将破碎的细胞置 $-20 \sim -15℃$ 冰箱内完全冻结，然后取出，在 $30 \sim 37℃$ 中缓慢融化。如此反复两次，大部分组织细胞及细胞内的颗粒可被破外。此法适用于组织细胞，对微生物的细胞作用较差。

（3）超声破碎法 这是利用超声波的机械振动而使细胞破碎的一种方法。由于超声波发生时具有空腔作用，使液体局部减压，引发液体内部流动，在漩涡生成与消失时，会产生很大的压力而使细胞破碎。进行超声破碎时频率为 $1 \sim 20kHz$，需间歇进行，避免长时间超声产热，导致破坏抗原。也可将超声粉碎的细胞置于冰浴中降温，超声破碎细胞，方法简单，重复性较好，且节省时间。微生物和组织细胞的破碎，均可采用此方法。

（4）表面活性剂处理法 在适当的温度、pH 及低离子强度的条件下，表面活性剂能与脂蛋白形成微泡，通过细胞膜的通透性改变使细胞溶解。常用的表面活性剂有十二烷基磺酸钠（SDS 阳离子型），Triton X - 100 等。在提取核酸时，常用此法破碎细胞。

细胞破碎程度可通过检测裂解液中蛋白质的释放量检验，对破碎细胞液离心后上清液中蛋白质含量进行测定即可，也可采用电镜直接观察或平皿培养计算菌落的方法，直观地看到细胞的破碎情况。

2. 蛋白质抗原的分离与纯化

提取分离可溶性抗原的起始材料可以是以上经破碎的细胞及组织提取液，也可是除去细胞的胞外分泌液或细胞培养液，其中含有的抗原物质种类很多。这里仅以蛋白质抗原为代表阐述其分离纯化方法，一般先经粗提、浓缩然后再纯化。设计提纯步骤时，应平衡考虑纯度和回收率。

（1）超速离心法 其原理是利用各颗粒在梯度液中沉降速度的不同，使具有不同沉降速度的颗粒处于不同密度梯度层内，达到彼此分离的目的。常用的密度梯度介质有蔗糖、甘油、CsCl 等。用超速离心或梯度密度离心分离和纯化抗原时，除个别成分外，极难将某一抗原成分分离出来，故只用于少数大分子抗原的分离，如 IgM、甲状腺球蛋白等，及密度较轻的抗原物质如载脂蛋白 A、B 等。多数的中、小分子质量蛋白质采用此种方法很难纯化。

（2）选择性沉淀法 其原理多根据各蛋白质理化特性的差异，采用各种沉淀剂或改变某些条件促使蛋白质抗原成分沉淀，从而达到纯化的目的。最常用的方法是盐析沉淀法，由于各种蛋白在不同盐浓度中的溶解度不同，不同饱和度的盐溶液沉淀的蛋白质不同，这便使蛋白分离出来。最常用的盐溶液是 33% ~ 50% 饱和度的硫酸铵。盐析法简单方便，可用于蛋白质抗原的粗提，丙种球蛋白的提取，蛋白质的浓缩等。盐析法提纯的抗原纯度不高，只适用抗原的初步纯化。

（3）凝胶层析法 凝胶层析是利用分子筛作用对蛋白质进行分离的。凝胶是具有三维空间多孔网状结构的物质，经过适当的溶液平衡后，装入层析柱。一种含有各种分子的样品溶液缓慢地流经凝胶层析柱时，大分子物质不易进入凝胶颗粒的微孔，只能分布于颗粒之间，因此在洗脱时向下移动的速度较快，最先被洗脱。小分子物质除了可在凝胶颗粒间隙中扩散外，还可以进入凝胶颗粒的微孔中，洗脱时向下移动的速度较慢，随后被洗脱。因此，蛋白质分子可按分子大小被分离。

（4）离子交换层析法　其原理是利用一些带离子基团的纤维素或凝胶，吸附交换带相反电荷的蛋白质抗原。由于各种蛋白质的等电点不同，所带的电荷量不同，与纤维素（或凝胶）结合的能力有差别。当梯度洗脱时，逐步增加流动相的离子强度，使加入的离子与蛋白质竞争纤维素上的电荷位置，从而使吸附的蛋白与离子交换剂解离。在离子交换色谱技术中常用的离子交换剂有以下几种：①具有离子交换基团的纤维素，如羧甲基（CM）纤维素、DEAE－纤维素；②具有离子交换基团的交联葡聚糖、琼脂糖和聚丙烯酰胺；③凝胶合成的高度交联树脂。

（5）亲和层析　亲和层析是利用生物大分子的生物特异性，即生物大分子间所具有专一亲和力而设计的层析技术。例如抗原和抗体、酶和酶抑制剂（或配体）、酶蛋白和辅酶、激素和受体、IgG 和葡萄球菌蛋白 A（SPA）等物质间具有一种特殊的亲和力。例如提纯 IgG 时，可将 SPA 吸附在一个惰性的固相基质（如 Speharose 2B）上，并制备成层析柱。当样品流经层析柱时，待分离的 IgG 可与 SPA 发生特异性结合，其余成分不能与之结合。将层析柱充分洗脱后，改变洗脱液的离子强度或 pH，IgG 与固相基质上的 SPA 解离，收集洗脱液便可得到纯化的 IgG。亲和层析法纯化蛋白质抗原的主要优点是纯度高，简单快捷，但成本较贵。

3. 核酸抗原的制备

核酸分子具有免疫原性，可用于免疫原制备抗体。提取核酸的主要步骤是先将细胞破碎使核酸从细胞中游离出来，再用酚和氯仿抽提以去除蛋白质，最后用乙醇沉淀核酸。

4. 脂多糖抗原的制备

脂多糖（LPS）是革兰阳性菌细胞壁的重要成分，有多种生物学效应。通常采用苯酚法提取 LPS，具体方法是：将干菌体在水中混匀，加热至 65～68℃，加入等体积预温的苯酚剧烈搅匀，再加热 5min，立即用冰冷水急剧冷却降低至 10℃ 以下，3000r/min 离心 30min，使其分为两层。吸取水层（含 LPS），经透析除酚、浓缩、超速离心后，脂多糖位于上层沉淀的透明胶状部分中，取出悬于水中，再进行离心，即可获得纯化的 LPS 样品。

5. 纯化抗原的鉴定

为获得更好的免疫效果，抗原纯化后需进行鉴定才能用于动物免疫，抗原的鉴定主要包括以下几个方面。

（1）含量检测　一般实验室均采用分光光度计测量法。该法首先测定 280nm 和 260nm 的吸光度（A），再用经验公式计算蛋白含量。蛋白含量（mg/mL）$= A_{280nm} \times 1.45 - A_{260nm} \times 0.74$。另外，蛋白含量也可采用福林酚法、双缩脲法、考马斯亮蓝 G－250 染色（Bradford）法测定。

（2）纯度鉴定　纯化蛋白质抗原的鉴定常使用聚丙烯酰胺凝胶电泳法（SDS－PAGE）、

结晶法、免疫电泳法等。

（3）免疫活性鉴定　可采用抗原与抗体体外免疫反应（如琼脂双扩散、凝集法）法、细胞学方法及动物免疫实验等方法测定抗原的免疫活性。也可通过对抗原提取中可能污染的化学物质（核酸、糖与脂肪）来检测，来证明抗原的纯度。例如，细菌脂多糖（LPS）抗原的鉴定，核酸及蛋白质是该抗原最常见的污染杂质，核酸可通过 260nm 的紫外光谱吸收检测，蛋白质含量用 Bradford 法测定，对 LPS 中多糖含量测定可采用蒽酮－硫酸法。LPS抗原的免疫活性则采用鲎试剂凝集活性检测。对于由病原菌（病毒）制备的抗原，必须采取有效的灭活操作，并要进行严格的有效性检验，防止病原的传播。

二、人工抗原的制备

人工抗原主要包括人工结合抗原、人工合成抗原，其对免疫学理论研究、免疫检测技术应用及分子疫苗的制备都具有重要意义。

（一）人工结合抗原的制备

将无免疫原性的简单化学基团与蛋白质载体偶联，或将无免疫原性的有机分子如二硝基苯（DNP）或三硝基苯（TNP）与蛋白质载体结合，形成载体－半抗原结合物，均属人工结合抗原。应用此种抗原证明了抗原与抗体特异结合的化学基础，以及在抗体生成过程中 T 细胞与 B 细胞的协同作用。

1. 半抗原的种类

半抗原物质的种类可以是多糖、多肽、脂肪胺、类脂质、核酸、类固醇激素、某些药物（抗生素）以及其他化学物品，在分子生物学中常用的半抗原有生物素、地高辛、生物亲和素、农产品与食品检验中的各种农药、兽药、添加剂与非法添加物（盐酸克伦特罗）、真菌毒素和生物碱、环境中的化学污染物质，也可以是一些小分子的保健食品的功能因子（黄酮、皂苷）等。制备具有良好免疫原性的人工抗原是建立小分子化合物的免疫分析方法的最关键步骤。

2. 载体的选择

在半抗原－载体偶联物即人工抗原中，载体不仅可增加半抗原的相对分子质量，或起到运载作用，而且可依靠本身的结构特异性和免疫原性，诱导机体产生免疫应答反应，继而诱导对半抗原分子的识别，这种现象称为载体效应。常见载体一般为蛋白质，如球蛋白片段（globulin fractions）、牛血清白蛋白（bovine serum albumin，BSA）、人血清白蛋白（human serum albumin，HSA）、兔血清白蛋白（rabat serum albumin，RSA）、鸡卵清蛋白（ovalburmn，OVA）等。这些载体的免疫原性较强，且易获得。其中以 BSA 最为常用，BSA物理化学性质稳定、不易变性、价廉易得，且赖氨酸含量高，分子内有很多自由的氨基，在不同的 pH 和离子强度下均有较大的溶解度，在含有有机溶剂（如吡啶、N，N - 二甲基甲酰胺等）的情况下都能与半抗原修饰物进行偶联。

总体上讲蛋白质类载体的效果比较好，但是在实际应用中具体选择哪一种载体，应该综合考虑半抗原的种类、待免疫动物类别、载体与半抗原的结合方法等，通过免疫实验验证才可确定最适宜的载体类型及连接方法。

3. 半抗原与载体的偶联

活化的半抗原与载体偶联应根据半抗原功能基团的不同，选择不同的偶联剂和偶联方法，常用方法有物理连接法和化学连接法。其中，物理方法是依靠载体与半抗原之间的相反电荷、疏水作用以及微孔吸附等作用，物理吸附的载体有羧甲基纤维素（CMC）、聚乙烯吡啶烷酮（PVP）、硫酸葡聚糖等；化学连接法是利用某些功能基团将半抗原连接到载体上的方法，是最为常见的一种方法，下面就化学连接方法作详细叙述。

（1）半抗原与载体的偶联方式　一般可根据半抗原修饰物所含活性基团的不同，选择不同的方式与载体蛋白进行偶联。例如，半抗原修饰物含羧基，则可通过碳二亚胺法（EDC）、混合酸酐法、活性酯法与载体蛋白进行偶联；半抗原修饰物含氨基，则可通过戊二醛法、二异氰酸酯法、卤代硝基苯法、亚胺酸酯法、碳酰氯法、重氮化法等与载体蛋白进行偶联；半抗原修饰物含羟基，则可通过琥珀酸酐法、偶氮苯甲酸法、一氯醋酸钠法等与载体蛋白进行偶联；若半抗原修饰物含巯基，可通过 SAMSA（S - 乙酸基巯基琥珀酸酐）反应与载体蛋白质通过二硫键交联；若半抗原修饰物含醛基或酮基，可通过 O - （羧甲基）羟胺法和对 - 肼基苯甲酸法合成带有羧基的中间体，再通过羧基与蛋白质的氨基结合。常见的半抗原衍生物和蛋白质的偶联方法如下所述。

①碳二亚胺法：碳二亚胺是一种化学性质非常活泼的双功能缩合剂，它可与半抗原的羧基，也可与其氨基结合，能使氨基和羧基间脱水形成酰胺键，常用的水溶性碳二亚胺化学名为 1 - 乙基 - （3 - 二甲基氨基丙基）碳二亚胺盐酸盐。反应式如下：

$$\text{蛋白质} -\text{COO}^- + \text{R} -\overset{+}{\text{NH}} -\text{CN} -\text{R}' \longrightarrow \text{蛋白质} -\text{COO} -\overset{\overset{\displaystyle H -\overset{+}{N} -R}{\|}}{C} -\text{NH} -\text{R}'$$

$$\text{蛋白质} -\text{COO} -\overset{\overset{\displaystyle H -\overset{+}{N} -R}{\|}}{C} -\text{NH} -\text{R}' + \text{半抗原} -\text{NH}_2 \longrightarrow \text{蛋白质} -\overset{\overset{\displaystyle O}{\|}}{C} -\text{NH} - \text{半抗原} + \text{R} -\text{NH} -\text{CO} -\text{NH} -\text{R}'$$

②戊二醛法：戊二醛也是带有两个活性基团的双功能交联剂，它借助两端的醛基与载体和半抗原的氨基之间以共价键连接，它的两个醛基可分别与两个氨基化合物的氨基形成席夫碱。其反应如下：

$$\text{蛋白质} -\text{NH}_2 + \text{半抗原} -\text{NH}_2 \xrightarrow{\text{CHO} - (\text{CH}_2)_3 -\text{CHO}} \text{蛋白质} -\text{N}=\text{CH} -(\text{CH}_2)_3 -\text{CH}=\text{N} - \text{半抗原}$$

③高碘酸钠法：本法常用于蛋白质与氨基（或羟基）半抗原的交联，蛋白质的羟基被氧化成醛基，然后再与氨基化合物作用形成席夫碱。最后，还原成稳定的结合物。常用于

配糖体类药物与蛋白质的偶联。反应如下：

蛋白质—OH ⟶ 蛋白质—CHO $\xrightarrow{NH_2—半抗原}$ 蛋白质—CH＝N—半抗原
　　　　　　　　　　　　　　　　　　　　　+ NaBH₄ ↓
　　　　　　　　　　　　　蛋白质—CH₂—NH—半抗原

④混合酸酐法（MA）：主要用于类固醇激素与蛋白质的偶联，以烷基氯甲基为偶联剂，最常用的是氯甲基异丁酯。含有羧基的半抗原与氯甲基异丁酯反应形成混合酸酐，然后再与蛋白质载体上的氨基反应形成肽键。其反应如下：

半抗原—COOH + Cl—COO—CH₂—CH—（CH₃）₂ $\xrightarrow{正三丁胺}$ 半抗原—COO—COO—CH₂—CH—（CH₃）₂

半抗原—COO—COO—CH₂—CH—（CH₃）₂ + 蛋白质—NH₂ $\xrightarrow{氯甲基异丁酯}$ 半抗原—CO—NH₂—蛋白质

⑤N-羟基琥珀酰亚胺法（NHS）法：含有羧基的抗原或半抗原可与 N-羟基琥珀酰亚胺（N-hydroxysuccinimide，—NHS）反应生成活化酯，再与氨基化合物偶联。反应如下：

半抗原—COOH + [琥珀酰亚胺]N—OH ⟶ [琥珀酰亚胺]N—O—C—半抗原 + NH₂—蛋白质 ↓ 半抗原—CO—NH—蛋白质

⑥苯二马来酰亚胺法：常用于巯基（—SH）与巯基（—SH）或巯基（—SH）与氨基（—NH₂）的交联。苯二马来酰亚胺（N，N'-O-phenylenedimaleimide，PDM）是一种同型双功能交联剂，可与巯基反应，同时也可与氨基或羟基反应。在相同条件下与蛋白质中的巯基（—SH）反应最快，形成稳定的交联产物。首先用过量的 PDM 活化处理蛋白质，使其1:1连接，然后再与半抗原连接。反应如下：

半抗原—SH + [马来酰亚胺苯结构] ⟶ [S—半抗原结构] $\xrightarrow{HS-BSA}$ [S—半抗原/S—BSA结构]

⑦琥珀酸酐法：本法用于带有羟基的半抗原的改造。琥珀酸酐加水变成琥珀酸。例如，将带有羟基的半抗原与琥珀酸酐在无水吡啶中反应，即可得到带有羧基的半抗原琥珀酸的衍生物，反应如下：

半抗原—CH₂OH + [琥珀酸酐] ⟶ 半抗原—CH₂—O—C(=O)—（CH₂）₂—C(=O)—OH

琥珀酸半酯

⑧羧甲基羟胺法：带有酮基的半抗原（如孕酮、睾酮）与 O –（羧甲基）羟胺反应，转变为带有羧基的半抗原衍生物。其反应如下：

$$半抗原 —C{=}O + H_2N—O—CH_2—COOH \longrightarrow 半抗原 —C{=}N—O—CH_2—COOH$$

⑨一氯醋酸钠法：带有酚基或羟基的半抗原的改造。带有酚基的半抗原与一氯醋酸钠生成带有羧基的半抗原衍生物。或者氢化钠（NaH）及一氯乙酸对带有羟基的半抗原引入羧基。

对酚基半抗原的改造：

$$半抗原—\!\!\left\langle\bigcirc\right\rangle\!\!—OH + Cl—CH_2—COONa \longrightarrow 半抗原—\!\!\left\langle\bigcirc\right\rangle\!\!—O—CH_2—COOH$$

对羟基半抗原的改造：

$$半抗原—OH + NaH \longrightarrow 半抗原—OH—Na + H_2\uparrow$$

$$半抗原—O—Na + ClCH_2COOH \longrightarrow 半抗原—O—CH_2COOH + NaCl$$

⑩重氮化对氨基苯甲酸法：适于带有酚基或芳香氨基的半抗原的改造。芳香胺能与 $NaNO_2$ 及 HCl 反应生成重氮盐，后者可直接与蛋白质分子中的酪氨酸残基酚羟基的部位发生反应，形成偶氮化合物。同理也可利用氨基苯甲酸和亚硝酸钠反应，生成带—COOH 重氮盐，作用于带有酚基的半抗原，从而可在化合物中引入羧基。反应如下：

⑪甲醛法：带有羟基芳香族半抗原，由于芳香环上带有羟基，它邻位上的氢很活泼，易被取代，可在偏碱性甲醛存在的条件下，将半抗原与载体通过甲基桥连接起来，反应如下：

（2）半抗原与载体的偶联条件　半抗原与载体蛋白进行偶联的条件主要包括：①半抗原载体物、载体蛋白和偶联剂在偶联反应中的相对浓度及其初始的物质的量的比；②用于溶解半抗原、载体蛋白和偶联剂的缓冲液成分、pH（一般 pH = 6.0 ~ 8.0）及其离子强度；③若半抗原和偶联剂都能在水中溶解，偶联反应可在水相中进行；若半抗原在水中溶解度不大或者不能溶解，则偶联反应需在有机相中进行，此时应选择既能使半抗原溶解又保持载体蛋白呈可溶状态，并对载体蛋白的生物活性没有影响的有机溶剂（如丙酮等）；④偶联反应的温度和时间应当适度控制。

（3）半抗原与载体的偶联率 人工抗原中半抗原与载体蛋白的摩尔分子比称为偶联率。偶联率也是影响人工抗原免疫效果的重要因素。适宜的偶联率有助于提高抗体的亲和力和选择性。实验表明，过多的半抗原并不能得到预期的效果。因为载体上覆盖过多的半抗原时，可能不利于载体与淋巴细胞的结合，不能使载体引起免疫反应。为取得比较理想的免疫效果，应根据具体情况选择适宜的偶联率。

4. 半抗原与载体偶联物的纯化与鉴定

半抗原与载体偶联后所得的人工抗原必须进行纯化。最常用的方法是透析和凝胶层析。

对纯化后人工抗原进行鉴定，一方面是定性判断半抗原与载体是否偶联成功；另一方面是定量测定偶联率和蛋白质含量。判断是否偶联成功最常用的为紫外扫描法，如果人工抗原的紫外吸收特征兼具有或不同于原半抗原和载体蛋白的紫外吸收特征，则可初步判断偶联成功。

（二）人工合成抗原

用化学方法将活化氨基酸聚合，使之成为合成多肽，只由一种氨基酸形成的聚合体称为同聚多肽，如由左旋赖氨酸形成的同聚多肽（PLL）。由二种或二种以上氨基酸形成的聚合多肽称为共聚多肽，如由酪氨酸、谷氨酸与多聚丙氨酸和赖氨酸组成的为共聚多肽（T、G）- AL。应用这种人工合成多肽可研究氨基酸种类、序列与蛋白质抗原性及免疫原性的关系，也可研究机体遗传性与免疫性的关系。对天然蛋白质抗原性的研究证明，任何一个氨基酸片段，只要具有合适的构型，都有抗原性，甚至一小段合成的小肽与合适的载体相联接，也能诱导产生抗体，且抗体能与其天然分子构型相结合，这提示可根据天然蛋白质抗原的免疫原性片段进行氨基酸序列分析，或由其编码 DNA 推导的氨基酸序列，进行构建人工合成多肽疫苗。

（三）基因重组抗原

近年来由于分子生物学技术的进步，已有可能将编码免疫原性氨基酸序列的基因克隆化并与适当载体（如细菌粒或病毒）DNA 分子相结合，然后引入受体细胞中（如原核细胞的大肠杆菌或真核细胞、酵母菌及哺乳类动物细胞）使之表达，即能获得免疫原性之融合蛋白，经纯化后可作为疫苗，此即基因工程疫苗。应用分子生物学技术制备基因重组疫苗的另一进展，是将目的抗原决定簇的 DNA 序列插入另一种比较安全的活病毒基因组中（如牛痘苗），制备所谓重组感染载体多价疫苗。一些重要病毒如乙型肝炎病毒，都已利用基因工程进行了成功的表达，有的已进入临床试验阶段。

第二节　多克隆抗体的制备

多克隆抗体天然抗原具有高度异质性，常含有多种不同的抗原表位，刺激机体内多种具有相应抗原受体的 B 细胞克隆，产生多种针对相应不同抗原表位的抗体，这些由不同 B 细胞克隆产生的抗体混合物称为多克隆抗体（polyclonal antibody，PcAb）。早期人们使用抗原免疫动物后获得的免疫血清（抗血清）即为一种多克隆抗体。事实上，在用某种抗原免疫动物之前，动物体内存在的同种型抗体本身就是多克隆的。因此，即使选用具有单一表位的抗原免疫动物，所获得的抗血清中的抗体仍然是多克隆抗体。

一、多克隆抗体的特点

多克隆抗体来源广泛，制备容易，生产成本低，制备时无须特殊的仪器设备。多克隆抗体可以识别同一抗原的多个表位，具有亲和力好的优势。其不足之处是特异性不高，易发生交叉反应。

二、多克隆抗体的制备过程方法

制备多克隆抗体的程序主要包括免疫原的准备、动物选择、动物免疫、抗体收集、抗体分离与保存、抗体纯化与鉴定等。

（一）免疫原的准备

除颗粒性抗原可直接作为免疫原进行免疫外，多数抗原（特别是可溶性抗原）均需要与佐剂混合才可以免疫动物。常用的佐剂有弗氏佐剂和铝佐剂。其中弗氏完全佐剂、弗氏不完全佐剂最为常用。

（二）免疫动物的选择

供免疫用的动物主要是哺乳动物和禽类，常选择家兔、绵羊、山羊、马、骡和豚鼠及小鼠等。动物的选择常根据抗体的用途和用量来决定，也与抗原的性质有关。如要获得大量的抗体，多采用大动物；如要是获得直接标记诊断的抗体，则直接采用本动物；如要获得间接的标记诊断用抗体，则必须用异源动物制备抗体；如果难以获得的抗原，且抗体的需要量少，则可以采用纯系小鼠制备；一般实验室采用的抗体，多用兔和羊制备。抗原与免疫动物的种属差异越远，产生的抗体的效价越高，相反，则抗体的效价越低，亲缘关系太近则不易产生抗体应答（如兔、鸭之间）。

按免疫动物的种类不同，所获血清可分为两大类，R 型（兔）和 H 型（马）。R 型是家兔以及其他动物产生的，抗血清具有较宽的等价带（抗原－抗体反应的最适比例范围较宽），适用于作为诊断的检测试剂；H 型是用马以蛋白类抗原高度免疫获得的抗血清，用于沉淀反应的等价带较窄，一般用作免疫治疗（抗毒素血清）。蛋白质类抗原，大部分动物皆适合免疫，常用的是山羊和家兔。但是，在某些动物体内具有与免疫原类似的物质或其他原因，那么会造成其免疫效果不佳，如 IgE 对绵羊、胰岛素对家兔、多种酶类（如胃蛋白酶原等）对山羊等，免疫时皆不易出现抗体。这些物质有时可以用豚鼠（如胰岛素等）、火鸡，甚至猪、狗、猫等进行试验免疫。类固醇激素免疫多用家兔，酶类免疫多用豚鼠。

实验动物的年龄和营养状况与抗体的产生也有密切的关系，年龄太小易产生免疫耐受，而年龄过大或营养不良则动物的免疫能力低下，也不易产生高效价的抗体。免疫用的动物最好选择适龄的健康雄性动物，雌性动物特别是妊娠动物用于制备免疫抗体则非常不合适，有时甚至不产生抗体。

（三）免疫的方法

1. 免疫剂量

抗原的免疫剂量是依照给予动物的种类、免疫周期以及所要求的抗体特性等的不同而不同。剂量过低，则不能引起足够强的免疫刺激，免疫剂量过多，有可能引起免疫耐受。在一定的范围内，抗体的效价随注射剂量的增加而增高；加佐剂比不加佐剂的注射剂量要小，蛋白质抗原的免疫剂量比多糖类抗原宽。一般而言，小鼠的首次免疫剂量为 $50 \sim 400 \mu g /$ 次，大鼠为 $100 \sim 1000 \mu g /$ 次，兔为 $200 \sim 1000 \mu g /$ 次，加强剂量为首次剂量的 $1/5 \sim 2/5$。如需制备高度特异性的抗血清，可选用低剂量抗原短程免疫法；反之，欲获得高效价的抗血清，宜采用大剂量抗原长程免疫法。最大注射抗原体积因动物及免疫途径而异，不同动物及不同途径免疫时所用的最大注射体积见表 13 −1。

表 13 −1　几种常见哺乳动物每次免疫时的最大注射抗原体积　　　　单位：mL

动物	皮下	肌内	腹腔	静脉内	皮内
小鼠	0.2	0.05	0.5	0.2	0.05
大鼠	0.5	0.30	1.0	0.5	0.05
仓鼠	0.4	0.10	0.5	0.3	0.05
家兔	0.8	0.50	较少用	1.0	0.10

2. 免疫时间

抗血清制备过程中，免疫时间的间隔直接影响抗体的效价水平，第一次免疫后，因动物机体正处于识别抗原和 B 细胞增殖阶段，若很快第二次注入抗原，极易造成免疫抑制。一般以间隔 10～20d 为好。二次免疫以后每次的间隔一般为 7～10d，不能太长，以防刺激变弱，抗体效价不高。免疫的总次数多为 3～5 次。对于半抗原的免疫间隔则要求较长，有的报告 1 个月，有的长达 40～50d，这是因为半抗原是小分子，难以刺激机体发生免疫反应，半抗原需经长时间的免疫才能产生高效价抗体，免疫的总次数多为 5～8 次，有时总时间为一年以上。如为蛋白质抗原，第 8 次免疫未获得抗体，可在 30～50d 后再追加免疫一次；如仍不产生抗体，则应更换动物。

3. 免疫途径

抗原一般通过注射的方式注入实验动物体内，常用的注射方式包括肌肉注射、静脉注射、脾脏注射、皮内注射、皮下注射和淋巴结注射等，对小鼠还可以采用腹腔注射，这些方法可以单独使用，也可以混合使用。肌内注射一般选择在肌肉发达、血管丰富的大腿处进行免疫原注射。静脉注射时，兔通常在耳缘静脉进行注射，而大小白鼠常通过尾静脉注射。

皮内和皮下注射一定要采用正确的方式，否则有可能使皮内注射变成皮下注射，皮下注射成为肌内注射。另外，皮下和皮内注射通常应采用较小型号的注射针头。一般采用多点注射，一只动物注射总数为 8～10 点，包括足掌及肘窝淋巴结周围，背部两侧、颌下、耳后等处皮内或皮下，皮内易引起细胞免疫反应，对提高抗体效价有利。但皮内注射较困难，特别是天冷时更难注入（因佐剂加入后黏度较大）。

脾脏和淋巴结注射比较适合于微量抗原，将抗原直接注射至脾脏和淋巴结处，抗原的用量少，效果好，但是注射难度较大。如采用淋巴结内微量注射法，抗原只需 10～100μg。方法是先用不完全佐剂在足作基础免疫（预免疫），10～15d 后可见肘窝处有肿大的淋巴结（有时在腹股沟处触及），用两手指固定好淋巴结，消毒后用微量注射器直接注射入抗原（一般不需要佐剂）。腹腔注射通常适用于小白鼠，用注射器从腹部将抗原送入腹腔内。腹腔注射时，注药速度要慢，不能伤及动物的内脏。以可溶性抗原免疫家兔为例，具体免疫方案如下：

（1）主要材料　①健康雄性家兔 3 只；②CFA 和 IFA；③纯化人血清免疫球蛋白。

（2）免疫方法　按每只家兔取纯化 Ig 1mg 用 1～2mL PBS 或生理盐水稀释，加等体积 CFA 充分乳化后，于家兔背部及后腿肌肉、皮下多点注射。第一次免疫后间隔 3～5 周再以 Ig 1mg/mL 抗原加等体积 IFA 乳化后，注入后腿肌肉或背部皮下多点进行加强免疫。以后每隔 2～3 周按第二次免疫法重复加强免疫。每次免疫 7～14d 后抽取少许静脉血，分离血清，以备检测免疫效果。于第 5～6 次免疫后 5～7d 采血。用环状沉淀试验测定抗体效价达 1：5000 以上（稀释抗原），或用琼脂双向扩散试验测定抗体效价达 1：16 以上（稀释抗体），即可从心脏或颈动脉放血，分离血清，进行抗体的纯化及检测。

（四） 动物采血方法

在抗血清的制备过程中，免疫动物后需要采集血液或腹水等进行分析以监测抗体的产生情况。在监测抗体的产生进程时，一般仅需采少量血进行分析即可。当抗体效价达到一定要求时，需要从动物体内获得大量特异性的抗血清，此时要对动物进行处死采血。

1. 小鼠、大鼠的取血法

（1）断头取血 这是常用的一种简便取血法，用于需要较大量的血液而不需要保存动物生命的实验中。操作者左手抓取动物，使其头略向下倾，右手持剪刀剪掉头部，立即将其颈部向下，提起动物并对准已经准备好的容器内使血液快速滴入容器内，此法小鼠可采集血液 0.8 ~ 1.0mL，大鼠可采血 5 ~ 8mL。

（2）眶动脉或眶静脉取血 此法既能采取较大量的血液，又可避免断头取血过程中因有组织的混入而导致的溶血现象。操作时将动物倒持压迫眼球，使其突出充血后，用止血钳迅速摘除眼球，眼眶内很快即流出血液，将血滴入玻璃器皿至不流为止。此法由于取血过程中动物未死，心脏不断跳动，取血较断头法多，一般可取得相当于动物体重 4% ~ 5% 的血液量，用毕动物即死亡，故只适用于一次性取血。

（3）眼眶后静脉丛取血 如需要中等量的血液而又要避免动物死亡时可采用此法。取内径为 1.0 ~ 1.5mm 的玻璃毛细管，临用前折断成 1 ~ 1.5cm 长的毛细管段，浸入 1% 肝素溶液中，干燥后用。取血时左手抓住鼠两耳之间的颈背部皮肤以固定头部，轻轻向下压迫颈部两侧，引起头部静脉血液回流困难使眼眶静脉丛充血，右手持毛细管，将其新折断端插入眼睑与眼球之间后再轻轻向眼底部方向移动，旋转毛细管以切开静脉丛，保持毛细管处于水平位，血液即流出，收入事先准备的容器中，取血后，应立即拔出取血管，放松左手即可止血。小鼠、大鼠、豚鼠及家兔均可采取此法取血。

（4）尾尖取血 此法适用于采取少量血样。取血前先通过适当方法使鼠尾血管充血，然后剪去尾尖，血即自尾尖流出，使其滴入事先准备的容器内。

（5）心脏取血 将动物仰卧固定在固定板上，左手食指在左侧第 3 ~ 4 肋间摸到心搏处，右手持注射器，于心尖搏动最明显处刺入心室，血液由于心脏跳动的力量自动浸入注射器。也可从腹部刺入，穿过横膈膜刺入心室取血。此法要求操作者动作迅速、轻巧，针刺部位准确，抽吸时要缓慢而稳定。

2. 家兔的取血法

（1）耳静脉采血法 用手指轻弹家兔耳朵，使其充血，并用二甲苯及乙醇涂擦使耳静脉扩张隆起，以手指压住耳静脉根部。用针头刺入静脉抽血，或以刀切开边缘静脉，即有血液流出，以无菌小试管收集滴出的血液。

（2）心脏采血　将动物固定后，剪去左前胸部的毛，在第三与第四肋骨之间，找到心脏跳动最强部位。经碘酒和乙醇消毒后，将无菌注射器从心脏跳动最强部位刺入，如感觉针头阻力消失，或感觉针尖搏动时，稍抽注射器活塞，血液即可流出，如针头没有穿进心脏，则稍抽出针头或将针头改变方向再进行穿刺。

（3）颈动脉放血法　将家兔仰卧固定，剪去颈部之毛，用乙醚进行全身麻醉，采血局部用碘酒与乙醇消毒。沿颈正中线切开颈部皮肤，切口长 5~6cm，将皮肤与皮下组织剥离，找出颈动脉。以钝玻棒细心地将迷走神经与颈动脉分离。将颈动脉上部结扎，下端用止血钳夹住，将将颈动脉剪断，并将下部断端对准锥形瓶瓶口，放松止血钳，则血液喷于瓶中。

（五）免疫血清的分离与保存

动物血采集后，室温自然凝固后应立即分离出血清，妥善保存用于后续研究。

1. 免疫血清的分离

抗血清的分离多采用室温自然凝固 1~2h，然后放置 37℃ 或 4℃ 待凝块收缩析出血清的方法。37℃ 下凝血迅速，但得血清较少；4℃ 下凝血时间长，有时会出现溶血，但获得血清多，而且效价不会下跌。

2. 免疫血清的保存

免疫血清保存有三种方法。第一种是 4℃ 保存，将抗血清通过微孔滤膜过滤除菌后，液体状态保存于普通冰箱，可以存放 3 个月到半年，效价高时，一年之内不会影响使用，保存时要加入 0.1%~0.2% NaN_3 以防腐；第二种方法是低温保存，放在 -40~-20℃，一般保存 5 年效价不会有明显下降，但应避免反复冻融，反复冻融几次则效价明显降低；第三种方法是将分装的血清用冷冻干燥机进行干燥，最后制品内水分不应高于 0.2%，封装后可以长期保存，一般在冰箱中 5~10 年内效价不会明显降低，这是抗体及其他活性蛋白质制品最好的保存方法。

三、抗血清的纯化与鉴定

免疫血清除含有特异性抗体外，还含有血清中的其他成分及非特异性的抗体。有时免疫原不纯，含有微量的杂抗原（性质相近的）。制得的抗血清中出现 2~3 种杂抗体，同时血清中还含有大量的其他非抗体杂蛋白及其他物质。对于一般的免疫分析，通常抗血清可以直接利用，无须纯化，但是在有些情况下，例如，对某抗体进行酶标记制备酶标（及其他标记）抗体、以该抗体作免疫原制备二抗、用其制备亲和层析吸附介质和 ELISA 时用作检测用抗体时，常要求抗体有较高的纯度，以去除杂蛋白及非特异抗体的干扰。

（一） 除去杂抗体的方法

为了除去血清中的杂抗体，排除非特异反应的干扰，常用交叉（无关）抗原对其进行吸附去除，这里选择制备吸附（收）抗原是除去杂抗体的关键。主要有以下两种方法。

1. 亲和层析法

将交叉杂抗原交联到琼脂糖珠 4B 上，如除去抗白蛋白抗体，则交联上白蛋白或不含甲胎蛋白的血清，装柱后，将预吸收的抗体通过亲和层析柱，将杂抗体吸附在柱上，流出液则是单价特异性抗体。

2. 吸附剂方法

用不含特异性抗原的抗原液，即不含用于免疫动物抗原的其他杂抗原液，如血清、组织液或已知的某种杂抗原，用双功能试剂将其交联，做成固相吸附剂。如用不含甲胎蛋白的血清，稀释 1 倍后，加入 0.25% 的戊二醛或丙酮醛，放冰箱一夜后，该血清即成为胶冻状，用力将其打碎（或用组织粉碎器），用缓冲液多次洗涤后，则成为颗粒状的凝胶吸附剂。将这种吸附剂直接加到抗血清中（约 1/10），抗原则与杂抗体结合，上清液则为无杂抗体的单价特异性抗体。有时因杂抗体太多，必须处理吸收两次才能完全去除。吸附过的凝胶，用 3mol/L 硫氰酸钾（或钠）洗涤，洗脱掉杂抗体，可再继续使用。

（二） 特异性 IgG 抗体的分离制备

在标记的免疫测定或其他技术中将特异性抗体纯化出来是极为重要的。例如在 ELISA 实验中，用于包被的抗体一定要用特异性 IgG，才能得到良好的效果。这是因为全血清中有大量非抗体蛋白，如白蛋白、$\alpha 1$ 和 $\alpha 2$ 球蛋白等，如不除去，会干扰包被。再如反相间接血凝，致敏红细胞的抗体也需用特异性 IgG 的 F（ab'）$_2$ 才能使实验得到满意的结果。特异性 IgG 和 F（ab'）$_2$ 的制备方法有如下几种。

1. 粗提法提取球蛋白

大多用硫酸铵盐析法或硫酸钠盐析法。硫酸铵盐析须经过多次沉淀，第一次用 40% 饱和度，第二次用 35% 饱和度，第三次用 33% 饱和度，经三次提取后的 γ 球蛋白基本是 IgG 成分。

经盐析后的 γ 球蛋白虽大多属于 IgG，但还有 5% 其他区带蛋白，如 γ 区的杂蛋白，又因 IgG 组分中还含其他所谓正常的 IgG，产生干扰。因此盐析法粗提的 γ 球蛋白只能用于一般的实验，或者是抗体效价较高的抗血清。

2. 离子交换层析法提取 IgG

常用的离子交换剂有 DEAE 纤维素或 QAE 纤维素，以 QAE - Sephadex 最为理想。取 QAE - SephadexA25 或 A50 经酸处理并在 0.05mol/L pH 7.5 ~ 8.6 的磷酸盐缓冲液中平衡，将水分抽干，称湿重 Ig 加于 10mL 血清中，在室温 30min 后，离心或过滤除去离子交换剂。

将上清液再按上述步骤处理一次，即获得较纯的 IgG，甚至不含其他杂蛋白。用该技术纯化 IgG 简便，不损坏抗体，既可小量提取，也可大量制备。

3. 亲和层析法提取特异性 IgG

将纯化抗原或粗制抗原交联 Sepharose4B 制成亲和层析柱，将抗血清过柱后洗去未结合的杂蛋白，再用硫氰酸钾洗脱，流出的是纯的特异性 IgG 抗体。因硫氰酸钾对抗体有破坏作用，应及时透析除去。纯化的 IgG 因含量低，会失去保护作用，应及时应用或冻干保存。

4. 酶解法制备 F（ab′)$_2$ 片段

胃蛋白酶对 IgG 的作用点是在连接两重链的二硫键靠 C 端处（232 氨基酸处），两个 Fab 由二硫键连接，保留了抗体的结合点。与 IgG 相比，F(ab′)$_2$ 的特点是去掉了 Fc 段，这样在细胞免疫实验中免除了受体作用；同时也使 IgG 失去了主要的抗原特性，不被抗 IgG 抗体结合；在反向间接血凝中，用 F(ab′)$_2$ 致敏羊红细胞比用 IgG 效果好。

（三）抗血清的鉴定

1. 双向免疫扩散法测定抗体的特异性

按双向免疫扩散技术打两排孔，上排放抗原粗提物（如抗原来自动物血清则放相应的混合血清）和纯化抗原，下排加抗血清，进行双扩散 18～24h 后，仔细观察上下两排孔之间出现的沉淀线。若与粗抗原及纯抗原之间皆出现一条沉淀线，且两者互相融合，则证明该动物已产生单价特异性抗体；不出现沉淀线，表明免疫成功。若与纯化抗原出现一条，而与粗抗原出现多条线，且其中一条沉淀线与纯抗原沉淀线相连接，也是成功的免疫，待取血后将杂抗体吸收去除，可以成为单价特异性抗体。

2. 双向免疫扩散法测定抗血清效价

测定抗血清效价有两种稀释方法：一是稀释抗血清，如 1/2、1/4、1/8、1/16 梯度稀释，分别与一个浓度的纯抗原反应；另一是稀释抗原，即把抗原作梯度稀释或按浓度（如 mg/mL）进行稀释，分别与不同浓度的抗血清进行双扩散试验。

3. 其他鉴定方法

有时，因抗原特殊，沉淀线不易出现，特别是制备的抗血清将用于某种试验时，应考虑用其他方法（如血凝试验、抑制试验、中和试验、放射免疫技术等）测定其效价。

第三节　单克隆抗体的制备

单克隆抗体（monoclonal antibody，McAb）是由单个 B 细胞增殖所产生的抗体，其遗传背景一致，抗体分子结构、抗原特异性等性状相同。由于其理化性状高度均一，生物活性单一，与抗原结合的特异性强，便于人为处理和质量控制，成为了基于免疫学分析技术领域的重大突破。

一、单克隆抗体制备原理

1975 年，Koehler 和 Milstein 首次报道了淋巴细胞杂交瘤技术使经绵羊红细胞（SRBC）免疫的小鼠脾细胞与骨髓瘤细胞融合的过程，建立了第一个 B 细胞杂交瘤株，并成功地制得抗 SRBC 的单克隆抗体。

单克隆抗体制备的基本原理：B 细胞能够产生抗体，但在体外不能进行无限分裂，而瘤细胞虽然可以在体外进行无限传代，但不能产生抗体，所以将产生抗体的单个 B 淋巴细胞同肿瘤细胞融合杂交，得到的杂交瘤细胞具有两种亲本细胞的特性，它既具有 B 淋巴细胞合成抗体的特性，也有骨髓瘤细胞能在体外培养增殖的特性，用这种来源于单个融合细胞培养增殖的细胞群，可制备针对一种抗原决定簇的单克隆抗体（图 13-2）。

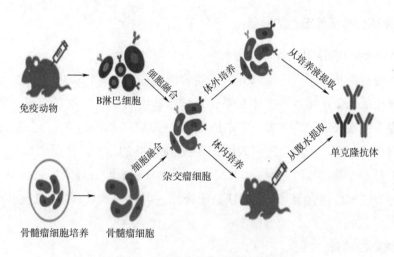

图 13-2　单克隆抗体制备原理示意图

二、单克隆抗体的制备方法

利用杂交瘤技术制备单克隆抗体可根据以下原则：①遵循淋巴细胞产生抗体的克隆选择学说，即一种克隆只产生一种抗体；②细胞融合技术产生的杂交瘤细胞可以保持亲代细胞的特性；③利用代谢缺陷补救机制筛选出杂交瘤细胞，并进行克隆化，然后大量培养增殖，制备所需的 McAb。

（一）免疫动物及 B 细胞分离

1. 动物免疫

免疫动物是用目的抗原免疫小鼠，使小鼠产生致敏 B 淋巴细胞的过程。选择与所用骨髓瘤细胞（Sp2/0 和 NS－1）同源的 BALB/c 健康小鼠，鼠龄在 8～12 周，雌雄不限。按照预先制定的免疫方案进行免疫注射。抗原通过血液循环或淋巴循环进入外周免疫器官，刺激相应 B 淋巴细胞克隆，使其活化、增殖，并分化成为致敏 B 淋巴细胞。一般被免疫动物的血清抗体效价越高，融合后细胞产生高质量单克隆抗体的可能性就越大。

2. 免疫小鼠脾细胞的准备

取末次免疫后第三天的小鼠，采用眼眶放血，分离血清冻存备用。颈椎脱臼处死小鼠，浸泡于 75% 乙醇溶液中 3～5min。无菌操作取出脾脏，去脂肪和结缔组织，置平皿内的 200 目钢网上，加入 10mL 的 RPMI－1640 培养液，用注射器将脾细胞轻轻挤压过网，制备脾细胞悬液，用此 RPMI－1640 培养液将脾细胞洗涤 2 次（1000r/min，离心 10min），弃上清液，用 RPMI－1640 培养液悬浮沉淀，计数活细胞数，一般每只小鼠可得 0.5×10^8 个脾细胞。

（二）骨髓瘤细胞与饲养细胞的准备

1. 骨髓瘤细胞的培养和准备

骨髓瘤细胞根据其来源不同可以分为不同的细胞系，与 BALB/C 小鼠相同系的常用骨髓瘤细胞主要包括 Sp2/0 和 NS－1 细胞系，该细胞株生长及融合效率均佳，本身不分泌任何免疫球蛋白重链或轻链，常用的培养基是 RPMI－1640 基础培养液。液氮冻藏的骨髓瘤细胞一般复苏需 2 周时间，在融合前应先用含 8－氮鸟嘌呤的培养基作适应培养，在细胞融合的前一天用新鲜培养基调细胞浓度为 2×10^5/mL，次日一般即为对数生长期细胞。Sp2/0 细胞株是次黄嘌呤磷酸核糖转移酶（HPRT）阴性株，可使用次黄蝶呤/氨基蝶呤/胸腺嘧啶（HAT）培养基筛选。

2. 饲养细胞的准备

在体外的细胞培养中，单个或数量很少的细胞不易存活，必须加入其他活的细胞达到适当的细胞密度才能使其生长繁殖，加入的细胞称为饲养细胞（feeder cells）。在细胞融合和单克隆的选择过程中，就是在少量或单个细胞的基础上使其生长繁殖成群体，因此在这一过程中必须使用饲养细胞。许多动物的细胞都可做饲养细胞，常选用腹腔渗出细胞，其中主要是巨噬细胞和淋巴细胞。将小鼠致死、体表消毒和固定后，用消毒器械从下腹掀起腹部皮肤，暴露腹膜。用酒精棉球擦拭腹膜消毒。将 10mL 培养液注射至腹腔，注意避免穿入肠管。右手固定注射器，使针头留置在腹腔内，左手持酒精棉球轻轻按摩腹部 1min，随后吸出注入的培养液。离心 10min（转速 1000r/min），弃上清液。先用 5mL HAT 培养基将沉淀细胞悬浮，根据细胞计数结果，补加 HAT 培养基，使细胞浓度为 2×10^8 个/mL，将细胞加入 96 孔细胞培养板中，每孔 0.1mL，置 CO_2 培养箱中备用。

（三） 细胞融合与选择性培养

1. 细胞融合

（1）将准备好的骨髓瘤细胞与小鼠脾细胞按 1:5～1:10 比例混合，加入 20～50mL RPMI – 1640 液，以 1000r/min 转速离心，弃上清液，将上清液尽量吸净，以免影响聚乙二醇（PEG）的浓度。

（2）用手指轻弹离心管底部，使沉淀细胞分散，将离心管置于 37℃ 水浴中。吸 1mL 37℃ 预温的 50% PEG 缓慢滴入离心管内，边加边轻轻摇晃，1min 内加完，37℃ 静置 1min。加 RPMI – 1640 液（37℃ 预温）1mL，1min 内加完，再加 RPMI – 1640 液 10mL，边加边轻轻摇晃 1min，然后加 RPMI – 1640 液至 50mL，使 PEG 作用终止。

（3）以 800r/min，离心 10min，弃上清液。加入少许 HAT – RPMI – 1640 选择培养液，用 1mL 吸管轻轻混匀。随后将沉淀细胞轻轻悬浮于所需容积的 HAT 培养液中，接种于 96 孔培养板（0.1mL/孔）。接种完毕后，将培养板放入 37℃ 的 CO_2 培养箱中培养。每天观察细胞培养板有无细菌污染及克隆生长情况。

细胞融合是杂交瘤技术的中心环节，基本步骤是将骨髓瘤细胞与脾细胞混合后加入 PEG（50% PEG）使细胞彼此融合。融合过程中特别注意的几个问题：①细胞比例：两种细胞的比值可从 1:2～1:10，常用 1:5 的比例；②反应时间：使用细胞融合剂造成细胞膜一定程度的损伤，使细胞易于相互黏连而融合在一起。最佳的融合效果应是最低程度的细胞损伤而又产生最高频率的融合；③培养液的成分（常用 RPMI – 1640 基础培养液）。

聚乙二醇（PEG 1000～2000）是目前最常用的细胞融合剂，一般应用浓度为 400～500g/L 的 PEG 可以破坏细胞间相互排斥的表面张力，从而使相邻的细胞融合。

2. 选择性培养

细胞融合是一个随机的物理过程，两种亲本细胞经 PEG 处理后，可形成多种细胞成分的混合体，包括未融合的游离亲本细胞、骨髓瘤细胞间的融合、免疫 B 细胞间的融合以及骨髓瘤细胞与免疫 B 细胞间融合的异核细胞，仅后者可形成杂交瘤，应予以筛选出来进行克隆培养。通常应用 HAT 培养基，其中含有次黄嘌呤（H）、氨基嘌呤（A）、胸腺嘧啶核苷（T）。在 HAT 培养基中，未融合的骨髓瘤细胞因缺乏次黄嘌呤 – 鸟嘌呤 – 磷酸核糖转移酶，不能利用补救途径合成 DNA 而死亡。未融合的 B 淋巴细胞虽具有次黄嘌呤 – 鸟嘌呤 – 磷酸核糖转移酶，但其本身不能在体外长期存活会逐渐死亡。只有融合的杂交瘤细胞由于从脾细胞获得了次黄嘌呤 – 鸟嘌呤 – 磷酸核糖转移酶，并具有骨髓瘤细胞能无限增殖的特性，能在 HAT 培养基中存活和增殖。接种 96 孔板 1 周后换 HAT 培养液，每次吸出培养孔旧液 1/2，换入新液，连续 2 周。3～5d 后未融合且自身融合的细胞逐渐死亡，1 周左右可出现克隆，并不断增殖，当集落大于 3mm 或布满孔底 1/2 时即可取上清做抗体活性检测，同时补加新鲜 HAT 培养液。所有生长克隆的孔都需要取培养上清液进行抗体活性检测。培养 3 周后即可改用普通完全培养液。

（四） 筛选及克隆化

1. 阳性克隆的筛选

杂交瘤细胞在 HAT 培养液中生长形成克隆后，仅少数是分泌预定特异性 McAb 的细胞，而且多数培养孔中有多个克隆生长，分泌的抗体也可能不同，因此，必须进行筛选与克隆化。常用方法有酶联免疫吸附试验（ELISA）、免疫荧光、放射免疫测定、间接血凝试验、溶血空斑试验等。首先初筛出能分泌与预定抗原起反应的 McAb 杂交瘤细胞，再进一步从中筛选出有预定特异性的杂交瘤细胞，然后选出可供实际应用具有能稳定生长和有功能特性的细胞克隆。

2. 细胞克隆化

为防止无关克隆的过度生长，需对检测抗体阳性的杂交克隆尽早进行克隆化培养，否则抗体分泌的细胞会被抗体非分泌的细胞所抑制，因为抗体非分泌细胞的生长速度比抗体分泌地细胞生长速度快，二者竞争的结果会使抗体分泌的细胞丢失。即使克隆化过的杂交瘤细胞也需要定期再克隆，以防止杂交瘤细胞的突变或染色体丢失，从而丧失产生抗体的能力。最常用的方法只有限稀释法，是将需要再克隆的细胞株自培养孔内吸出并作细胞计数，计出 1mL 的细胞数。用 HAT 培养液稀释，使细胞浓度为 50～60 个/mL，于 96 孔培养板中每孔加 0.1mL（5～6 个细胞/孔）。接种两排，剩余细胞悬液用 HT 培养液作倍比稀释，再接种两排，如此类推，直至使每孔含 0.5～1 个细胞。培养 4～5d 后，在倒置显微镜上可见到小的细胞克隆，补加完全培养液 200μL/孔。第 8～9 天时肉眼可见细胞克隆，及时进行抗体检测。选择单个克隆生长的阳性孔再一次进行克隆。一般需要如此重复 3～5 次，直至 100% 阳性孔率时即可，以确保抗体由单个克隆所产生。初次克隆化的杂交瘤细胞需要在完全培养液中加 HT。

（五） 杂交瘤细胞的保存与复苏

在细胞培养过程中随时可能发生细胞被污染或分泌抗体的功能丧失等情况，因此，将已克隆化和经鉴定合格的杂交瘤细胞株，或是一时来不及克隆化鉴定的杂交瘤细胞及时冻存是十分重要的。

1. 杂交瘤细胞的冻存

收集培养的杂交瘤细胞或从小鼠体内取出的杂交瘤细胞，加入一定量的细胞冻存液（30%～40% 小牛血清、50%～60% 不完全 RPMI－1640 选择培养液，10% DMSO），使细胞浓度为 $(1～5) \times 10^8$ 个/mL。将细胞悬液分装到冻存管中，采用分步冷冻法即先将其置于 －30℃冰箱 1h，再置于 －80℃冰箱 2h，最后于 －196℃液氮中长期保存。

2. 杂交瘤细胞的复苏

将杂交瘤细胞的冻存管从液氮罐里取出，立即投入 37℃ 水浴中，待细胞悬液快速解冻后，立即将细胞用 RPMI – 1640 培养液清洗 2 次，然后用 RPMI – 1640 完全培养液配成细胞悬液滴入 24 孔培养板或 25mL 培养瓶中，置于 37℃ 下、5% CO_2 培养箱内培养。待复苏细胞生长良好时，经 2 ~ 3d 传代培养。

（六） 单克隆抗体的大量制备

一旦获得所需要的杂交瘤细胞系，即可根据制备目的予以大量生产，方法有 3 类：小鼠腹水法、大瓶培养和中空纤维反应器培养法，前者多用于实验室制备，使用最普遍，后两者适于工厂化生产。

1. 腹水制备

杂交骨髓瘤细胞在腹腔中定植，并产生大量腹水。选用与单克隆抗体制备所用相同的动物品系或者含有相同基因的 F1 代杂交品系。杂交 F1 代品系更适合于腹水制备，如果用异源动物制备腹水时可选用无 MHC 限制性的裸鼠。用小鼠制备腹水时，先用矿物油致敏，以抑制其免疫功能，利于腹水的形成。腹腔注射 10^6 ~ 10^7 个杂交瘤细胞，经过 7 ~ 10d 后形成腹水。每只小鼠可获得 3 ~ 5mL 腹水，每毫升含 IgG 抗体可达 5 ~ 10mg。腹水中含有较多的杂蛋白和非特异性 IgG，并且含有许多蛋白酶，易使抗体失活，因此，腹水收集后应尽快纯化，以防止降解。

2. 大瓶培养

采用 1000mL 或更大的摇瓶培养。大瓶培养上清体积大，抗体纯度较好，但抗体浓度低，给抗体纯化带来很大困难，消耗人力和培养液，增加生产成本。

3. 中空纤维反应器

中空纤维反应器法是比较经济的单克隆抗体生产方法。该装置由具有半透膜性质的成束的微孔纤维组成，杂交瘤细胞位于纤维外部的少量培养液中，培养液在纤维的微孔中循环，供给营养并带走废物，抗体大分子和小分子化合物被隔开。高密度的杂交瘤细胞能在此系统中维持数月，每天可产生数百毫克的抗体，抗体浓度高，体积小，易于纯化。

（七） 单克隆抗体的性质鉴定

为了更好地利用所获得的单克隆抗体，需对单克隆抗体的性质进行鉴定，鉴定的内容包括特异性、免疫球蛋白的类及亚类、亲和力、识别结合抗原的表位及其分子质量等。

1. 单克隆抗体特异性的鉴定

特异性鉴定主要是为了检测抗体与目的抗原之外的其他抗原反应，即交叉反应性的程度。其检测方法很多，包括酶免疫测定法、免疫荧光技术。

2. 单克隆抗体的类及亚类的鉴定

通常以兔抗小鼠 Ig 的类和亚类的标准血清，采用免疫双扩散试验或 ELISA 夹心法测定 McAb 与抗小鼠 Ig 类型和亚类的反应性，以确定 McAb 属哪一类型和亚类。

3. 单克隆抗体亲和力的鉴定

抗体亲和力的鉴定对可溶性抗原可采用免疫沉淀、ELISA、免疫荧光、放射免疫分析技术、竞争抑制试验以及生物传感器分析法等；对细胞等颗粒性抗原可采用荧光激活细胞分类仪测定。

4. 单克隆抗体识别抗原表位的鉴定

一种抗原分子表面常有多个抗原表位，用该抗原制备的 McAb，有的抗同一表位，有的则抗不同表位。可采用竞争抑制试验和分子生物学方法等鉴定 McAb 所识别的抗原位点。

5. 单克隆抗体作用抗原的分子质量

常采用免疫印迹试验测定单克隆抗体结合的抗原分子质量。

6. 单克隆抗体效价测定

McAb 的效价以培养上清或腹水的稀释度表示。在凝集反应中，腹水效价可达 5×10^4；在 ELISA 或 RIA 中，腹水效价可达 10^6，若低于 10^5，则该抗体用于诊断的敏感性不高。

第四节 基因工程抗体的制备

基因工程抗体是继多克隆抗体和单克隆抗体之后的第三代抗体，应用 DNA 重组技术及蛋白质工程技术将抗体基因进行加工、改造和重新装配，然后克隆到合适的表达载体中，在适当的宿主细胞（如大肠杆菌、酵母细胞、植物细胞及动物细胞等）中表达并正确折叠成具有生物学功能的一种抗体分子。

一、人源化抗体

B 淋巴细胞杂交技术为生产大量高特异性单克隆抗体提供了支持，并显著促进了诊断和治疗性抗体的发展。然而，单克隆抗体应用于人体时，会刺激机体免疫系统产生免疫应答，导致免疫排斥。单克隆抗体也有一些缺点，如分子质量较大、分子较大，体积小，抗体和抗原的亲和力弱等。基因工程与分子遗传学的发展促使研究人员尝试减少或去除抗体的无效结构，在基因水平上增加或保留特定的生物活性结构。这些改进措施可以减少或去除抗体的鼠源结构以降低其免疫人体排斥反应。目前，抗体人源化技术主要有嵌合抗体和互补决定区移植抗体（CDR）。

1. 嵌合抗体

嵌合抗体是通过 DNA 重组技术，重组基因编码引入小鼠抗体的可变区（V）和人抗体的恒定区（C）进入宿主细胞来表达嵌合抗体的。人源化嵌合抗体保留鼠类抗体结构（区域 V）特异性结合抗原的能力以及人抗体结构（C 区）以降低人体内抗体的免疫原性和人抗小鼠抗体的产生。

2. 改型抗体

为了进一步减少抗体结构中的小鼠抗体结构，增加人源化的比例，研究人员开发了互补决定区嫁接抗体。该技术用人源化结构替换抗体的其他区域，仅保留鼠抗体可变区的 CDR 部分。CDR 技术大大增加抗体的人源化率，降低了其在人体内的免疫原性。然而，由于蛋白质构象的变化，可能会导致抗原结合能力减少。

二、小分子抗体

一个完整抗体分子的基本结构是由两条相同的"重链"和两条相同的"轻链"通过二硫键连接而成的"Y"字型结构。小分子抗体指分子质量较小但具有抗原结合能力的分子片段，主要包括 Fab、可变区片段、单链抗体（single chain Fv，ScFv）、单域抗体（heavy chain antibody，HcAb）、单域重链抗体又称为纳米抗体。多价小分子抗体包括双链抗体、三链抗体和双特异性抗体。

小分子抗体具有较强的细胞渗透性、低抗原性、在原核系统表达效率高、稳定性好以及易于基因操作等优势，已逐渐成为基因工程抗体家族中的研究热点。

1. Fab

Fab 段由一条完整的轻链和约为二分之一的重链组成，具有与完全抗体相同的抗原识别特性。由于没有 Fc 段，分子质量小使其具有优异的细胞穿透性，与完全抗体相比抗原性低。Fab 已应用于疾病诊断、肿瘤治疗等临床领域以及传染病的治疗中。

2. 单链抗体 （single chain Fv，ScFv）

ScFv 片段由重链（VH）和轻链的可变区组成，具有抗原结合活性的免疫球蛋白分子的最小单位。通过一个柔性连接肽连接在一起，可在噬菌体、酵母、植物、昆虫和哺乳动物细胞等多种表达系统中表达。与可用的各种表达策略进行比较，细菌表达系统常用于生产 ScFv 抗体。连接肽的长度和氨基酸接头的组成对连接肽的活性设计起着重要作用。连接肽必须使重链和轻链可变区自由折叠，以免影响抗原结合位点并保持抗原的亲和力。由于尺寸更小和更小的多样性应答，ScFv 已被证明是医疗、诊断和研究应用的最佳候选者之一。

3. 双特异性抗体 （BsAb）

双特异性抗体是指能与两种不同抗原特异性结合的抗体，两个抗原识别位点具有不同的特异性。因其能够抵抗两种不同抗原的独特结构而引起了人们的广泛关注。

BsAb 按结构可分为两大类，包括带有和不带有 Fc 段的双特异性抗体（IgG 样 BsAb 和非 IgG 样 BsAb）。IgG 样 BsAbs 有 2 个 Fab 段和 1 个 Fc 段，包括 Triomab、DVD - IgG、KIHIgG、CrossMab 等。与传统的单克隆抗体不同，BsAb 的两个 Fab 段是能够结合不同的抗原。非 IgG 样 BsAb 由来自两种不同抗体的 VH 和 VL 区或 Fab 组成。目前，BsAb 广泛应用于肿瘤治疗领域。

4. 纳米抗体

纳米抗体即单域重链抗体（variable domain of heavy chain of heavy chain antigen binding fragment，VHH），是一种骆驼科及鲨鱼体内存在的天然缺失轻链的单链抗体，其晶体结构呈椭圆形，直径为 2.5nm，长为 4nm，均为纳米级别，其分子质量仅为 12~15ku，体积仅为传统单克隆抗体的 1/10，是迄今为止被发现的最小的抗体片段，如图 13 - 3 所示。纳米抗体具有以下优点：①水溶性好，该优点使 VHH 易于在多种系统中的大规模高密度表达，生产成本低，且利于保持功能性，提高回收率；②稳定性高，纳米抗体内部存在二硫键，使抗体在高压、高温、变性剂等条件下具有较高的稳定性，利于抗体的保存；③亲和力强，CDR3 区是抗体重要的抗原结合部位，纳米抗体的 CDR3 区较长，柔韧性较好，可形成暴露的凸环结构，且由于其体积小，能够到达传统单克隆抗体无法触及到的抗原表面的空隙和裂缝，从而能与抗原更好地结合。因此，纳米抗体的独特内在特性使它们成为医疗和生物技术应用中的更好选择。

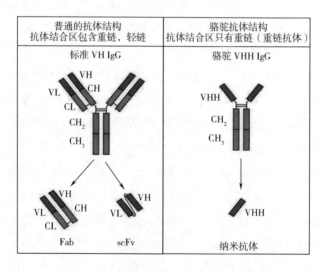

图 13 -3　抗体结构和小分子抗体结构示意图

三、抗体融合蛋白

抗体融合蛋白是指将抗体的分子片段与其他蛋白融合，获得具有多种生物活性功能。

这种增强抗体的效应功能，一直是抗体研究的重要方向。自 20 世纪 80 年代起，国内外先后开展了一系列携带效应分子的抗体研究工作。重组抗体与细胞因子的融合蛋白结合了抗体的特异性及细胞因子的多功能活性，又被称作免疫细胞因子（immunocytokine）。目前与抗体融合的细胞因子包括：IL - 2、IL - 12、TNF 及 GM - CSF 等。抗神经苷脂抗体与重组人肿瘤坏死因子 β 的融合蛋白是最早问世的抗体 - 细胞因子融合蛋白，其成功地构建为神经母细胞瘤的治疗开辟了新的方法。

四、双特异性抗体

双特异性抗体（BsAb）指具有 2 个抗原结合部位，一个结合靶细胞上的特异性抗原，另一个结合淋巴细胞或吞噬细胞等效物，从而导致效应淋巴细胞靶向杀灭肿瘤细胞的抗体片段。两条抗原结合壁可分别来自 Fv 段、Fab 段、scFv 段或 dSFv 等。BsAb 一般都是双价的由于该种抗体具有与两种不同抗原的结合的能力，所以在肿瘤诊断和治疗中的应用日益受到重视。

五、催化活性抗体

催化抗体，也称抗体酶，是一类具有催化活性的免疫球蛋白。它兼具抗体的高度选择性和酶的高效催化性。催化抗体的研究和开发预示着生物催化剂可以通过人工设计与制备，由此开辟了一个崭新的模拟酶的研究方向，也成为生物催化和生物催化剂的一个新的研究领域。

第五节　人工制备抗体的应用

抗体在疾病的诊断和免疫防治中的重要作用，使人们对抗体的需求越来越大。各种抗体都有与抗原特异反应的基本属性，血清多克隆抗体和单克隆抗体可用于人工被动免疫治疗，主要用于临床诊断和实验室研究，特别是可用于体内生化物质、各种物质分析检测方法的开发研究等。归纳起来，抗体可有以下用途。

一、作为亲和层析的配体与免疫磁珠

单克隆抗体能与其相应的抗原特异性结合，因此能够从复杂系统中识别出单个成分。

免疫磁珠技术是将抗体连接到微球型介质（琼脂糖、葡聚糖）上，介质内芯含有磁性材料（铁氧体等），将免疫磁珠与含有抗原（抗体）的混合物充分混合，从而特异性地结合其中的抗原，再通过外加磁场（磁铁）可很方便地将其分离出来，该技术可用于颗粒抗原的富集分离制备。

二、作为特异高效的治疗或免疫预防制剂

导向治疗是将单克隆抗体与一定形式的体内制剂（脂质体）偶联，同抗体特异识别靶细胞，定向释放药物定向攻击靶细胞（病灶），也可将化疗药物、细菌毒素、植物毒素或放射性同位素等细胞毒剂与抗肿瘤抗原的单克隆抗体直接交联，利用其导向作用，使细胞毒剂定位于肿瘤细胞把它直接杀伤。这种方法不仅提高了抗体的疗效，也可降低细胞毒剂对正常细胞的毒性反应。

抗人 T 淋巴细胞单抗（McAb）作为一种新型免疫抑制剂，已广泛应用于临床治疗自身免疫疾病和抗器官移植的排斥反应。单克隆抗体可被开发成其他治疗药物，如现已有的治疗癌症的抗体药物。

三、作为研究工作中的探针

单克隆抗体只与抗原分子上某一个表位（即抗原决定簇）相结合，利用这一特性就可把它作为研究工作中的探针，可以从分子、细胞和器官的不同水平上，研究抗原物质的结构与功能的关系。例如，用荧光物质标记单抗作为探针，能方便地确定与其结合的相应生物大分子（蛋白质、核酸、酶等）在细胞中的位置和分布。

四、作为分析检验试剂

抗体作为分析检验试剂使用，单克隆抗体的特异性强，目前已有许多检验试剂盒用单抗制成。

1. 快速检测各种病原 （有害） 微生物

这是应用最多的领域，已有大量诊断试剂商品供选择。例如，用于诊断乙肝病毒、丙肝病毒、疱疹病毒和各种微生物、寄生虫感染的试剂等。单抗在鉴别菌种的型及亚型、病毒变异株等方面更具独特的优势，在食品安全检测等方面有着重要的意义。

2. 微量成分的测定

应用抗体结合其他技术，可对多种微量成分进行测定。例如，酶联免疫分析（ELISA）、放射免疫分析，可以测至 $10^{-12} \sim 10^{-9}$ g，使原来难以测定的激素能够进行定量分析。除了激

素，微量成分的测定还可检测食品及原材料中诸多酶类、维生素、细菌毒素、药物和其他环境污染物质。

五、作为抗原制备二抗

抗体可作为制备二抗（又称抗抗体）的抗原。这是利用抗体（免疫球蛋白）的免疫原性，将纯化的抗体（如鼠抗体，称为一抗）作为抗原，免疫其他动物（如兔、羊）产生的抗体称为二抗，又称抗抗体（免抗鼠二抗或羊抗鼠二抗），二抗用来与一抗特异性反应，大多通过酶对二抗进行标记，酶标二抗是间接免疫检测技术重要的试剂之一。

📚 本章小结

抗原-抗体反应作为免疫学检测技术的基础，成功地制备是最关键的。

抗原可分为天然抗原、人工抗原和合成抗原三种类型，天然抗原是不加修饰的天然物质，既包括不溶于水的颗粒性物质如微生物，它们的制备首先需要收集含有靶标抗原细胞的组织，或通过细胞培养的方法扩增细胞的数量，然后离心或过滤收集细胞或者细胞的组成结构物，也包括水溶性的蛋白质、核酸和多糖等，针对这类抗原的制备必须采取适当的方法进行分离和纯化。对存在于细胞外的抗原只需收集胞外分泌液或细胞培养液进行分离、提取和纯化；对存在于细胞内的抗原，首先必须将组织和细胞破碎，然后从其匀浆中提取蛋白或其他抗原，提纯的抗原需鉴定后才能做免疫原。半抗原与合适载体连接用以制备人工抗原，半抗原多为小分子（农药、兽药、添加剂、真菌毒素等），常用的载体蛋白质有BSA、HSA、OVA等，利用载体与半抗原上的某些功能基团通过化学反应共价连接最为常用。

多克隆抗体具有来源广泛，制备容易，生产成本低，可以识别同一抗原的多个表位，亲和力好等优势。制备多克隆抗体的程序主要包括免疫原的准备，动物选择，动物免疫，抗体收集，抗体分离与保存，抗体纯化与鉴定等。

利用杂交瘤技术制备单克隆抗体是一项周期长、高度连续性的实验技术，具体包括两种亲本细胞的选择和制备、细胞融合、杂交瘤细胞的选择性培养和克隆化、单克隆抗体的制备、特异性鉴定及纯化等。

基因工程抗体是继多克隆抗体和单克隆抗体之后的第三代抗体，应用 DNA 重组技术及蛋白质工程技术将抗体基因进行加工、改造和重新装配，然后克隆到合适的表达载体中，在适当的宿主细胞（如大肠杆菌）中表达并正确折叠成具有生物学功能的一种抗体分子，包括人源化抗体、小分子抗体、抗体融合蛋白、双特异性抗体、催化活性抗体等。

抗体具有纯度高、特异性强、效价高、少或无血清交叉反应，制备成本低等特性，已广泛应用于疾病的诊断、特异性抗原或蛋白的检测和鉴定、疾病的被动免疫治疗和生物导向药物的制备等中。

思考题

1. 可溶性抗原制备涉及哪些技术？

2. 如何使半抗原具有免疫原性？举例说明半抗原与载体连接的方法？

3. 设计一种免疫方案，从家兔体内获得高效价的牛血清白蛋白抗血清作为诊断试剂？

4. 试述单克隆抗体制备的原理、基本流程及实际应用。

5. 什么是基因工程抗体？包括哪些类型？

第十四章
免疫学技术原理与免疫非标记技术

　　基础免疫学以及相关学科的发展和突破，以及新技术、新方法的不断涌现，免疫学检测技术的迅速发展。利用抗原和抗体之间的反应特异性这一典型特征，一系列免疫检测方法和技术已建立，并以其高特异性、高灵敏度且简便、快速的特点，广泛应用于医学诊断、生物分类、法医鉴定及食品安全检测等诸多领域。

第一节　免疫学技术原理

　　抗体和抗原是免疫学检测技术的两大核心元素。抗原性物质刺激机体会产生相应的抗体，抗原与其对应的抗体会发生特异性的结合反应，可发生于体内（in vivo），也可发生于体外（in vitro）。体内的抗原－抗体反应可产生溶菌、杀菌、毒素中和、病毒中和及增强机体免疫吞噬等效应，但有时也可引起机体的超敏反应或其他免疫性疾病。体外的抗原－抗体反应是免疫学检测技术的重要基础，广泛应用于抗体及抗原的定性、定量测定中。

　　传统的免疫学检测技术是基于抗体与其对应抗原进行的体外反应。由于特异性抗体主要存在于血清中，在免疫学检测中有时直接用血清代替抗体进行体外的抗原－抗体反应，因此部分研究者又将这种抗原－抗体反应称为血清学反应。随着单克隆抗体和基因工程抗体技术的建立和广泛应用，抗体的来源不仅限于免疫动物得到的血清，因此血清学反应一词已被广义的抗原－抗体反应所取代。

　　抗原－抗体反应中，因抗原的物理性状、参与反应的成分特点及反应现象，经典的体外抗原－抗体反应主要分为凝集反应、沉淀反应、补体结合反应、中和反应等随着现代免疫学、生物化学、分子生物学等相关学科的发展以及在免疫学检测中的应用，免疫学检测技术也在不断创新，已经逐步成为临床诊断、食品安全检测、食品功能评价及动植物检验检疫等很多领域的重要研究和检测手段。

一、抗原－抗体反应的原理

抗原－抗体之间发生的特异性结合是一种可逆反应，与两者的分子结构和立体构型的互补性以及影响抗原和抗体分子间相互作用有关。大部分抗原为蛋白质/肽分子，抗体是免疫球蛋白，因此抗原、抗体都带有性质和数量不同的电荷。蛋白质分子的氨基和羧基等强极性基团和水分子之间存在很强的亲和力，在蛋白质外周形成水化膜，使蛋白质成为亲水胶体。同一种胶体在一定 pH 溶液中带有相同电荷，产生互相排斥现象，故可保持相对稳定，不发生凝集或沉淀。抗原与抗体之间存在相对应的极性基，当它们在物理和化学特性相互吸引的作用下发生结合时，就失去了与水分子的结合，成为疏水胶体。这时它们在溶液中的稳定性，主要依赖其表面所带的电荷。此时，如若在一定浓度的电解质，如 NaCl 存在的情况下，胶体粒子表面所带电荷，胶体粒子则发生凝集或沉淀反应，形成肉眼可见的抗原－抗体反应产物。

（一）抗原－抗体结合力

抗原和抗体之间由于存在立体构象的互补性形成特异性结合，但这种结合属于非共价键结合，不牢固。抗原和抗体之间牢固的结合主要是靠各种分子间的相互作用而形成的（图 14－1）。

1. 库伦吸引作用或静电力作用

静电引力是指抗原和抗体分子上带有相反电荷的基团之间相互吸引的作用力，又称为库伦吸引作用。抗体和大多数抗原均为蛋白质，在电解质溶液中，其氨基和羧基会电离形成带正电荷的—NH_3^+和带负电荷的—COO^-，因此抗原与抗体间所带的相反电荷，可互相吸引而结合。这种引力和两电荷间的距离的平方成反比。

2. 范德华力

范德华力是抗原和抗体相互接近时因分子有极化作用发生的一种吸引力。在抗原与抗体分子的外层轨道上存在大量的电子，它们之间相互吸引，发生结合。这种结合的大小取决于分子空间构型，抗原与抗体分子的互补空间关系可增强该引力，促进抗原、抗体结合。分子间的范德华力一般小于静电引力。

3. 氢键

氢键主要是抗原分子中的氢原子和抗体分子中电负性大的原子如氮、氧等的相互吸引而形成。具有亲水基团，如—OH、—NH_2 及—COOH 的抗体与相对应的抗原相互接近时，可形成氢键桥梁，使抗原与抗体相互结合。氢键比范德华力的结合力强，并更具有特异性，

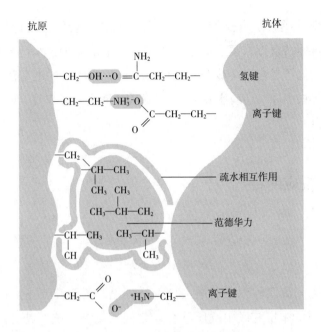

图 14 −1　抗原抗体相互作用力

因为只有存在互补的供氢者和受氢者才能实现氢键结合。

4. 疏水作用

抗原与抗体分子侧链上的某些非极性氨基酸，如亮氨酸、缬氨酸及苯丙氨酸等为疏水氨基酸，与水分子之间不形成氢键。当抗原与抗体分子表面上的疏水基团相互接触时，由于相互排斥水分子，两者之间会产生相互吸引力而发生结合。疏水作用力在抗原 − 抗体反应中的作用最大，占总结合力的一半以上。

（二）抗原 − 抗体的亲和力

抗体最重要的生物学特性是能够特异性地与其相应的抗原结合。抗体通过其抗原互补决定区所组成的抗原结合槽与相应抗原表位通过静电引力、氢键及范德华引力等非共价键结合，因此，抗原和抗体间的结合不牢固的、可逆的，在一定条件下（电解质、pH、温度）两者间的结合可以解离，使两者成为游离抗原和抗体。

抗体的一个抗原表位结合部位与单价抗原（或 1 个抗原表位）之间的结合强度，称为抗体亲和力（affinity）。抗体和抗原的结合和解离处于可逆状态，当两者达到平衡状态时，解离和结合的比率可用亲和常数（affinity constant，K_a）表示。亲和常数越小，亲和力越大。亲和常数还可以理解成抗体能够识别和结合的最低抗原浓度，亲和常数越小，所需抗原浓度越低，当然亲和性越强、亲和力越大。

（三）亲水胶体转化为疏水胶体

在通常的反应条件下，抗原和抗体都带有一定数量的负电荷，极化的水分子能够在其周围形成水化层，使其成为亲水胶体，因此抗原或抗体不会发生自行聚集、凝集或沉淀。当抗原与其特异性抗体结合形成复合物后，两者表面电荷减少，水化层变薄，亲水性下降甚至丧失，使抗原－抗体复合物变成疏水胶体。如果反应所处的电解质条件合适，疏水胶体表面电荷将进一步被中和，使疏水胶体分子/颗粒之间进一步靠拢，从而形成肉眼可见的抗原－抗体复合物沉淀。

二、抗原－抗体反应的特点

（一）特异性

特异性是抗原与其对应抗体之间反应的最重要特征之一。抗原－抗体反应有高度特异性，即一种抗原分子只能与由它刺激产生的抗体结合而发生反应。抗原与抗体的结合实质上是抗原表位与抗体超变区中抗原结合点之间的结合。抗原特异性主要取决于抗原决定簇的数量、性质及其立体构型；抗体的特异性则取决于 Fab 段高变区与相应抗原决定簇的结合能力。但由于抗原成分较复杂，常含有多种抗原决定簇，可以刺激机体分别产生针对不同表位的抗体，即多克隆抗体。如果两种不同的抗原分子上有相同的抗原表位，可与彼此相应的抗体发生免疫结合反应，即交叉反应。发生交叉反应的原因主要有下列两种。

1. 抗原不纯造成的交叉反应

大多数免疫原性物质通常是由数种不同抗原分子组成的混合物，特别是细胞性抗原大多含有多种抗原成分，即使是部分提纯的抗原，往往也混有种类、数量不等的杂蛋白。由于这些抗原免疫机体会产生非单一的抗体，这种抗体可与含有同类抗原的各种物质起反应，表现出非特异的交叉反应。

2. 共同抗原造成的交叉反应

几种抗原可能含有部分共同的或相似的抗原决定簇，由其中一种抗原免疫动物产生的抗体，则可与含有共同抗原的其他抗原发生交叉反应。例如，伤寒患者的血清除了主要与伤寒杆菌发生凝集反应，又可轻度凝集副伤寒杆菌及其他沙门氏菌；又如，斑疹伤寒患者血清除能中和斑疹伤寒立克次体外，还可与变形杆菌某些菌株发生反应，因为它们之间含有共同抗原。

可用吸收法去除交叉反应抗体。即将交叉反应的抗原加于抗体中，待与其中交叉反应抗体结合成复合物后，离心除去该复合物沉淀，即可获得吸收提纯的血清，血清中只含所需要的主要抗体。

（二）部分可逆性

抗原与抗体的结合仅是分子表面的结合，而非共价键结合。这种结合虽具有相对稳定性，但在一定条件下，如高温、低 pH、冻融、高浓度盐类或抗原、抗体浓度过高等情况下，已结合的抗原－抗体解离。

抗体对相应抗原的亲和力越高，结合越牢固，越不易解离；pH、离子强度等环境因素对反应可逆性也有影响。

（三）最适比例性

抗原与抗体需在一定的比例关系下才出现特异性结合反应。寻找最适反应比例有两种方法：①将抗原进行稀释，加定量的抗体；②将抗体进行稀释，加定量的抗原。当抗体的量不变，逐渐增加抗原的量（图 14－2），按抗原和抗体相对比例大致分为抗体过剩区，又称前带（prozone）；两者浓度大致相等的平衡区，又称等价带（zone of equivalence）和抗原过剩区，又称后带（postzone）。

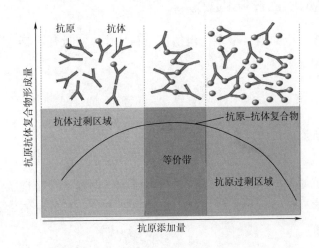

图 14－2　抗原－抗体反应比例性示意图

在免疫学检测中，当以定量抗原测定抗体时，如抗体浓度大于抗原当量浓度时，形成的免疫复合物（immune complex，IC）反而减少。抗体过剩越多，形成的 IC 量越少，这种现象称为前带现象。反之，当以定量抗体测定抗原时，当被测抗原浓度大于抗体的当量浓度而出现的 IC 量减少的情况，称为后带现象。当抗原与抗体的量比例合适时才出现明显的反应，此为等价带，此时反应速度最快，等价带往往是在一系列不同比例的中间区域。对于抗体及其对应的，出现反应所需最适比例基本是恒定的。

（四）阶段性

抗原－抗体反应过程一般可分为以下两个阶段。

1. 特异性结合阶段

特异性结合阶段是抗原决定簇（表位）与对应抗体 Ig Fab 段的高变区相互吸引而特异结合，反应速度较快，仅需几秒至几分钟，一般不出现可见反应。

2. 反应的可见阶段

可见反应阶段是在特异性结合的基础上，抗原－抗体复合物在环境因素（如电解质、pH、温度、补体）的影响下，出现的凝集、沉淀、补体结合、细胞溶解等反应现象。此阶段需要时间较长，最快几分钟、十几分钟，慢的需要数小时乃至数天。两个阶段难以严格区分，通常第一阶段反应还未完全完成，第二阶段反应已经开始，而且两阶段的反应所需的时间也受多种因素的影响，若在开始时抗原和抗体浓度足够且两者比较适合，则很快能形成可见反应。

三、抗原－抗体反应的影响因素

影响抗原－抗体反应的因素很多，包括抗原和抗体本身性质、活性及浓度，反应基质因素和实验环境因素等。

（一）抗原和抗体

抗原和抗体是抗原－抗体反应的核心参与者。

抗原的理化性质，例如分子组成、分子质量、分子形态、空间结构及抗原浓度，表位种类和数量均可对抗原－抗体反应结果产生很大影响，例如，颗粒性抗原与相应抗体结合出现凝集现象；可溶性抗原与相应抗体结合出现沉淀现象；单价抗原与相应抗体结合不出现凝集和沉淀现象等。

抗体的来源、分子质量、空间结构、浓度等也对抗原－抗体反应结果产生较大影响。针对同一抗原，不同动物来源抗体的反应性有一定差别，来源于家兔、羊等动物的抗体，具有较宽的等价带，与对应抗原结合后容易出现可见的免疫复合物，这类抗体称为 R 型抗体。来源于马、驴等一些大型动物的抗体，等价带较窄，易形成可溶性免疫复合物，这类抗体称为 H 型抗体。单克隆抗体一般不用于进行沉淀或凝集反应。抗原－抗体反应条件一般需要优化（预滴定），找到两者反应的最适比例。特异性和亲和力共同影响试验结果的准确程度。免疫动物早期获得的抗血清特异性较好，但亲和力低；后期获得的抗血清（抗体）一般亲和力较高，但长期免疫易使免疫血清中抗体的类型和反应性变得更为复杂。因此，用于诊断的试剂必须尽量选用特异性高、亲和力强的抗体，才能保证和提高试验结果的可靠性。

抗原和抗体的比例对抗原－抗体结合反应的影响权重最大。

（二）电解质

电解质是抗原－抗体反应系统中不可缺少的成分，盐类中的 Na^+、Ca^{2+} 及 Mg^{2+} 都是电解质，可中和抗原及抗体表面的电荷而降低其电势。当抗原与抗体特异结合后，亲水胶体将变为疏水胶体。抗原与抗体的结合可不需要电解质帮助，但抗原－抗体结合物的相互凝聚出现凝集反应或沉淀反应，补体参与的溶解反应或补体结合反应，以及出现调理吞噬反应或免疫黏连反应等，均需有电解质存在。

但如果电解质的浓度过高，反而会降低抗原与抗体间的相互吸引力，甚至导致抗原－抗体凝集物或沉淀物离解。更高浓度的电解质液（半饱和至饱和）可完全消除反应物上的电荷，产生盐析（salting）作用。在补体参与的抗原－抗体反应中，常添加适量的 Mg^{2+} 和 Ca^{2+}，这是因为补体具有酶的活性，反应过程需要这些阳离子增强补体活性。

（三）pH

反应体系的 pH 直接影响溶液中抗原－抗体分子的结构和性质，适当的 pH 是抗原－抗体反应的关键条件之一，pH 过高或过低对两者反应均不利。大多数抗原－抗体反应的最适 pH 为 6.0 ~ 8.0，抗体的等电点 pH 一般为 4.8 ~ 6.6。例如，溶血反应中的溶血素与红细胞抗原结合的最低 pH 为 5.3（接近抗体的等电点），补体结合反应最合适的 pH 一般在 6.3 ~ 7.8。不同的 pH 可影响反应物的电离情况及表面电荷性质，特别对抗体的电离及带电性能影响较大，当 pH 为 2.0 ~ 3.0 时，形成的抗原－抗体复合物可发生解离。

（四）温度

合适的温度可加速抗原与抗体的结合并加快反应出现可见的反应结果的速度。不同抗体抗原所需的适宜反应温度也不同，一般最适温度为 37℃，少数反应也可高至 50℃ 或低至 4℃（如冷球蛋白或冷抗体）。在一定温度范围内，反应温度与反应速度有密切关系，温度高可使分子运动加速，使抗原－抗体分子间碰撞结合机会增多，加速二者的结合反应。如果温度过高（一般 56℃ 以上）抗原－抗体复合物会发生离解，60℃ 以上则会导致抗体及某些抗原变性。

（五）机械力和杂质

振动与搅拌可以加速抗原－抗体反应，增强反应物的相互碰撞和接触机会，因此可加速抗原－抗体结合物的互相凝聚，但强烈的振荡也可使结合物离解。反应中如存在与反应无关的蛋白质、多糖等非特异性的结合物质，往往会抑制反应进行甚至引起非特异性反应。

第二节   免疫学非标记检测技术

依据抗原－抗体反应的现象及结果不同，将经典抗原－抗体反应分为 4 大类：①颗粒性抗原与相应抗体结合所发生的凝集反应；②可溶性抗原与相应抗体结合所发生的沉淀反应；③细菌外毒素或病毒与相应抗体结合所发生的中和反应；④抗原和抗体结合后激活补体所致的补体结合反应和细胞溶解反应。

一、凝集反应

凝集反应（agglutination）是指细菌、红细胞等颗粒性抗原，或表面覆盖抗原（或抗体）的颗粒状物质（如红细胞、聚苯乙烯胶乳等），与相应抗体（或抗原）结合，在一定条件下，形成肉眼可见的凝集团块现象。早在 1896 年，法国医师 Fermand Widal 就利用伤寒患者的血清能与伤寒杆菌发生特异性凝集的现象，有效地诊断了伤寒病，从此开创了凝集试验在临床检验中的应用，该试验也成为通用的免疫学试验。由于凝集试验方法简单、结果直观，无须特殊仪器，目前仍在应用，方法学也有许多更新。

1. 直接凝集反应

直接凝集反应是指颗粒型或细胞型抗原与相应的抗体在合适的环境相遇时，彼此即发生特异结合，再由抗原－抗体结合物相互凝集成为肉眼可见的凝块（图 14 –3）。根据反应介质的不同分为玻片法（图 14 –4）和试管法（图 14 –5）两种。

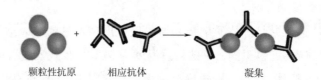

颗粒性抗原　　　相应抗体　　　　　凝集

图 14 –3   直接凝集反应

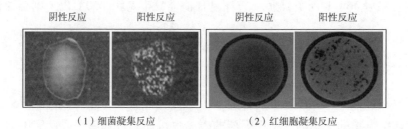

阴性反应　　阳性反应　　　　　阴性反应　　阳性反应

（1）细菌凝集反应　　　　　　（2）红细胞凝集反应

图 14 –4   玻片凝集反应

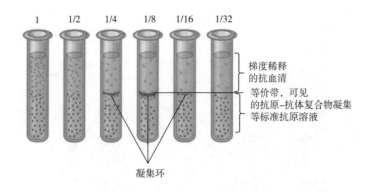

图 14 −5　试管凝集反应示意图

2. 间接凝集反应

间接凝集反应是指可溶性抗原（或抗体）吸附在惰性载体颗粒表面，使其成为致敏颗粒，然后与相应抗体（或抗原）结合，在电解质存在的条件下，载体颗粒被动地发生凝集的反应，因此称为间接凝集反应（图 14 −6）。惰性载体颗粒主要有红细胞（绵羊红细胞或正常人 O 型红细胞）、活性炭粒、聚苯乙烯胶乳微粒等。根据试验时所用致敏载体颗粒的不同。将试验分别称为间接血凝试验、炭粒凝集试验和胶乳凝集试验等。间接凝集反应的灵敏度比直接凝集反应高 2～8 倍，适用于抗体和各种可溶性抗原的检测，且微量、快速、操作简便、无须昂贵的实验设备，应用范围广泛。

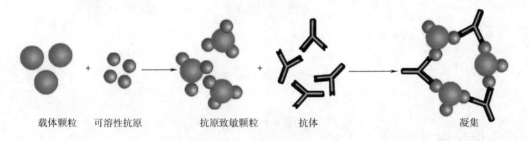

图 14 −6　间接凝集反应示意图

3. Coombs 试验

机体受某些抗原刺激后，可产生抗红细胞的不完全抗体，由于这种抗体体积较小、长度短，多半是 7S 的 IgG 型抗体。这种不完全抗体虽然能结合红细胞抗原，但不能同时与两个红细胞的抗原连接，因而不能出现肉眼可见的凝集反应，因此这种抗体也称为单价抗体。为了测定这种不完全抗体，Coombs 与其合作伙伴于 1945 年建立了一种抗球蛋白（球蛋白指抗体）抗体参与的血凝试验。由于抗体存在于球蛋白中，他们用含有不完全抗体的血清球蛋白免疫异种动物，获得抗球蛋白抗体，这种抗体可以起到桥梁作用，连接已结合不完全抗体的抗原，产生肉眼可见的凝集反应，这种反应称为抗球蛋白实验，又称 Coombs 实验，又称桥梁凝集反应，用于检测抗红细胞不完全抗体。该试验方法分为直接（图 14 −7）

和间接（图 14 - 8）两种。

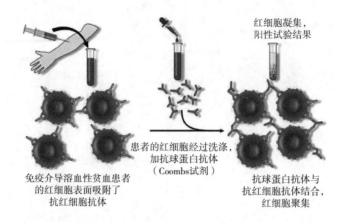

图 14 - 7　直接 Coombs 试验

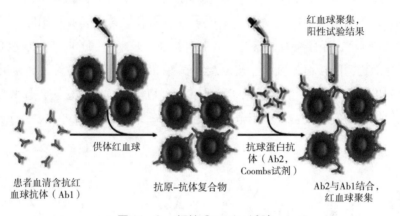

图 14 - 8　间接 Coombs 试验

二、沉淀反应

当可溶性抗原（如血清、毒素等）与相应的抗体在电解质存在合适的电解质环境中相遇，发生结合，当抗原和抗体比例适当时即在清澄的溶液中出现肉眼可见的混浊沉淀物，称为沉淀反应（precipitation）。早在 1897 年，Kraus 就发现鼠疫杆菌的培养滤液能与相应抗血清发生沉淀反应。此反应至今仍然是一种常用的、简便可靠的免疫学试验方法。根据试验中使用的介质和检测方法不同，沉淀反应可分为液体内沉淀反应和凝胶内沉淀反应两种类型。但这些试验通过染色、肉眼观察来判断结果，因此灵敏度较低。根据沉淀反应中抗原与抗体结合使反应系统透光度发生改变的现象，建立了以测定透光度为特征的多种免疫浊度法。

（一）液体内沉淀反应

液体内沉淀反应是指以含盐缓冲液为反应介质的抗原、抗体特异性结合的沉淀试验。根据实验方法不同所形成的免疫复合物呈现的沉淀现象不一，将液相内沉淀分为3类，分别为絮状沉淀试验、环状沉淀试验和免疫浊度试验。

1. 絮状沉淀试验

絮状沉淀试验（flocculation precipitation test）是抗原溶液与相应抗体溶液混合，在电解质存在的条件下，抗原与抗体结合出现可见絮状沉淀的试验［图 14-9（1）］。

2. 环状沉淀试验

环状沉淀试验（ring precipitation test）是在细小玻璃管中先加入抗体溶液，将抗原溶液叠加在抗体上面，因抗体浓度高，密度大，在两液交界面上若形成白色沉淀环为阳性反应［图 14-9（2）］。

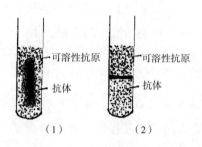

图 14-9　（1）絮状沉淀试验及（2）环状沉淀试验

3. 免疫浊度试验

经典的免疫沉淀试验是抗原和相应抗体在反应终点时的判定结果，方法学上存在费时、繁琐、敏感度低（10~100mg/L）、难以自动化等缺陷。20 世纪 70 年代出现了微量免疫浊度测定法（immunoturbidimetry），主要有透射比浊法（transmission turbidimetry）、散射比浊法（nephelometry）和免疫胶乳比浊法（immunolatex turbidimetry），可以借助多种自动化分析仪器完成各种抗原或抗体的检测。

（1）透射比浊法　可溶性抗原与抗体在一定缓冲液中形成的复合物，经一定时间后聚合出现浊度，入射光在透过反应液时，由于溶液内复合物粒子对光线的反射和吸收，会引起透射光减少，其光量减少的程度与复合物的含量成正比，可用吸光度表示（图 14-10）。当抗体量固定时，吸光度值与待测抗原量成正比。

（2）散射比浊法　该法又可分为终点射散比浊法（endpoint nephelometry）和速率散射比浊法（rate nephelometry）。终点散射比浊法，实质上是透射比浊法的一种改良方法，原理是在抗原-抗体反应达到平衡时测定复合物的量（图 14-10）。速率散射比浊法中的速率

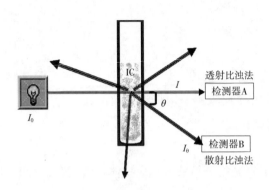

图 14 –10　透射比浊法和散射比浊法原理图示意图

是指抗原和抗体在单位时间内结合反应的速率，即复合物产生的速率。在一定时间内反应速率达到最大，以后复合物产生的速率又逐渐下降，最大反应速率的高低与抗原含量成正比，因此只要捕捉反应速率的峰值，经数据处理即可得到抗原的浓度。

（3）免疫胶乳浊度法　在上述比浊法中，少量分子质量小的抗原 – 抗体复合物极难形成浊度，为满足快速反应及微量化的要求，发展了免疫胶乳浊度法。免疫胶乳浊度法是选择一种大小适中，均匀一致的胶乳颗粒，使其吸附特异性抗体，制成具有免疫活性的免疫微球，当微球与相应抗原发生免疫反应后，不溶性抗原 – 抗体复合物会快速在胶乳表面形成，单个胶乳颗粒在入射光波长之内，光线可透过，当两个胶乳凝聚时，则可使透过光减少。免疫微球凝聚的程度为被测物浓度的函数，由此可测出标本中被测物含量。

（二）凝胶内沉淀反应

凝胶内沉淀反应（gel phase precipitation）也称凝胶扩散试验（gel diffusion），常用的凝胶有琼脂、琼脂糖、葡聚糖或聚丙烯酰胺凝胶，琼脂最为常用。根据抗原与抗体反应的方式和特性，可将凝胶内沉淀试验分为单相免疫扩散试验和双向免疫扩散试验。

1. 单相免疫扩散试验

单相免疫扩散试验（single radial immunodiffusion test）将定量抗体混匀在琼脂凝胶中，然后加待测的抗原溶液于打好的孔中，使其单独在凝胶中扩散，在抗原与抗体相遇比例合适的部位，两者结合形成沉淀环，沉淀环大小与抗原的浓度成正相关（图 4 – 11）。本法常用于测定血清 IgG、IgM、IgA 和补体 C3 等的含量。

本方法操作简便，易于观察，可测定抗原的灵敏度（最低浓度）为 $10 \sim 20 \mu g / mL$。

2. 双向免疫扩散试验

双向免疫扩散试验（double immunodiffusion test）是将抗原与抗体分别加入琼脂凝胶的小孔中，二者自由向周围扩散并相遇，当抗原与抗体相遇时，在比例合适时可形成可见的白色沉淀线（图 14 – 12）。观察沉淀线的位置、数量、形状以及对比各沉淀线之间的关系，可对抗原或抗体进行定性分析。如果反应体系

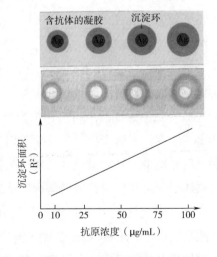

图 14 –11　单向免疫扩散

中含两种以上的抗原－抗体系统，则小孔间可出现两条以上的沉淀线。本法常用于抗原或抗体的定性、组成和两种抗原相关性分析的检测，也可用于半定量检测。

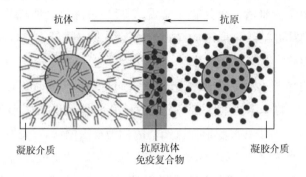

图 14 –12　双向琼脂扩散试验原理

双向琼脂扩散试验可用于进行抗原性质分析（图 4 –13）及抗体效价测定（图 4 –14）。

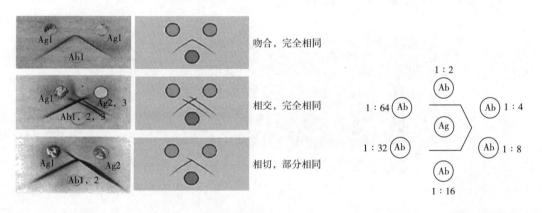

图 14 –13　双向琼脂扩散典型结果判断　　　　图 14 –14　双向免疫扩散
　　　　　　　　　　　　　　　　　　　　　　　　　　　　测定抗体效价

双向免疫扩散试验要求抗原必须是可溶性抗原，该法灵敏度不高，较高的抗体和抗原浓度才可出现明显的沉淀线，试验需要较长时间（18～36h），但在抗原分析方面实用价值较高。在食品安全检测中，双向免疫扩散试验可用于不同抗原和抗体的制备分析检验，也可用于食品中含量较大的过敏原的定性检验，如鸡蛋、牛乳、坚果及海产品中的蛋白质抗原的鉴定。

3. 免疫电泳

免疫电泳技术（immunoelectrophoresis，IEP）是将电泳分析与免疫沉淀反应相结合。由Graber 和 Willians 在 1953 年首创，将凝胶扩散置于直流电场中进行。该技术有两大优点：一是加快了沉淀反应的速度，二是将某些蛋白组分根据其带电荷的不同而将其分开，再与抗体起反应。常用技术有以下几种。

（1）普通免疫电泳　该技术是将凝胶电泳与双向免疫扩散方法结合的技术，先用凝胶电泳将抗原按其不同迁移率分开，然后在距离样品4~5cm处、与电泳垂直方向，在凝胶中挖一条型槽，加入相应抗血清，将其置于室温或37℃条件下，使抗原和抗体呈双向扩散，在一定位置上形成肉眼可见的弧形沉淀线，根据沉淀弧的数量、位置和形态，分析出样品中所含抗原成分及性质。

（2）火箭免疫电泳　火箭免疫电泳（rocket immune electrophoresis，RIE）技术是把抗原置于含有抗体的凝胶内的电泳技术，实际上是一种通过电泳进行加速的单相免疫扩散技术，1966年由 Lawrell 建立，由于其沉淀形似火箭，故称为火箭电泳。当抗原在电场作用下移动，逐渐形成梯度浓度，在抗原、抗体比例适当时可形成不溶性免疫复合物沉淀，随着抗原量的减少，沉淀带越来越窄，可形成火箭峰样沉淀带，峰形高低与抗原量成正比（图14-15）。火箭免疫电泳常用于定量检测血清中某一蛋白含量（如 AFP、IgG、C3、C4 裂解产物及外分泌物中的 SIgA 的含量），也可用于测定许多食品中的蛋白质抗原。此法的特点是需时较短，故可用于快速测定标本中抗原的含量。

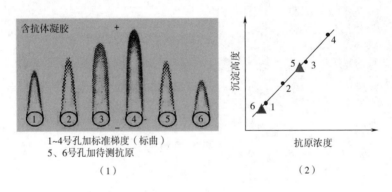

1~4号孔加标准梯度（标曲）
5、6号孔加待测抗原
（1）

（2）

图14-15　火箭免疫电泳

（3）对流免疫电泳　对流免疫电泳（counter immunoelectrophoresis，CIEP）是指在适宜缓冲液和电场条件下，抗原和相应抗体在琼脂凝胶中，由于电泳和电渗作用于抗原，抗原向正极移动，抗体向负极移动的电泳技术。操作时将抗原放在负极端，抗体放正极端，则抗原、抗体相向移动，在两孔之间相遇，在比例合适时形成沉淀线（图14-16）。该技术实质上是定向加速的电泳技术与免疫双向扩散技术的结合。在 pH 8.6 的碱性琼脂凝胶中，抗体球蛋白因等电点高，带微弱的负电荷，且分子质量较大，因此电泳力小，小于电渗力，泳向

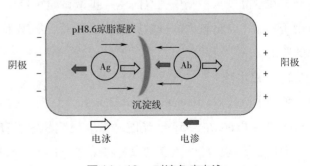

图14-16　对流免疫电泳

负极；而一般抗原蛋白常带较强的负电荷，且分子较小，电泳力大，泳向正极电泳时，抗原放于负极侧孔，抗体放于正极侧孔，抗原、抗体相对泳动，在两孔间相遇，比例合适时可形成肉眼可见的沉淀线。若抗原浓度超过抗体，沉淀线将靠近抗体孔。

对流免疫电泳简便、快速，敏感度比双向琼脂扩散试验高 8～16 倍（如测 AFP 敏感度为 2.5～5.0μg/mL），但分辨力低于双向琼脂扩散。本方法以高电渗为其特点之一，但电渗作用过强会使多数蛋白质向阴极移动，因此不宜使用电渗作用过强的琼脂。如果抗原也是免疫球蛋白，或抗原、抗体的扩散率比较接近，会导致电泳时抗原和抗体向一个方向移动，不能形成对流效应，这种情况下不宜进行对流免疫电泳。

三、中和试验

中和试验（neutrolization assay）是研究毒素和病毒致病作用最常用的一种抗原-抗体反应方法。类似酸碱中和、互相抵消作用，当毒素或病毒与对应的抗体结合时，毒素和病毒的致病性大大下降甚至消失，这种抗原-抗体反应称为中和试验，用于中和试验的抗体可以称为中和抗体，能够中和毒素的抗体则称为抗毒素。

1. 毒素中和试验

这种方法常用于毒素或抗毒素的定性和定量测定。通常将待定性或定量的一方（例如外毒素）进行梯度稀释，分别与其对应的抗体（即抗毒素）混合，再接种于小鼠等动物体内，设不加抗体的对照试验，然后观察动物的生存状况。毒素的毒性越强、含量越高则引起动物的病理损伤甚至死亡的速度越快、数量越多，常以半数致死率来表示该毒素的毒性作用强弱。反之，如果毒素的量是恒定的，随着与之混合的抗体量的增加，注射动物后，动物的病理和死亡情况则随之减轻。

2. 病毒中和试验

当机体启动抗病毒感染机制时，机体产生的抗体能够识别并结合病毒关键表位，封闭病毒的毒力结构，使病毒丧失感染能力，这种中和抗体能够有效消除细胞外尤其是血液中的病毒，这就是预防性疫苗发挥免疫保护作用的机制，也是隐性病毒感染后产生抗体的自我保护作用机制。体外的病毒中和试验常用于病毒血清型的鉴定、病毒抗原结构研究、人和动物体内抗病毒抗体的定性和定量以及流行病学调查研究等。将一定量的病毒与不同稀释度的抗病毒血清混合后，接种于细胞培养瓶、鸡胚或组织培养中，每天观察其受病毒的影响情况，以此来判断抑制细胞、组织病变的最低抗病毒血清浓度。

四、补体参与的反应

1. 溶血试验

将抗红细胞抗体（又称溶血素）与相应的红细胞混合，当有补体存在时，红细胞则破裂，产生溶血现象，这种溶血反应作为肉眼可判断或分光光度计可测定的反应是补体结合实验的重要基础。由于这种特异性溶血现象肉眼可见，已经广泛用于血清总补体活性测定及补体种各组成（C4，B因子等）功能活性的检测，也在补体结合试验中用于检测抗原或抗体。

2. 补体结合试验

（1）原理　补体能与抗原–抗体复合物结合，而不能与游离抗原或抗体结合，当反应体系中的抗原和抗体不对应时，加入的补体不被结合而游离存在。补体结合试验（complement fixation test，CFT）是根据抗原–抗体复合物可激活、固着补体的特性，用一定量的补体和致敏红细胞来检查抗原和抗体间有无特异性结合的一类试验。有5种成分参与CFT，包括试验系统（抗原、抗体、补体）和指示系统（红细胞和溶血素）。当抗原和抗体相对应时，发生特异结合，固着补体，使后加入的指示系统不发生溶血；当抗原和抗体不对应时，无特异性结合反应，这时补体呈游离状态而与后加入的指示系统结合发生溶血反应。因此，将试验系统中的待检抗原或待检抗体进行倍比稀释，根据溶血情况可达到定性和定量的目的。试验中以50%不溶血作为判定终点。可用已知抗原检测未知抗体，也可用已知抗体检测未知抗原。补体结合反应中的抗体主要是IgG和IgM。

（2）应用　补体结合试验是一种经典的试验方法，用来检验动物（包括人类）遭受某些病原感染或免疫后所产生的血清抗体。以鼻疽病的检测为例，先向试管中加入已知的抗原（鼻疽菌的浸出液），再加入被检马匹的血清（抗体）和豚鼠血清（补体），这三种成分称为反应系统或溶菌系统。如果该马是鼻疽病马，则血清中有抗鼻疽杆菌的抗体。抗原和抗体发生结合，吸附补体。如果该马没有鼻疽病，血清中没有抗鼻疽菌的抗体，则不能形成抗原抗体复合物，不能吸附补体，则补体游离存在。

由于上述抗原、抗体和补体三种成分都是用生理盐水或缓冲盐水稀释的比较透明的液体，所以补体不论是否被结合，都不能直接看到，故无法判定。因此，在反应系统的三种成分作用一定时间之后，再向其中添加指示系统—绵羊红细胞和特异性抗体溶血素。如果抗原和病马血清中抗体特异性结合，吸附补体，没有游离补体存在，加入指示系统，因无补体参加，不发生溶血，这种情况称为补体结合反应阳性，即该马患有鼻疽病；反之，则该马未患鼻疽病。

补体结合反应操作繁杂，且需十分细致，反应的各个因子的量必须有恰当的比例。特别是补体和溶血素的用量。补体的用量必须适当，例如，抗原与抗体呈特异性结合，吸附补体，本应不溶血，但因补体过多，多余部分则转向溶血系统，发生溶血现象。又如抗原与抗体为非特异性的，抗原与抗体不结合，不吸附补体，补体转向溶血系统，应完全溶血，但由于补体过少，不能全溶，则会影响结果判定。故补体量必须适当。溶血素的量也对反应有一定影响，例如阴性血清，应完全溶血，但溶血素量少，溶血不全，可被误认为弱阳性。另外，这些因子的用量又与其活性有关：活性强，则用量少；活性弱，则用量多，故在本试验之前，必须精确测定溶血素效价、溶血系统补体价、溶菌系统补体价等，测定其活性以确定用量。

3. 免疫黏附试验

补体系统被激活后，可产生一系列具有生物活性的补体片段，这些片段通过与表达于细胞表面的相应受体结合而发挥作用。其中，C3b/C4b 与 CR1 和 CR3 的结合被称为免疫黏附，可增强吞噬的调理作用并可清除抗原－抗体免疫复合物。利用这一原理，在体外试验中设计了一些免疫学检测方法，例如免疫黏附血凝试验。该实验是利用抗原－抗体复合物能激活补体的原理，当加入具有补体受体的细胞（通常为 O 型人红细胞）后，免疫复合物中的 C3b 与红细胞表面的补体受体会发生免疫黏附，继而红细胞会发生凝集反应。利用这种方法可以测定各种抗原、抗体或补体含量，且灵敏度较高、操作简单，也不需要溶血素的参与。

4. 溶血空斑试验

该方法是基于抗原－抗体结合可活化补体，使补体能够溶解靶细胞的原理，对待检抗体或抗原进行定性和半定量测定的方法。

经典的溶血斑试验用于检测实验动物 B 淋巴细胞分泌抗体的能力，以此来评价机体的体液免疫功能。用洗涤过的绵羊红细胞作为抗原免疫小鼠，一周后可以再免疫一次，一周后处死小鼠，取脾脏制备脾细胞，脾细胞内含有能合成、分泌抗体的 B 细胞。将脾细胞与绵阳红细胞混合，加入补体，然后散布于温度适宜的琼脂溶液中，浇在平皿或玻片上，形成一薄层凝胶，于 37℃温育。由于脾细胞中的 B 细胞可分泌抗 SRBC 抗体，使其周围的 SRBC 致敏，在补体参与下将引发 SRBC 溶血，形成一个肉眼可见的圆形透明溶血区，成为溶血空斑（plaque）。每一个空斑表示一个抗体形成细胞，空斑大小表示抗体生成细胞产生抗体的多少。

上述这种直接法所测的细胞为 IgM 生成细胞，其他类型 Ig 由于溶血效应较低，不能直接检测，可用间接检测法检测。间接法即在小鼠脾细胞和 SRBC 混合时，再加入抗鼠 Ig 抗体（如兔抗鼠 Ig），使抗体生成细胞所产生的 IgG 或 IgA 与抗 Ig 抗体结合生成复合物，此时能活化补体导致溶血。此方法称间接空斑试验。但是直接和间接斑形成试验都只能检测抗红细胞抗体的产生细胞，而且需要事先免疫，难以检测人类的抗体产生情况。如果用一定方法将 SRBC 用其他抗原包被，则可检查与该抗原相应的抗体产生细胞，这种非红细胞抗体溶血空斑试验称为空斑形成试验，其应用范围较大。

目前，常用的为 SPA－SRBC 溶血空斑试验。SBA 能与人及多数哺乳动物 IgG 的 Fc 段呈非特异性结合，利用这一特征，可首先用 SPA 包被于 SRBC 表面，再进行溶血空斑测定，从而可提高敏感度和应用范围。在该测试系统中，加入抗人 Ig 抗体，可与受检细胞产生的免疫球蛋白结合形成复合物，复合物上的 Fc 段可与连接在 SRBC 上的 SPA 结合，同时激活补体，使 SRBC 溶解形成空斑。此法可用于检测人类外周血中的 IgG 产生细胞，与抗体的特异性无关。用抗 IgA、IgG 或 IgM 抗体包被 SRBC，可测定相应免疫球蛋白的产生细胞，这种试验称为反相空斑形成试验。

本章小结

抗原和抗体是免疫学检测技术的两大核心元素。抗原－抗体反应的本质是两者的相互作用，两者间的结合力包括库伦吸引作用或静电力作用、范德华力、氢键、疏水作用。抗原与抗体间的亲和力用来表征两者结合力的大小强度。从亲水胶体的稳定性角度分析抗原－抗体反应，在水溶液中，以大分子蛋白质形式存在的抗原和抗体分别形成亲水胶体，两者特异性结合后则形成易沉淀的疏水胶体。抗原－抗体反应具有特异性、部分可逆性、最适比例性和阶段性。注意理解特异性及交叉反应的不同。影响抗原－抗体反应的因素除了两者本身外，还有反应外部环境，例如电解质、pH、温度、机械力和杂质。典型的非标记免疫检测技术包括凝集反应、沉淀反应、中和反应和补体参与的反应。

思考题

1. 抗原和抗体通过哪些相互作用发生特异性反应？
2. 抗原与抗体发生反应后为何从亲水胶体成为疏水胶体？
3. 抗原抗体间发生特异性反应的基本特点有哪些？
4. 影响抗原－抗体反应的主要因素有哪些？
5. 如何利用金黄色葡萄球菌进行协同凝集试验？
6. 简述免疫沉淀反应有哪些类型？
7. 请利用溶血试验和补体结合试验设计一个免疫学检测方法。

第十五章
免疫标记技术

近年来，一系列食品原料的化学污染、微生物污染以及畜牧业中的抗生素滥用事件的发生，使得食品安全成为全世界关注的焦点。此外，食品原料本身含有的一些过敏原也会导致部分人群产生过敏反应，对人们的生命健康造成威胁。准确、快速、可靠、安全、经济的检测方法是保障食品安全的重要措施。

免疫标记技术指用放射性同位素、酶、荧光物质、胶体金、磁性材料及化学发光剂等作为示踪物标记抗原或抗体，通过检测标记物间接测定抗原–抗体复合物，并采用放射线测量仪、酶标仪、荧光检测设备以及化学发光测定仪等仪器，对待测物质进行定性或定量测定的技术。标记物是高灵敏免疫学检测的基础，通过采用化学偶联试剂将其偶联至抗原或抗体，形成抗原或抗体–标记物的复合物，是免疫标记技术的核心组成。根据试验中所用标记物的种类和检测方法不同，免疫标记技术分为放射免疫标记技术、酶免疫标记技术、荧光免疫标记技术、胶体金免疫标记技术、磁珠免疫标记技术以及化学发光免疫标记技术等。免疫标记技术在灵敏度、特异性、精确性及应用范围等方面远远超过一般免疫血清学方法。

第一节　放射免疫标记技术

放射免疫检测技术（radio immunoassay，RIA）是 Yalow 和 Berson 于 1959 年建立的技术。该方法利用放射性同位素^{125}I标记胰岛素，标记的胰岛素与血浆中游离的胰岛素共同竞争结合有限的抗胰岛素抗体，最终形成的放射性抗原–抗体复合物与胰岛素含量呈线性负相关，其结果用 β 或 γ 计数器进行检测，从而计算血清中胰岛素的含量。RIA 是以标记放射性同位素为特征，用放射性同位素标记抗原或抗体，通过测定放射性强度评估抗原－抗体反应的强度，从而实现对待测物质的定性或定量分析。此项技术具有灵敏度高、特异性强、重复性强、样品及试剂用量少、测定方法易规范化和自动化等优点。

一、放射性核素

目前，RIA 最常用的标记放射性核素是 ^{125}I、^{131}I、^{3}H 和 ^{14}C 等，^{125}I 是最常用的放射免疫标记物，其特征为：①化学性质活泼，标记方法简单，易获取高比活性的标记结合物；②衰变过程不产生电离辐射强的 β 射线，对标记多肽、蛋白抗原分子的免疫活性影响小；③衰变过程中释放的 γ 射线可用计数器测量，方法简便，易推广应用；④半衰期（60d）适中、核素丰度（>95%）及计数率相对较高。

二、放射性核素的标记方法

碘标记的方法很多，最常用的是氯胺 T 法。氯胺 T 是对甲苯磺基酰胺的 N－氯衍生物钠盐，在水中易水解成具有氧化性的次氯酸，次氯酸可将 $^{125}I^{-}$ 氧化成带正电荷的 $^{125}I^{+}$，后者可取代抗原（或抗体）中酪氨酸残基苯环上的氢原子，形成稳定放射性标记物；最后加入还原剂偏亚硫酸氢钠可终止反应，然后采用凝胶层析分离，低温避光保存。

三、放射免疫标记技术原理

RIA 是标记抗原和未标记抗原对有限量抗体的竞争性结合或竞争性抑制反应。在 RIA 反应系统中，当标记抗原、非标记抗原和特异性抗体三者同时存在时，由于标记抗原和未标记抗原具有相同的抗原决定簇，可互相竞争结合特异性抗体。因标记抗原和特异性抗体的量是固定的，故标记抗原－抗体复合物形成的量就随着非标记抗原的量而改变。非标记抗原的增加，相应地结合较多的抗体，从而可抑制标记抗原对抗体的结合，使标记抗原－抗体复合物相应地减少，游离的标记抗原相应增加，即抗原－抗体复合物中的放射性强度与受检标本中抗原的浓度成反比（图 15－1）。

四、放射免疫标记技术在食品检测中的应用

RIA 具有灵敏度高、特异性强、样品用量少，易规范化等优点，是其他任何生物测定法所无法比拟的。有研究采用放射免疫法在 30min 内就可完成对对虾中残留的磺胺类药物的快速检测，检测限为 200μg/kg，符合美国、欧洲等国家和地区磺胺类最大残留限量的检

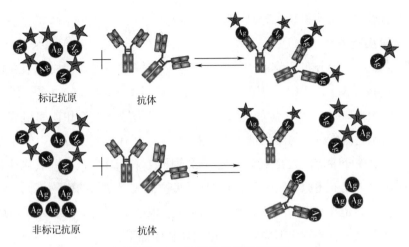

图 15 -1 放射免疫分析原理图

测要求。然而，其在应用上的缺点也是显而易见的，如需特殊设备，虽涉及的放射性微小，但仍会面临公众反核的负面影响。此外，放射免疫分析较难进行自动化分析，试剂盒的有效期短的缺点使其正面临着新一代更灵敏、稳定、快速而且自动化程度更高的检测技术的挑战，研究者把兴趣投向了更有发展前景的领域，如酶联免疫吸附法。

第二节 酶免疫标记技术

酶免疫标记技术建立于 20 世纪 70 年代，是继放射免疫标记技术和荧光免疫标记技术之后的三大经典免疫标记技术之一，它是一种以酶标记抗原或抗体，将酶高效催化底物反应的专一性和抗原 - 抗体反应的特异性相结合的免疫检测技术。由于该方法具有灵敏度高、特异性强、试剂性质稳定、操作简便快速、无放射性污染等特点，已成为临床诊断、环境检测以及食品安全中应用最广泛的免疫学方法之一。

一、酶标记物

酶催化底物具有高效性和专一性，这决定了酶可以作为示踪物质，发挥信号放大作用。用于标记的酶应具有如下一些特点：①比活性高，特异性强；②性质稳定，在室温下稳定，易于保存；③来源方便，易于获取与纯化，并能商品化生产；④与底物反应的产物易于显现；⑤与抗体偶联后不影响抗体与抗原的结合活性以及酶的催化活性。目前，酶标记法所用的酶大多是辣根过氧化物酶和碱性磷酸酶。酶与底物作用产生典型的有色沉淀物。根据反应的颜色与待测物的相关关系，对待测物进行定量分析。

1. 辣根过氧化氢酶

辣根过氧化氢酶广泛分布于蔬菜植物中，因主要在辣根中提取，故称为辣根过氧化物酶（horseradish peroxidase，HRP）。HRP 是一种分子质量约为 44ku 的由多个同工酶组成的糖蛋白，糖含量约为 20%，等电点为 pH 5.5 ~ 9.0。该酶是由主酶和辅酶组成的卟啉蛋白复合酶，主酶是无色糖蛋白，与酶活性无关，在 275nm 处有最大吸收峰，辅基是具有酶活性基团的深棕色含铁卟啉蛋白，在 403nm 处有最大吸收峰。HRP 是一种氧化还原酶，可在各种氢供体存在的情况下还原过氧化氢（H_2O_2）底物，根据使用的底物不同，该特征已被应用于生成有色、荧光或发光衍生物。酶促反应的过程如下：供氢体多为无色的还原型染料，通过反应可生成有色的氧化型染料。常用的供氢体如下：

$$DH_2 + NH_3 \Longleftrightarrow D + 2H_2O$$

邻苯二胺（o – phenylenediamine，OPD）：OPD 是 HPR 最敏感的还原底物，也是 ELISA 反应最早应用的供氢体。在 HRP 催化下，OPD 氧化生成 2,2′ – 二氨基偶氮苯，呈现橙黄色，强酸终止反应后为棕黄色，最大吸收波长为 492nm，OPD 的优点为敏感度高，便于检测，但其稳定性较差，需要现配现用。强酸终止后颜色会随时间延长而加深，因此要及时检测，以保证准确。OPD 具有致癌性，操作过程中应避免直接接触。

$$2H_2N-\text{⬡}-\text{⬡}-NH_2 \xrightarrow{HRP} H_2N-\text{⬡}-\text{⬡}-N=N-\text{⬡}-\text{⬡}-NH_2$$

四甲基联苯胺（tetramethylbenzidine，TMB）：在 HRP 催化下由无色变为蓝色，加入强酸终止反应变为黄色，最大吸收波长为 450nm。TMB 的优点为性质稳定，敏感性高，无致癌性，是目前最常用的底物，其缺点为可溶性较差，见光易分解，应避光保存。

$$2H_2O_2 + H_2N-\text{⬡}-\text{⬡}-NH_2 \xrightarrow{HRP} H_2N-\text{⬡}-\text{⬡}-N=N-\text{⬡}-\text{⬡}-NH_2$$

HRP 具有标记方法简单、标记化合物稳定易于保存、易获得、价格低廉且具有较高的催化速率，底物种类多可供不同实验选择，可以实现信号放大等优点，在免疫标记方法中最为常用。

2. 碱性磷酸酶

碱性磷酸酶（alkaline phosphatase，AP），是从小牛肠黏膜或大肠杆菌中提取的二聚糖蛋白。从小牛肠黏膜提取的 AP 分子质量约为 100ku，最适 pH 为 9.6，从大肠杆菌中提取的分子质量约为 80ku，最适 pH 为 8.0。含有多个可用于偶联的游离氨基，可催化（与伯醇、酚和胺连接的）磷酸酯水解。AP 的底物种类很多，常用对硝基苯磷酸盐，酶解产物呈黄色，可溶性，最大吸收波长 400nm，其活性在 pH 9.5 ~ 10.5 时最佳。在 ELISA 检测中，AP 检测灵敏度高，空白值也较低，但 AP 较难获得高浓度制剂，稳定性较差，价格较高，制备酶结合物时也较 HRP 酶低，因此应用不如 HRP 广泛。AP 的常见底物如下所述。

（1）对硝基苯磷酸盐（p – nitrophenyl phosphate，p – NPP） 在 AP 催化下生成对硝基酚，呈黄色，在 405nm 波长处有最大吸收峰。在碱性条件下，p – NPP 的光吸收增强，并可使 AP 灭活，因此可使用 3mol/L 的氢氧化钠溶液作为终止液。

（2）金刚烷［3 – (2′ – spiroadamantyl) – 4 – methoxy – 4 – (3″ – phosphoryloxy) – phenyl – 1,2 – dioxetane（AMPPD 或 m – AMPPD）］ AMPPD 是 AP 的常用发光底物。AMPPD 的分子包括两个重要的组成部分，一个是连接苯环和金刚烷的二氧四节环，它可断裂并发射光子，另一个是磷酸基团，维持整合分子的稳定性。在碱性条件下，AP 可使 AMPPD 脱去磷酸根基团，形成不稳定的 AMPD 阴离子（中间体），此中间体自行分解（二氧四节环断裂），同时发出光信号（470nm），可用荧光分光光度计检测。

二、酶的标记方法

酶可以通过多种的化学偶联技术与抗原或抗体（取决于分析的形式）共价连接而形成偶联物。近年来，相关偶联方法逐渐增多，也越来越复杂。目前标记的技术一般是通过交联法将酶与抗体或抗原相结合的技术。交联方法主要有戊二醛法、酶醛化法、重氮化法、碳二亚胺法、混合酸酐法、二硝基苯酚法（FNPS）、二异氰酸甲苯法（TDI）。一般都是利用小分子上的活性部位与蛋白质上的氨基、羧基、酚基、巯基或羟基进行化学反应。如 HRP 可以使用戊二醛和抗体或抗原偶联。戊二醛是一种可以与氨基反应的同型双功能交联剂，由于大多数蛋白质含有多个氨基，使用过量浓度的戊二醛会使蛋白质遭到严重破坏。利用戊二醛进行蛋白偶联的基本方法有两种。①一步法：参与反应的酶、抗体和戊二醛同时混合反应；②两步法：即先使用适量的戊二醛将其中一个蛋白质活化，然后经纯化后加入第二种蛋白质进行偶联。相比较，一步法更易形成大聚集体（偶联物含有一个分子以上的酶或蛋白质）。

三、酶联免疫吸附试验的原理与分类

酶联免疫吸附试验（enzyme – linked immunosorbent assay，ELISA），泛指所有类型的固相酶免疫检测方法，为使用最为广泛的免疫检测方法。严格意义上讲，所有将抗原或抗体包被在固相载体上，借助酶的催化反应产生信号的免疫测定法均可称为 ELISA 法。

1. ELISA 原理

酶联免疫吸附试验的原理是将抗原或抗体结合至某种固相载体表面，再将抗体或抗原与酶连接成酶标记抗体或抗原。测定时，将待测标本或酶标记抗体或抗原按一定程序与结合在固相载体上的抗原或抗体反应，形成固相抗原 – 抗体 – 酶复合物；用洗涤的方法将固相载体上形成的抗原－抗体－酶复合物与其他成分分离，结合在固相载体上的酶量与标本中受检物质的量成一定比例；加入底物后，底物被固相载体上的酶催化生成有色产物，根据显色反应程度对标本中的抗原或抗体进行定性或定量分析。

ELISA 常用的固相载体是聚苯乙烯塑料制成的微量反应板，常用的酶是辣根过氧化氢酶。辣根过氧化氢酶最常用的底物为四甲基联苯胺（TMB），TMB 经辣根过氧化氢酶作用后呈蓝色，加入硫酸中止反应后变为黄色，最大吸收峰波长为 450nm。目前 ELISA 中常用的酶标板为 48 孔和 96 孔，一些实验室已经开始使用 384 孔或 1536 孔的酶标板，极大地提高了检测效率，为实现 ELISA 的高通量样品检测创造了条件。理想的 ELISA 基本要求具有以下特征：①灵敏，该方法能够检测足够低浓度的分析物，也满足检测预期用途；②特异，该方法对可能存在于样本中的与分析物具有相似分子结构的物质的交叉反应性能可忽略不计；③简单，该方法易于操作并可快速提供结果；④安全，该方法中使用的试剂成分无害，无须特殊处理。

2. ELISA 分类

根据关键试剂的来源、标本的性质以及应用所需的灵敏性及检测范围，可设计出各种不同类型的检测方法，主要类型包括间接 ELISA 法、双抗夹心 ELISA 法、竞争 ELISA 法、捕获 ELISA 法。

（1）间接 ELISA 法　间接法用于检测特异性抗体，如抗病毒的抗体。在这种模式中，首先将特异性抗原包被在固相载体上，从而形成固相抗原；加入待测样品（含相应抗体），抗体与固相抗原形成抗原－抗体复合物；再加入酶标记的抗体（又称二抗），与上述复合物结合；加入底物，复合物的酶则与催化底物反应而显色。间接法易受非特异性结合的影响，因此在酶标板上包被的抗原的纯度和特异性对于 ELISA 法的特异性至关重要（图 15 - 2）。

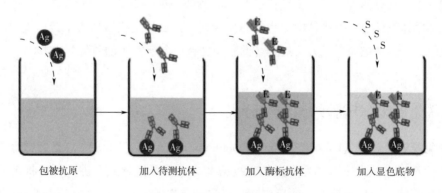

包被抗原　　　　加入待测抗体　　　　加入酶标抗体　　　　加入显色底物

图 15 - 2　间接 ELISA 模式图

（2）双抗夹心 ELISA 法　双抗夹心法一般采用两种可识别待测物不同抗原表位的抗体，因此，一般检测含有多个抗原表位的分子质量高于 6ku 的分析物。其方法一般是将已知的特异性抗体包被在固相载体上形成固相抗体，加入待检样品（含相应抗原），其中抗原与固相抗体可结合成复合物，再加入特异性的酶标抗体，使之形成抗体－抗原－酶标抗体复合物，再加入底物显色。在这种情况下，分析物在两个抗体中形成夹心结构。两个抗体一般针对待测物不同的抗原表位，与其他模式相比，夹心法具有更高的灵敏度和特异性，因此双抗夹心 ELISA 法是最常用的 ELISA 反应模式（原理图如图 15－3 所示）。现多采用针对单一抗原表位的特异性的单克隆抗体作固相化抗体和酶标抗体，受检样品和酶标抗体可一次性加入，简化了流程，也缩短了反应时间。若样品中待测抗原浓度过高，抗原可分别与酶标抗体和固相抗体结合而不形成上述夹心复合物，使最终结果低于实际含量，此种现象又称为钩状效应，甚至可出现假阴性现象。

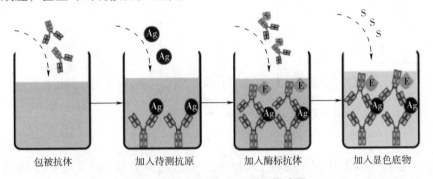

包被抗体　　　　加入待测抗原　　　　加入酶标抗体　　　　加入显色底物

图 15－3　双抗夹心 ELISA 模式图

（3）竞争 ELISA 法　竞争 ELISA 法主要用于小分子半抗原的测定，分直接竞争法［图15－4（1）］和间接竞争法［图 15－4（2）］。

直接竞争法是标记抗原，标记的抗原与待测样品中的抗原竞争抗体。其步骤是首先将已知抗体包被于固相载体（如聚苯乙烯微孔板）表面，然后用酶标记抗原与待测抗原一起加入。样品中的抗原与酶标记抗原竞争固相载体上的抗体。待反应达到平衡后，洗涤除去未结合的多余的物质，再加入显色底物，固相载体上免疫复合物结合的酶催化特定的底物显色，根据颜色的深浅和标准曲线可确定待测物的量。一般待测样品的量与颜色深浅成反比，即待测样品的量越多，结合到固相载体上的酶标记物越少，显色越浅。在直接竞争法中，标记抗原与待测抗原均是液相，与抗体的结合机会是一样的。

间接竞争法是标记抗体，与固相结合的抗原与待测样品中的抗原竞争标记抗体。其步骤是首先将人工抗原包被于固相载体表面，然后将酶标记抗体与待测抗原一起加入，待测样品中的抗原与包被于固相上的抗原竞争结合酶标记抗体，固相吸附的标记抗体与待测样品中的抗原浓度成反比。间接竞争法中，固相抗原与抗体的接触面积较小，固相抗原与待测抗原的结合抗体机会是不平等的，接近顺序饱和法，即只有与待测抗原结合剩余的抗体才有机会与抗原结合。由于结合机会的差异，间接竞争法灵敏度大于直接竞争法。

（4）捕获 ELISA 法　捕获 ELISA 法，又称 IgM 抗体捕捉酶联免疫吸附试验（IgM－antibody capture ELISA）或反向间接 ELISA 法，通常用于检测特异性抗体，主要针对 IgM 抗体。血清中针对某些抗原的特异性 IgM 常和特异性 IgG 同时存在，后者会干扰 IgM 抗体的

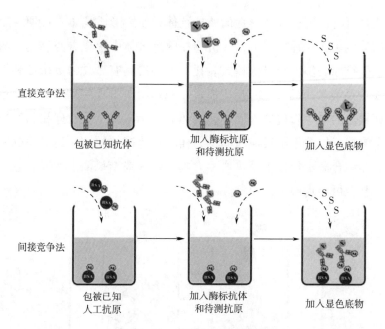

图 15 -4 竞争 ELISA 模式图

测定。因此，测定 IgM 抗体多用捕获 ELISA 法，先将所有血清 IgM（包括特异性 IgM 和非特异性 IgM）固定在固相上，在去除 IgG 后再测定特异性 IgM（图 15 -5）。

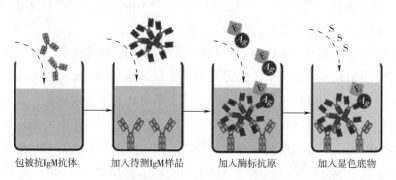

图 15 -5　捕获 ELISA 模式图

ELISA 常用四种类型的比较见表 15 -1。

表 15 -1　ELISA 四种常用类型的比较

类型	固相载体包被物	待测物	酶标记物	显色程度与待测物质量间的关系
间接法	抗原	抗体	酶标二抗	正相关
双抗体夹心法	抗体 A	抗原	酶标抗体 B	正相关
竞争法	抗原或抗体	抗体或抗原	酶标抗体或抗原	负相关
捕获法	抗 IgM	IgM	酶标抗体	正相关

3. ELISA 的基本程序

（1）包被　抗体或抗原与微孔板孔表面的结合主要通过蛋白质疏水区域与非极性塑料表面之间的非共价作用结合。只有在最适宜的条件下，抗原或抗体才能达到最大容量的吸附，其浓度一般在 $1 \sim 10 \mu g/mL$，每孔加入 $100 \mu L$，通过实验确定包被的最佳浓度是 ELISA 法成功重要的环节。其包被缓冲液必须不含待包被蛋白之外的任何其他蛋白质。

（2）封闭　封闭是 ELISA 法中的另一个关键步骤，其可以有效减少一抗或二抗与微孔板孔的固相表面的非特异性结合以及样本与固体表面的低亲和力的非特异性结合。封闭微孔中空余位点可以减少后续检测步骤中蛋白质的非特异性结合。因此，封闭可以提高检测灵敏度和特异性。一般采用 3%~5% 的脱脂牛乳进行封闭。因为每种抗体-抗原的结合具有独特特性，所有没有一种封闭剂适合所有 ELISA 法。各种封闭缓冲液（从脱脂牛奶到高纯度的蛋白）均可以用于封闭，因此需设计实验应选择合适的封闭剂。

（3）分离与洗涤　洗涤是 ELISA 法的关键步骤之一。样本中可能含有会对后续信号产生过程造成干扰的生物或化学成分，因此当捕获到目标分析物后，样本中的非特异性成分需要被洗涤掉。通常采用含有 0.05% 吐温-20 的 PBS 洗涤液，在酶标板包被洗涤的目的是除去非目标吸附物，以免发生非特异性吸附，提高检测的针对性和准确性；后续的抗原-抗体反应过程中的洗涤，是为了去除非特异性结合的试剂（抗体、酶标二抗），保证后续酶催化显色反应。所有洗涤操作既要保证目标结合物的稳定性，同时又要能有效除去其他影响 ELISA 的因素。

（4）实验条件优化　ELISA 法的设计是一门科学，因为它需要利用一套独特的生物、化学和物理元素进行多项实验以获得最佳结果。ELISA 法也是一种技术，操作人员根据自身的经验并参照别人的指导，形成他们自己的操作习惯。ELISA 法也是一门艺术，因为富有经验的 ELISA 研发人员往往并不完全遵循固有的实验方案，而是将 ELISA 视为一个独特的集成系统。应正确选择抗原-抗体的浓度，建立检测反应动力学和亲和力的最适环境，从而获得最高灵敏度和特异性。

四、酶标记技术的应用

ELISA 具有样本处理能力高、分析性能可靠、使用方便等优点，为生物和医学实验室的研究及应用提供了一个理想的工具，可以用于检测的项目包括以下两点内容。①临床诊断方面：传染病的诊断，各项免疫球蛋白、补体成分、肿瘤标记物、各类血浆蛋白质、肽类及非肽类物质的检测。②食品安全的检测应用：食品中污染的致病菌及其毒素、真菌毒素、农药残留、过敏原以及非法添加成分的检测（相关标准如表 15-2 所示）。

表 15 -2　食品中酶联免疫吸附法相关标准

分析物	标准编号	标准名称	适用对象	检出限
黄曲霉毒素 B₁	GB/T 17480—2008	饲料中黄曲霉毒素 B₁ 的测定　酶联免疫吸附法	各种饲料原料、配合饲料及浓缩饲料	0.1μg/kg
脱氧雪腐镰刀菌烯醇	DB43/T 1522—2018	饲料中脱氧雪腐镰刀菌烯醇的测定 酶联免疫吸附法	植物性饲料原料、配合饲料、浓缩饲料	100μg/kg
莱克多巴胺	农业部 1025 号公告 - 6 -2008	动物性食品中莱克多巴胺残留检测 酶联免疫吸附法	猪肉、猪肝和猪尿液	猪肉、猪肝和猪尿液的检测限分别为 1.5μg/kg、1.4μg/kg、1.1μg/kg
四环素类药物	农业部 1025 号公告 - 20 -2008	动物性食品中四环素类药物残留检测 酶联免疫吸附法	牛、猪、鸡的肌肉，猪的肝脏，牛乳和带皮鱼肌肉	牛乳：10μg/L；牛、猪、鸡的肌肉 <15μg/kg；猪肝脏 <30μg/kg
己烯雌酚	农业部 1163 号公告 - 1 -2009	动物性食品中己烯雌酚残留检测 酶联免疫吸附法	猪肉、猪肝、虾	2μg/kg
阿维菌素	DBS52/037 -2018	食品安全地方标准 蔬菜中阿维菌素残留的测定 酶联免疫吸附法	蔬菜（结球甘蓝、番茄、萝卜）	5μg/kg

　　对真菌毒素、农兽药残留等物质的分析使用最多的就是 ELISA 法，适合携带到现场进行监测，对于显示阳性反应的样本，可再加用气相或液相色谱进行测定，可以减少不必要的浪费和污染。因此，联合国粮食及农业组织已向多个国家推荐过此技术，美国化学学会也将其列为农药残留检测的主要技术之一。目前，我国已有黄曲霉毒素、赭曲霉毒素、玉米赤霉烯醇、青霉素、孔雀石绿、恩诺沙星、己烯雌酚、头孢类抗生素、呋喃唑酮、氯霉素、克伦特罗、莱克多巴胺等 40 多种污染物相关的 ELISA 法获批国家发明专利。

　　尽管酶免疫分析法在分析检测领域获得了广泛的推崇，但该方法也存在一定的问题，如：①ELISA 法易受外界因素干扰，出现假阳性；②对于前处理复杂的样品（如食品、饲料等），实现快速批量检测仍存在较大困难；③传统比色 ELISA 方法灵敏度偏低，无法实现对低浓度目标分析物的检测。

第三节　免疫荧光标记技术

免疫荧光检测法（immunofluorescence assay，IFA）始创于 20 世纪 40 年代初，采用异氰硫酸荧光素标记抗体，检查小鼠组织切片中的可溶性肺炎球菌多糖抗原，但是此种荧光素标记物的性能较差，未能推广使用。直至 20 世纪 50 年代末期，Riggs 等合成性能较为优良的异硫氰酸荧光黄，Mashall 等对荧光抗体的标记方法又进行了改进，从而使免疫荧光技术逐渐推广应用。免疫荧光技术是在免疫学、生物化学和显微镜技术的基础上建立起来的将抗原与抗体的特异性反应与荧光技术的敏感性相结合的免疫分析技术。

一、荧光物质

作为标记的荧光物质需易与抗原或抗体偶联而不影响其活性，且结合后具有较高的荧光效率；其标记方法简单且安全无毒；标记化合物稳定性好，容易保存。常用的荧光标记物质包括小分子有机化合物荧光素、稀土离子螯合物和量子点等。

1. 荧光色素

目前用于标记抗体的荧光素主要有异硫氰酸荧光素（fluorescein isothiocyanate，FITC）、四乙基罗丹明（rhodamine，RB200）及四甲基异硫氰酸罗丹明。

FITC 为黄色或橙黄色的结晶粉末，易溶于水和乙醇等溶剂，分子质量为 398.4u，最大吸收波长为 490~495nm，最大发射波长为 530nm，呈黄绿色荧光。FITC 有两种同分异构体，其中 I 型异构体在荧光效率、稳定性以及与蛋白质结合能力方面具有优势。FITC 是荧光免疫分析中常见的荧光标记物之一，其量子产率高，有较好的光稳定性和低温度系数。在碱性条件下，分子中的异硫氰基可直接与蛋白分子中的氨基主要是赖氨酸的氨基经碳酰化反应形成硫碳氨基键，完成荧光标记。

四乙基罗丹明，为橘红色粉末，不溶于水，易溶于酒精和丙酮。性质稳定，可长期保存。最大吸收光波长为 570nm，最大发射光波长为 595~600nm，呈橘红色荧光。

四甲基异硫氰酸罗丹明，最大吸引光波长为 550nm，最大发射光波长为 620nm，呈橙红色荧光。与 FITC 的翠绿色荧光对比鲜明，可配合用于双重标记或对比染色。其异硫氰基可与蛋白质结合，但荧光效率较低。

有机荧光化合物如荧光素和罗丹明已广泛应用于常规荧光检测分析，然而，这些荧光检测都有比较大的不足之处，在这些荧光检测中因为受到背景散射激发光的显著抑制以及样品中其他共存物（如荧光化合物、灰尘等）的荧光显著干扰，这些原因限制了这些荧光检测方法的灵敏度。

2. 稀土螯合物

稀土螯合物主要由一些三价的镧系稀土元素如镧 La^{3+}、钐 Sm^{3+}、镝 Dy^{3+}、铕 Eu^{3+}、铽 Tb^{3+} 等同一些有机化合物如 β - 二酮化合物、菲罗啉类化合物、水杨酸类化合物、联吡啶类化合物等所形成的螯合物，在紫外光的照射下发出很强的荧光。镧系元素的最外层和次外层电子构型基本相同，电子逐一填充到 4 f 轨道。镧系元素离子不能自发荧光或只能发出微弱的荧光，它们必须与各自特定的有机配体螯合，然后能量经过配体传递到中心离子，使离子发光强度大大增强。镧系元素离子螯合物产生的荧光强度强且衰变时间极长，是传统的有机荧光标记物的 $10^3 \sim 10^6$ 倍。

3. 量子点

量子点（quantum dots）是指半径小于或接近于激子波尔半径的半导体纳米晶粒（1 ~ 10nm）。它们由 II ~ VI 族或 III ~ V 族元素组成，性质稳定，可接受激发光产生的荧光，具有类似体相晶体的规整原子排布。广义的量子点还包括 IV ~ VI 族、V ~ VI 族元素组成的纳米晶以及金簇、银簇、硅点、碳点、复合荧光纳米材料等。QDs 的特殊结构导致其具有表面效应、量子点效应、介电限域效应和宏观量子隧道效应，展现出了许多独特的光学特性：①激发光波长宽，而发射光波长窄；②具有"调色"功能，不同粒径的量子点具有不同的颜色，一元激发多元发射（图 15 - 6）；③荧光强度高，稳定性好，抗漂白能力强，荧光寿命长。

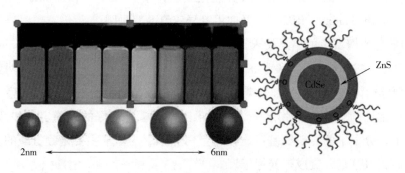

图 15 - 6 　 量子点图像及结构

二、标记方法

1. 直接法

直接法是荧光抗体技术最简单和基本的方法。滴加荧光抗体于待检标本片上，经反应和洗涤后在荧光显微镜下观察。标本中如有相应抗原存在，即与荧光抗体特异结合，在显微镜下可见有发出荧光的抗原－抗体复合物。此法的优点是简单、特异。但其缺点是检测每种抗原均需制备相应的特异性荧光抗体，且敏感性低于间接法。

2. 间接法

根据抗球蛋白试验的原理，用荧光素标记抗球蛋白抗体（简称标记抗抗体）的方法。检测过程分为两步：第一次，将待测抗体（第一抗体）加在含有已知抗原的标本片上作用一定时间，洗去未结合的抗体；第二，滴加标记抗抗体。如果第一步中的抗原与抗体已发生结合，此时加入的标记抗抗体就和已固定在抗原上的抗体（一抗）分子结合，形成抗原－抗体－标记抗抗体复合物，并显示特异荧光。此法的优点是敏感性高于直接法，而且无须制备一种荧光素标记的抗球蛋白抗体，可用于检测同种动物的多种抗原－抗体系统，也可用荧光束标记葡萄球菌 A 蛋白，代替标记抗球蛋白抗体用于间接法荧光染色，且不受第一抗体来源的种局限制，但敏感性低于标记抗抗体法。间接法有时易产生非特异性荧光。此法常用于各种自身抗体的检测。如果第一抗体为已知，间接法也可用于鉴定未知抗原。

三、免疫荧光标记技术原理

按照标记物质及反应体系的不同，荧光免疫标记技术主要包括荧光免疫分析、荧光偏振免疫分析、时间分辨荧光免疫分析、荧光共振能量转移免疫分析。

荧光免疫分析（fluorescence immunoassay，FIA）主要用于对蛋白的定性和跟踪，在小分子化合物的定量检测方面报道较少，所以，较少用于分析化学领域。传统的荧光免疫分析方法的检测原理与 ELISA 法或免疫层析反应原理类似，只需将荧光素或荧光材料标记抗原或抗体，根据荧光强度与待测物物质的量成一定比例而实现定量。传统的荧光免疫反应比标准操作步骤简便，但是受本底荧光的干扰较大，检测灵敏度不高。

时间分辨免疫标记技术（time－resolved fluoroimmunoassay，TRFIA）是将时间分辨荧光与免疫分析技术相结合，依赖于稀土元素荧光寿命长、stokes 位移大、发射光谱信号峰尖锐等独特的荧光性质而发展起来的一种检测技术，其基本过程是首先利用稀土元素标记抗原或抗体，在一定的体系中与待测物反应形成免疫复合物；然后通过设定适当的延迟时间和门控时间，脉冲激发待测产物，短寿命的背景荧光信号（纳秒级别内）会在延迟时间内衰减消失，再对荧光信号进行采集，得到长荧光寿命的信号信息；最后根据相对荧光强度对待测物进行定量分析。该方法能够消除本底短寿命荧光的干扰，提高检测信噪比，与传统的荧光检测技术相比，明显提高了荧光检测结果的灵敏度和准确度。这些特性也使得它们在广泛的领域内具有很大的潜在应用价值。

荧光共振能力转移（fluorescence resonance energy transfer，FRET）的原理是基于两个荧

光基团：能量供体（长寿命荧光）与能量受体（短寿命荧光），当二者之间的距离足够近时发生的能量传递。生物分子之间的相互作用可以通过分别标记有不同荧光标签的供体与受体间产生的能量转移的水平进行确认。

四、荧光免疫标记法的应用

荧光免疫标记法是随着免疫分析和化学分析的发展而成熟起来的一种新的检测方法。作为一种灵敏度高、特异性好、安全的超微量分析测定方法，目前已广泛而成熟地应用在临床医学领域，同时也在食品安全领域崭露头角，用于快速检测食品中的大肠杆菌 O157:H7、赭曲霉毒素 A、微囊藻毒素和有害金属等。有报道基于量子点的荧光免疫分析法测定花生中的黄曲霉毒素 B_1，检测限为 $0.016\mu g/kg$；在采用时间分辨荧光免疫分析法对饲料中黄曲霉毒素总量检测中，检测限为 $0.16\mu g/kg$，检测范围为 $0.48\sim30.0\mu g/kg$；基于量子点的荧光共振能力转移法检测食品中黄曲霉毒素 B_1，检测灵敏度达 $0.04ng/mL$。相信随着检测设备的广泛应用和各种检测试剂盒的不断开发，TRFIA 将在食品安全领域发挥更大的作用。

第四节　胶体金免疫标记技术

胶体金免疫层析技术（immunochromatography，IC）是 20 世纪 70 年代初期由 Faulk 和 Taylor 建立的，该方法是以胶体金作为示踪标记物，将抗原与抗体的特异性反应与层析分离技术相结合，进行待测目标物定性和定量检测的快速免疫分析技术。该技术省去了洗涤等步骤，操作简便快速、特异性强、灵敏度高，无须特殊仪器设备，对检测人员要求较低，检测结果可以用肉眼直接观测，适合于现场快速检测及家庭的自我检测，已被广泛应用于微生物、农药残留、重金属、生物毒素等方面的快速检测中，具有较好的发展前景。2017 年，免疫层析检测试纸条在食品及饮料方面的销售收入额达 1.5 亿美元，预计 2020 年达 2.6 亿美元。

一、胶体金合成

胶体金（colloidalgold）也称金溶胶（goldsol），是由金盐被还原成原金后形成的金颗粒悬液。由 Frens 创立的柠檬酸钠还原法是使用最为广泛的胶体金合成方法，该法一般先将 0.01% 的四氯金酸（$HAuCl_4$）溶液加热至沸腾，迅速加入一定量还原剂（1% 柠檬酸三钠水溶液），开始有些蓝色，然后为浅蓝、蓝色，再加热出现红色，煮沸 7～10min。通过控制柠檬酸三钠和氯金酸的比例制备出粒子直径在一定范围内的金溶胶粒子。制备的胶体金颗粒大小多在 1～100nm，微小的金颗粒稳定、均匀、呈单一分散状态悬浮在液体中，称为胶体金溶液。大小不同的胶体呈色有一定差别，较小的胶体金（2～5nm）是橙黄色的，直径在 10～20nm 的胶体金呈葡萄酒红色，较大颗粒的胶体金（30～80nm）则是紫红色，根据这一特点，用肉眼观察胶体金的颜色可粗略估计金颗粒的大小。

许多研究证明该法制备胶体金的金颗粒大小的基本规律是柠檬三钠用量越多，胶体金颗粒直径越小（表 15－3）。

表 15－3　柠檬酸三钠用量与胶体金颗粒直径的关系

直径/nm	1% 柠檬酸三钠/mL	0.01% $HAuCl_4$/mL
10.0	5.0	100
20.0	4.0	100
25.0	1.5	100
50.0	1.0	100
60.0	0.75	100
70.0	0.60	100
98.0	0.42	100

胶体金颗粒作为该检测技术中的重要物质，其粒径大小、粒径分布、形貌及颗粒的分散性直接影响着胶体金溶胶的稳定性和聚沉，从而制约了胶体金免疫层析检测技术的准确度和应用范围。

二、胶体金的结构

胶体金颗粒由一个基础金核（原子金 Au）及包围在外的双离子层构成，紧密连接在金核表面的是内层负离子（$AuCl^{2-}$），外层离子层 H^+ 则分散在胶体间溶液中，以维持胶体金游离于溶胶间的悬液状态（图 15－7）。金纳米颗粒表面的阴性电荷层可以使颗粒之间相互排斥，以维持胶体金的稳定状态。胶体金颗粒的基础金核并非是理想的圆球核，较小的胶体金颗粒

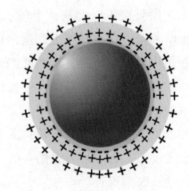

图 15－7　纳米金双分子层结构

基本是圆球形的，较大的胶体金颗粒（一般指大于 30nm 以上的）多呈椭圆形。

三、胶体金的基本特性

胶体金具有显色性和光吸收性：胶体金颗粒根据粒径大小的不同呈现不同的颜色，直径 2～5nm 的胶体金呈现橙黄色，直径 10～20nm 的胶体金呈现酒红色，直径 30～80nm 的胶体金呈现紫红色。胶体金在可见光波谱内有特征性的吸收峰，在 510～550nm 范围内，波长随着胶体金颗粒的增大而偏向长波长，当颗粒减小时波长偏向短波长。根据这一特点，用肉眼观察胶体金的颜色可粗略估计金颗粒的大小。

影响胶体金稳定性的因素主要有电解质、溶胶浓度、温度和稳定剂量。胶体金具有胶体的多种特性，特别是对电解质的敏感性。电解质能破坏胶体金颗粒的外周永水化层，从而打破胶体的稳定状态，使分散的单一金颗粒凝聚成大颗粒，而从液体中沉淀下来。某些蛋白质等大分子物质有保护胶体金、加强其稳定性的作用。

四、胶体金的标记方法

金标抗体或金标抗原指胶体金与抗体或抗原结合物，又称为免疫金（immunogold）。胶体金颗粒表面没有功能基团，与抗原–抗体偶联主要依靠物理电荷吸附方式。胶体金表面带负电荷，与蛋白质表面带正电荷的基团以静电引力作用相互吸引，达到范德瓦尔斯力的强度时即可形成牢固的结构。同时胶体金颗粒的粗糙表面也是形成吸附的重要条件。

抗体或蛋白质类抗原分子中有三种特异氨基酸残基在胶体金吸附过程中起到重要作用，包括赖氨酸、色氨酸和半胱氨酸，其与胶体金偶联机制各不相同。赖氨酸带有较强的正电荷，通过静电吸附作用与带有较强负电荷的胶体金连接；色氨酸主要通过疏水作用与胶体金偶联；半胱氨酸通过巯基与胶体金以共用电子的形式形成配位键（图 15–8）。很大程度上，蛋白质与胶体金的偶联成功与否取决于上述三种氨基酸残基在蛋白质上的位置。3 种氨基酸位于抗体分子的 Fc 端，免疫金结合抗原的活性可能保留较好，若这些氨基酸位于抗体的抗原结合部位，则抗体的亲和力将受到较大影响。制备好的金标抗体必须用适当的试剂进行稳定，牛血清蛋白（BSA）、葡聚糖、PEG2000、明胶等均为良好的高分子稳定剂。稳定剂有两大作用：一是为通过封闭胶体金表面未和特异性蛋白结合的位点而减少非特异性反应；二是保护胶体金的稳定性，使之便于长期保存。

五、胶体金免疫层析试纸条检测原理

胶体金免疫层析试纸条包括样品垫、结合垫（金标垫）、层析膜、吸水滤纸与聚氯乙烯

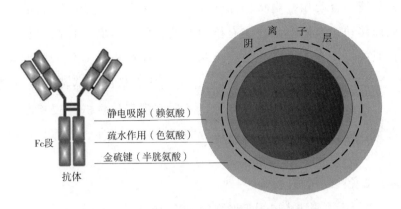

图 15 -8　抗体与胶体金结合力示意图

色氨酸和半胱氨酸与胶体金的偶联机制各不相同。胶体金在碱性环境下。

（polyvinylchloride，PVC）衬板等组成（图 15 -9）。样品垫与结合垫的材质为纤维棉或玻璃棉，分别用不同的缓冲液处理。样品垫用于快速吸收待检样品溶液，并为抗原 – 抗体反应提供缓冲体系。结合垫吸附带有标记的生物材料（如胶体金标记的抗体），可与待检样品溶液中的待检物结合形成免疫复合物。层析膜常选用具有较高的蛋白吸附容量和较好的亲水性的硝酸纤维素膜（NC 膜），其上喷涂固定检测线（test line，T 线）和质控线（control line，C 线），用于聚集金标免疫复合物，显示检测结果。膜的理化性能如膜的厚度、膜的孔径、膜的层析率、有无背衬等都直接或间接影响膜的层析性能，从而影响免疫层析分析的灵敏度和特异性。吸水垫为吸水纸板，通过虹吸作用为反应提供动力，也可以吸收流过层析膜的待检样品溶液。除了试纸的基本结构之外，免疫层析试纸还需要添加一些辅助材料，如外层塑胶膜或塑料外壳等，以组装成完整的免疫层析试纸产品，如试纸条或试纸卡。

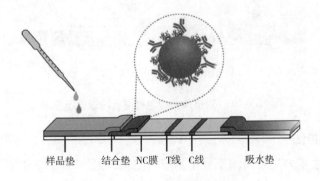

图 15 -9　免疫层析试纸条示意图

其原理是先将可特异性识别目标物的物质（抗原或抗体）和羊抗鼠二抗分别喷涂在硝酸纤维素膜的 T 线和 C 线上，然后以固定有 T 线和 C 线的硝酸纤维素膜为固定相，以含待检物样品液为流动相，当将样品滴加至样品垫后，由于毛细管的虹吸作用，样品将沿着膜向前移动，当移动至固定有抗原或抗体的区域时，样品中相应的抗体或抗原即可与该抗原或抗体发生特异性结合，剩余的物质层析到 C 线上发生免疫反应，最后根据 T、C 上条带颜色深浅来裸眼判读进行定性或者借助仪器读取信号值进行定量。用免疫胶体金可使该区域显示一定的颜色，从而实现特异性的免疫检测分析。一般根据目标物的性质，可将胶体金免疫层析法分为竞争和双抗夹心胶体金免疫层析法两种模式。

1. 双抗体夹心免疫层析法

双抗夹心免疫层析检测法主要用于检测具有多个抗原表位的大分子物质和颗粒性抗原，如细菌、病毒和蛋白质等。

双抗夹心免疫层析法原理为将捕获的抗体划线于 NC 膜上为检测 T 线，胶体金标记的抗体喷涂于金标结合垫上，羊抗鼠 IgG 划线于 NC 膜上为质控 C 线（图 15 – 10）。当待检样品滴加到样品垫上时，通过毛细管虹吸作用向前泳动，如果样品中含有待检物，当层析到金标结合垫上时溶解金标抗体会与金标抗体结合，形成胶体金 – 待测抗原的免疫复合物。随着层析继续向前泳动，免疫复合物被 NC 膜 T 线上的捕获抗体捕获形成金标抗体 – 抗原 – 捕获抗体的夹心结构的免疫复合物，T 线显示出红色条带为阳性结果；未结合的金标抗体和待检抗原 – 金标抗体复合物会和 C 线处的羊抗鼠 IgG 结合。若无条带则为阴性结果。如果 NC 膜上质控 C 线也无色，说明试纸条已失效。

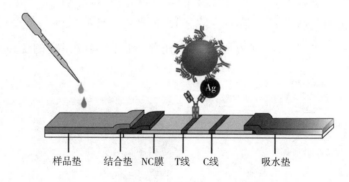

样品垫　　结合垫　　NC膜　T线　C线　　　吸水垫

图 15 – 10　双抗体夹心免疫层析法原理示意图

2. 竞争免疫层析法

竞争免疫层析法主要用来检测小分子物质（真菌毒素、农兽药残留以及激素等）。

竞争免疫层析法的原理为将胶体金标记的抗体吸附于金标结合垫上，抗原喷涂于 NC 膜上为检测 T 线，另外羊抗鼠 IgG 喷涂于 NC 膜上为质控 C 线。当待测样品液滴加到样品垫上时，通过毛细管的虹吸作用，胶体金结合垫将溶解金标抗体，并随着样品继续向前泳动。如样品中含有待测抗原,则会与金标抗体结合,形成胶体金 – 待测抗原的免疫复合物。当金标抗体到达 T 线时,形成复合物的金标抗体则不会与 T 线处包被的抗原结合。当样品中待检抗原较少时,游离的金标抗体与 T 线上的抗原结合得较多,若显示红色条带为阴性结果;若无条带则为阳性结果。如果质控 C 线也无色,说明试纸条已失效。结果判断如图 15 – 11 所示。

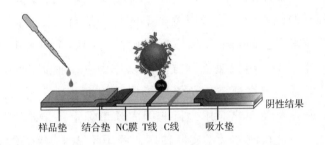

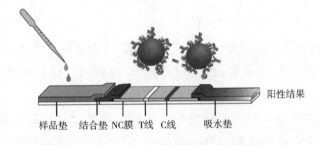

图 15 –11 竞争法免疫层析法原理示意图

3. 间接法免疫层析检测法

直接法检测模式既可用于抗原的检测(如人类或动物蛋白质、病原微生物蛋白质以及其他生物标志物等,图 15 – 12),也可用于抗体的检测(如 IgG、IgM、IgA 等),已广泛应用于人类及动物疫病的早期诊断、生化分析、抗体水平监测等中。

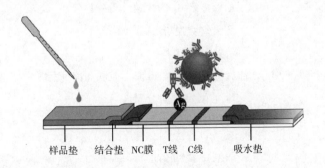

图 15 –12 间接免疫层析法原理示意图

六、胶体金免疫层析检测技术在食品中的应用

胶体金免疫层析技术出于具有成本低、检测时间短、操作简便等优点，广泛应用于食品安全快速检测领域，如农兽药残留检测、食源性致病菌检测、生物毒素检测与违禁添加检测等。食源性致病菌一般采用夹心模式的免疫层析方法，而针对生物毒素、农兽药残留等小分子的检测则一般采用竞争型的免疫层析方法。同时，以胶体金为标记材料的免疫层析技术在食品安全领域应用最广泛。2015 年，《中华人民共和国食品安全法》第一百一十二条指出快速检测方法可以作为食品抽查检测的手段，其检测结果可作为行政处罚的依据。这标志着免疫层析检测技术开始获得法律认可，加速了免疫层析检测产品的研发及商业化应用，目前国内外市场上已出现大量的相关商业化产品。为了进一步规范快速检测方法的实际使用，我国于 2017 年 3 月出台了《食品快速检测方法评价技术规范》，并与同年 6 月由食药监科（2017）49 号文发布了"总局关于规范食品快速检测方法使用管理的意见"等。此外，截止到 2018 年 5 月，我国共发布了 14 项食品安全快速检测标准，其中 13 项为胶体金免疫层析法，1 项为时间分辨荧光免疫层析法；检测对象主要包括孔雀石绿、罗丹明 B、硝基呋喃代谢物、瘦肉精、黄曲霉毒素、脱氧雪腐镰刀菌烯醇、玉米赤霉烯酮以及吗啡、可卡因等（表 15 - 4）；检测模式以单卡单检测线为主，除此之外，我国国家粮食和物资储备局等权威部门也加速筹备对食品安全快检产品的验证，确保市场对快检产品的认可度，同时也利于食品安全快速检测产品的进一步推广。总之，免疫层析检测技术必将在我国食品安全检测行业中扮演越来越重要的角色。

表 15 - 4   国内涉及免疫层析分析方法的食品标准

分析物	标准编号	标准名称	使用对象	检出限
毒素类	LS/T 6108—2014	粮油检验谷物中黄曲霉毒素 B_1 的快速测定 免疫层析法	大米、糙米、玉米等谷物	—
	NY/T 2548—2014	饲料中黄曲霉毒素 B_1 的测定时间分辨荧光免疫层析法	饲料和饲料原料	0.30μg/kg
瘦肉精	NY/T 933—2005	尿液中盐酸克伦特罗的测定胶体金免疫层析法	猪、牛尿液	3ng/mL

续表

分析物	标准编号	标准名称	使用对象	检出限
抗生素/ 杀菌剂	农业部 1077 号公告 – 7 – 2008	水产品中恩诺沙星、 诺氟沙星和环丙沙 星残留的快速筛选 测定胶体金免疫渗 滤法	水产品	恩诺沙星和环丙沙 星均为 $10\mu g/kg$ 诺氟沙星 $20\mu g/kg$
	DB34/T 2254—2014	水产品中氯霉素残 留的检测 – 胶体金 免疫层析法	鱼、甲鱼、龟肌肉 组织和虾、蟹去壳、 肠腺的可食用组织	$3.0\mu g/kg$
	DB34/T 2252—2014	水产品中孔雀石绿 残留的检测胶体金 免疫层析法	鱼、甲鱼、龟肌肉 组织和虾、蟹去壳、 肠腺的可食用组织	$3.0\mu g/kg$
	DB34/T 2253—2014	水产品中硝基呋喃 类代谢物残留的检 测 胶体金免疫层 析法	适用于鱼、甲鱼、龟 肌肉组织和虾、蟹去 壳、肠腺的可食用 组织	$1.0\mu g/kg$

但该分析方法也存在不足和局限性，如检测灵敏度不高、受样品基质干扰较大、以定性和半定量为主、商业化胶体金免疫层析试纸条各式各样且质量参差不齐等。随着科技的进步，免疫层析技术将在以下几个方面得到快速发展。

（1）进一步提高检测灵敏度 应致力于缩小其与其他免疫分析方法的差异，使用各种优质原料，配备优质抗体，引进放大系统，如新材料（磁性纳米颗粒、上转换发光材料、量子点及量子点微球等）代替传统的胶体金，可大大提高其灵敏度。

（2）实现定量检测及检测标准化 胶体金免疫层析检测试纸条绝大多数用于定性检测，随着技术的发展，如使用荧光物质等新型标记材料可实现检测技术的半定量和定量检测。同时，对于大量的商业化免疫层析定量分析仪，其相关行业标准也必将被指定，以进一步推动免疫层析试纸条的应用普及。

（3）实现多元检测 通过采用在一个硝酸纤维素膜上包被多条抗体带的方法，可实现一次加样检测出多种物质的多元检测试纸条。总之，随着新技术的发展，胶体金免疫层析快速检测技术为实际检测提供了多种可能。

（4）更加智能化 随着人们对检测方法便携化要求的提高和人工智能技术的日渐成熟，结合智能手机软件开发，免疫层析试纸条的自动化、智能化检测必将逐渐成为研究热点。

第五节　免疫磁珠标记技术

免疫磁珠标记技术是近年来发展起来的将磁载体固化特有优点与抗原－抗体特异性反应结合于一体的新技术。磁性微球是通过一定方法将磁性无机粒子与有机高分子结合形成的具有一定磁性及特殊结构的体积在几纳米到几十微米之间的复合微球。其作为免疫检测的固相载体被广泛应用，磁性微球表面具有众多表面功能基团，同时具有磁响应，在外加磁场作用下具有磁导向功能。目前，免疫磁珠标记技术已广泛用于生物医学、细胞学和分离工程、免疫学检测等领域。免疫磁珠的主要特点为：①分离速度快、效率高、可重复性好；②操作简单、不需要昂贵的仪器设备；③不影响被分离细胞或其他生物材料的生物学性状和功能。磁珠（magnetic beads，MBs）具有尺寸小、表面官能团丰富和可控性强的优良特性，适合用作生化分析。过去的 40 年中，报道了很多大小从纳米到微米的磁珠被用于分离和检测各种生物和化学靶标的应用。

一、纳米磁珠的合成及结构特性

1. 制备方法

磁性微球制备方法主要包括无机磁性颗粒的合成和聚合物稳定剂的涂覆两个步骤。其合成方法包括共沉淀法、悬浮聚合法、乳液聚合法、分散聚合法、包埋法及原子转移自由基聚合法等。无机磁性颗粒多采用 Fe_3O_4 磁性纳米粒子，而共沉淀法是合成超顺磁 Fe_3O_4 纳米粒子简单、有效的方法。该方法指在室温或高温条件下通过一定比例的二价和三价铁离子的水解、陈化反应制备得到铁氧体磁性材料。首先，向三价铁和亚铁的盐溶液中添加碱，以沉淀铁和亚铁；然后，利用磁析或离心方法，分离凝胶状沉淀物；最后，在合适的表面活性剂（如油酸）下加热，将氢氧化铁沉淀物在空间上稳定为 Fe_3O_4。选用适当的聚合物稳定剂对 Fe_3O_4 纳米粒子进行表面涂层，可最终实现核壳磁珠的制备。例如，在 Fe_3O_4 表面涂覆 SiO_2，并掺杂三（$2,2'$－联吡啶）钌（Ru－bpy）可合成一种具有超顺磁性和发光特性的核壳磁珠。

2. 基本特征

纳米磁珠具有如下特性：①粒径小，均一程度高，且单分散性好，使微球具有很强的磁响应性，又不会因粒径太大而发生沉降，具有较大的比表面积，偶联容量大；②磁珠表面具有丰富的活性基团，以便与具有生物活性的物质如生物酶、抗体等进行偶联，进而应用于酶的固定化、免疫检测等生物和医学领域；③具有超顺磁性的纳米磁珠在外加磁场的存在下，磁珠有较好的响应性，能迅速聚集，当撤去外加磁场时，磁珠无磁性记忆，能够均匀分散，不出现聚集现象；④操作简便，在外磁场的作用下可进行磁粒的反复分离，分离过程十分简单，可省去离心、过滤等烦琐操作，节约时间，与目前已有的医学与生物相关方法相比，具有较好的优势；⑤磁性微粒具有一定的机械强度和化学稳定性，能耐受一定浓度的酸碱溶液和微生物的降解，其结构内的磁性物质不易被氧化，磁性微粒的这种物理化学性质稳定，其磁性不易下降。

二、磁珠标记方法

1. 直接偶联法制备的免疫磁珠

直接偶联法是指将特异性抗体直接共价连接到磁珠上的方法。磁性纳米复合物因表面富含各种功能基团和大量的表面电荷，因此易与抗体进行偶联。常见的功能基团有羧基（—COOH）、氨基（—NH$_2$）和羟基（—OH）。如磁珠表面修饰活泼的氨基或羟基，则可利用高碘酸钠将抗体中的糖基氧化成醛，然后在弱碱性的条件下，与磁性粒子表面的氨基反应生成希夫碱，从而实现偶联的目的。如磁珠表面修饰活泼的羧基，羧基与生物分子偶联的方法主要是碳化二亚胺缩合法，即在中性条件下，利用水溶性的 EDC 或油溶性的 DCC，使羧基与生物分子的氨基缩合生成酰胺键，从而实现偶联。为了提高偶联效率，还可先利用琥珀酰亚胺对羧基进行活化，然后再通过 EDC 等缩合，进而与抗体偶联。这一类型的免疫磁珠富集效果好，但制备过程复杂。当抗体与表面带有羧基、氨基、疏基、甲苯磺酸基和环氧基等基团的磁珠结合，则形成较为牢固的共价连接，不容易解离；但这类基团在偶联抗体的过程中没有靶向性，会无可避免地结合在抗体的 Fab 区，降低免疫磁珠制备后的富集效果。

2. 间接偶联法制备的免疫磁珠

间接偶联法是指将特异性抗体（单克隆抗体或多克隆抗体）间接共价连接到磁珠上。该方法的基本原理主要包括两种模式。①在磁珠表面直接偶联第二抗体（羊抗兔或鼠 IgG），再包被特异性抗体形成磁珠－二抗－特异性抗体复合物，制备免疫磁珠；②在磁珠表面直接偶联链霉亲和素，再与标记有生物素的特异性抗体形成磁珠－链霉亲和素－生物素－特异性抗体复合物，制备免疫磁珠。这一类型的免疫磁珠制备过程简单，但产品不稳定，富集效率低；③具有偶联靶向性的一些表面活化基团，如 A 蛋白和 G 蛋白，能通过非特异性吸附抗体 Fc 区，把抗体靶向吸附在磁珠表面，并暴露出与抗原结合的 Fab 区；链霉亲和素活化的磁性微球，则能通过偶联 Fc 区标有生物素的抗体，同样达到靶向偶联的目的。当然，这种通过非共价结合的偶联方式没有共价连接的稳定性高，在偶联过程中可通过加入交联剂增强偶联的稳定性。

三、免疫磁珠富集技术的原理

免疫磁珠富集技术是一种以特异的抗原－抗体反应为基础的免疫学磁性微球检测和分离技术，以抗体包被的磁珠为载体，通过抗体与反应介质中特异性抗原结合，形成抗原－抗体复合物，此复合物在外加磁场作用下发生定向移动，从而达到分离抗原的目的。其基本原理是在磁性微球经过一定处理后，将抗体结合到磁珠上，形成免疫磁性微球（标记磁珠），标记磁珠的抗体与特异性抗原结合形成抗原－微球复合物，该复合物在磁场中具有与其他组分不同的磁响应性，在磁力作用下，该复合物可发生力学移动，从而达到分离抗原的目的。

四、免疫磁珠标记技术在食品中的应用

因为磁性纳米粒子具有多种优良的特性，所以在多个领域中被广泛应用，根据不同的应用需求，选择不同材料及大小的磁性纳米粒子，经过表面修饰后可以结合具有一定功能的生物大分子，制备免疫磁珠，进而发挥不同的作用。磁性纳米粒子的应用主要分在食品安全检测方面、环境治理方面以及生物医学方面。在食品中经常使用的磁性纳米粒子是铁的氧化物，其中超顺磁性四氧化三铁纳米粒子是最常见的材料。

病原微生物广泛存在于肉类、乳制品及水样等物质中，对于这些肉眼难发现的微生物，样品的前处理是至关重要的，免疫磁珠富集法与离心、有机溶液萃取和亲和层析等传统样品前处理方法相比，不仅快速简单，还提高了检测的可靠性和灵敏性，因此广泛应用于众多类型的食品检测和环境中的水样和土壤检测。传统分离大肠杆菌 O157∶H7 所采用的直接分离法存在着鉴别力差、抑制杂菌能力弱、耗时长、工作量大等缺点。采用免疫磁珠技术，能够快速地从各种食品样品中分离富集大肠杆菌 O157∶H7，满足流行病学的研究要求并可提高控制力度。

第六节　化学发光免疫分析技术

发光免疫分析是将发光分析和免疫反应相结合而建立的一种新型超微量分析技术。这种方法兼具有发光分析的高灵敏性和抗原－抗体反应的高度特异性。自从 Schroder 和 Halman 在 20 世纪 70 年代末期分别用化学发光免疫分析（chemiluminescence immunoassay，CLIA）测定甲状腺素（T4）以来，发光免疫分析技术发展很快。尤其是近年来，随着氨基酞肼类及其衍生物对抗原（或抗体）标记方法的建立，吖啶酯类等发光剂的合成，以及某

些酶技术、超弱光检测技术的发展，进一步推动了发光免疫技术的进展，使之成为医学、生物学研究领域中一种新的技术手段。

一、化学发光物质

标记用的化学发光物质应满足下述条件：①能进行化学发光反应；②偶联抗体或抗原后可转化为稳定试剂；③偶联后仍然保留高的反应动力和量子产率；④应不影响或极少影响被标记物的理化性质，尤其是免疫灵敏度。常见的化学发光剂有以下几类。

1. 吖啶酯

吖啶酯是一种具有三环结构的有机化合物，易被氧化，氧化过程无须催化剂。在碱性条件下，被 H_2O_2 氧化，分子中共价键会发生断裂，首先形成一个二氧酮中间体，进而产生电激发态的 N - 甲基吖啶酮，当 N - 甲基吖啶酮返回到基态时，会发出波长为 470nm 的光。这类化合物的发光为闪光型，加入发光启动试剂后 0.4s 左右，发射的光强度达到最大，半衰期为 0.9s 左右。吖啶酯具有背景发光低、干扰因素少、光释放快速集中、发光效率高、强度大、标记物较稳定等优点。

2. 鲁米诺类发光物质

鲁米诺及其衍生物因具有水溶性好、性质稳定、发光效率高、合成简单等特点，被广泛应用于传感、生物成像和肿瘤治疗等领域。当用氧化剂如过氧化氢处理鲁米诺的碱性水溶液时，会有光产生。在碱性溶液中，鲁米诺首先与碱性物质作用生成中间物鲁米诺负离子；在氧化剂的作用下，鲁米诺负离子被进一步氧化生成不稳定的有机过氧化物中间体，随后分解得到激发态的 3 - 氨基邻苯二甲酸；激发态分子跃迁回到基态的过程中伴随着光的产生，其最大发射波长约为 425nm。鲁米诺类化学发光分子具有化学发光量子产率高的特点，因此常被用于检测生物标记物。

以酶为标记物的化学发光仍然是化学发光免疫分析的主流，辣根过氧化物酶（HRP）与碱性磷酸酶（ALP）是两种常见的标记酶，均有其相应的化学发光底物，在临床检验中应用广泛，开发催化活性更高、稳定性更好、发光动力学曲线更符合免疫分析的酶和底物是化学发光免疫分析的研究热点之一。

二、标记方法

发光物的标记方法一般也是根据参与标记双方的结构特点进行选择的，同样也是利用蛋白质上的氨基、羧基等。偶联方法主要有混合酸酐法、N - 羟基琥珀酰亚氨法、过碘酸钠法、环内酸酐法、硫氰酸酯衍生物法等。抗原和抗体的标记是化学发光免疫分析中十分关键的一个环节。标记免疫步骤不仅要求标记产物不易脱落，性质稳定，更主要的是要求标记后标记物应保持原抗原或抗体的活性，保持标记基团的发光活性。

三、化学发光分析原理

化学发光免疫分析包含了免疫化学反应和化学发光反应两个部分。免疫分析系统是将化学发光物质或酶标记在抗原或抗体上，经过抗原与抗体特异性反应形成抗原－抗体免疫复合物。化学发光分析系统是在免疫反应结束后，向试剂内加入氧化剂或酶的发光底物，化学发光物质经氧化剂的氧化后，可形成一个处于激发态的中间体，会发射光子释放能量以回到稳定的基态，发光强度可以利用发光信号测量仪器进行检测。待测物质浓度因与发光强度成一定的关系从而可实现检测目的。

化学发光免疫分析法根据标记物的不同可分为三大类，即直接化学发光免疫分析法、酶促化学发光酶免疫分析法和电化学发光免疫分析法。

直接化学发光免疫分析法（chemiluminescence immunoassay，CLIA）是指伴随化学反应过程所产生的光的发射现象。某些物质在进行化学反应时，吸收了反应过程中所产生的化学能，使反应产物分子激发到电子激发态。当电子从激发态的最低振动能级回到基态的各个振动能级时产生辐射，多余的能量以光子的形式释放出来，这一现象称为化学发光。目前常见的标记物主要为鲁米诺类和吖啶酯类化学发光剂。

酶促化学发光免疫分析（chemiluminescence enzyme immunoassay，CLEIA）是以酶标记生物活性物质进行免疫反应，免疫反应复合物上的酶催化化学发光底物，在信号试剂作用下发光，用发光信号测定仪进行发光测定。目前常用的标记酶为辣根过氧化物酶和碱性磷酸酶，它们都有各自的发光底物。辣根过氧化物酶最常用发光底物是鲁米诺及其衍生物。碱性磷酸酶最常用的发光底物是 1,2－二氧环已烷类物质。

电化学发光免疫分析（electrochemiluminescence immunoassay，ECLIA）是指由电化学反应引起的化学发光过程。在电极上施加一定的电压或电流时，电极上发生电化学反应，在电极反应产物之间或电极反应产物与溶液中某种组分之间发生化学反应而产生激发态，当激发态跃迁回基态时放出能量，此过程即为电化学发光。

四、化学发光标记技术在食品中的应用

CLIA 具有灵敏度高、特异性强、准确性高、稳定快速等优点，日益受到人们的青睐。CLIA 分析方法多样，适用面广，广泛地用于抗原、抗体和半抗原的免疫测定，其线性范围也较宽。CLIA 技术不仅为临床诊断和科学研究提供了一种超微量的非同位素免疫检测手段，而且在食品分析、环境等方面具有广阔的应用前景。目前，CLIA 在免疫分析方面取得了一些成就，但其发展空间仍然很大。近年来，化学发光免疫分析技术发展迅速，以其独

特的优势在食品安全等领域被广泛应用，但在应用中同样存在不足，诸如仪器体积庞大、样品基质干扰大、测定小分子物质精密度低等。

传统的化学发光免疫分析方法虽然能够满足一般需求，但是对于复杂基质及低丰度的生物或环境样品，存在着特异性不足、信噪比低等问题。此外，化学能转化成光能的效率相对较低，这使得产生的光信号强度不足以满足高灵敏检测的需要。因此，降低背景干扰值和增强信号强度是提高分析特异性与灵敏度的主要途径。为了使化学发光免疫分析得到更加广泛的应用，未来研究的主要方向应集中在以下几个方面：①降低仪器成本，使仪器微型化、便携化；②强化对检测样本基质的处理，减少非特异性吸附，可提高检测的稳定性；③在高通量研究方面，通过多通道、多组分化学发光免疫分析检测技术，可提高检测效率；④发展化学发光免疫分析的联用技术，可扩大此技术的应用范围。另外，随着纳米技术的发展，基于磁性微粒子及金纳米粒子的化学发光免疫分析的研究越来越多，在快速分离和提高灵敏度方面有很大的突破。随着科学技术的发展及科研工作者的不懈努力，化学发光免疫分析法将会得到更快速的发展和更广泛的应用。

第七节　生物素与链霉亲和素免疫标记技术

生物素 - 链霉亲和素系统（biotin - avidin system，BAS），是 20 世纪 70 年代后期应用于免疫学，并得到迅速发展的一种新型生物反应放大系统。由于它具有生物素与亲和素之间高度亲和力及多级放大效应，并可与荧光素、酶、同位素等免疫标记技术有机地结合，从而可使各种示踪免疫分析的特异性和灵敏度进一步提高。它作为一种生物反应放大系统，具有亲和力高、灵敏度高、特异性强、稳定性好和多级放大作用等优点，被广泛应用于医学、食品分析等领域。

一、生物素

生物素（biotin，B）广泛分布于动、植物组织中，常从含量较高的卵黄（α 型）和肝组织（β 型）提取得到，现已可人工合成。生物素在机体内以辅酶形式参与各种羧化酶反应，故又称为辅酶 R 或维生素 H。相对分子质量为 244.31，分子式为 $C_{10}H_{36}O_3N_2S$（图 15 - 13），难溶于水，易溶于 N, N - 二甲基甲酰胺（DMF），有两个环状结构，其中 I 环为咪唑酮环，是与亲和素结合的主要部位；II

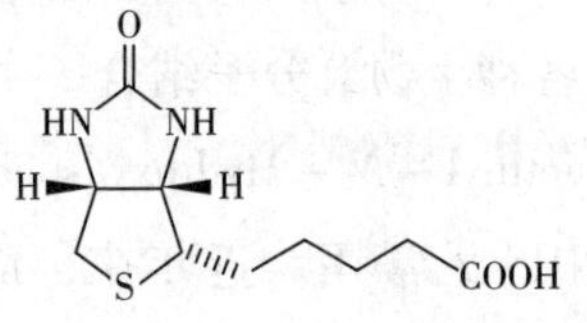

图 15 - 13　生物素分子结构

环为噻唑环，上有一戊酸侧链，其末端羧基是结合抗体和其他生物大分子的唯一结构。

二、亲和素和链霉亲和素

亲和素（avidin，A）又称抗生物素蛋白、卵白素或亲和素，是从卵白蛋白中提取的一种碱性糖蛋白，分子质量为68ku，等电点（pI）为10.0~10.5，含糖约10%。纯品为白色粉末，易溶于水，在pH 9~13的溶液中性质保持稳定，耐热并可耐受多种蛋白水解酶的作用，80℃加热2min，仍保持活性，特别是和生物素结合后十分稳定。但对强光和Fe^{2+}比较敏感。亲和素由4个相同的亚基组成，能结合4个分子的生物素，亲和素与生物素之间的亲和力极强，二者结合的亲和常数（K_a）为10^{15} L/mol，比抗原与抗体的亲和力（$K_a = 10^{5-11}$ L/mol）至少高1万倍，因此二者能快速结合，而且反应不受外界干扰，具有高度特异性和稳定性。亲和素以结合1μg生物素所需的量作为活性单位，1mg纯的亲和素的活性约为13.15U。

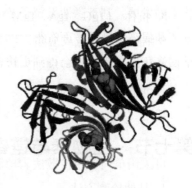

图15-14 链霉亲和素结构

链霉亲和素（streptavidin，SA）是链霉菌在培养过程中分泌的一种蛋白质产物，1L培养液中含SA 10~60mg。SA的分子质量为65ku，由4条序列相同的肽链组成，每条肽链含159个氨基酸残基（图15-14）。其氨基酸组成中，甘氨酸和丙氨酸的含量最大，且结合生物素的活性基团也是肽链中的色氨酸残基；链霉亲和素是一种稍偏酸性的蛋白质，并且不带任何糖基。链霉亲和素分子中的每条肽链都能结合一个生物素分子，因此与亲和素一样，一个链霉亲和素分子也能结合4个生物素分子，二者亲和常数（K_a）也为10^{15} L/mol。在蛋白水解酶的作用下，链霉亲和素可在N端10~12和C端19~21之间断裂，形成的核心链霉亲和素仍然保持着完整的结合生物素的能力。链霉亲和素的活性单位也是以结合1μg生物素所需的量来表示，1mg链霉亲和素的最高活性达18U。

三、生物素标记方法

将生物素的羧基加以化学修饰可制成各种活性基团的衍生物，称为活化生物素，适合与各种生物大分子结合。主要有用于标记蛋白质氨基的有生物素 N - 羟基丁二酰亚胺酯（biotinyl - N - Hydroxy succinimide este，BNHS）和生物素对硝基酚酯（pBNP），其中以BNHS最常用。近年来，应用活化长臂生物素（N - hydroxy - succinimido - 6 - biotinyl amidohexanoate，BCNHS）标记生物大分子，可以减少位阻效应，进而最大限度地增大信号放大的强度，以增加检测的灵敏度和特异性。用于标记蛋白质醛基、巯基和糖基的衍生物有生物素酰肼（biotin hydrazide，BHZ）。生物素的分子质量很小，当与抗体或酶反应形成生物素标记结合物后，大分子蛋白的空间位阻效应，可对生物素与亲和素的结合以及 BAS 的应用效果形成干扰。可在生物素分子侧链上连接上一定数量的基团，形成连接臂，增加生物素与被标记大分子间的距离。

四、BAS 的原理及基本类型

生物素（B）与亲和素（A 或 SA）可形成标记系统，抗原（Ag）和抗体（Ab）为特异性免疫反应系统，酶（E）及其底物（S）形成显色反应系统，这三个系统组合形成了生物素 – 亲和素系统的三种技术类型。

1. 桥联标记生物素 – 亲和素法

桥联标记生物素 – 亲和素法（bridgedbiotin – avidin technique，BAB）可以分为直接法和间接法两种。以游离的亲和素（或链霉亲和素）作为桥联剂，利用亲和素的多价性，将生物素化抗体与生物素化的标记物（如酶等）联结起来，达到检测目标的方法称为直接法（图 15 – 15）。在抗原与特异性抗体结合反应后，再用生物素化的第二抗体与抗原 – 抗体复合物结合的方法称为间接法，较直接法检测灵敏度要高。这种检测系统利用了（链霉）亲和素分子上多生物素结合位点的优势，被普遍用于免疫分析。

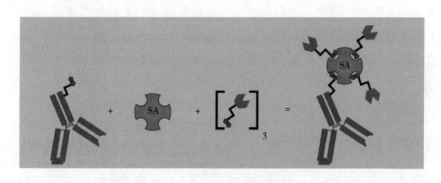

图 15 – 15　生物素 – 链霉亲和素系统

2. 标记生物素·亲和素法

标记生物素·亲和素法（labeled – avidin·biotin，LAB）又称 BA 法，是以酶标记的亲和素（或链霉亲和素）代替 BAB 法中游离的亲和素（或链霉亲和素）的方法，本法也可以分为直接法和间接法。以直接与免疫复合物中的生物素化一抗连接进行酶呈色反应的方法称为直接法；采用生物素化的二抗与抗原结合，称为间接法。BA 法中省略了酶标记生物素，因此较 BAB 法简单。

3. 生物素亲和素过氧化物酶法

这种方法是 BAB 法的改良法。预先在一定条件下按一定比例将未标记的（链霉）亲和素与酶标生物素混合，形成可溶性（链霉）生物素·亲和素·酶复合物（avidin·biotin·peroxidase complex，ABC），复合物中的未饱和（链霉）亲和素的结合位点能与生物素化的抗体反应，使抗原－抗体反应体系与 ABC 标记体系连成系统，有效地结合了 BA 法与 BAB 法的原理，具有更高灵敏度。现已有商业化提供的链霉亲和素或亲和素及酶标生物素的试剂盒，只需简单地将其混合就可得到生物素·亲和素复合物（avidin·biotin complex，ABC）。

五、BAS 的应用

BAS 系统逐渐成为医学研究和生物学领域中的重要工具，也是最具使用价值和发展前途的技术之一。免疫学方面，BAS 在快速检测技术中得到了很大的发展，尤其是与免疫标记技术的有机结合，极大地提高了测定的灵敏度。

第八节　免疫检测新技术

近年来，随着分子生物学、细胞生物学、基础免疫学和免疫化学等学科的进展以及应用现代高新技术建立的仪器分析日趋发展，免疫标记技术也在不断完善和更新。各种新技术和新方法不断涌现，至今已发展成为一类检测微量和超微量生物活性物质的免疫生物化学分析技术。

一、免疫 PCR 技术

聚合酶链式反应（polymerase chain reaction，PCR）是体外酶促合成特异性 DNA 片段的一种扩增方法，能在短时间内把目的 DNA 放大百万倍，从而实现对目标 DNA 片段的定量检测，但它的检测对象只限于 DNA 和 RNA。1992 年，Sano 等将 ELISA 和 PCR 技术结合在一起建立了一种新型的检测技术即免疫 PCR（immuno－PCR，IPCR）技术。该技术结合了 ELISA 的高特异性和 PCR 的高灵敏性，其本质是一种以 PCR 扩增一段 DNA 报告分子代替酶反应来放大抗原－抗体结合率的一种改良型 ELISA 技术，可以检测一系列可分析的靶标，而且将检测的灵敏度提高了几个数量级，这在很大程度上解决了很多物质的微量检测问题。

1. 免疫 PCR 的基本原理

免疫 PCR 主要由两个部分组成，第一部分的免疫反应类似于普通的酶联免疫吸附试验（ELISA）的测定过程；第二部分即是通常的 PCR 检测，抗原分子的量最终由 PCR 产物的多少来反映。

免疫 PCR 技术与普通 ELISA 技术的区别：ELISA 技术以碱性磷酸酶或辣根过氧化物酶来标记抗体，用显色的强弱来定量待测物质的含量；而免疫 PCR 技术则以一段特定的双链或单链 DNA 标记抗体，用 PCR 扩增抗体连接的 DNA，因此，可通过 PCR 产物来反映抗原分子的量（图 15 - 16）。免疫 PCR 的关键之处在于用一个连接分子将一段特定的 DNA 连接到抗体上，在抗原和 DNA 之间建立对应关系，从而将对待测物的检测转变为对核酸的检测。

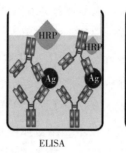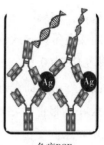

ELISA
（1）

免疫PCR
（2）

图 15 - 16 （1） ELISA 与 （2） 免疫 PCR 原理

2000 年，Sim 等在 RT - PCR 的基础上发展了实时荧光定量免疫 PCR 方法（real - time immuno - PCR，RT - IPCR），该方法有机地结合了抗原 - 抗体特异反应和 RT - PCR 技术。该方法利用一定的连接因子将模板 DNA 连接在抗体上，通过 RT - PCR 技术实时监测每次扩增循环的荧光信号强度，并以 Ct 值与待测样品浓度建立标准曲线，从而实现定量检测。免疫 PCR 基本流程包括：①包被是微板的处理和抗原的包被；②桥联是指抗原 - 抗体反应系统与生物素化 DNA 分析指示系统的连接；③PCR 以及结果显示分析，就是通过荧光定量 PCR 扩增 DNA 显示分子，再利用显示系统显示结果。

2. 免疫 PCR 的应用

由于免疫 PCR 检测的灵敏性极高，因此被广泛应用于卫生保健和医学上的微量检测中，因为许多抗原如肿瘤标志物、细胞因子、病毒抗原、支原体和衣原体等在人体等宿主体内是微量存在的。也正因为免疫 PCR 灵敏度高，以及公众对食品安全领域致病菌检测和转基因食品监控的关注，免疫 PCR 在食品安全领域的应用也越来越受到重视。目前此项技术可对多种致病微生物、寄生虫感染以及一些毒素或蛋白进行微量检测。这些致病微生物、寄生虫及相关的毒素或蛋白很多与农产品相关，还有部分来自食物源，而由于这些致病微生物对寄主的感染有一个"窗口期"，因此，在此期间含量极低不易被检测出来。因此，免疫 PCR 技术作为一项极为有效的微量检测技术，在食品安全领域中有着举足轻重的作用。

3. 噬菌体免疫 PCR 及其应用

近年来，噬菌体展示技术的发展催生了真菌毒素特异性的噬菌体抗体的出现，并将噬菌体介导的特异性抗原 - 抗体反应融入传统 PCR 技术，形成了一项新的分析技术噬菌体免疫 PCR 检测技术（phage - mediated immuno - polymerase chain reaction，PD - PCR）。PD - IPCR 的技术基本原理与免疫 PCR 类似，而 PD - IPCR 技术的基本原理最主要的不同在于标记物分子的选择，PD - IPCR 以噬菌体 DNA 作为标记物分子。在此基础上，目前 PD - IPCR 已发展的一些不同类型包括噬菌体介导的间接夹心免疫 PCR、噬菌体介导的竞争抑制免疫 PCR、噬菌体介导的实时定量免疫 PCR 等。有研究采用特异性结合呕吐毒素抗体的噬菌体展示纳米抗体作为竞争抗原，以编码纳米抗体的 DNA 为靶标，设计特异性 PCR 扩增引物，建立基于间接竞争模式的荧光定量免疫 PCR 检测呕吐毒素，线性检测范围为 0.1 ~ 1000ng/mL，最低检出限为 0.048ng/mL。研究人员在纳米抗体噬菌体竞争模式下建立了 PD – IPCR 超灵敏检测谷物中赭曲霉毒素 A 的技术方法，结果显示基于噬菌体展示的 PD – IPCR 检测赭曲霉毒素 A 的最低检测限为 3.7pg/L，检测范围为 0.01 ~ 1 000pg/mL。PD – IPCR 技术作为免疫 PCR 技术和噬菌体展示技术相结合派生出的关键技术，具有简化技术流程，提高检测效率，降低耗费等明显的技术优势。基于实时荧光定量 PCR 的免疫分析技术（real – Time PD – IPCR），不仅可以实时监测目标物的扩增情况进而对目标检测物进行定量，而且能进行多组分目标物的同步检测，具有快速、灵敏度高、检测范围宽等优点，在农产品安全检测中具有重要的作用。

二、生物条形码免疫分析技术

2003 年，由美国西北大学生物学家 Paul Herbert 等首次提出生物条形码（bio – bar codes assay，BCA）技术的概念，主要是针对生物体内较短的易扩增的 DNA 片段，用于检测前列腺特异性抗原。随着生物医学的不断发展，条形码已经不限于生物体内自身的 DNA 片段了，各种人工合成的片段如人工核酶、脱氧核酶、及核酸适体等核酸片段统称为生物条形码。生物条形码已成为分子生物学及生态学研究的热点，不仅在医学研究有着重要的应用，在环境监测、药物分析、食品检测等方面有着潜在的应用价值。

1. 生物条形码分析技术原理

生物条形码是指将相同序列的寡核苷酸作为探针，经化学、静电耦合、自组装等方式将探针固定在金纳米颗粒（gold nanoparticles，AuNPs）表面，然后把探针当作检测对象，形成"AuNP – 目标物 – MMP"的三明治结构，从而实现超高灵敏度检测的方法。方法中需预先制备两种功能化纳米颗粒，即磁性微粒（magneticmicroparticles，MMPs）和金纳米颗粒（gold nanoparticles，AuNPs）。MMPs 表面通常修饰有针对待测物的捕获探针，如检测目标物为蛋白质，修饰的捕获探针为抗体或适配子。AuNPs 表面则修饰另一种针对待测物的捕获探针，同时修饰条形码 DNA。如检测目标为核酸，则 MMPs 表面修饰与目标 DNA 部分碱基序列互补的 DNA 片段，AuNPs 表面修饰另一段与目标部分序列互补的 DNA 片段。在做生物条形码分析检测时，通过抗原 – 抗体结合或杂交反应，目标分子与两种纳米颗粒表面的捕获探针结合，形成"MMPs – 捕获探针 – 目标分子 – 捕获探针 – AuNPs – DNA"三明治结构的复合物，利用磁场作用从液相中分离复合物。分离的复合物在高温低盐的条件下释放纳米金表面的生物条形码，通过定量检测解离出来的生物条形码来间接定量目标物在样品中的含量。生物条形码分析原理如图 15 – 17 所示。该方法可用于蛋白质的检测，也可用于核酸的检测。

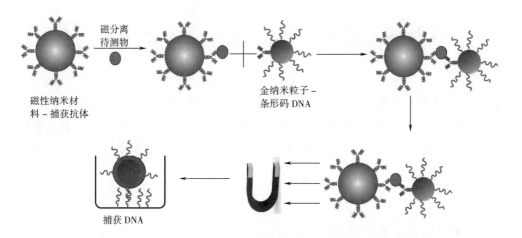

图 15 −17　生物条形码检测法

　　在该方法中，抗体起到特异性识别目标物的作用，纳米金颗粒表面的 DNA 起到标记物的作用，与商品包装中供识别的条码标签类似，故将该方法称作"生物条形码"检测方法。

2. 生物条形码免疫检测技术的应用

　　免疫 PCR 技术和生物条形码技术都是高灵敏的检测方法，两者均基于免疫学的抗原－抗体的特异性结合，而在信号放大方面则有一定的区别，免疫 PCR 方法通过 PCR 的指数扩增来实现检测信号的放大；生物条形码技术则借助金纳米颗粒巨大的比表面积，在其表面标记成百上千的条形码 DNA，从而使检测信号得以放大。与其他检测技术相比，其优势：一是用于 BCA 技术的纳米材料安全且不易与目标分子结合变性；二是具有高特异性和高灵敏度，使其具有广阔的应用前景；三是该方法在小分子物质检测中性价比高、速度快、操作简单。

　　近年来，免疫 PCR 技术和生物条形码技术均得到了极大的发展和广泛的应用，被应用于肿瘤标志物、核酸、病毒、食源性病原微生物、生物毒素和环境污染物的检测。检测蛋白质、核酸等大分子物质时，则是将 AuNP 表面的条形码 DNA 进行修饰并且与目标分子（DNA）相匹配，然后与附在磁性纳米颗粒上的互补 DNA 混合，形成一个包含 DNA－AuNP／目标分子／互补 DNA－MMP 的三明治结构，从而测定目标分子的数量。有研究人员建立了一种检测黄曲霉毒素 B_1 的 BCA 技术，其灵敏度约为 10^{-8} ng/mL，远高于 ELISA 的灵敏度。但是 BCA 技术尚未完全成熟，方法的每一个组成部分都可能影响其灵敏度和特异性。因此，探索最佳反应条件、降低检测成本、进一步简化操作步骤、提高检测灵敏度、缩短制备和检测时间、实现同一反应体系中多种物质的检测、制备免疫生物条形码试剂盒是未来 BCA 标准化和商业化的重要研究方向。

第九节　免疫学检测技术在食品检测中的应用进展

食品安全问题在 21 世纪的今天已经成为全世界关注的重点问题，对国家的经济发展和消费者的身体健康产生了重大影响。免疫学检测技术是食品检测技术中的一个重要组成部分，特别是三大免疫技术——酶免疫技术、荧光免疫技术和放射免疫技术已在食品检测中得到了广泛应用。

一、农药残留的免疫学检测

全球的农药种类高达 1400 多种，具有代表性的有 400 多种。我国农药在农产品使用过程中一直占据很大的比例。化学农药的合理使用能够保证农作物免受病虫害等的侵袭，提高农作物产量和品质。但不合理使用化学农药会导致食品原材料中带有农药残留，对人体健康造成影响。使用食品检测分析技术可对农药残留进行检测，提高食品安全性，对保障国民身体健康具有重要意义。

检测农药残留的主要方法包括气相色谱和高效液相色谱法，这些方法存在前处理复杂、操作繁琐、检测时间长且对仪器和操作要求高等缺点。自 1967 年，Centeno 等首次应用放射免疫技术来分析马拉硫磷，这标志着免疫学检测技术开始正式应用于环境化学中，随后各种免疫分析法在农药分析中的应用日益增多，如化学发光免疫分析法、荧光免疫分析法、胶体金免疫分析法、酶联免疫法（ELISA）等。

目前，ELISA 法已成为用于食品农药残留检测最常用的免疫分析法，所需设备简单或者不需要检测设备，样品前处理程序简化：液体食品，如牛乳、果汁、菜汁等通常不许前处理，可直接取样检测；固体食品，如谷物等经抽提剂抽提、浓缩病重新溶于水溶液中即可取样检测，可在几十分钟至几小时内完成多批次样品检测，检验成本低，非常适合于现场检测。自 20 世纪 80 年代开始，人们尝试把 ELISA 法应用于食品农药残留检测，国内外学者相继建立了阿维菌素、氯黄隆、杀虫脒、甲胺磷、克百威等农药的免疫分析方法。检测的食品范围包括水果、蔬菜、饮料、啤酒、葡萄酒、鱼、肉、乳、油脂、蜂蜜、豆类、谷物及谷物加工产品等。目前已研制出几十种农药的 ELISA 试剂盒，包括有机磷、氨基甲酸酯类、硫代氨基甲酸酯类、有机氯类、三嗪类、拟除虫菊酯类及酰胺类等。免疫检测试剂盒的使用简单快捷，样品不需要净化或只需要简单的净化。

目前，免疫学技术应用于食品农药残留免疫检测方面存在一定的局限性，具体问题包括：①假阴性和假阳性偏多；②样品提取液中的杂质成分对检测结果干扰较大；③由于抗原抗体反应存在特异性，通常一次实验仅能检测一种农药残留，如果要同时检测一个样品中的多种农药残留，必须进行多次实验，并制备多种抗体，但这样增加了检测成本，延长了检测时间。

二、兽药残留的免疫学检测

随着社会经济的发展，人们对肉类产品的需求日益提升，当前畜牧业养殖发展势头良好。但一些养殖场在养殖过程中，可能存在一些滥用兽药的行为，导致其养殖动物的肉制品中含有兽药残留。大量或长期食用兽药残留超标的动物源食品，存在对人体直接产生急慢性毒性的风险。相关检测数据表明，肉类加工食品中的青霉素残留量高达7%。为了规范兽药的使用，加强对动物性食品中兽药残留的监控，保证消费者的健康，农业部在2017年对《动物性食品中兽药最大残留限量》再次进行了修订，共涉及267种兽药的残留限量，基本覆盖目前常用的兽药品种。因此，需要不断加强对肉类食品中的兽药残留的检测。

目前，对于动物性食品中兽药残留的检测主要还是仪器方法，例如气相色谱、液相色谱、气相或液相色谱-质谱联用技术等。免疫分析技术在兽药残留检测中的应用也越来越广泛，已经用于氨基糖苷类、β-内酰胺类、氯霉素、四环素和磺胺类、激素、兴奋剂等药物的检测。2007年，国家出入境检验检疫局发布了《进出口动物源性食品中地塞米松、倍他米松、氟羟泼尼松龙和双氟美松残留量测定方法酶联免疫法》，正式将地塞米松等激素类药物的免疫检测方法列入了国家标准。

三、有害微生物的免疫学检测

近年来，随着食源性疾病的相继暴发，食源性致病菌成为了影响食品质量与安全的首要因素，食源性致病菌主要包括弯曲杆菌属、单核细胞增生李斯特菌、沙门氏菌、金黄色葡萄球菌、产气荚膜梭菌、大肠杆菌O157：H7和其他产志贺毒素的大肠杆菌菌株和弧菌等。食品从原材料生产到最终消费都可能通过与水、空气、土壤、肥料及食品加工环境的接触而被病原微生物污染。据市场监管总局2020年7月29日发布的食品监督抽检结果可以看出微生物污染占检测不合格项目总数的18.78%，是导致食品安全隐患的主要问题之一。因此，为了确保食品安全，在将食品投放市场之前，使用可靠、有效的方法检测病原菌是至关重要的。

传统检测方法一般包括前增菌、选择性富集培养、鉴别性培养、挑选特定表型菌株、生理生化鉴定五个步骤，操作步骤繁琐、耗时耗力，无法满足监督对于快速和预警的需要，因此快速、简便、特异、灵敏、低耗且适用的快速诊断及检测食品中致病微生物的方法被广泛应用。通过免疫技术检测食品中有害微生物的方法以ELISA技术为最多，检测结果准确可靠。有研究人员利用双抗夹心 ELISA 法对大肠埃希氏菌 O157：H7 进行了检测，结果表明该方法在 $10^5 \sim 10^8$ CFU/mL 范围内具有良好的线性关系，灵敏度达 1×10^4 CFU/mL。此外，经过 8h 的增菌，该方法对人工污染的绿茶样品中大肠埃希氏菌 O157：H7 的检测灵敏度达到 0.4CFU/g。研究人员还将免疫磁性纳米粒子和免疫量子点相结合，对大肠杆菌 O157：H7 进行定量检测，2h 内即能检测到低至 14CFU/mL 的大肠杆菌 O157：H7。

四、真菌毒素的免疫学检测

真菌毒素是由镰刀菌属、青霉属、曲霉属等真菌在适宜温、湿度条件下产生的次级代谢产物。目前在已鉴定出的 400 余种真菌毒素中，最受毒理学和立法机构关注的有黄曲霉毒素（aflatoxins，AFs）、赭曲霉毒素（ochratoxins，OTs）、伏马毒素（fumonisin B_1，FB_1）、脱氧雪腐镰刀菌烯醇（呕吐毒素，deoxynivalenol，DON）、玉米赤霉烯酮（zearalenone，ZEN）、展青毒素（patulin，PAT）、T－2 毒素（T－2 toxin，T－2）、橘霉素和麦角碱等。真菌毒素具有极强的毒性，如致癌、致畸、致突变、抑制免疫系统等，其危害远甚于食品添加剂和农药残留，严重影响人类和动物健康，甚至威胁生命安全。真菌毒素污染范围广，主要污染谷物、干果、红酒、牛乳、咖啡豆、可可粉、肉类等农产品。联合国粮农组织统计，全球每年约 25% 的农产品受到真菌毒素的污染，约 2% 的产品因霉变而失去营养和经济价值，损失严重，直接损失的农产品多达 10 亿吨，每年经济损失高达数千亿美元。

免疫分析方法具有快速、操作简单、成本低、高通量和高灵敏度的特点，适合用于大规模的现场检测，对保证农业的发展和人类不受霉菌毒素的危害具有重要的意义。1977 年，La Well 首先采用了 ELISA 法来检测黄曲霉毒素，利用小分子黄曲霉毒素 B_1（AFB_1）结合蛋白免疫动物得到 AFB_1 的抗体，合成了酶标 AFB_1 结合物，建立了直接竞争 ELISA 检测法。研究人员开发了直接竞争 ELISA 法检测饲料中 DON 的方法，评估了 8 种（大麦、小麦、燕麦、玉米、大米、面粉、牛乳和饲料）样品中 DON 的含量，结果表明，样品中 DON 的含量在 0.15 ~ 0.48mg/mL。目前，已有多种用于分析不同毒素的 ELISA 检测试剂盒问世。此外，免疫层析检测纸条法也被应用于黄曲霉毒素等真菌毒素的快速检测。还有研究人员开发了检测玉米中伏马毒素的胶体金免疫层析检测法，该方法对 FB_1 的检测限为 11.24ng/mL，检测范围为 11.24 ~ 199.03ng/mL。在研究者开发的检测 AFB_1 的胶体金免疫层析检测法中，对 AFB_1 的检测限为 0.1ng/mL，且可在 15min 之内通过肉眼观察来判定结果。

五、其他有害物质的免疫学检测

1. 盐酸克伦特罗的检测

盐酸克伦特罗俗称"瘦肉精"，大量使用可促进动物体内的脂肪分解代谢，提高蛋白质合成速度，增加瘦肉率，曾被作为牛、羊、猪、鸡等畜禽的促生长剂和饲料添加剂，但该类药物既不是兽药，也非饲料添加剂。长期食用含盐酸克伦特罗的食品，会引起心悸、头晕、乏力等中毒症状，严重时可导致死亡，具有较大的副作用。美国、加拿大、日本等国家允许在规定限量值内使用，而欧盟、中国等 160 个国家陆续禁止了该药物在饲料和畜牧生产中的使用。然而，因利益驱使，非法使用"瘦肉精"的现象依然存在。

目前常用的"瘦肉精"类检测方法有很多，主要以 ELISA 法、高效液相色谱－质谱法、液相色谱－串联质谱法和气相色谱－质谱法等为主。相对高效液相色谱－质谱法、液相色谱－串联质谱法和气相色谱－质谱法，ELISA 法操作简单，对仪器设备的要求不高，费用低，适用于对大批量样品的快速初步筛选，但也存在一定的问题，即重现性与特异性较高效液相色谱法差，易出现假阴性或假阳性结果。目前，不断有新的 ELISA 试剂盒被开发出来，以提高 ELISA 检测的特异性和灵敏度。

2. 重金属的检测

近年来，我国工业生产发展势头迅猛，同时也使得生态环境遭到破坏，一些重金属渗入到水体、农田中，使得重金属超标已成为影响食品质量安全的重要因素。重金属经食物链逐步被沉积，最后进入人体，并在人体内与蛋白质和酶发生作用，使体内的蛋白质和酶失去活性，从而产生致癌致畸等毒性作用，甚至危害生命。目前，我国食品重金属超标问题时常发生，2015 年山东省青岛市食品药品监督管理局对十类食品进行抽检，结果发现早餐和烧烤食品中存在铅超标，贝类产品和辣椒中存在镉超标。而在我国作为主食的大米，镉污染情况也非常严重。在广东、湖南、四川、福建、辽宁、江苏、安徽和浙江都发现了镉超标的大米，情况已达到不容忽视的地步。因此，对食品中重金属含量进行测定，避免有害金属进入人体、对人体健康造成伤害尤为重要。

目前，重金属检测方法主要有原子荧光光谱法、原子吸收光谱法、电感耦合等离子体质谱法、高效液相色谱法等。这些技术灵敏度高、重复性好，但操作较复杂，检测费用高，不适用于对大批量样本的快速筛选。研究人员在 1985 年首次采用螯合剂将铟离子和 BSA 偶联制备出了完全抗原，并成功制备了铟离子特异性抗体，为重金属的免疫检测提供了参考。目前，ELISA 法已广泛应用于食品中镉、汞、铅等多种重金属检测中，操作简单、灵敏度高，检测时间短，适用于现场检测。

📖 本章小结

"民以食为天，食以安为本"。食品安全是当今世界共同关注的重大命题，也是人们一直关注和热议的焦点话题。当今中国，随着经济社会的高速发展，食用安全意识不断增强，食品质量安全问题日益突出。农兽药残留、重金属污染、激素和抗生素滥用、违禁添加剂的使用、食源性致病菌污染以及由环境污染间接造成的食品安全问题相当严重。基于抗原－抗体特异性识别的免疫学分析方法因操作简单、快速、灵敏及特异等优势，在食品安全检测等领域获得了广泛的关注和研究。

放射免疫分析巧妙地将高灵敏的同位素测量与抗原－抗体反应的特异性相结合，极大地提高了检测方法的灵敏度。但是该方法涉及放射性强的同位素，易对环境和人体造成危害，限制了该方法的进一步发展，导致其逐渐淡出免疫学分析领域。

酶标记技术因操作简便、不需昂贵设备、不污染环境、酶标记物稳定性好、有效期长及应用范围广等优势，受到科研工作者广泛的青睐。酶联免疫吸附分析（ELISA）技术具有携带方便、操作简便和经济、有效期长、灵敏度高、特异性强、高通量的特点，使之成为应用最为广泛和发展最为成熟的生物分析技术之一。

荧光标记免疫分析技术结合了免疫学反应的特异性以及发光物质高敏感性等特点，具有快速、简便、灵敏度高、特异性强以及直观等优点。

化学发光免疫分析是一种以发光剂为标记信号的非放射免疫标记分析方法。近年来，化学发光免疫分析方法得到了进一步的发展和完善，已发展成为一种成熟的、先进的，可用于微量乃至痕量物质检测的定量分析技术，是取代放射免疫分析的首选技术之一。

胶体金免疫层析由于其操作简单，加入样品后即可检测，不需其他仪器设备，无须专业人员操作，而且携带方便，该方法已经被作为常规筛查方法广泛应用于临床检测、环境监控以及食品安全检测等领域。但该方法灵敏度较其他一些方法偏低，且大部分只能定性检测，在检测某些微量或痕量分析物残留方面仍存在较大的缺陷。

免疫磁珠标记技术利用了磁性复合粒子的超顺磁性，通过外加磁场，对生物分子进行高效提取、分离和浓缩，提高了检测物的浓度，从而可提高检测技术的灵敏度、加快检测速度、简化操作过程。

生物素－亲和素系统因亲和素与生物素之间的反应呈高度的专一性，且具有极高的亲和力，是抗原与抗体间亲和力的 10^4 到 10^{10} 倍，因此，BAS 的多层次放大作用在提高检测灵敏度的同时，并不增加非特异性干扰，是最具使用价值和发展前途的技术之一。

免疫－PCR 技术是将免疫检测反应原理和聚合酶链反应有机结合起来进行信号放大，以提高检测灵敏度。生物条形码免疫学检测技术是将生物条形码技术与免疫学检测技术结合起来的检测技术，可提高检测灵敏度。

在食品中的农药残留、兽药残留、真菌毒素、食源性致病菌、激素及其重金属等微量检测中，特异性免疫学检测方法有不可替代的重要作用。

📑 **思考题**

1. 常用的免疫标记方法的种类及其优缺点有哪些？
2. 放射性免疫分析的主要特点及类型有哪些。
3. 简述酶联免疫吸附法的原理和基本程序。
4. 常用的 ELISA 技术类型有哪些？重点比较说明双抗夹心 ELISA 和竞争法 ELISA 实验

的原理及其在食品安全分析检测中的应用。

5. 简述胶体金免疫层析技术的原理，分类及其在食品安全分析检测中的应用。

6. 时间分辨荧光免疫检测技术的核心是什么？

7. 化学发光免疫分析和荧光免疫分析的核心区别是什么？

8. 简述免疫磁珠分离技术的原理。

9. 什么是生物素 – 亲和素系统？

10. 总结归纳免疫 PCR、生物条形码免疫检测技术的原理及应用。

11. 影响食品安全的因素有哪些？从食源性致病菌、真菌毒素、农药残留、兽药残留中选择一种设计一种免疫学检测方法。

第十六章
细胞免疫分析技术

细胞免疫检测是根据机体各种免疫细胞（T 细胞、B 血细胞、NK 细胞、巨噬细胞、DC 细胞及粒细胞等）表面所具有的独特标记，对免疫细胞进行分离、纯化、鉴定，并测定各种免疫细胞及其亚群的数量及功能，研究其在免疫应答中的作用与相互关系，借以了解机体的免疫功能状态的检测方法。机体的免疫应答状态不同，或由于免疫接种或受某些外界环境因素的影响，免疫细胞的数量和功能就可发生改变。因此，进行细胞免疫分析与检测，对于疾病诊断和发病机理研究、免疫治疗与预防接种的效果评估及环境对机体免疫功能的影响，评价免疫调节药物、免疫增强功能保健食品功效均有重要的意义。

第一节　免疫细胞的分离与鉴定

细胞分离是进行有关细胞免疫方面的检测中十分重要的技术，特别是有关免疫细胞功能的体外试验，往往须将待检细胞从血液或组织中分离出来。执行免疫功能的主要细胞是淋巴细胞，而淋巴细胞的物理特性及生化特性与其他细胞差异甚微，用简单的方法不容易分离纯化，因此产生了专门的对淋巴细胞分离纯化的技术，并且新的技术不断出现，旨在于获得高纯度、高收率和高活性的不同类型或不同亚群特点的淋巴细胞。

一、外周血单个核细胞的分离

外周血单个核细胞（peripheral blood mononuclear cells，PBMC），是指外周血中具有单

个核的细胞，以淋巴细胞为主，也包括单核细胞、树突状细胞和其他少量细胞。单核细胞的密度与其他细胞不同，红细胞和多核白细胞的密度在 $1.092kg/m^3$ 左右，血小板的密度在 $1.030 \sim 1.035kg/m^3$，单个核细胞的密度为 $1.075 \sim 1.090kg/m^3$（图 16-1）。因此，利用密度在 $1.075 \sim 1.090kg/m^3$ 且近于等渗的介质离心后，各类细胞按照各自的密度梯度进行分布，红细胞、粒细胞等多形核白细胞以及一些死细胞由于相对密度大，在该介质中将下沉；而淋巴细胞等单个核细胞因相对密度较小不进入较密的分离液介质中，所以会集中在血浆层和分离液的界面上，呈白雾状，吸取该层细胞经洗涤即可获得 PBMC。

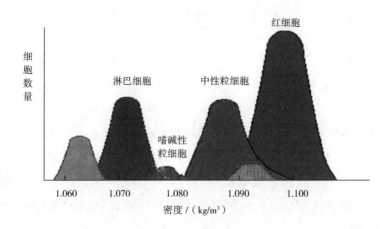

图 16-1　外周血细胞密度

单个核细胞的相对密度比介质的相对密度大，$Q - Q_0$ 为正值，当 $Q - Q_0$ 为负值时，运动方向相反。而红细胞在高分子介质中呈凝集状态，聚合在一起，多核白细胞的体积也较大，两者的相对密度较单个核细胞和介质的相对密度大，故在介质中将以较快的速度下沉，使单个核细胞得以分离。可以看出，分离介质是分离各类细胞的关键，对分离介质的基本要求是：①对细胞无毒；②基本等渗；③不溶于血浆等分离物质；④有要求的相对密度。因此，研制合适的分离介质并不容易。

聚蔗糖-泛影葡胺（ficoll-hypaque，F-H）是一种较理想的细胞分层液，F-H 分离法又称 Ficoll 密度梯度离心法。将聚蔗糖和泛影葡胺以适当比例混合（6% 聚蔗糖水溶液 2 份与 34% 泛影葡胺生理盐水溶液 1 份），可配成密度为（1.077 ± 0.001）kg/m^3 的人外周血淋巴细胞分离液。

二、淋巴细胞及其亚群的分离纯化与鉴定

淋巴细胞及其亚群常用贴壁黏附法、尼龙毛分离法以及 E 花环形成分离法等来进行分离。现由于单克隆抗体的应用和免疫学技术的发展，还可用免疫吸附分离法、磁珠分离法、流式细胞技术及抗原肽-MHC 分子四聚体技术来进行分离纯化。

1. 贴壁黏附法

利用单核细胞具有贴壁生长的特点，将已制备的单个核细胞悬液倾于玻璃或塑料平皿或扁平培养瓶中，至 37℃温箱静置 1h，单核细胞和粒细胞将贴附于平皿壁上，而未贴壁的细胞几乎全为纯淋巴细胞。但因 B 细胞也有贴壁现象，采用本法分离到的淋巴细胞群中 B 细胞会有所损失。

2. 尼龙毛（纤维）分离法

尼龙纤维对 B 细胞具有黏附能力，利用尼龙毛对 B 细胞的亲和力，可进行 T 细胞、B 细胞的分离，该法操作简便、无须特定的设备仪器、成本低廉、可以进行大样本操作，是一种非常实用的方法。

3. E 花环形成分离法

成熟的 T 淋巴细胞表面有 E 受体（CD2），能与绵羊红细胞结合，将淋巴细胞与一定比例的绵阳红细胞混合，绵阳红细胞吸附在 T 细胞表面形成玫瑰花样细胞团，称为 E 玫瑰花环。再经淋巴细胞分离液分离，形成的 E 玫瑰花环的 T 细胞位于试管底部，而不形成 E 玫瑰花环的 B 淋巴细胞留在分层液界面。取出 E 玫瑰花环的 T 细胞，用低渗溶液溶解吸附在 T 细胞周围的绵阳红细胞，获得纯的 T 细胞，而 B 细胞可直接取自分层液的界面，从而将 T 细胞、B 细胞分离开。E 玫瑰花环试验常用于 T 细胞分离及其数量、活性检测。

4. 免疫吸附分离法

同样利用单核细胞具有贴壁生长的特点，将单个核细胞悬液注入装有玻璃纤维或葡聚糖凝胶 Sephadex G-10 的层析柱中，凡有黏附能力的细胞绝大部分被吸附而黏滞在柱层中，从柱上洗脱下来的细胞主要是淋巴细胞。已知有关细胞的黏附能力为：巨噬细胞或单核细胞 > 树突细胞 > B 细胞 > T 细胞 = 红血球。可以通过控制柱体和洗脱条件获得有关细胞。此法对细胞的损害较小。免疫吸附或亲和柱分离淋巴细胞需要选择合适的基质，常用基质有玻璃珠、尼龙棉、聚苯乙烯和葡聚糖等。

5. 免疫磁珠分离法

免疫磁珠分离法（magnetic activated cell sorting，MACS）是 20 世纪 80 年代出现的技术方法，其原理是基于细胞表面抗原能与连接有磁珠的特异性单抗相结合，在外加磁场中，通过抗体与磁珠相连的细胞被吸附而滞留在磁场中，无该种表面抗原的细胞由于不能与连接着磁珠的特异性单抗结合而没有磁性，不在磁场中停留，从而使细胞得以分离。这一技术目前已经广泛应用于细胞及分子生物学、分离基因、靶细胞及造血干细胞等。其工作原理如图 16-2 所示。

6. 流式细胞分离法

流式细胞术（flow cytometry，FCM）是一种对处在液流中的单个细胞或其他生物微粒进行快速定量分析和分选的技术，它将免疫荧光与流体力学、光学和电子计算机等多种学科

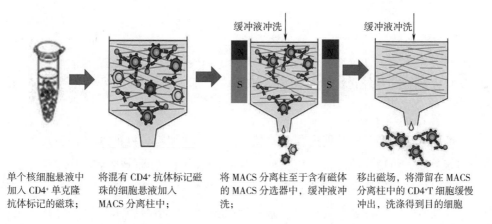

| 单个核细胞悬液中加入 CD4⁺ 单克隆抗体标记的磁珠; | 将混有 CD4⁺ 抗体标记磁珠的细胞悬液加入 MACS 分离柱中; | 将 MACS 分离柱至于含有磁体的 MACS 分选器中, 缓冲液冲洗; | 移出磁场, 将滞留在 MACS 分离柱中的 CD4⁺T 细胞缓慢冲出, 洗涤得到目的细胞 |

图 16 - 2　免疫磁珠分离法分离 CD4$^+$T 细胞流程

的高新技术融为一体, 进行细胞和分子水平的理论与临床应用研究。

流式细胞仪除可进行免疫细胞分离外, 还可用于细胞周期、细胞凋亡等细胞功能分析, 广泛应用于免疫学、细胞生物学、食品营养与健康等科学研究。鉴于其在研究中的重要性及广泛性, 本章第四节专门介绍流式细胞的基本构造、工作原理及其在免疫学中的应用。

7. MHC 四聚体技术分离法

MHC 四聚体 (MHC tetramer) 是一类免疫学试剂, 由 4 个 MHC - 抗原肽单体分子及荧光染料组成的复合物免疫学试剂, 它以带有信号标记的链霉亲和素为基础, 交联四个 MHC 分子单体, 形成 MHC 四聚体。一个 MHC 四聚体分子可与同一 T 细胞表面的 3 ~ 4 个 TCR 相识别并结合, 从而大大增强了 MHC - 抗原肽复合物与 TCR 之间的结合力和检测特异性, 并可通过流式细胞术成功实现对抗原特异性的 T 细胞的分析。根据 MHC 分子的不同, 四聚体分为与 MHC Ⅰ 结合的四聚体和与 MHC Ⅱ 结合的四聚体, 用以研究 CD4$^+$T 细胞和 CD8$^+$ T 细胞。

与其他应用于 T 细胞检测的传统方法相比, MHC 四聚体分析技术具有以下优势: ①高灵敏度, 可检测血液中低丰度 (≤1%) 的抗原特异性 T 细胞; ②高特异性, 极大提高了 TCR 与 MHC - 抗原多肽复合物结合的特异性; ③稳定性好, 检测结果一致性好, 可重复性高; ④多样化/个性化, 可定制, 合成特异的抗原多肽片段, 组合成各种 T 细胞选择性 MHC 四聚体; ⑤定性/定量分析: 可结合流式细胞术实现对抗原特异性 T 细胞群的定性/定量分析; ⑥荧光标记选择灵活, 可选用藻红蛋白 (phycoerythrin, PE) 或者别藻蓝蛋白 (allophycocyanin, APC) 标记。如今, MHC 四聚体技术已成为 T 细胞免疫应答定量的金标准, 它具有极高的灵敏度和抗原特异性, 适用于一些相关的基础研究和临床应用, 包括: 特异性 T 细胞高效分选; 抗原表位短肽亲和力筛选; 病毒逃避免疫机制研究; T 细胞表面受体 TCR 亲和力研究; 可作为分子标记, 应用 TCR 样抗体 (T - cell receptor - like antibodies) 筛选研究; MHC 免疫功能研究等。

第二节 免疫细胞的功能分析

免疫细胞数量的多少和功能的强弱直接反映了机体细胞免疫的功能状态，在监测疾病进程与临床治疗、药物疗效评价、以及疫苗效果评估以及科研分析等方面都有着不同于抗体的重要参考价值。现代免疫学广泛采用了细胞生物学、免疫血清学、免疫标记、免疫组化等多方面技术，不断发展和完善了一系列细胞免疫功能检测技术为深入研究和认识机体免疫系统的生理、病理改变，阐明某些疾病的发病机制和临床诊治提供了有用的手段。

一、T 细胞的功能检测

T 细胞的功能检测主要包括 T 细胞增殖分化功能、细胞毒功能、细胞分泌功能及体内功能检测等层面。

1. T 细胞增殖试验

T 细胞在体外受到刺激物的刺激后，可发生增殖，并转化为淋巴母细胞，因此，T 细胞增殖试验又称 T 细胞转化试验。

能使 T 细胞发生增殖或转化的刺激物分两类，一类是抗原性刺激物，如结核菌素、葡萄球菌毒素、破伤风类毒素、链球菌激酶、肿瘤抗原、同种异型组织抗原等；另一类为非抗原性刺激物，如植物血凝素（phytohemagglutinin，PHA）、刀豆素 A（concanavalin A，ConA）、美洲商陆（pokeweed mitogen，PWM）、脂多糖（lipopolysaccharides，LPS）等，通称促有丝分裂原，其中 LPS 刺激 B 细胞，PWM 可刺激 T 和 B 类细胞，PHA 和 ConA 刺激 T 细胞增殖。

可通过以下三种方法进行 T 细胞增殖检测。

（1）形态计数法　T 细胞在体外受到有丝分裂原或特异性抗原刺激后，细胞形态相继发生变化，在 24~72h 内胞内蛋白质和核酸合成增加，产生一系列增殖的变化，如发生细胞变大、细胞浆扩大、出现空泡、核仁明显、核染色质疏松等形态学变化。体外培养时，可动态观察培养细胞的数量，了解细胞的增殖变化。

（2）核素法　绝大多数外周血 T 细胞通常处于细胞周期的 G0 期，受特异性抗原或促有丝分裂原激活后，从 G0 期进入 G1 期，开始合成蛋白质、RNA 和 DNA 前体物质等，为 DNA 复制准备物质基础，然后进入 S 期，细胞合成 DNA 量倍增，此时若在培养液中加入氚标记的胸腺嘧啶核苷（^{3}H – thymidine riboside，^{3}H – TdR）或 ^{125}I 标记的尿嘧啶核苷（^{125}I – uridine riboside，^{125}I – UdR），标记的核苷掺入新合成的 DNA 中，据掺入的多少推测细胞增殖程度。

（3）MTT 法 MTT 又称噻唑蓝，是一种黄颜色的染料，化学名为 3 - （4,5 - 二甲基噻唑 -2）-2,5 - 二苯基四氮唑溴盐。MTT 法检测原理为活细胞线粒体中的琥珀酸脱氢酶能使外源性 MTT 还原为水不溶性的蓝紫色结晶甲瓒（formazan）并沉积在细胞中，而死细胞则无此功能。二甲基亚砜（DMSO）能溶解细胞中的甲瓒，用比色仪在 490nm 波长处测定其光吸收值，可间接反映活细胞数量。在一定细胞数范围内，MTT 结晶形成的量与细胞数成正比。该方法已广泛用于一些生物活性因子的活性检测、大规模的抗肿瘤药物筛选、细胞毒性试验以及肿瘤放射敏感性测定等。

2. T 细胞介导的细胞毒试验

细胞毒实验技术是检测 CTL、NK 细胞等细胞杀伤靶细胞活性的一种细胞学技术，主要用于肿瘤免疫、移植排斥反应和病毒感染等方面的研究。可以用以下方法评价 CTL 杀伤活性。

（1）LDH 释放法 乳酸脱氢酶（lactate dehydrogenase，LDH）是一种糖酵解酶，存在于机体所有组织细胞的胞质内。在正常情况下，LDH 不能透过细胞膜，当靶细胞受到效应细胞的攻击而损伤时，细胞膜通透性改变，LDH 可释放至介质中，释放出来的 LDH 在催化乳酸生成丙酮酸的过程中，使氧化型辅酶 Ⅰ（NAD^+）变成还原型辅酶 Ⅰ（NADH2），后者再通过递氢体 - 吩嗪二甲酯硫酸盐（PMS）还原碘硝基氯化氮唑蓝（INT）或硝基氯化四氮唑蓝（NBT）形成有色的甲瓒类化合物，在 490nm 或 570nm 波长处测吸收峰。通过比色测定并与靶细胞对照孔的 LDH 活性进行比较，可计算出效应细胞对靶细胞的杀伤活性。

（2）^{51}Cr（铬）释放法 ^{51}Cr 释放法创是测定 CTL 功能的经典方法，基本操作步骤是：①用 $Na_2{}^{51}CrO_4$ 盐水溶液与靶细胞混合，37℃培养 1h，^{51}Cr 即可进入靶细胞与胞浆蛋白结合，洗去游离的 ^{51}Cr，即可得到 ^{51}Cr 标记的靶细胞；②将待检测细胞毒性的细胞与 ^{51}Cr 标记的靶细胞混合（比例约为 50:1 或 100:1），效应性 CTL 与靶细胞相互作用，将 ^{51}Cr 从被杀伤的靶细胞内释放到培养基中，且不能被其他细胞吸收；③用 γ 射线测定仪检测上清液中 ^{51}Cr 的放射性活性，即可判断 CTL 的细胞毒活性。用相同方法也可测定 NK 细胞的细胞毒活性。此方法结果准确、重复性好。

（3）细胞染色法 在补体依赖性细胞毒性实验中，细胞表面抗原与相应抗体（IgG、IgM）结合后，在补体存在的情况下，通过激活补体损伤细胞膜，导致细胞溶解。用台盼蓝进行细胞染色时，由于活细胞拒染而不着色，而损伤细胞因为膜通透性增加，染料进入细胞从而可将细胞染成蓝色，通过显微镜计数蓝色死亡细胞数所占总细胞数的比例，判断细胞死亡率。

（4）细胞凋亡检测法 凋亡是一种重要的生理和病理过程，目前有多种方法用于检测细胞凋亡。

①细胞凋亡染色：可采用细胞凋亡荧光探针如 Hoechst 33342、Hoechst33258、DAPI 等试剂进行细胞核染色，凋亡细胞会发生细胞变形、肿胀，染色质浓缩、边缘化等形态变化，凋亡晚期可见凋亡小体。

②磷脂酰丝氨酸外翻分析：磷脂酰丝氨酸（phosphatidylserine，PS）是一种普遍存在的磷脂，在正常细胞中，PS 只位于细胞膜脂双分子层的内侧，但在细胞凋亡的早期，PS 可从细胞膜的内侧翻转到细胞膜的表面。Annexin－V 是一种分子质量为 35～36ku 的 Ca^{2+} 依赖性磷脂结合蛋白，能与 PS 高亲和力特异性结合。将 Annexin－V 进行荧光素（FITC、PE）或 biotin 标记，以标记了的 Annexin－V 作为荧光探针然染色。碘化丙啶（propidine iodide，PI）是一种核酸染料，它不能透过完整的细胞膜，但在凋亡中晚期的细胞和死细胞中，PI能够透过细胞膜而使细胞核红染。因此，将 Annexin－V 与 PI 匹配使用，利用流式细胞仪或荧光显微镜可检测细胞凋亡的发生，将凋亡早晚期的细胞以及死细胞区分开来（图 16－3）。在双变量流式细胞仪的散点图上，左下象限显示活细胞为 $FITC^-/PI^-$；右上象限显示晚期凋亡细胞和坏死细胞，为 $FITC^+/PI^+$；而右下象限显示凋亡早期细胞，为 $FITC^+/PI^-$。

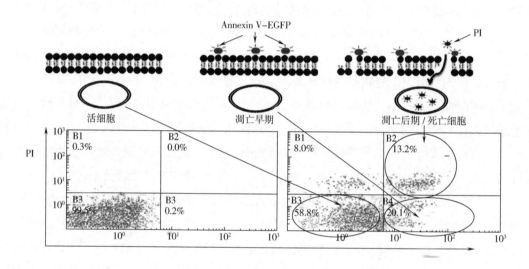

图 16－3　磷脂酰丝氨酸（PS）外翻分析检测细胞凋亡

③TUNEL 染色　细胞凋亡中，染色体 DNA 双链断裂或单链断裂可生成大量的黏性 3′－OH 末端，可在脱氧核糖核苷酸末端转移酶（TdT）的作用下，将脱氧核糖核苷酸和荧光素、过氧化物酶、碱性磷酸酶或生物素形成的衍生物标记到 DNA 的 3′－末端，从而可进行凋亡细胞的检测，这类方法称为脱氧核糖核苷酸末端转移酶介导的缺口末端标记法（terminal－deoxynucleotidyl transferase mediated nick end labeling，TUNEL）。由于正常的或正在增殖的细胞几乎没有 DNA 的断裂，因此没有 3′－OH 形成，很少能够被染色。TUNEL 实际上是分子生物学与形态学相结合的研究方法，可对完整的单个凋亡细胞核或凋亡小体进行原位染色，能准确地反应细胞凋亡典型的生物化学和形态特征，因此在细胞凋亡的研究中被广泛采用。

④Caspase 活性检测法：Caspase 全称为含半胱氨酸的天冬氨酸蛋白水解酶（cysteinyl aspartate specific proteinase），是一组存在于细胞质中的具有类似结构的蛋白酶。它们的活性

位点均包含半胱氨酸残基，能够特异性的切割靶蛋白天冬氨酸残基上的肽键，故将其命名为含半胱氨酸的天冬氨酸蛋白水解酶。Caspase 负责选择性地切割某些蛋白质，从而造成细胞凋亡，因此可通过检测 caspase 剪切体的含量或 caspase 的活性来反映细胞凋亡情况。

⑤其他凋亡检测方法　其他常用的凋亡检测方法还有 DNA 片段化检测法（DNA ladder 法）、凋亡相关蛋白（Bax、Bcl2、TFAR19）的表达、cytC 释放等。

3. T 细胞分泌功能测定

T 细胞活化后，能够分泌如 IL-2、IFN-γ、TNF-α 等具有功能的细胞因子。根据细胞因子的不同，可以区分出不同功能的细胞。常用的方法有酶联免疫吸附法（ELISA）、固相酶联斑点法（ELISPOT）、胞内细胞因子检测法、生物活性检测法和基因水平检测法等。

（1）ELISA 法　几乎所有的细胞因子都可以用 ELISA 法（双抗夹心法）进行检测。在双抗夹心 ELISA 法中，包被抗体和酶标记抗体一般是抗同一细胞因子分子上的两种不同表位的单克隆抗体（详见第十五章）。

（2）酶联免疫斑点法　酶联免疫斑点（enzyme linked immuospot assay，ELISPOT）是结合了细胞培养技术和 ELISA 技术的从单细胞水平检测特异性分泌抗体细胞和分泌细胞因子细胞的一项细胞免疫学检测技术。该法集灵敏度高、特异性强、高通量、单细胞水平、功能性检测以及低成本等诸多优点于一身，是研究 Th1/Th2 的反应、疫苗研制、毒感染的检测和治疗、肿瘤学、传染性疾病、自身免疫性疾病和器官移植的理想工具。

（3）胞内细胞因子检测法　此法是采用标记后的抗细胞因子抗体染色，通过 FCM 检测，了解不同亚群产生某些细胞因子细胞的百分率，如检测 IFN-γ 和 IL-4，可分别了解 Th1 和 Th2 细胞亚群的状态。

（4）生物活性检测法　根据细胞因子的独特的生物学活性，选用相应的实验体系，包括细胞增殖法、直接杀伤法、保护细胞免受病毒致病变法等。

（5）基因水平检测法　通过聚合酶链式反应（polymerase chain reaction，PCR）、反转录 PCR（reverse transcription PCR，RT-PCR）或荧光定量 PCR（real-time quantitative PCR，RT-q PCR）方法，对细胞因子的 DNA 或 RNA 进行检测。它可以检测一种或多种目标基因转录水平，是一种较准确的分子生物学方法。荧光定量 PCR 基本上不需要任何体外刺激步骤，即可准确检测抗原特异性 T 淋巴细胞的数目，是目前最敏感的细胞因子检测技术。

4. 体内试验

迟发型超敏反应（delayed type hypersensitivity，DTH）是一种免疫细胞体内功能检测的常用方法，又称Ⅳ超敏反应。与由抗体介导的超敏反应类型不同，DTH 是由抗原特异性 T 细胞介导的，这类由 T 细胞介导的超敏反应要经过效应分子的合成阶段，所以，进程较为缓慢。在检测中，只需将抗原进行皮下注射，就可观察到红斑、硬块的发生和大小。

目前 T 细胞功能检测主要依赖于体外试验方法，但这些方法不能代表 T 细胞在复杂的整体状态下的反应。而迟发型超敏反应等体内试验能够提供更直接的信息，因此常将它作为一种简易的和超敏的方法来估计整体细胞免疫功能。此方法具有比较容易操作、能够真实反映体内 T 细胞的特点。但由于该方法的假阳性和假阴性较为严重，所以只是一种初筛，不能够完整地反映 T 细胞功能。

二、B 细胞的功能检测

现已有多种方法可以检测机体体液免疫功能，包括抗体生成细胞检测、抗体滴度及各种抗体含量检测等。

1. 抗体生成细胞检测

常用溶血空斑（plague forming cell，PFC）试验进行抗体生成细胞体外检测。溶血空斑试验常用于研究药物等因素对体液免疫功能的影响，或评价免疫治疗或免疫重建后机体产生抗体的功能。

（1）经典的溶血斑试验　用于检测实验动物抗体形成细胞的功能，其基本操作步骤如下所述。

①将绵羊红细胞（SRBC）注射于小鼠腹腔，4 天后处死，取出脾脏，制备细胞悬液，即为含有分泌抗 SRBC 抗体的 B 细胞悬液。

②制作小室：取洁净无脂载玻片两张，用双面胶带在载玻片两端和中间各粘一条，将两张载玻片粘在一起，形成两个小室，以石蜡封闭小室的一边。

③制备小室灌注混合液：在试管中加脾细胞悬液、SRBC、补体、Hank's 液；阴性对照管不加补体。混匀后，分别取上述两只试管中的混合液灌注两个小室（尽量避免产生气泡），蜡封，做好标记，平放于玻片盘内。

④置 37℃孵箱孵育 45min～1h 后，观察结果。因脾细胞内的抗体生成细胞可释放抗SRBC 抗体，使其周围的 SRBC 致敏，在补体参与下可导致 SRBC 溶血，所以，能形成一个肉眼可见的圆形透明溶血区而成为溶血空斑（plaque）。每一个空斑表示一个抗体形成细胞，空斑大小表示抗体生成细胞产生抗体的多少。

（2）间接溶血空斑试验　经典溶血空斑所测的细胞为 IgM 生成细胞，其他类型 Ig 由于溶血效应较低，不能直接检测，可用间接检测法进行检测，即在小鼠脾细胞和 SRBC 混合时，再加抗鼠 Ig 抗体（如兔抗鼠 Ig），使抗体生成细胞所产生的 IgG 或 IgA 与抗 Ig 抗体结合成复合物，此时能活化补体导致溶血，该试验称间接空斑试验。

（3）反向空斑形成试验　上述直接和间接空斑形成试验都只能检测抗红细胞抗体的产生细胞，而且需要事先进行免疫，难以检测人类抗体的产生情况。如果用一定方法将 SRBC 用其他抗原包被，则可检查与该抗原相应的抗体产生细胞，此方法应用范围更广。

现在常用的为 SPA - SRBC 溶血空斑试验。SPA（staphylocaccal protein A）是存在于葡萄球菌细胞壁的一种表面蛋白，能与人及多数哺乳动物 IgG 的 Fc 段呈非特异性结合，利用这一特征，首先用 SPA 包被 SRBC，然后进行溶血空斑测定，这样可提高试验的敏感度和应用范围。在该测试系统中，加入抗人 Ig 抗体，可与受检细胞产生的免疫球蛋白结合形成复合物，复合物上的 Fc 段可与连接在 SRBC 上的 SPA 结合，同时激活补体，使 SRBC 溶解形成空斑。

2. B 细胞增殖试验

不同刺激物能刺激 B 细胞，进行分裂增殖。人类 B 细胞采用金黄色葡萄球菌蛋白 SPA 和抗 IgM 抗体诱导，小鼠 B 细胞可用细菌脂多糖（LPS）诱导，培养 1 ~ 3 天以后，加 ^{3}H – TdR，与淋巴细胞增殖试验一样，用 γ 射线测定仪检测胞内放射性活性，从而可计算促有丝分裂原对淋巴细胞的刺激指数。也可用台盼蓝法计算细胞增殖或用核酸特异性染色观察胞内 DNA 或 RNA 的分化程度。

3. 抗体 （IgG、IgA、IgM） 含量检测

B 细胞功能减低或缺陷，可表现为体内 Ig 和血型抗体量下降或缺陷，若机体对外源性抗原的应答能力减弱或缺如，仅产生极低或不能产生特异性抗体，故可通过定量测定血清中各种 Ig 的量和相应血型抗体，判断 B 细胞功能，同时，这也是诊断体液免疫缺陷的指标。反之，如血清中一种或多种 Ig 或轻、重链片段异常增高，表明 B 细胞产生 Ig 的功能异常增高。

可采用单向琼脂扩散法、琼脂双扩散法和 ELISA 法等检测标本中抗体滴度、抗体含量。

4. 其他检测方法

近年来，一些研究结果表明特定 miRNA 对 B 细胞功能有重要影响，因此，可以利用 RNA 印迹和/或 RT – PCR 对这些 miRNA 进行检测，从而对 B 细胞功能进行鉴定；B 细胞经不同抗原激发即开始分化增殖，初期表现为体积增大，可用仪器加以检测；激活的 B 细胞表面 MHC Ⅱ 类抗原的表达增多，可用相应的单克隆抗体通过荧光免疫法检测。

三、吞噬细胞功能检测

1. 巨噬细胞吞噬功能检测

巨噬细胞承担着吞噬、消除胞内寄生菌、真菌和清楚衰老的自身细胞的职能，在特异性体液免疫和细胞免疫应答中都有重要作用，所以巨噬细胞的吞噬消化功能，在一定程度上能反应机体的免疫状态。

通常选用鸡红细胞作为吞噬颗粒，将其注入小鼠腹腔中，腹腔中巨噬细胞则将鸡红细胞吞入，取小鼠腹腔液涂片，然后观察吞噬现象。吞噬百分比为每 100 个吞噬细胞中鸡红细胞个数，将 100 个巨噬细胞吞噬的鸡红细胞的总数除以 100，得吞噬指数，即每个巨噬细胞吞噬鸡红细胞的平均数。

2. 中性粒细胞吞噬功能测定

中性粒细胞是外周血循环和免疫系统中含量最丰富的免疫细胞，具有变形与吞噬能力，在抵抗疾病和保护机体方面起着非常重要的作用。中性粒细胞可以黏附于大静脉内皮细胞表面，在感染和应激时可被快速动员，具有趋化、吞噬和杀菌等多种生物学功能，是机体固有免疫系统的重要组成部分。可采用细菌吞噬法或硝基蓝四氮唑（NBT）还原法检测中性粒细胞的吞噬功能。

（1）细菌吞噬法　中性粒细胞吞噬功能检测的基本步骤是：①菌液制备，将白色葡萄球菌接种于培养基中，37℃温箱培养12h；②取凹玻片一张，凹孔中加1滴3.8%枸橼酸钠或者肝素（25U/mL）抗凝，取2滴新鲜血液于凹孔混匀，加葡萄球菌液1滴，牙签轻轻混匀；③凹玻片放湿盒内，至于37℃温箱孵育30～45min；④取一滴于载玻片上，制成薄涂片，自然晾干，置于瑞氏染液中染色1min，至于pH 6.4 PBS中，3min后取出，然后在吉姆萨染液中染色5～10min，蒸馏水轻轻冲洗多余染料，稍干、镜检，油镜下中性粒细胞细胞核及被吞噬的细菌被染成紫色。吞噬百分比为每100个中性粒细胞中细菌细胞数，将100个中性粒细胞吞噬的细菌总数除以100，得吞噬指数，即每个中性粒细胞吞噬细菌的平均数。

（2）硝基蓝四氮唑法（NBT）还原法　NBT是一种水溶性的淡黄色染料，由于细菌感染时正常中性粒细胞能量消耗剧增，耗氧量增加，糖代谢活跃，在杀菌过程中会产生反应性氧中间物（ROI），其中超氧阴离子能使被吞噬进细胞内的NBT还原，呈不溶性蓝黑色甲臜颗粒，沉积于胞浆中，在光镜下计数NBT阳性细胞，可反应中性粒细胞的杀菌功能。

3. 中性粒细胞趋化功能

中性粒细胞在趋化因子的作用下，定向移动走向细菌周围，经过调理素作用的细菌易黏附在中性粒细胞上，通过胞饮作用将细菌吞入。但如果机体的趋化因子减少或吞噬细胞本身对正常趋化因子无反应时，即可导致吞噬细胞吞噬减弱，使机体容易感染。

可采用琼脂糖凝胶板法，根据中性粒细胞在琼脂糖凝胶内向有趋化因子存在的方向移动的原理，通过测定其移动距离，可判断趋化功能。

四、其他免疫细胞功能检测

NK细胞的功能鉴定，可通过细胞杀伤实验检验检测细胞杀伤活性。NK细胞的杀伤活性测定常用[51]Cr释放法和3H－TdR释放法。通过将同位素[51]Cr或3H－TdR掺入到NK杀伤的靶细胞中，按一定细胞比例与NK细胞孵育，根据细胞上清中靶细胞被杀伤后所释放的[51]Cr或3H－TdR水平计算出杀伤细胞的杀伤活性。采用流式细胞仪检测细胞杀伤活性也是目前常用的方法。

第三节 流式细胞检测技术

流式细胞术是利用流式细胞仪（flow cytometer，FCM）是 20 世纪 70 年代初发展起来的一项高新技术，常用来做细胞分析和细胞分选，广泛应用于医学基础研究、临床诊断以及疾病的监测等。随着仪器和试剂的不断发展，流式细胞术分析的作用将继续扩大，并允许扩大应用范围，从使用多色流式细胞术计数稀有细胞亚群到使用专门试剂评估抗原特异性淋巴细胞的功能能力，识别特定的响应细胞。

一、流式细胞仪的基本构造

流式细胞计的基本结构流式细胞计主要由四部分组成：流动室和液流系统；激光源和光学系统；光电管和检测系统；计算机和分析系统。

1. 流动室和液流系统

流动室（flow chamber 或 flow cell）是仪器核心部件，由样品管、鞘液管和喷嘴等组成，常用光学玻璃、石英等透明、稳定的材料制作。流动室是液流系统的心脏，样品管贮放样品，单个细胞悬液在液流压力作用下从样品管射出；鞘液由鞘液管从四周流向喷孔，包围在样品外周后从喷嘴射出。为了保证液流是稳液，一般限制液流速度 <10m/s。由于鞘液的作用，被检测细胞被限制在液流的轴线上。流动室上装有压电晶体，受到振荡信号可发生振动。

2. 激光源和光学系统

经特异荧光染色的细胞需要合适的光源照射激发才能发出荧光供收集检测。常用的光源有弧光灯和激光，激光器多为氩离子激光器。光源的选择主要根据被激发物质的激发光谱而定。汞灯是最常用的弧光灯，其发射光谱大部分集中于 300~400nm，很适合需要用紫外光激发的场合。在氩离子激光器的发射光谱中，绿光 514nm 和蓝光 488nm 的谱线最强，约占总光强的 80%；氪离子激光器光谱多集中在可见光部分，以 647nm 较强。免疫学上使用的一些荧光染料激发光波长在 550nm 以上，可使用染料激光器。

3. 光电管和检测系统

经荧光染色的细胞受合适的光激发后所产生的荧光是通过光电转换器转变成电信号，进而进行测量的。光电倍增管（PMT）最为常用。PMT 的响应时间短，仅为 ns 数量级；光谱响应特性好。

4. 计算机和分析系统

经放大后的电信号被送往计算机分析器。多道的道数是和电信号的脉冲高度相对应的，也是和光信号的强弱相关的，对应道数的纵坐标通常代表发出该信号的细胞相对数目。

二、流式细胞仪的工作原理

流式细胞仪主要是对高速直线流动的细胞或生物微粒进行快速定量测定和分选的仪器，是以流式细胞术为理论基础的仪器，是流体力学、激光技术、电子工程学、分子免疫学和计算机等学科知识综合运用的结晶。

流式细胞仪将待测样品制成单细胞悬液，经特异性荧光染料染色后装入样品管，由系统产生一定气体压力将样品管送入流动室，细胞悬液从样品管射出，样品管周围由鞘液包围，鞘液管与样品管成一定角度使得待测细胞在鞘液的作用下成单行排列，形成细胞柱，通过喷嘴与入射的激光束垂直相交，细胞或颗粒被激光激发后可产生荧光信号和非荧光散射信号，最终通过光学系统和检测系统处理后由计算机输出。由于各细胞或颗粒的大小、内部结构、理化性质、蛋白质含量、核酸含量等的不同，使得接收到的荧光信号和非荧光散射信号也不同，从而可实现对不同性质的细胞或群体进行分析和分类的目的。

流式细胞仪的分选功能是由细胞分选器来完成的。在分选过程中，仪器通过高频振荡对液流施加液滴驱动能量，使其断离为均匀的液滴，根据事先设定的分选标准由系统判断液滴是否将被分选，由充电电路对选定的细胞液滴进行充电，当带电液滴通过电场时，会在电场的作用下向左或向右偏转，具体方向取决于液滴的电荷极性，未带电荷的液滴不受电场的影响，它们将在中心位置通过，最后进入废液抽吸器，发生偏转的液滴将落入相应的收集器中，从而实现细胞的分选，其工作原理如图 16-4 所示。

三、流式细胞仪在免疫学中的应用

在免疫学研究领域，FCM 以快速、灵活及定量等特点被广泛应用于基础研究和临床治疗的各个方面，尤其是与单克隆抗体技术的结合，使其在细胞分型、分选、免疫检测、免疫细胞的系统发生及功能特性研究方面发挥了重要作用，成为现代免疫学研究不可缺少的工具。

1. 细胞亚群的计数与鉴定

FCM 在临床淋巴细胞及其亚群分析中被广泛应用，可同时检测出一种或几种淋巴细胞表面抗原，将不同的淋巴细胞亚群分开，并计算出它们相互间的比例。

由于 FCM 可进行高灵敏度、高速度和多参数分析，从而使得 FCM 对血液淋巴细胞亚群

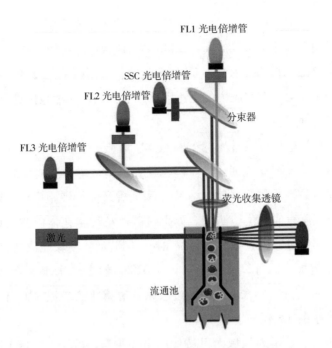

图 16 -4 流式细胞仪工作原理

的检测较其他方法更精确，故被认为是淋巴细胞亚群分析的标准方法。

2. 评估 T 细胞增殖

为了成功抵抗感染，淋巴细胞需要在最初接触其同源抗原后呈指数增殖，可使用荧光染料二乙酸羧基荧光素琥珀酰亚胺酯［5（6）- CFSE］对 T 细胞增殖进行检测。CFSE 染料通过与赖氨酸侧链和其他可用胺基团反应，与细胞内和细胞表面蛋白永久结合。在细胞分裂时，CFSE 在子细胞之间平均分布，因此新一代细胞的平均荧光强度是母细胞的一半，即 CFSE 强度每减半一次代表一次细胞分裂。

3. 中性粒细胞功能评估

在正常功能的中性粒细胞中，NADPH 氧化酶参与 H_2O_2 和超氧阴离子的生成，即呼吸暴发，这有助于杀死摄入的微生物，氧化酶系统亚基的缺陷会导致呼吸暴发失败或减少，从而导致杀伤力减弱。目前已经开发出了流式细胞仪检测技术来评估这种免疫功能。将用荧光标记的惰性颗粒或细菌细胞添加到白细胞悬浮液中，通过流式细胞仪检测有荧光标记的白细胞来评估中性粒细胞功能。

4. 细胞因子检测

应用流式细胞仪结合间接免疫荧光法，可在单细胞水平上客观、正确地检测细胞内多种细胞因子，并可区分表达特定细胞因子的细胞亚群，进行多参数相关分析，是一种有效地在单细胞水平研究细胞因子的方法。

近年来主要采用的是胞内流式分析法，该方法以植物凝集素（phytohemagglutinin，

PHA)、佛波酯（phorbol myristate acetate，PMA）加离子霉素为刺激剂，刺激全血中淋巴细胞表达细胞因子；用布雷菲德菌素 A（brefeldin A，BFA）与莫能霉素（monensin，MN）等药物阻断细胞因子分泌至胞外，用 CD3 和 CD8 设门，应用两种免疫荧光抗体同时标记淋巴细胞膜表面特异分子和被阻滞在胞内的细胞因子，然后用流式细胞仪进行检测和分析。

5. 在过敏诊断中的应用

目前检测功能性过敏反应最常用的试验是皮肤试验，然而，引起过敏反应的过敏原复杂多样，因此，某些情况下皮肤试验的应用也受到限制。使用流式细胞仪来评估嗜碱性粒细胞对过敏原的反应是一种较为灵敏的方法。静息嗜碱性粒细胞中的 CD63 分子位于细胞内颗粒的膜中，在细胞表面无法检测到。如果嗜碱性粒细胞在体内被过敏原特异性 IgE 致敏，那么在体外暴露于过敏原会导致它们脱颗粒，因此活化嗜碱性粒细胞表面 CD63 的表达将在 10min 内显著增加。此外，另一个分子 CD203c 的表达水平也会大大增加。可使用 CD63 和 CD203c 的单克隆抗体来确定特定过敏原对嗜碱性粒细胞的影响，这些细胞表面表达水平的增加表明存在过敏反应。

FCM 现已成为免疫学研究领域无可替代的重要工具，近年来，FCM 功能的不断完善，而且，FCM 仪器在不断向小型化、操作自动化、简单化方向发展。可以预见，未来免疫学、细胞生物学、分子生物学、临床医学各个领域，FCM 的应用范围会越来越广，应用深度会进一步加强。

📚 本章小结

根据各免疫细胞的形态、细胞膜表面标志及细胞功能，检测各类细胞及其亚群的数量和功能，是研究机体免疫状态、评价免疫功能调节药物和增强免疫力保健食品的重要手段。

淋巴细胞及其亚群常用贴壁黏附法法、尼龙毛分离法、Percoll 分离法以及花环形成分离法等来进行分离。随着单克隆抗体的应用和免疫学技术的发展，还可用免疫吸附分离法、磁珠分离法、流式细胞技术及抗原肽 – MHC 分子四聚体技术来进行分离纯化。

T 细胞的功能检测主要包括 T 细胞增殖分化功能、细胞毒功能、细胞分泌功能及体内功能检测等方面。现已有多种方法可以检测机体体液免疫功能，包括抗体生成细胞检测、抗体滴度及各种抗体含量检测等。

流式细胞术是利用流式细胞仪（flow cytometer，FCM）于 20 世纪 70 年代初发展起来的一项高新技术。FCM 主要由流动室和液流系统、激光源和光学系统、光电管和检测系统、计算机和分析系统四部分组成。在免疫学研究领域，FCM 以快速、灵活及定量等特点被广泛应用于基础研究和临床治疗各个方面，成为现代免疫学研究不可缺少的工具。

📝 **思考题**

1. 细胞免疫分析检测有什么作用？

2. 简述 MHC 四聚体技术分离法的原理。

3. T 细胞增殖检测常见的有什么方法？

4. 磷脂酰丝氨酸外翻检测细胞凋亡的原理是什么？

5. 流式细胞仪的工作原理是什么？

6. 流式细胞技术在免疫检测中有哪些应用？

参考文献

［1］曹雪涛，何维，张利宁等．医学免疫学［M］．北京：人民卫生出版社，2015．

［2］曹雪涛，姚智，熊思东，等．医学免疫学［M］．北京：人民卫生出版社，2018．

［3］曹雪涛，于益芝，孙卫民，等．免疫学技术及其应用［M］．北京：科学出版社，2016．

［4］程纯，郝钰．免疫学基础与病原生物学［M］.3 版．北京：人民卫生出版社，2021．

［5］大卫·韦德主编，李金明，何建文主译．免疫检测原理与应用［M］．北京：人民卫生出版社，2020．

［6］但刚，刘晨霞.T 淋巴细胞功能及检测方法［J］．国际检验医学杂志，2015，36：377－380．

［7］范远景．食品免疫学［M］．合肥：合肥工业大学出版社，2007．

［8］鄞孟洁，邱晨，赖映君，等．免疫磁珠正负筛选在分离外周血 CD8$^+$ 和 CD4$^+$T 细胞亚群中的应用［J］．中国实验血液学杂志，2005，13（3）：205－209．

［9］盖圣美，魏法山，刘登勇，等．"瘦肉精"类药物残留检测方法研究进展［J］．食品安全质量检测学报，2016，7（6）：2296－2301．

［10］何国庆，贾英明，丁立孝．食品微生物学［M］．北京：中国农业大学出版社，2016．

［11］贺稚非，车会莲，霍乃蕊．食品免疫学［M］.2 版．北京：中国农业大学出版社，2018．

［12］贺稚非，霍乃蕊．食品微生物学［M］．北京：科学出版社，2018．

［13］江汉湖．食品免疫学导论［M］．北京：化学工业出版社，2020．

［14］金伯泉，熊思东．医学免疫学［M］．北京：人民卫生出版社，2008．

［15］李春艳．免疫学基础［M］．北京：科学出版社，2015．

［16］李会强，曾常茜，王辉［M］．标记免疫诊断试剂制备技术．北京：科学出版社，2020．

［17］林杰，黄晓蓉，郑晶．放射免疫法快速检测猪尿样中的磺胺类药物残留［J］．食品化学，2006，27（10）：468－470．

［18］刘新生，王永录．细胞免疫检测方法研究进展［J］．江苏农业科学，2011，1：246－250．

［19］牛天贵，贺稚菲．食品免疫学［M］．北京：中国农业大学出版社，2010.

［20］钱佳婕，黄迪，徐颖华，等．食源性致病微生物检测技术研究进展［J］．食品安全质量检测学报，2021，12（12）：4775-4785.

［21］史亮．流式细胞仪的发展历史及其原理和应用进展研究［J］．中国设备工程．2021.6：13-14.

［22］宋宏新，赵晓红．食品免疫学［M］．北京：中国轻工业出版社，2019.

［23］王兰兰，欧启水，仲人前，等．临床免疫学检验［M］．北京：人民卫生出版社，2016.

［24］邹于川，左丽．医学免疫学［M］．2版．北京：科学出版社，2016.

［25］吴石金，孙培龙．简明免疫学原理［M］．北京：化学工业出版社，2017.

［26］杨汉春．动物免疫学［M］．北京：中国农业大学出版社，2020.

［27］余海忠．食品免疫学基础［M］．北京：化学工业出版社，2021.

［28］钟耀广．食品安全学［M］．北京：化学工业出版社，2020.

［29］周光炎，免疫学原理（第四版）［M］．北京：科学出版社，2018.

［30］朱炳法，邵国英．免疫活性细胞的分离纯化［J］．国际免疫学杂志，1980，287-295.

［31］Basso K，Sumazin PM，Schneider PC，Maute RL，Kitagawa Y，Mandelbaum J，Haddad，JJ，Chen CZ，Califano A，Dalla-Favera R. Identification of the human mature B cell miRNome. Immunity，2009，30：744-752.

［32］Calder PC，Yaqoob P. Diet immunity and inflammation. Woodhead Publishing Limited，2013.

［33］Chen X，Gan M，Xu H，Chen F，Ming X，Xu H，Liu C. Development of a rapid and sensitive quantum dot-based immunochromatographic strip by double labeling PCR products for detection of Staphylococcus aureus in food. Food Control，2014，46，225-232.

［34］Cui X，Jin M，Zhang C，Du P，Chen G，Qin G，Wang J. Enhancing the sensitivity of the bio-barcode immunoassay for triazophos detection based on nanoparticles and droplet digital polymerase chain reaction. Journal of Agricultural and Food Chemistry，2019，67（46），12936-12944.

［35］Du H，Wang X，Yang Q，Wu W. Quantum dot：Lightning invisible foodborne pathogens. Trends in Food Science & Technology，2021，110：1-12.

［36］Feng M，Yong Q，Wang W，Kuang H，Wang L，Xu C. Development of a monoclonal antibody-based ELISA to detect Escherichia coli O157：H7. Food and Agricultural Immunology，2013，24（4），481-487.

［37］Guan N，Li Y，Yang H，Hu P，Lu S，Ren H，ZhouY. Dual-functionalized gold nanoparticles probe based bio – barcode immuno – PCR for the detection of glyphosate. Food Chemistry, 2021, 338, 128133.

[38] Henel G, Schmitz JL. Basic theory and clinical applications of flow cytometry. Labmedicine, 2007, 38 (7): 428 – 436.

[39] Holicek P, Truxova I, Kasikova L, Vosahlikova S, Salek C, Rakova J, Holubova M, Lysak D, Cremer I, Spisek R, Fucikova J. Assessment of NK cell – mediated cytotoxicity by flow cytometry after rapid, high – yield isolation from peripheral blood. Methods in Enzymology, 2019, 631: 277 – 287.

[40] Murphy K, Weaver C. Janeway's Immuno Biology (9th edition), 2016.

[41] Tabatabaei M S, Islam R, Ahmed M. Applications of gold nanoparticles in ELISA, PCR, and immuno – PCR assays: A review. Analytica Chimica Acta, 2020, 1143: 250 – 266.

[42] Wang D. Zhang Z, Li P, Zhang Q, Ding X, Zhang W. Europium nanospheres – based time – resolved fluorescence for rapid and ultrasensitive determination of total aflatoxin in feed. Journal of Agricultural and Food Chemistry, 2015, 63 (47), 10313 – 10318.

[43] Xu W, Xiong Y, Lai W, Xu Y, Li C, Xie M. A homogeneous immunosensor for AFB1 detection based on FRET between different – sized quantum dots. Biosensors and Bioelectronics, 2014, 56, 144 – 150.

[44] Xu Y, Huo B, Li C, Peng Y, Tian S, Fan L, Gao Z. Ultrasensitive detection of staphylococcal enterotoxin B in foodstuff through dual signal amplification by bio – barcode and real – time PCR. Food Chemistry, 2019, 283, 338 – 344.

[45] Zhang Z, Li Y, Li P, Zhang Q, Zhang W, Hu X, Ding X. Monoclonal antibody – quantum dots CdTe conjugate – based fluoroimmunoassay for the determination of aflatoxin B1 in peanuts. Food Chemistry, 2014, 146, 314 – 319.